从寒热研究探讨
中医与西医的共性和特性

梁月华　李　良　编著

北京大学医学出版社

CONG HANRE YANJIU TANTAO ZHONGYI YU XIYI DE GONGXING HE TEXING

图书在版编目(CIP)数据

从寒热研究探讨中医与西医的共性和特性/梁月华，李良编著．—北京：北京大学医学出版社，2016.6

ISBN 978-7-5659-1321-1

Ⅰ．从…　Ⅱ．①梁…②李…　Ⅲ．①寒热—中医治疗法—研究②发热—治疗—研究　Ⅳ．①R241.3②R441.3

中国版本图书馆CIP数据核字（2015）第322287号

从寒热研究探讨中医与西医的共性和特性

编　　著：梁月华　李　良

出版发行：北京大学医学出版社

地　　址：（100191）北京市海淀区学院路38号　北京大学医学部院内

电　　话：发行部010-82802230；图书邮购010-82802495

网　　址：http://www.pumpress.com.cn

E - mail：booksale@bjmu.edu.cn

印　　刷：北京佳信达欣艺术印刷有限公司

经　　销：新华书店

责任编辑：高　瑾　武翔靓　　**责任校对**：金彤文　　**责任印制**：李　啸

开　　本：787mm×1092mm　1/16　　**印张**：19　　**字数**：455千字

版　　次：2016年6月第1版　2016年6月第1次印刷

书　　号：ISBN 978-7-5659-1321-1

定　　价：99.00元

本书由
北京大学医学科学出版基金
资助出版

作者简介

梁月华

女，教授，研究生导师。北京医科大学临床医学专业毕业，后留校在生理教研室任教，之后调入中西医结合研究室工作。1994—1995年在美国耶鲁大学工作。从1977年起从事寒热本质研究，1979年发表第一篇“寒热本质的初步研究”论文。1979年首先提出中国人的“植物神经平衡指数Y值测定法”，研制虚寒证及虚热证动物模型，同时证明虚寒证、虚热证中，中枢内有抑制性和兴奋性物质参与证的形成。1996《中医寒证、热证的机能状态、机能反应性及形成机制的研究》获国家教委科学技术进步二等奖。2001年获中国中西医结合学会颁发的“中西医结合贡献奖”，1990年先后受聘为美国Endocrinology杂志及英、美合办Endocrine Journal杂志审稿人。

李良

女，博士，博士研究生导师，首都医科大学病理学系教授。从事寒、热证动物模型中枢神经递质的病理变化及神经退行性疾病发病机制的研究。作为课题负责人承担国家自然科学基金、北京市自然科学基金等8项，近5年发表相关论文20篇，其中SCI收录论文12篇。

前　　言

在古代，世界各地的医学探索者往往都是从外在表现认识疾病的发生、发展，并选择治疗方法和评价效果。随着时间的发展，各地因哲学思想、文化背景的不同，医学认识大致向两种不同的方向发展，一是以中医为代表的，其向宏观医学发展；一是以西方为代表的，其向解剖学、生理学等实验科学（微观）方向发展。中医、西医各自发展，对疾病的观察方法和重点不同，因而形成的理论、诊断、治则和选方用药等也各异。尽管存在差别，但只有从内（微观）、外（宏观）全面观察，才真正整体而深入地认识了人体，对治病、防病，对健康的促进则甚是有益。当然，认识方法不同，治疗方法也就不同，因此，中医和西医有共性，也有各自的特性。

从现代医学的观点出发，人体的疾病均可概括为功能变化和病理变化。中医侧重进行功能变化的外表观察，西医则侧重研究内部病理变化。这种功能和病理变化对各器官均有影响，并可横向和纵向发展。这种发展的规律在中医、西医是共性之处，是客观存在的。

中医对患者发病后功能的整体变化、发展规律以及治疗的反应，得出众多宏观理论和规律——这些是西医再深入的局部研究也不能够发现的整体规律，因而得以不断丰富和推广，流传至今。但是，中医依赖单纯外在观察而对于内在的变化机制不作深究，也使得其理论应用起来有许多不足，这就阻碍其发展。西医的实验内容恰好充实了中医理论，使其更为丰富——这就是中西医结合的优势。

中西医如何结合是个大问题。中西医之间的对话从未停止。中医认为，中医有几千年历史，积累了相当丰富而西医所没有的经验，因此似乎西医向中医靠拢是应该的；而西医有大量的实验资料，是科学的，因此认为中医要以西医为主体才对。尽管笔者在过去30多年的中西医研究领域开展了许多工作，但是到目前，中西医结合的工作仍然是艰巨的。

近些年来，中西医结合工作广泛开展，通过寒证、热证的研究，看到许多中医、西医的共性和特性。在这些研究的启发下，就想从发掘中西医的共性和特性上，再做些工作。倘若发现了共性，则先将其肯定下来，再用两方的特性加以补充，择优者先采用，两优者则共用；如此一来，可充实其共性、扩展各自的理论，既有中医的总体概括，又有西医的内在机制充实——这可能是推动中西医结合的一条新路。

中医、西医是医学中的两个大的方面，由于各自的体系不同、分类方法不同，不易进行比较。疾病的发生、发展、转归过程中，均有功能变化和病理变化，中医对于外在的功能变化研究得比较深入，而西医对病理变化的研究则细致入微。功能和病理变化是不可分的，两者平行发展并且互相影响。在中西医结合研究开始后，中医的阴阳、寒热，以及脏腑等理论的相关研究均证明，其外在表现多与中枢的功能活动关系密切。在病理变化方面，中医虽然没有病理描述，但其对于血瘀、症瘕积聚、包块等的阐述和相应的治疗，反映了其对病理变化的关注。中医的这些诊断，经现代医学的病理检查与西医相应疾病病理研究的相验证，发现有不少结果是对应的。这为中、西医的比较提供了捷径。

本书根据所讨论内容的相对贴近关系而进行了大致的划分。功能方面侧重讨论中医、西医有关整体功能平衡等问题。病理方面，分为水湿与炎症，血瘀证与血栓病，症瘕积聚与纤维化和硬化，包块与肿瘤等部分进行讨论。当然，这种分法并不绝对，其中有交叉，只是为了方便在书中讨论而如此安排。诊断上两种医学均有不足，近些年的病证结合研究有许多论述，是个很好的方法，既体现共性，也反映特性。药物方面突出了复方的特点及其研究，同时也介绍了西药的特点及优势。在各章节中，均插入了病例，介绍中医、西医治疗效果以作比较。

中医、西医如何结合，其共性和特性如何探寻也是个大问题，想就几个方面问题的讨论来全面说明中医与西医的共性和特性，是不太容易的。此书从具体的几个方面做探讨，也是希望起到抛砖引玉的作用，引起话题来让大家讨论，相信更充实和更精彩的内容日后会由其他学者和有志钻研于此的专家们来补充、扩展。

梁月华　教授
北京大学医学部 基础医学院
中西医结合研究室
2015 年 11 月 19 日

目　录

第一篇　寒证、热证研究概述

第二篇　正常人中枢功能的共性概观

第三篇 疾病发展中功能、病理、治疗的共性和特性

第四篇 诊断——病证结合

第五篇 中西医治疗的特点

第六篇 共性、特性概观

第一篇　寒证、热证研究概述

本篇提纲

第一章　寒证、热证的临床观察及研究

第二章　寒证、热证与西医疾病诊断

第三章　寒、热的证候传变与功能背景

第一章　寒证、热证的临床观察及研究

早期阴阳学说是用来解释宇宙万物的，后来用于人体，解释人体功能与人的疾病，特别在辨证上讨论得比较多。六经辨证中提到了阴阳的辨证，它分为太阳、阳明、少阳，叫做“三阳”，太阴、少阴、厥阴，叫做“三阴”。从病的属性来讲，三阳病多属于热证、实证，概为阳证；三阴病多属于寒证、虚证，概为阴证。从邪正盛衰的关系来讲，三阳病表示患者正气盛、抗病力强，邪气实，病情一般都呈现亢奋的状态；三阴病表示患者正气衰、抗病力弱，病邪未除，病情都呈现虚衰的状态。《素问・阴阳应象大论》提到“阳胜则热，阴胜则寒”，在《伤寒论》第七条“病有发热恶寒者，发于阳也；无热恶寒者，发于阴也”。张景岳在《景岳全书》提到“寒热者，阴阳之化也”，又提到“寒热者，热为阳，寒为阴”。张景岳又说：精气分阴阳，则阴阳不可离，以寒热分阴阳，则阴阳不可混。所以寒热分阴阳，阴为寒而阳为热，落实到人体功能（功能）上阴寒是同性能，属于安静、收引、收缩，而阳热的性能为排斥、扩散和兴奋。

随后在各代医学专家的发展，又有多种辨证出现。临床上寒证、热证有程度的不同。如热证有温病、实热证、虚热证之别，寒证也有虚寒，实寒等之分。温病的辨证，根据其传变分为四个阶段（卫、气、营、血）；气属阳，气虚则寒。血属阴，血虚则阴虚而生内热。三焦辨证：将人体腹部分为上、中、下三个部位，每一个部位的证均有寒热的辨证。八纲辨证，所有的疾病可综合为八个方面，包括阴、阳、寒、热、虚、实、表、里，称为“八纲”。其中阴阳是总纲，寒热是反映疾病的性质，虚实是反应正邪的斗争，表里是部位的不同。这种辨证不仅是辨别整体的变化，也融合在脏腑辨证之中，因此脏腑辨证也须区分寒证、热证。综上所述，寒、热辨证包含在各种辨证之中，它是辨证、治则、选方、用药不可缺少的成分。了解寒、热证的功能和病理变化，可以概括了解中医各证的内在的功能水平和病理改变；调节寒热平衡，可改变患者的内在功能和病理背景，调动人体内的自身平衡能力和协调的因素。

自 1979 年关于寒证、热证研究的第一篇[1]文章发表后，很多学者开展了对寒、热本质的研究工作，使得这一理论的研究有了很大的进展。

第一节　寒证、热证的临床观察

一、热证的临床观察

中医的热证可概括为三个方面，包括温病、实热证和虚热证。温病多见于发热性的急性传染病，严重者可发展为热极生风和热厥证，各种热证引起整体的功能水平提高。但是由于病因不同和热的程度不同，临床表现各有差别。中医的诊断是以四诊合参进行辨证的，因此临床症状很重要。症状不同，辨证也各异。

1. 温病

多见于急性传染病或感染病，如流脑、乙型脑炎、严重急性呼吸综合征（又称“传染性非典型肺炎”，英文简称“SARS”）、急性痢疾等。温病在发展的过程中分为卫、气、营、血四个阶段。各期有各自典型的热的症状。

（1）各期的症状　①卫分证：表现为发热、微恶风寒、头痛、咳嗽、口微渴、咽喉肿痛、舌尖红、苔薄白、脉浮数。②气分证：温、热邪已进入脏腑，出现大热、大汗、大渴、喜冷饮、脉洪大、不恶寒、反恶热、面赤、心烦、舌苔黄燥等症状。③营分证：常见身热夜甚、口干不欲饮、心烦不寐、谵语、斑疹、舌质红绛、脉细数；热入心包，常见高热神昏谵语、舌绛等。④血分证：是温病发展的最深重阶段，影响心、肝、肾各脏，因此表现耗血、动血、伤阴、动风，常有出血（吐血、鼻出血、便血、咯血、发斑、月经失调），或肝热动风，发热、心烦少寐、抽搐、角弓反张、舌深绛、脉细数等。

（2）临床观察温病患者临床检查可见血液内炎症因子增多[2]，如促炎因子白细胞介素-6（白介素-6，IL-6）的水平随病程的发展而增多。以均值±标准差（单位：ng/L）来表示，在卫分时为26.46±3.36，气分时为33.33±5.56，营分时86.09±8.46，而抗炎因子白介素-10（IL-10）变化不大，在营分时甚至低于对照组。所以随病情的发展促炎因子增多而抗炎因子减少，因而炎症逐渐加剧。同时患者交感神经系统功能亢进，血清皮质醇含量升高并随着病情的发展而增多。

免疫功能变化，在卫分、气分时淋巴母细胞转化率增强，发展到营分，血分时期细胞免疫功能有些下降，而IgM升高，IgA降低，IgG变化不大。所以早期免疫功能增强，提高抗病能力，病程延长则免疫功能下降。血液也有淤滞现象，如全血黏度增加，红细胞（RBC）电泳时间延长，纤维蛋白原增多，红细胞沉降率加快，胆固醇升高等。这些使血液运行不畅，出现血液淤滞，因此在疾病的各期均有不同程度的血瘀，随病情发展而加重或随病情的痊愈而消失[3]。

2. 实热证

实热证可有多种病因。细菌或病毒感染可引起热证，如急性肺炎、急性支气管炎、急性泌尿系统感染等，均有发热症状。中医认为“阳盛则热，阴盛则寒”，所以因内外环境变化引起的功能亢进而出现的阳过盛也可出现实热证，如肝阳上亢的高血压、心火上炎、胃实热等，均属实热证。患者多见发热或不发热、口渴思饮、面红目赤、尿短赤、便干、舌红、苔黄、脉数等症状。

（1）感染性实热证的早期研究　北京医科大学寒热研究组在1979年的研究报道中，对中医诊断为肺热证的急性肺炎，湿热证的胰腺炎进行了研究[1]。测量多项指标发现，植物神经（自主神经）平衡指数（Y）偏高，肺热组Y值：1.87±1.26（正常值0±0.56），表明交感神经功能亢进，同时反映患者有发热、口渴思饮、脉数、呼吸急促等一般的热症状。尿内儿茶酚胺（CAs）和尿17-羟皮质类固醇（17-OHCS）排出量增多，而5-羟色胺（5-HT）的排出量却减少。从而证明，实热证是整体的处于交感神经系统、垂体-肾上腺皮质系统功能增强，代谢呈旺盛的状态。

（2）阳亢的热证

1）肝阳上亢　临床诊断为高血压、更年期综合征、甲状腺功能亢进症（甲亢）等患者在发病初期常出现肝阳上亢症状。

患者表现烦躁、面赤、肢体麻木、心烦、心悸、多梦等热证的症状。经检查后证明，尿内 CAs 和 17-OHCS 排出量增多，血浆三碘甲腺原氨酸（T_3）、甲状腺素（T_4）含量增多，血浆血管紧张素Ⅱ增多，因此阳亢证的患者交感神经、肾上腺皮质系统、甲状腺系统、代谢等功能水平均提高，而免疫功能略为降低[4]。

2）肝阴虚、阳亢证　肝阴虚、阳亢证等患者亦多见于高血压[5]、更年期综合征、甲亢等疾病的某个阶段，可出现头顶痛、眩晕，视物模糊，两目干涩、耳鸣如潮、两胁串痛、肢体麻木，月经不调，舌红苔少，脉弦细数等症状。较多患者交感神经功能亢进，尿内 CAs 和 17-OHCS 排出量增多；有微循环障碍，如毛细血管变细，血管襻隐没、扭转，有血瘀症状。

3）脾胃热证　有两类证型，一类为实热便秘型：病程较长，可分为热便秘型和实便秘型；两型均有烦躁身热、口臭、腹部胀满、疼痛拒按、便秘等症状。另一类为胃热证：证见胃脘部灼热或灼痛、口渴喜冷饮、便秘、尿黄量少等症状。这些患者尿内 CAs 排出量均增多，说明均处于交感神经系统兴奋性提高的状态。

（3）药物形成的实热证

服温热药过多也可引起热证。据报道[6]，一孕妇产后用人参滋补，用红参 30g 炖鸡分三次服用，导致头眩晕，头痛心悸、烦躁、失眠、自汗、四肢麻木，手不能持物等症状，此为热极生风。朱师墨曾报道[7]，一妇女求子心切，长服或注射温补性中药，日久出现闭经并有失眠、烦躁、精神兴奋、自言自语，终则发狂、面赤、舌燥等热极生风的症状。此因服用热药过量也可出现热证，甚而导致热极生风。根据温热药的研究，其结果证明温热药均有提高交感神经和内分泌系统的作用，因而出现上述症状。根据研究，中药黄芪、人参、干姜、吴茱萸等温热药有促进白介素-1（IL-1）、肿瘤坏死因子（TNF）等分泌的作用。致炎因子分泌增多，也可引起炎症反应，类似于中医的“上火”症状。

从临床观察可见实热证时交感神经高度兴奋、内分泌功能亢进、水盐代谢紊乱，能量代谢增强、体内能量消耗增多，同时器官多有急性炎症的病理变化。

3. 虚热证

（1）临床观察肺结核、慢性支气管炎、肝炎和肾炎等病，在一定阶段时多诊断为虚热证，如肺肾阴虚、肝肾阴虚、肾阴虚等证。常见症状为手足心热、颧红、盗汗、口干、舌质红、脉细数等并伴有各器官症状。

（2）临床研究更年期的阴虚患者，表现有轰热、出汗、心烦易怒、口苦、口干、心悸等虚热症状[8]。测量植物神经平衡指数 Y 值为 1.93 ± 0.29（正常值：0 ± 0.56），尿内 CAs 均高于正常组，说明交感神经活动增强，同时尿内 17-OHCS 升高，提示基础代谢率增高。许自诚报道[9]，脾胃阴虚有热证者胃内温度也偏高：胃热组胃内温度为（37.82±0.198）℃［正常胃温度为（37.19±0.05）℃］；生殖功能也有改变：虚热证患者月经常常提前，周期缩短，虚热时间过长可发生闭经[10]。虚热时中枢偏于兴奋，严徽瑾报道[11]，针麻手术效果评价分为三级，一级的最好，而虚热证患者手术效果评为一级的只占 1%，说明中枢处于兴奋状态，针刺不易引起抑制，针麻手术效果最差。时毓民等[12]测量阴虚火旺小儿红细胞钠钾泵（Na^+-K^+-ATP 酶）的活性增强（正常人为 0.374 ± 0.016mmoloesRb/L. RBC/h），患儿 0.465 ± 0.026mmoloesRb/L. RBC/h），血清内 T_3、T_4 含量增多，免疫功能降低，并有血瘀证。查涛[13]在综述中提到，心阴虚患者交感神经功能偏亢进，血清多巴胺-β-羟化酶（DBH）的均值增高；血液流变学表现全血黏度、全血还原黏度、纤维蛋白原、红细胞沉降率（血沉）等均明显升高；心阴虚火旺者尿17-OHCS偏高，血浆中所含雌三醇（E_3）和睾酮（T）的量，在发病时明显升高；免疫功能方面，虚热证患者细胞免疫功能减弱，E-花环试验和淋巴细胞酸性α-萘酚醋酸酯酶（ANA）染色试验均低于正常值。体液免疫中血清IgG、IgA、IgM水平均低于正常组，其中IgA下降尤为明显，提示虚热证患者整体功能水平偏高，平衡失调，使免疫功能降低。

以上说明，热证均有不同程度的神经-内分泌-免疫功能提高。表现在交感神经系统、垂体-肾上腺皮质系统、甲状腺系统等功能提高，但各项功能提高的程度不等，温病最强，实热证很高，虚热证略高。热证时是人体抗病的过程，也是消耗的过程，其中免疫功能在早期是提高的，随着交感和肾上腺皮质激素的增多而逐渐被抑制。虚热证多为慢性病，时间较长消耗严重，晚期各内分泌腺体功能也消耗殆尽，如甲状腺、肾上腺、性腺等腺体变薄，出现功能减退等表现，防御能力也降低。

二、寒证临床观察

中医理论认为“阳虚则寒”，气属阳，气虚则阳虚，阳虚生内寒则为虚寒，所以气虚证也有不同程度的寒证。寒证可分为虚寒、实寒、寒厥证，以虚寒证多见。虚寒证多见于慢性肾炎、慢性胃溃疡、慢性胰腺炎、风湿性关节炎等病，中医的诊断为肺气虚、脾气虚、肾阳虚、寒痹、脾肾阳虚、脾胃虚寒等。寒证的主要症状有畏寒、肢冷、喜暖、口不渴、舌淡苔白、脉沉迟、大便溏、尿清长等。

1. 虚寒证

北京大学医学部寒热研究组对脾胃虚寒证患者进行了观察，他们有典型的虚寒症状。患者中枢的抑制占优势，植物神经平衡指数偏负值，尿内CAs排出量降低，表明交感神经功能低下。而血液和尿中5-HT的含量升高。危北海等报道[14]，慢性肾炎的寒证患者，全血内5-HT和组织胺均偏高。两家报道的结果是一致的。

虚寒患者垂体-肾上腺皮质系统功能降低，尿内17-OHCS排出量明显减少。甲状腺功能低下，血内T_3、T_4偏低，促甲状腺激素（TSH）偏高，所以代谢水平偏低。性激素减少，女性患者月经周期延长，呈月经错后症状[15]。虚寒时细胞免疫功能降低，T细胞减少，NK细胞活性降低。同时红细胞膜的钠钾泵活性降低，血内DβH的活性降低，这些酶的活性有抑制现象，而红细胞膜上乙酰胆碱酯酶（AChE）的活性提高。

2. 肺气虚证

除有虚寒证的症状外，还可见呼吸气短、喘息、咳嗽无力、身疲、自汗、咳稀痰、舌质淡、脉细弱等。经研究证实肺气虚患者肺功能减弱。肺气虚患者肺活量、最大通气量均降低，表明肺的弹性降低，残余气升高[16]。同时伴有全身功能变化。如交感神经功能低下，尿内CAs排出量少，尿内17-OHCS含量降低，T_3含量低，基础代谢率偏低，性腺激素减少，免疫功能（特别是细胞免疫功能）偏低，血内胆碱酯酶活性升高[17]。同时全血黏度、血细胞比容，红细胞沉降率（血沉）等异常，是有血瘀证的表现。

3. 脾气虚证

脾气虚患者伴有面黄神疲、胃脘痛、喜暖、腹胀、食少纳呆、便溏、倦怠无力、舌淡有齿痕、脉濡弱等症状。虚寒证患者胃内温度（平均值36.8℃）明显低于正常组（平均值37.19℃）。有报道，正常人摄入冷食后，胃温度下降，恢复得较慢，胃蠕动加快。而脾胃虚寒患者胃温偏低，用冷饮后胃温降得更低，恢复得更慢，同时胃肠蠕动加快，这可能是脾胃虚寒证患者遇冷腹痛的重要原因之一，因而喜热饮。同时也有全身的功能改变，如副交感神经功能偏亢进，CAs 排出量减少，DβH 活性降低，尿内 3-甲氧基-4-羟基苦杏仁酸（VMA）排出量低。肾上腺皮质的功能随病情加重而低下，故尿内 17-OHCS 排出量减少。血内 T_3、T_4 减低，蛋白结合碘降低，基础代谢率经常在－10％左右，血内乳酸脱氢酶活性也低，血糖偏低，血清内白蛋白减少，γ 球蛋白偏高。E-玫瑰花环的百分数和淋巴细胞转化率均降低，IgM 升高，补体也升高，所以细胞免疫功能降低而体液免疫偏高[18]。

4. 肾阳虚

慢性肾炎多见肾阳虚证，常见症状有腰腿沉重酸痛，纳呆腹胀，面足水肿，便溏，尿清长，阳痿或月经失调等。肾阳虚证的检查可见尿 17-OHCS 含量降低，血内 T_3 含量下降，说明代谢功能低下。性腺功能异常，如肾阳虚组睾酮含量下降，雌激素（E_2）升高，部分患者黄体生成素（LH）亦有明显变化。免疫功能降低，如 T 淋巴细胞减少，自然杀伤细胞（NK 细胞）活性降低。阳虚组的 CD_3、CD_4 和 CD_4/CD_8 等明显降低。肾阳虚证患者过氧化脂（LPO）明显升高，超氧化物歧化酶（SOD）活性明显降低，提示红细胞脂质过氧化反应增强，而清除氧自由基能力下降，抗氧化能力降低[19]。

5. 其他寒证

研究较多的有心阳虚证、寒凝血瘀证等。这些寒证都有典型的临床寒证的症状，血瘀的症状也较为明显，如全血黏度升高，红细胞变形能力降低，红细胞沉降率（血沉）速度加快等。

6. 寒证的环境因素与遗传因素

王米渠等报道[20]，对四川一个山区的有虚寒证的 1 个家系（3 代 15 人）进行了访问，该家系长辈中男性正常，女性有虚寒证，家中的 3 代 15 人中有近 50％的人有虚寒证。该虚寒证家系长年居住在四川西部的边远山区，气候寒冷潮湿。所以虚寒证的发生可能与遗传因素和环境的影响均有关。虚寒证患者植物神经平衡指数（Y 值）测定，虚寒证患者：Y＝－0.0862±0.772 41，非虚寒证：Y＝0.3490±0.5513，对照组：Y＝1.5530±0.6386。因此该患病人群交感神经功能极度低下。

杨丽萍等[21]用基因芯片方法测定血细胞基因表达，选虚寒证（5 例）与正常人（6 例）比较，进行 ANOVA 分析，获得 89 条差异表达基因，89 条虚寒证相关基因在 GO 能登陆的有 22 条，在 22 条基因中有 19 条基因可按生物学功能分类，主要涉及 4 类基因：新陈代谢类占 70.73％（16 条），细胞生理程序类占 31.71％，细胞通讯类占 26.83％，生理程序调节类占 18.29％。其中，在新陈代谢相关基因中有 6 条涉及能量的利用。

因此，虚寒证可受遗传因素的影响，加上环境因素的影响使人体处在一种功能低下的状态，因此对损伤刺激反应缓慢或异常，因而容易发病。虚寒证是种多基因参与的整体功能变化，其中能量代谢的变化比较突出。

从总体来看，人体受病因刺激后，整体的功能反应是一致的。早期对刺激的反应增强，特别是神经-内分泌-免疫功能提高，起到抗病的保护作用。热证的早期临床表现，与西医的急性期应激反应的临床表现以及内在指标的变化均是一致的，只是中西医的名词和注意的重点不同，描述的方法不同，因此侧重在不同点而作出诊断。随着疾病的发展或有其他病因刺激，可出现虚热证。虚热证多见于慢性病，神经-内分泌-免疫的功能逐渐消耗，免疫功能低下，其他功能还能保持一定强度，因此还有低的热证，再长期消耗，则性腺、肾上腺等腺体的萎缩，功能更低。寒证时中枢偏抑制，神经-内分泌-免疫等功能更低，副交感神经和5-羟色胺系统功能均增强，同时伴有各脏腑的特殊症状。因此寒证和热证是两种不同的功能状态，与神经-内分泌-免疫系统以及其他系统的功能活动有关。

第二节　热证的功能研究

中医的热证有些因为外界的传染因素而发病，病势较强，中医多诊断为温病或实热证。也有因内外环境因素的影响，如社会因素、情绪、工作环境、地理环境等而引起的，如阳亢证、虚热证等。这些因素引起的神经-内分泌-免疫功能的紊乱，形成不同的热证，有不同程度的功能改变。在近些年来关于形成热证机制的研究中，更多的是涉及神经、内分泌、免疫的功能变化，本节将讨论人体处于热证时的功能状态以及疾病发生、发展的内在影响。

一、实热证

1. 炎症因子的影响

在炎症或免疫反应过程中，激活单核-巨噬细胞系统合成和分泌系列细胞因子，其中最主要的是白介素-1（IL-1，含α、β两种亚型），其次是肿瘤坏死因子-α（TNF-α），和白介素-6（IL-6）等。这些细胞因子可作用于附近的靶细胞，也可进入血循环激活血中单核细胞，使其合成和释放细胞因子，还可随血循环作用于远处的靶细胞。如在肝促进蛋白的合成，在脑内促进细胞因子合成和释放，引起发热反应和其他全身反应。IL-1可加强骨骼肌蛋白的降解，直接作用于骨髓，可促使中性粒细胞释放。由细菌、病毒等病原体引起的急性传染病（瘟疫），如SARS，流脑等中医多诊断为“温病”，有典型的热证症状，常伴有高烧，甚者出现神昏、谵语等。温病的研究中已证明，在疾病的发展过程中血液内IL-6的水平随卫、气、营、血各期的发展而增多，而IL-10变化不大或减少，说明抗炎因子仍然存在。前面已提到，人体有自身调节平衡能力，炎症因子的产生必然引起抗炎反应的增强，这是生物体的特征。当两者失衡时，才引起疾病的发展[22]。

2. 交感神经系统功能的影响

根据临床的观察，无论是病原体、情绪、药物等引起的热证均有提高交感神经的作用，因此交感神经兴奋提高是形成热证的重要内在因素。

（1）中枢作用

病因作用于人体后通过各种途径兴奋蓝斑区去甲肾上腺素（NE）能神经元。神经元的上行支可联系杏仁复合体、海马结构。通过边缘系统和边缘皮质等，可引起中枢的兴奋，出现警觉、紧张、焦虑等的情绪反应。去甲肾上腺素能神经元纤维还与室旁核、促肾上腺皮质激素释放激素（CRH）的神经元直接联系，可使下丘脑-垂体-肾上腺皮质（HPA）系统的兴奋性增强。下行支纤维主要分布于脊髓侧角，其传出纤维调节交感神经系统和肾上腺髓质系统，并调节内脏器官和血管等功能。

热证时引起中枢兴奋与中枢递质NE的含量增多有关。例如杜旭[23]的研究证明，大鼠给酵母后引起发热性的热证，中枢下丘脑的神经递质的测量结果，去甲肾上腺素

(NE)：对照组（1.121±0.19）ng/mg；模型组：（1.659±0.54）ng/mg；多巴胺（DA）含量：对照组（0.589±0.108）ng/mg，模型组：（1.026±0.094）ng/mg；5-HT含量：对照组（3.628±0.194）ng/mg，模型组（4.726±.921）ng/mg，单胺类递质在发热时其含量均明显升高。由此可见，热证时中枢兴奋增强与中枢的神经递质有关，其中交感神经功能提高起关键作用。

在病因刺激下，交感神经和交感-肾上腺髓质系统的强烈反应可提高对人体整体的防御能力。例如广泛的血管收缩使血压升高，保证心、脑、骨骼肌的血液供应，保证防御动作。支气管扩张，增加肺泡通气量，满足人体对氧的需求。促肾上腺皮质激素、胰高血糖素、甲状腺素等激素血浓度提高，使血糖升高，动员脂肪分解增加能量的供应等等。但是过分的增强使中枢高度兴奋，使血管过强的收缩，这会引起后续的疾病，如中枢引起惊厥、谵语等精神障碍，胃肠血管过度收缩引起胃肠功能紊乱或胃溃疡等病。

（2）肝

交感神经对许多器官的血管有调节作用而影响功能。肝动脉和门静脉周围有丰富的交感及副交感神经丛，它们来自内脏交感神经、迷走神经和部分膈神经分支。神经纤维随血管分支入肝，终止于平滑肌细胞，调节血管运动及肝的血流。交感神经兴奋，肝内血管收缩，血流量减少，门静脉压升高。刺激副交感神经或给予拟胆碱药，肝血管也有收缩和扩张变化，但对门静脉影响较小。在门脉血管区肥大细胞可释放单胺类物质，如5-羟色胺可影响肝血窦内皮孔窗变化，引起血液通透以及内皮细胞功能的改变[24]。去甲肾上腺素递质对肝星状细胞（HSC）有促激活和增殖作用，因此处于慢性肝炎的患者，某些诱因使交感神经系统兴奋增强，可能促进肝纤维化的发生或进展。

（3）肾

肾的血管与肾单位仅有交感神经的支配，而迷走神经的纤维只分布于肾盂和输尿管的平滑肌。交感神经受刺激后可使入球和出球小动脉收缩导致肾血流减少，而肾缺血也导致交感神经更加兴奋。交感神经兴奋促使肾素的释放，提高肾素-血管紧张素-醛固酮系统（RAAS）的活性，增加水钠的重吸收，影响肾小管对溶质与水的转运，临床可出现尿少色深（尿短赤）症状。交感神经活性的过度提高，可以直接导致入球小动脉收缩，而出现少尿甚则无尿，同时对肾小管间质有损伤，因此慢性肾炎如因感染或其他原因使交感神经兴奋出现热证，将使肾炎加重[25]。

（4）消化道

交感神经的高度兴奋使胃肠蠕动受抑制导致排便减慢，热证患者常见便秘、纳呆等症状，同时增加对毒素的吸收。因血管高度收缩，使血流量减少，胃肠黏膜缺血可造成胃酸分泌紊乱，胃黏液蛋白的分泌降低，因胃肠黏膜的保护较差，易形成胃溃疡等疾病。

3. 内分泌系统

（1）下丘脑-垂体-肾上腺皮质系统（HPA）

在临床的热证研究以及热证动物模型的研究均证明，热证时垂体-肾上腺皮质系统（CRH）的功能增强，表现在尿内17-OHCS的排出量增多。

HPA轴的中枢在下丘脑的室旁核，上行神经纤维主要与杏仁复合体、海马结构、边缘皮质有广泛的往返联系。下行神经纤维控制腺垂体，促进ACTH的释放，调控糖皮质激素的合成和分泌。CRH兴奋可增强蓝斑中去甲肾上腺素能神经元的活性，使交感-肾上腺髓质系统活动更增强。

CRH活动增强可刺激ACTH的分泌，因而增加糖皮质激素的分泌。糖皮质激素有抗炎作用，它不但能抑制白三烯、前列腺素、5-羟色胺等炎症介质、细胞因子的合成和释放，而且也可诱导多种抗炎介质的产生。糖皮质激素的抗炎作用主要通过糖皮质激素受体起作用。糖皮质激素对血管的敏感度有影响，它的增多可加快儿茶酚胺对心血管的调节速度。

（2）下丘脑-垂体-甲状腺（HPT）系统

热证状态下代谢是提高的。由于病因不同，形成的热证类型不同，甲状腺系统的功能变化也有差别。在急性的病因刺激下 CRH 释放增多，CRH 对 HPT 有抑制作用，糖皮质激素作用于下丘脑-垂体，可抑制促甲状腺激素释放激素（TRH）、促甲状腺激素（TSH）的分泌，同时影响四碘甲腺原氨酸（甲状腺素，T_4）转化为三碘甲腺原氨酸（T_3）的过程。尽管如此，此时的功能与对照组相比仍然较高。有些证型甲状腺系统的功能是增强的，如虚热证、老年糖尿病患者的阴虚热盛等证；又如以肝病的肝炎和肝硬化的患者的血中 TT_3（总三碘甲腺原氨酸）、TT_4（总甲状腺素）、FT_3（游离三碘甲腺原氨酸）、FT_4（游离甲状腺素）、TSH 等的含量来看，在阴虚内热组血清内上述物质的含量大于阳虚组[26]。

（3）下丘脑-垂体-性腺（HPG）系统

在热证状态下下丘脑-垂体-性腺轴（HPA）是受抑制的。因 CRH 增多使糖皮质激素增多，可抑制促性腺激素释放激素（GnRH）、黄体生成素（LH）的分泌，并使性腺对这些激素产生抵抗，引起性功能减退，临床常见月经周期缩短，甚则可发生闭经等。

（4）抗利尿激素

情绪紧张、外科手术、感染、创伤、运动等均可引起抗利尿激素分泌增多。抗利尿激素可使肾小管对钠、水重吸收增多，有利于应激时对血容量的维持，这些可能是尿短赤的原因之一，过多的吸收使水钠潴留而出现水肿。

（5）局部肾素-血管紧张素系统（RAS）

肾素-血管紧张素系统是人体调节血管张力和水盐代谢的内分泌系统，随血液循环发挥作用。近年研究发现心、肝、肺、肾、脑和皮肤等多种组织器官也能合成 RAS 的全部或大部分成分，称为局部（组织型）RAS。局部 RAS 的激活，可能参与了组织器官纤维化或组织重构过程，如心肌梗死后纤维化、心肌肥厚、肝纤维化、肾纤维化、肺纤维化、皮肤纤维化等。其中血管紧张素转化酶（ACE）是很重要的成分，一旦该酶被激活就可能在该器官产生血管紧张素Ⅱ（AT-Ⅱ），有促进该器官纤维化的可能性。ACE 主要由血管内皮细胞产生，而在肺、肝、肾、脑、眼球、小肠、胎盘等组织的血管内皮细胞、组织细胞和上皮细胞均可产生，因此在热证中，它对血管的收缩有影响，对水盐代谢的影响也很大[27]。

4. 免疫系统

由于免疫细胞上有大部分激素及神经递质的受体，故病因刺激后，多种神经-内分泌因素对它均有调控或影响。早期有兴奋作用，可提高抗病能力。随着交感和肾上腺皮质激素的释放增多，抑制作用加重，则免疫功能下降。正如临床对温病的观察证明免疫功能在卫分、气分时淋巴母细胞转化率增强，发展到营分、血分时期细胞免疫功能有些下降。因此，一般疾病早期免疫功能加强，增加抗病能力，病程过久则免疫功能逐渐降低。研究发现，实热证组血清 IgM 和 C_3、C_4、CH_{50} 水平均升高，IgA 水平降低，而虚热证组血清 IgG、IgA、IgM、C_3 和 CH_{50} 水平均低于正常对照组。所以只有人体处于平衡状态时，人体的免疫功能才能发挥更大作用[28]。

5. 代谢功能

急性感染时由于炎症反应，交感神经

系统功能兴奋性提高，人体的代谢水平也升高，此时代谢提高主要由儿茶酚胺、糖皮质激素、胰高血糖素，以及炎症介质（如 IL-1、肿瘤坏死因子等）的作用促进糖原分解及糖代谢增强，同时脂肪分解增加，游离脂肪酸增多，蛋白质分解氨基酸增多，因而代谢水平升高。因为能量的消耗明显增多，所以到晚期能量不足，器官功能下降，疲乏无力，这是急性病后期的共同特点，而虚热证的代谢增加与甲状腺系统的功能更密切。

6. 血液流变性变化

徐应抒等[29]对 53 例温病患者血液流变性的检查证明，温病卫、气、营、血四阶段白细胞计数、红细胞沉降率（血沉）、纤维蛋白原、全血还原比黏度均比对照组高，两组差异非常显著。其中卫分证时各项变化较轻，气分证时略有增加，而营、血两证时各项指标均加重，与对照组相比有明显的差异。故急性病的后期，热证不退、血液变化较大者，容易出现血瘀证，严重者可出现弥散性血管内凝血（DIC）[30]。

二、虚热证研究

1. 中枢功能

虚热证中枢处于兴奋状态，有关中枢的实验研究可以证实。

（1）中枢兴奋性物质研究

寒热研究组[31]对已形成虚热证的大鼠脑组织进行整体和离体研究，结果发现，附子、干姜-3 提取的部分在整体实验中能促进 TSH 的释放，提高 DβH 活性；在垂体细胞培养中，能直接促进垂体细胞释放 TSH，LH。附子、干姜-2 提取部分有促进 ACTH 释放作用，这些结果与虚热证大鼠的结果一致。而对照组脑内提取物的相应部分实验结果并无明显的上述作用。说明虚热证鼠脑内确实含有一类物质，它通过不同途径促进 TSH，LH，ACTH 的分泌并兴奋交感神经系统。因此可以认为，这类物质参与虚热证的形成。至于这类提取物是一个单体，还是几个物质的协同作用，有待进一步研究。

（2）中枢神经递质变化

虚热证的形成与中枢神经递质含量的变化有关。李良等[32]采用免疫组织化学的方法观察虚热证大鼠（喂附干方）脑内 NE 神经元的变化，发现对照组在隔区，丘脑下部的室旁核、弓状核、脑干的脑桥部位的背侧区和腹外侧区均可见 NE 神经元的分布，细胞体积较大，多角形，可见轴突，胞浆内有酪氨酸羟化酶（TH）棕色反应颗粒。虚热组在上述区域内可见 TH 阳性细胞，着色较深，虚寒组细胞着色较浅。选弓状核及室旁核区进行定量测定并计数，TH 阳性细胞总数：对照组 1320 个，虚热组 1748 个，虚寒组 870 个。半定量分析结果显示（单位均为 mg/g 湿重），TH 含量：对照组 0.801±0.036，虚热组 1.322±0.0972。5-HT 含量：对照组 0.732±0.073，虚热组 0.473±0.0582。说明脑内 NE 神经元内合成 NE 较多，因而周缘内释放较多。中枢内 5-HT 神经元合成 5-HT 量较少，因而释放也少。

肝肾阴虚的模型中枢内神经递质也有含量的改变。金培志报道[33]，大鼠用束缚、固定等激怒应激法造成肝肾阴虚模型，再用滋补肝肾方治疗，并测定脑内神经递质含量变化。结果是，NE 含量：对照组（185.55±9.40）ng/g，虚热组（232.16±10.66）ng/g；5-HT：对照组（270.39±12.90）ng/g，虚热组（206.60±13.71）ng/g。用药治疗后均可恢复。所以，在肝肾阴虚状态时，脑内 NE 含量也增多，5-HT 含量也下降。中枢的抑制作用减弱，兴奋性增强，因此周缘交感神经内分泌功能也处于提高的状态[34]。

2. 内分泌系统

（1）垂体-肾上腺皮质系统

临床观察的虚热患者尿内 17-OHCS 的排出量增多，说明肾上腺皮质系统功能是提高的。用附子、干姜制造的虚热证动物模型，测定肾上腺内的皮质醇含量也增多，尿内 17-OHCS 的含量也增多。说明动物模型与虚热证患者的结果一致，即肾上腺皮质醇的合成和释放均增多，所以垂体-肾上腺皮质系统的整体功能提高。

（2）垂体-甲状腺系统

徐志伟等[35]用附子、干姜、肉桂制成大鼠虚热证模型，检测结果发现大鼠血清中 T_3、T_4 水平显著升高，相反，三碘甲腺原氨酸（rT_3）水平呈下降趋势，TSH 水平无明显变化。大鼠甲状腺上皮细胞超微结构显示：对照组上皮细胞呈扁平状，游离面有较多微绒毛伸入滤泡腔，胞浆内有轻度扩张的粗面内质网，线粒体短杆状，数量不多，并有少量的溶酶体。虚热模型组上皮细胞呈高柱状，上皮顶部胞质加宽，有许多较大的胶质颗粒，微绒毛发达，滤泡腔内有空泡状胶体颗粒，粗面内质网大都高度扩张，池腔内容物有的呈絮状或均质状，高尔基体发达，核糖体丰富。所以从功能和形态来看垂体-甲状腺系统功能是提高的。

（3）垂体-性腺系统

丘瑞香等[36]研究发现，肾阴虚患者血浆雌二醇（E_2）和 E_2/T 均显著增高。阴虚患者月经常提前，而虚热证大鼠的动情周期也缩短，血清内 LH 含量也增多。

3. 免疫系统

阴虚患者的免疫功能减低。在虚热模型的研究中发现，淋巴细胞酸性 α-萘酚醋酸酯酶（ANAE）（单位:%）：对照组 63.41±2.77，虚热组 74.37±4.56；PFC（空斑数）：对照组 110.0±14.30，虚热组 193.20±34.20；而 NK 细胞活性（单位:%）：对照组 42.00±3.46，虚热组 26.41±7.62。其他两项是略有升高，而 NK 活性是降低的，在寒证时 NK 活性也降低，因此体内 NK 细胞活性需在功能平衡状态时，才能发挥最大作用。

4. 血液流变性变化

人体长时间处于虚热状态，血液的性质发生很大的改变。有人报道 28 例心阴虚患者，全血黏度、血浆黏度及血沉较正常人明显升高。红细胞电泳时间明显缩短，纤维蛋白原等指标的含量也升高。患者多有血瘀证而贯彻始终，到晚期更加严重。

三、热证动物模型

人体的观察毕竟是有限的，好的动物模型才能深入研究，获得在人体观察中得不到的信息。根据中医理论，寒凉药用久伤阳，阳虚生内寒则为虚寒；温热药用久伤阴，阴虚生内热是为虚热。据此，本课题组用过量寒凉或温热药喂养大鼠，制备了实热证、虚热证、虚寒证动物模型。选用 30 余种指标，研究了 9 个系统的功能改变。

1. 温病模型

将细菌、病毒、内毒素等作为致热源制作温病模型，如把大肠杆菌、巴氏杆菌、肺炎双球菌等注入体内形成温病模型后，有典型的卫、气、营、血证各阶段的临床症状表现，同时有相关的血液和病理改变，这些工作已有很多文献报道。

2. 实热证模型

中医认为“气有余便是火”，气过盛则易出现火象，表现为实火、实热证，因此用补气药可制造实热证模型。寒热研究组选用雌性大白鼠，首先喂党参、黄芪 1 周，此时提高交感神经和内分泌的水平，随后自皮下注射致热物松节油 2ml 引起发热，肛温可达 40.3℃，持续 3 日，随后恢复。此种方法克服了单纯用党参或单纯用松节油只引起发热，而交感神经和内分泌变化不大的缺点，更符合实热证患者的临床表现。

此外也用大鼠喂以党参、黄芪方药 28 周，造成实热证模型，肛温略高不发热，伴有口渴、饮水量多，心率加快，多动不安，食量减少，尿少色深，便干。同时代谢加快，氧消耗量增多，尿内儿茶酚胺和 17-OHCS 排出量增多。是一种实热证的表现但不发热。

徐志伟等[35]用生药（党参、黄芪）喂大鼠制造实热模型。结果 T_3、T_4、TSH 含量也高于对照组，反三碘甲状腺原氨酸（rT3）水平低于对照组，但无统计学差异。甲状腺的电镜观察证明上皮细胞略呈高柱状，上皮顶部胞质中有胶质颗粒，微绒毛发达、密集，滤泡腔内胶质减少，并形成空泡。

实热证大鼠交感神经、肾上腺皮质功能增强，甲状腺系统功能通过组织学检查也有增强的改变，但比虚热组弱些。这与临床患者表现一致。

3. 虚热证模型

虚热证动物模型是中医证候动物模型中研究较多的一种，本研究小组采用温热类中药制作虚热证模型。早期选用附子、干姜、肉桂、党参、黄芪、白术，制成水煎剂，灌胃 3 周。后来简化为附子、干姜、肉桂，再后简化为附子、干姜两味，均有同样效果。之后有许多作者报道复制的工作，基本是用温热药灌喂 7 天的小鼠和灌喂 26 周的大鼠，两种方法均能提高整体功能，形成虚热证模型。

4. 胃热模型

用有刺激性的热性的食物灌喂，如酸，辣椒汁，白酒，灌胃大鼠，造成胃热模型。可出现口渴喜饮，饮水量增加，舌红，粪便量少而干结，尿量减少。组织学检查可见胃黏膜弥漫性充血，表面黏液细胞分泌减少，胃主细胞减少。胃阴虚热证模型：用大鼠灌喂温热的干姜水煎剂，复制模型，或用小鼠灌喂附子、干姜、肉桂水煎剂，同时给 5%乙醇代水随意饮用，3 周后制造出胃阴虚热证模型。

5. 寒热体质动物模型

动物本身的功能水平也不一致，也有寒热之分。通过测量掌温、蹠心温、肛温等方法或配合某系列测量指标，如下丘脑-垂体-甲状腺轴功能来区分为寒体、热体或正常体。这对选用动物或对证的研究很有帮助[37]。

由此可见，热证是由致热原引起的或由内外致病因素引起的整体的神经-内分泌-免疫功能提高的状态。这些反应可随疾病的发展而增强，如反应适度有提高和抵抗疾病的能力，反应过度则引起器官损伤而发生疾病。因此在治疗时，清除病因很重要，同时应适当的调控神经-内分泌-免疫系统功能的兴奋状态，使恢复到平衡也是很重要的治疗措施，有促进恢复和治愈的作用。

第三节 寒证的功能研究

急性炎症之后未能痊愈或隐性感染潜伏后发病，均可发展为慢性病。病程较长，对人体损伤也较重，可延续几个月或数年不等，中医根据症状诊断多归属寒证。这类证候也是个整体的功能变化的结果。

一、中枢功能抑制占优势

严徽瑾等[11]报道，脾胃虚寒证患者针麻手术效果评为1级者占46%，而阴虚有热症状的1级者只占1%，这些说明虚寒证时中枢的抑制占优势。在实验中用虚寒证大鼠的脑组织研究发现脑内有抑制性物质存在。梁月华等[38]用知母、石膏、龙胆草、黄柏等药灌喂大鼠制成虚寒证模型，用整体和离体方法检测脑组织中各提取物，结果发现在2-2（G-25）分离部分，经整体和离体的实验证明有抑制TSH释放和降低DβH活性的作用，与临床患者的结果相似。所以该部分内含有中枢性抑制物质，使中枢上述功能受抑制，从而降低神经-内分泌的功能，降低整体的功能状态。至于该物质是一个或是多个物质的综合作用，尚有待进一步的研究。

二、交感神经系统

在虚寒证动物模型脑内神经递质测量结果表明，脑内NE含量偏低，5-HT在各区均偏高，这种神经递质的变化是中枢偏抑制的物质基础。从脑内神经细胞形态研究发现[39]，虚寒证模型（知母、石膏汤）脑组织中对照组在隔区、下丘脑的室旁核、弓状核、脑干的脑桥部位的背侧区和腹外侧区均可见NE神经元的分布，细胞体积较大，可见轴突，胞浆内有酪氨酸羟化酶（TH）棕色反应颗粒。虚寒模型组在上述区域内均可见TH阳性细胞，但细胞着色较浅。用温热药治疗虚寒组后，以上各区的神经元染色也明显加深。同时对5-HT神经元观察发现，对照组脑干中的缝际核处可见5-HT神经元的分布。细胞较大，多角形，可见轴突，胞浆内可见5-HT棕色反应颗粒，其他区未见5-HT神经细胞。虚寒模型组脑干5-HT细胞着色比同区对照组加深。用附子、干姜或者用党参、黄芪复方治疗虚寒组大鼠后，脑内5-HT染色均比同区模型组变浅。因此温热药的调节能使5-HT恢复到正常水平。

以上结果说明，虚寒证鼠脑内NE含量降低，5-HT含量增多，中枢的抑制作用增强，加之中枢有另一类抑制物的存在，所以中枢的抑制作用更强。温热药有调节中枢而恢复或减轻抑制功能的作用。

在周缘部分，临床虚寒证患者的检查也可见交感神经功能低下，如植物神经平衡指数偏负，尿儿茶酚胺排出量降低。肺气虚证患者支气管灌洗液中胆碱酯酶明显上升，而去甲肾上腺素下降。胃寒患者尿内儿茶酚胺排出量降低，血清内多巴胺-β-羟化酶活性降低，尿内5-HT排出量增多，副交感神经活动增强。所以寒证是整体的交感神经功能低下，副交感功能增强的功能状态[40]。

三、副交感神经系统

1. 胆碱能神经系统

胆碱能神经元的胞体主要分布于基底前脑和脑干。基底前脑胆碱能系统包括隔内侧核、斜角带、视前大细胞区、苍白球、纹状体等。其投射纤维主要到达海马、杏仁复合体、僵内侧核。在大脑皮质可通向皮质额叶、颞叶、顶叶和视皮质等。这些区胆碱能纤维与学习和记忆功能关系密切。

在脑干胆碱能系统中，脑桥被盖胆碱能系统纤维投射至丘脑、下丘脑、苍白球、尾壳核等，引起觉醒和警觉。延髓中部的胆碱能神经元分布在迷走神经背核、孤束核、疑核、中缝大核、前庭核、巨细胞网状核等。迷走神经背核、孤束核称为迷走感觉运动中枢，神经元可以直接感受外周血及脑脊液中的信息，迷走神经背核（DMV）含乙酰胆碱、儿茶酚胺、神经肽类等多种递质及相应受体[40]。

2. 脊髓中胆碱能神经元

主要位于脊髓前角的躯体运动神经元，以及侧角的交感、副交感节前神经元。自迷走神经背核发出的迷走神经传出纤维分布于内脏各器官，使心率减慢，心排血量减少，血压下降，在肝促进肝糖原储存等。

内脏的感觉冲动沿迷走传入纤维终止于迷走神经背核、孤束核。迷走神经还可很快地将传入的炎症信息传递至中枢引起中枢的反应，也可以引起抗炎反应。副交感神经与交感神经在内脏有互相拮抗的作用。任何一方的功能提高或降低均影响另一方的功能，在急性炎症疾病中如能提高迷走神经兴奋、降低交感神经兴奋性，则有利于迷走神经发挥其抗炎作用。

3. 胆碱能纤维与5-HT系统的关系

5-HT神经元的中缝核区有胆碱酯酶（AChE）和胆碱乙酰化酶（CHAC），提示中枢胆碱能神经与5-HT能神经元间有一定联系。5-HT神经元的胞体集中在脑干的中缝核区。通过纤维投射到皮质、尾核、间脑等部位。实验中观察到升高或降低ACh水平，可以加强或减弱脑干和皮质、尾核、间脑内5-HT的代谢。电刺激迷走神经传向中枢端后，可使三个脑区（海马，下丘脑，中脑—脑桥区）的5-HT含量显著增加[42]。提示ACh有提高5-HT能神经元分泌5-HT的作用。

迷走神经可与5-HT共同调节胃肠道功能。刺激迷走神经可促使胃肠道嗜铬细胞（EC）释放5-HT。在兔侧脑室注入5-HT后，胃内压升高，胃收缩频率下降。切断双侧膈下迷走神经，再注射5-HT对胃运动无影响。因此，中枢的5-HT增多时，通过迷走神经影响胃肠道运动，在胃肠道中5-HT与迷走神经互相促进，使胃肠道出现副交感功能增强的表现[43]。因此在寒证时，迷走和5-HT系统有互相协调作用。

四、5-羟色胺系统

在虚寒证动物模型的研究中表明，大鼠自脑到肺、消化道、肾、血液内5-羟色胺（5-HT）的含量普遍升高，因此考虑5-HT在寒证的形成中起很大的作用。

1. 5-HT神经元的中枢分布

5-HT广泛分布于人体内各种组织中，其中约有90%存在于消化道黏膜，8%在血小板，1%存在于中枢神经系统中，另有一小部分在各种组织的肥大细胞中。由于血液中的5-HT很难穿过血-脑屏障，因此中枢和周缘的5-HT分别属于两个独立的系统。

中枢5-HT能神经元胞体集中于中脑下部、脑桥上部和延脑的中缝核。5-HT能神经纤维上行支到大脑皮质和海马等核团，有止痛作用，可影响睡眠、精神活动，调节摄食行为、性行为等，与抑郁症、阿尔茨海默病等的形成有很大关系。5-HT下行纤维进入脊髓，可到达脊髓节段（$L_6 \sim S_2$）的腰骶髓后连合核（DCN）内，分布于后角和前角运动神经元周围。在DCN内含有较多的来源于延髓中缝核群5-HT样阳性纤维和终末，对盆腔内脏的信息有调控作用。同时盆神经、坐骨神经和阴部神经的初级传入纤维均投射并终止于DCN内同一树突形成突触。

电生理学证明在DCN内同时有接受躯体和内脏初级传入的会聚神经元，因此，DCN是一个内脏和躯体初级传入信息整合密切相关的区域。在$L_6 \sim S_2$支配的皮肤区是产生牵涉痛的重要联系区，如盆腔炎症，肾炎等，均在这些皮肤相应区产生腰腿酸痛的感觉[44]。

2. 5-HT系统与内脏疾病的关系

在寒证状态下，副交感神经兴奋增强，同时5-HT系统功能也提高，寒证患者的许多疾病与5-HT的增多有关。

（1）消化道

将大鼠的侧脑室注射5-HT，使大鼠胃收缩幅度显著增加、收缩频率下降，其增强胃收缩幅度的作用是经胆碱能神经传出的。这表明中枢5-HT经由迷走神经传出对胃运动进行调节。有研究指出，5-HT既能提高突触后膜对ACh的亲和力和敏感性，又能提高突触前膜释放乙酰胆碱（ACh）的速度，推测5-HT还可通过对胆碱能神经元突触前后受体的影响来调节消化道活动。以上说明在寒证状态时，胆碱能系统与5-HT系统功能均有所提高，而内脏的副交感神经也受5-HT的调控[45-46]。

在胃肠道中5-HT细胞分布于十二指肠上皮内密度最高，其次是胃、空肠、食管。它由胃肠道的嗜铬细胞（EC）合成、分泌并重摄取。在各种刺激，如迷走神经等的刺激影响下，可促使EC细胞释放5-HT。5-HT需通过受体发挥作用，已知的受体有5-HT_1，5-HT_2，5-HT_3，5-HT_4，5-HT_7等并有各组的亚型。由于受体的不同，对胃肠道引起的结果也各异。目前的研究认为5-HT_4受体可以增强胃肠运动；5-HT_{1B}，5-HT_{1D}和5-HT_7等受体有延迟胃排空和胃扩张作用，或使环型平滑肌舒张，引起腹胀、肠道功能紊乱等症状；5-HT_2和5-HT_3受体可直接或间接增强肠肌间神经丛的神经元兴奋传递，增强胃肠道的运动和分泌。因此，肠激惹综合征患者的表现有多种类型，如有的胃肠运动增强而腹泻，也有运动减弱而便秘，这些多与不同的受体的参与有关。从腹泻型肠易激综合征患者的结肠活检标本证明，5-HT_3受体在患者的结肠黏膜的表达明显增加，比对照组可增加两倍，因此这类受体的作用可能是引起腹泻的原因之一[47]。中医常对寒证的大便溏泻症，用附子理中丸或温热性药调理效果很好，而在寒证时出现腹胀便秘证，也用附子理中丸，反使胃肠活动增加而排便。因此，温热药对于由迷走神经引起的或5-HT引起的腹泻或便秘均有很好的缓解或治疗作用。

（2）呼吸系统

肺内5-HT来源于肠道内嗜铬细胞的分泌，进入血液后，流经肺时多被血小板摄取，也被肺内皮细胞摄取，储存于致密颗粒中，以减少血循环中的5-HT含量。当肺内皮细胞代谢5-HT的能力降低时也可使循环内5-HT含量升高。

1）对肺血管的作用

慢性的肺梗死或其他肺的慢性病常引起肺内氧含量下降，在低氧情况下引起肺血管收缩使肺动脉压力增高，称为低氧性肺动脉高压，结果影响右心室的心排血量，长时间的肺动脉高压可形成肺源性心脏病。有多种因素参与肺动脉高压的发生发展过程，包括5-羟色胺、内皮素、血管内皮生长因子等。在慢性缺氧状态下，5-HT的血管收缩作用显著增强，使血管腔变窄增加肺动脉的压力，同时也使血管平滑肌细胞的促有丝分裂原增加，参与肺血管的重构，血管平滑肌增殖使血管腔更窄，更增加肺循环的阻力。因此在寒证状态下，血液，肺内5-HT含量增多，长时间可使肺动脉收缩，造成肺动脉压力增高，对心脏不利，促使肺源性心脏病的发生[48]。

2）对气管平滑肌的作用

支气管的组织学结构由气道黏膜层、黏膜下层和外膜构成。外膜内平滑肌细胞是重要组成部分。支气管哮喘是由多种细胞（如嗜酸性粒细胞、肥大细胞等）参与的气道慢性炎症性疾病。炎症导致气道损伤，使支气管平滑肌收缩和痉挛影响呼吸。

哮喘的反复发作引起气道平滑肌增厚、细胞外基质沉积、炎症细胞浸润和腺体的增生肥大，这些使气道进一步狭窄。5-HT 是支气管收缩因子，可引起平滑肌细胞的增生与肥大[49]。寒证时，肺内 5-HT 增多，使气道变窄，呼吸不畅，是引起哮喘的内在因素。用温热药治疗寒证，有调节神经递质的作用。

（3）肾

研究发现肾炎患者血小板内 5-HT 浓度减少，而血浆中的浓度升高。5-HT 能增加毛细血管的通透性，促进抗原抗体复合物在肾小球基底膜上的沉积，从而加重肾小球内的免疫损伤。另外，5-HT 具有收缩肾小球入球动脉和增加血小板聚集的作用，会减少肾小球的血流量，降低肾泌尿功能。

在寒证状态下 5-HT 的含量增多对肺源性心脏病，哮喘，肾病等的形成均有一定的影响。因此在寒证治疗中用温热药有调节 NE 和 5-HT 之间平衡的作用，有助于上述疾病的治疗。

3. 5-HT 综合征

体内因各种原因引起的 5-HT 增多也是一种病型。这种疾病多是因用药不当或用药过量而引起的胃肠道 5-HT 大量的存在而出现的症状。常见的药物包括单胺氧化酶抑制剂（MAOIs）、三环类抗抑郁药、阿片类止痛剂、抗生素等。5-HT 综合征轻微的患者，可有心动过速，寒战、出汗或瞳孔散大、有间断性震颤或肌阵挛、反射亢进等。中等程度的典型病例有心动过速、高血压和高热（可达 40℃），体征可见瞳孔散大、肠鸣音亢进、出汗等。重度 5-HT 综合征患者可能有严重的高血压和心动过速，焦虑、轻躁狂、昏睡、大汗、腹泻、发热、恶心、呕吐、反射亢进、肌肉强直、肌阵挛、震颤、寒战等。这些症状与寒证，寒热夹杂证也颇为相似。

4. 5-HT 与疲劳

疲劳可能发生在两个部位，一是在中枢神经系统，当中枢内 5-HT 增多时引起中枢疲劳；二是在外周（即脊髓运动神经、神经-肌肉接点和骨骼肌）为外周疲劳，后者与运动有关，已有广泛的研究。5-HT 神经元的下行纤维与脊神经有联系，这些有调节运动功能的作用。在外周血中色氨酸有游离的和结合的两种形式。其中 80%～90%的色氨酸与血浆蛋白结合，不能穿过血脑屏障，有 10%～20%是游离形式，可以穿过血脑屏障。运动时交感神经兴奋、脂肪分解加速使血液中游离脂肪酸增多，游离脂肪酸与色氨酸竞争血浆蛋白结合位点，使部分结合型色氨酸转为游离型，因而提高色氨酸入脑的速度使脑内含量增多，则脑中 5-HT 合成也增加。中枢内 5-HT 的增多，抑制作用加强而引起了疲劳的症状，这些与运动性疲劳有关[50]。

急性传染性疾病，交感神经兴奋，患者到后期多消瘦，因为脂肪分解增多，患者多有疲乏无力症状，可能与血浆内色氨酸进入中枢合成 5-HT 增多，引起中枢疲劳有关。慢性病，寒证患者的副交感神经兴奋增强，5-HT 在中枢含量也增多，中枢抑制作用增强，也可能是患者常伴有神疲乏力症状的内在因素之一。温热药（如党参、黄芪等类）有提高 NE 和降低 5-HT 作用，可能是改善疲劳症状的重要因素。因此在急性病后期和慢性病的治疗，调节神经递质的平衡，特别是调节中枢的 NE，5-HT 的平衡，对改善症状和治疗很有必要。

五、内分泌系统

1. 下丘脑-垂体-肾上腺皮质系统

垂体促肾上腺释放激素（CRH）的神经细胞胞体位于下丘脑的室旁核，其上行神经纤维分布于杏仁复合体、海马结构等。寒证时多见于慢性病，也多处于慢性应激状态，使 CRH 分泌增多影响海马功能和结构变化，可引起情绪变化，如焦虑，抑郁，食欲减退等。CRH 影响胸腺、淋巴结，使人体的免疫力下降，容易发生感染。同时 CRH 释放增多时抑制性腺轴的功能，如抑制促性腺素释放激素（GnRH）、黄体生成素（LH）的分泌，因而使月经周期错后。

2. 下丘脑-垂体-促甲状腺激素系统

寒证时甲状腺系统功能降低。因为交感神经功能低下，儿茶酚胺减少则糖原分解为葡萄糖也减少，许多酶的活性降低，此时甲状腺素也减少，对蛋白质的合成，刺激线粒体的氧化活动均减弱，产热不足，体温偏低不能适应寒冷环境。因此，长期影响能量代谢使体温偏低，这些可能是慢性病有虚寒证患者常伴有畏寒肢冷，喜热饮的重要原因。

3. 下丘脑-垂体-性腺系统

垂体的促性腺激素释放激素（GnRH）神经元主要分布在视前区和下丘脑，GnRH 神经元通过突触有广泛的连接。通过释放 GnRH 到垂体前叶调控 LH、FSH 的合成和释放，通过性激素反馈调节保持相对的平衡。GnRH 的释放受多种因素影响，如下丘脑儿茶酚胺神经递质，它是调节促性腺激素释放激素合成和分泌的重要因子。再有神经肽-Y（NPY），甘丙肽（GAL），谷氨酸（GLU）等均有促进作用。同时也有抑制性调节的因子，如 β-内啡肽（β-END），NPK（神经肽-K），γ-氨基丁酸（GABA），CRH 等。

在寒证状态下，交感神经受抑制，各种抑制因素增多，因此临床表现性功能降低，性激素减少，男性精子减少，女性月经紊乱等症状[51]。

六、寒证动物模型

近些年来有关各种寒证的模型也有许多报道。

1. 寒凝血瘀、胃实寒证模型

《内经》云：“……寒独留，则血凝泣，凝则脉不通。”寒则凝，凝则成瘀，故寒邪易致寒凝血瘀。因此，许多寒凝血瘀模型主要给以冷刺激造成寒凝血瘀证。观察的指标以血液流变学、微循环、血栓素、血流量等指标作为模型评价依据。用单纯冷刺激，如将动物放入 −15℃ 冰箱中持续受冻 4h，造成寒凝血瘀证。也有用静脉注射大量肾上腺素再加冰水浴造成家兔的寒凝血瘀证模型。以上的寒凝血瘀证模型，均有血液流变性的改变。寒证给以酸或碱等刺激胃，形成溃疡再给以冷冻，如冰水、冰等刺激可造成胃寒证。

2. 虚寒证

寒热研究组采用寒凉药复方制造虚寒证模型。早期的复方为知母、生石膏、黄柏、龙胆草复方，后改为知母、生石膏小复方。模型大鼠出现心率减慢，肛温偏低，饮水量变化不大，便稀软，尿量多等表现。检测证明尿内儿茶酚胺减少，17-OHCS 降低，5-HT 增多。这些与虚寒证患者颇为相似。后来有许多作者用类似方法制作虚寒证的模型。他们用同样药，或含量不同，或组方有加减，或延长用药时间，或加大剂量，均复制出很好的虚寒证模型，有相似的指标变化。

3. 阳虚证

阳虚生内寒，因此属于虚寒证。目前主要是用可的松药，制造肾阳虚模型。模型的一般状态有消瘦、竖毛、肛温低、大便清稀，尿量增多。检测模型可见免疫功能下降，胸腺、脾重量减轻，出现细胞免疫功能减退等。下丘脑-垂体-肾上腺轴功能减退，如血清皮质醇下降，尿17-OHCS含量低于正常。性腺功能降低，血清促性腺激素LH、FSH含量降低，血清T_3、反三碘甲腺原氨酸（rT_3）、rT_4、TSH含量下降。此外肾上腺、睾丸或卵巢等出现萎缩，是典型的阳虚的寒证表现。

肾阳虚模型的脑内递质也有改变。郑里翔等报道，肾阳虚模型的脑内神经递质有很大变化。交感神经的功能降低，脑内胆碱酯酶（AChE）含量［单位：mmol/（ml·hr）］：对照组0.16±0.07，模型组0.53±0.13；5-HT含量（单位：pmol/mg湿重）：对照组0.58±0.19，模型组1.14±0.30。而NE含量（单位：pmol/mg湿重）：对照组7.91±2.46，模型组1.29±0.31。多巴胺（DA）：对照组2.71±0.77，模型组1.24±0.32。因此，肾阳虚中枢抑制功能占优势，因为5-HT增多，AChE活性增强[52-53]。

从整体来看，寒证是在病因长期作用下，引起中枢的整体功能降低。表现在交感中枢功能减弱，副交感和5-HT中枢功能增强以及中枢的抑制性物质增多。因此引起周缘的副交感神经和5-HT系统功能增强，免疫功能减退，代谢功能降低，性激素减少等。而胃肠功能异常，蠕动加快则胃痛，便溏或腹泻等。因周缘5-HT增多可引起呼吸系统、消化系统、泌尿系统特殊的病证。这些神经内分泌免疫功能的变化形成了阴寒-副交感型的功能背景。在此背景下，人体对刺激反应缓慢，适应能力减弱，自身调节平衡的能力不足，反复感冒使旧病反复发作而加重。因此用温热性中药，可以提高交感神经功能，提高内分泌与免疫功能，降低副交感和5-HT系统的功能，并能协助治疗各脏腑的特有症状，能尽快恢复整体的健康。

第四节 寒证、热证的病理变化

病理研究是西医的特长，而在诊断和治疗过程中均离不开各种活体检查，以了解病理变化，因此诊断明确，治疗得当和起效较快。急性、慢性病均有病理改变，虽然病种很多但有其共性。即各种病因，如病原体刺激后首先引起局部组织损伤而变质，血管内皮损伤释放内皮素，引起血管收缩，进而血管舒张，大量血管内液渗出，因趋化作用，使炎性细胞集聚，早期为白细胞。白细胞吞噬病原体，同时释放各种蛋白酶而破坏组织细胞，引起修复反应而导致组织增生，这是正常的防御过程。如果病原不能清除造成反复感染，同时人体抵抗力下降，使病情进一步发展则成为慢性疾病。在各种炎症介质作用下，大量成纤维细胞、肌成纤维细胞形成，合成并释放大量胶原等细胞外基质成分（ECM），同时ECM降解减少，导致器官纤维化，进一步发展而导致硬化，这是急性病向慢性病发展中病理变化的共同规律[54]。

中医没有病理研究，自从中西医结合后，大多数“证”的研究中均有病理观察及研究，证明与西医研究的结果基本一致。本节集中讨论寒证、热证的病理变化，同时也借鉴西医的研究结果。

一、热证的病理变化

1. 实热证

（1）温病的病理变化

曾祥国报道，用大肠杆菌注入大兔制

成温病模型。在卫分组：肺、心、肝、脾、肾、脑、肾上腺、胰、胃肠、淋巴结等器官组织内有轻度充血。肺、脾组织内有少量中性粒细胞浸润。气分组：在上述组织器官内，除有淤血水肿外，肺组织内有中性粒细胞浸润、渗血或出血，并可见早期肺脓肿形成。肝、脾组织内均有中性粒细胞浸润，肝伴早期微脓肿形成。营分组：上述组织器官淤血水肿更严重，并有多数微脓肿和小脓肿形成。肝组织内有中性粒细胞浸润、坏死，微脓肿等。血分组：除上述病变比营分组更为严重外，双肺及肝有较大脓肿。肺、肝等处有弥散性血管内凝血（DIC）形成，以双肺改变为重[55]。

温病病理变化是个连续过程，从卫分到血分，从轻度渗血、出血、淤血，水肿逐渐加重，有脓肿形成，以至相互融合成大的脓肿。在血分多伴有 DIC 形成。酶的活性、肝糖原含量、脾的免疫功能均是自卫分、气分开始逐渐提高，营分显著，血分渐降。所以，在疾病发展过程中，功能从弱到强又到衰竭，病理从轻到重。这一切反应既是抗病过程又是消耗过程。

（2）肺炎

用家兔制造的病毒肺炎模型，可见局部肺泡融合、间质充血，肺泡内炎性细胞浸润及浆液性物渗出，终末支气管内见脱落的上皮细胞、吞噬细胞，管壁有淋巴细胞浸润，管周可见炎细胞浸润，含铁血黄素沉着[56]。

（3）急性重型肝炎

中医诊断为肝胆湿热，疫毒壅盛。肝病理常见肝细胞呈大灶状坏死，坏死区周围伴有存活肝细胞的重度变性。亚急性重型肝炎的肝实质有新旧不一的灶状坏死，伴有明显的肝细胞再生。

（4）肝阳上亢

在早期病理变化不甚明显，有甲亢患者的甲状腺上皮细胞呈高柱状，滤泡腔内胶质减少。肾盂肾炎患者轻者仅累及肾盂黏膜，重者肾肿大，黏膜充血。脾胃热证胃黏膜有弥漫性充血，伴散在糜烂，出血点，黏膜肿胀等。

2. 虚热证

（1）肝

肝细胞线粒体明显肿胀、粗面内质网扩张，溶酶体增多。肝的 Na^+-K^+-ATP 酶活性高，新陈代谢率快，耗能增加。

（2）肾

致密斑细胞核增大，胞浆及胞核嗜碱性增强。致密斑细胞的改变可导致肾素、血管紧张素的分泌增加。

（3）胃

长期虚热证大鼠胃腺体有较明显的萎缩，被覆上皮细胞和间质细胞增生，胃黏膜处于高代谢水平。

（4）免疫器官

免疫功能明显受抑制，可见脾缩小，淋巴细胞增生反应减弱，因此细胞免疫功能降低。

（5）内分泌腺

甲状腺上皮细胞呈高柱状，有许多较大的胶质颗粒，微绒毛发达，滤泡腔内有空泡状胶体颗粒。粗面内质网高度扩张，高尔基体发达，核糖体丰富。肾上腺髓质层明显缩小，皮质层增加，皮质束状带细胞数量增多。尸检可见肾上腺、甲状腺、睾丸等多种腺体萎缩。

二、寒证的病理变化

1. 虚寒证

黄星恒提到[57]，寒证患者其病理多见慢性炎症累及主要器官，病变呈慢性迁延状态，渗出的炎症细胞主要是淋巴细胞，同时结缔组织增生，纤维化。因血液循环障碍引起贫血、瘀血、水肿，使组织代谢低下。尸检中可见有内分泌腺萎缩，如垂体、肾上腺、甲状腺、睾丸或卵巢等萎缩。华培显[58]等报道了20例脾胃虚寒患者的病理改变。西医诊断多为十二指肠溃疡、胃癌、慢性萎缩性胃炎等，病理检查常见胃窦、胃体黏膜的慢性炎症，多为淋巴细胞、浆细胞等浸润，腺体萎缩，黏膜变薄。

2. 肺气虚和哮喘

慢性支气管炎多诊断为肺气虚，痰湿阻肺。病理检查，在气道的上皮可见炎性渗出，细胞的纤毛数量减少，杯状细胞数量增多，黏液性分泌物增多，使气道狭窄；又因气道壁平滑肌与结缔组织增生引起气道狭窄加重。因肺弹性减弱，可导致肺气肿。也可因支气管周围纤维组织增生，胶原蛋白含量增多，有肺间质纤维化趋势。

支气管哮喘多诊断为“喘证”或“哮证”，并分为寒喘或热喘，慢性病寒喘较多。基本病理改变为气道炎症，气道黏膜下组织水肿，微血管通透性增加，支气管的分泌物储留，支气管平滑肌痉挛。若哮喘长期反复发作，使气道壁增厚，平滑肌增生，气道变窄，可发现局部肺不张。

3. 脾气虚

病理变化：胃固有膜内有慢性炎性细胞浸润，常见水肿、充血、出血，甚而糜烂、坏死。胃的固有腺体减少，腺体萎缩。胃黏膜萎缩性病变中常见有肠上皮化生、大肠型肠化，尤其是4型肠化与胃癌密切相关，被认为是胃癌的癌前期病变。不典型增生可见于炎症、糜烂、溃疡、胃息肉或胃癌边缘黏膜上，虽本身尚不是癌，但有癌变可能。

利用脾虚证大鼠模型观察，肺、肝、心、肾等脏器重量略有增加，而胸腺、脾重量略有减少。组织病理变化可见，肝：伴轻度肝细胞萎缩，肝板变窄，肝窦增宽；无明显肝细胞肿胀、坏死、纤维组织增生和炎细胞浸润等。肺：肺组织有较明显淋巴浸润，肺泡充血；支气管周围可见纤维组织增生，偶见组织坏死。肾：肾实质纤维组织增生，致密斑细胞内嗜碱性变化不大或降低。脾和胸腺重量减轻，免疫功能降低。内分泌腺：肾上腺皮质萎缩，甲状腺滤泡上皮细胞内质网高度扩张，线粒体肿胀，滤泡腔内胶质减少。

4. 肝炎早期肝阴虚，晚期肝阳虚血瘀证

早期多诊断为肝阴虚，肝气郁结等。轻度慢性肝炎可见肝细胞变性、点状及灶状坏死、有轻度炎症细胞浸润、轻度碎屑样坏死、小叶结构完整；中度慢性肝炎各区炎症明显，有明显的碎片样坏死，肝小叶界板破坏可达50%以上，炎症较重的可见融合坏死；慢肝后期或肝硬化患者常诊断为瘀血内阻，阳虚血瘀等证。此时除有炎症细胞浸润，细胞变性，坏死外，活化星状细胞增生，肝微循环障碍，肝胶原纤维增多或局部纤维增多，界板破坏，小叶结构紊乱，形成较多的纤维间隔，或已形成早期肝硬化。

5. 脾肾阳虚

早期的肾病多诊断为肝肾阴虚、肾阴虚。如急性原发性间质性肾炎以间质炎性细胞浸润而肾小球完好。慢性可见气阴两虚型，脾肾阳虚。慢性间质性肾炎的病理改变有肾小管上皮细胞扁平、萎缩，小管扩张和间质纤维化，以及在小管间和间质内有单核细胞浸润。已有肾小球功能损害可见到小球内有轻度细胞浸润，光镜下肾小球仍可近正常。随病情进展，可见球周纤维化、节段性硬化和全小球硬化。

以上只是从中医诊断的寒证、热证来观察其肺、脾、肾等功能和病理变化。在疾病发生发展过程中，功能变化和病理变化是互相影响的。在急性期，人体的神经-内分泌-免疫功能提高，组织多见急性的炎

症反应。当病因被清除，人体的抗炎能力增强以及药物的帮助，渗出的炎症可完全吸收而恢复。如因病因难去除，或抗病能力减弱，人体消耗过度而短期内不易恢复，则出现整体的神经-内分泌-免疫功能减退，病理变化也随之发展，出现组织坏死、增生、纤维化、硬化，甚至癌变等。这种病理发展过程，在中医、西医都是一致的。

因此整体功能过高或过低均影响病理变化，调节功能水平可以改善病理反应，也可促进病理恢复。

第五节 寒证、热证的基因、系统生物学研究

寒、热证是整体功能状态的外在不同表现，是由体内神经-内分泌-免疫系统的功能水平调控的结果。神经-内分泌-免疫只是发出指令到有关部位，而直接对细胞起作用的是物质，如传递和释放神经递质，合成激素，合成蛋白质，糖的代谢产物，离子通道，一些细胞因子等。这些物质是由基因表达产生和完成的。基因的表达功能高低直接影响物质的产生多少，所以在寒热的形成和治疗中，基因的功能改变是很重要的基础。近些年来有关基因的研究有许多报道，对寒热证的形成和治疗机制的研究有很大贡献。

一、虚寒证基因变化

1. 各脏寒证患者的基因表达现象

（1）心阳虚证

杨裕华[59]等利用基因芯片观察冠心病心阳虚证患者治疗前后差异基因表达。5 例患者给予温阳通痹治疗，其中 1 例有显效。结果：5 例患者与正常人比较，差异表达基因有 231 条，治疗有效患者（1 例）测定治疗前后的差异基因谱，证明有 39 条差异基因表达一致，两条差异基因表达相异。说明治疗后与正常人比较差异减少。差异基因主要涉及代谢、细胞发育、分化相关和免疫应答相关基因，部分阐释了冠心病心阳虚证的病理机制。

（2）肺虚证

慢性阻塞性肺疾病中诊断为肺气虚和肺阴虚患者，各选 4 例及正常人 4 例采集其外周血，抽提淋巴细胞 RNA 行基因芯片检测。结果：肺气虚患者与正常人比较，有 45 条差异表达基因，其中 41 条基因上调，4 条基因下调；肺气虚与肺阴虚差异表达基因有 43 条，其中上调基因 27 条，下调基因 16 条。这些基因主要涉及免疫和酶相关基因。

（3）脾虚证

脾气虚证慢性胃炎和溃疡性结肠炎病例及正常人各 3 例，结果慢性胃炎脾气虚证免疫相关基因为 68 条，溃疡性结肠炎脾气虚证异常表达者 57 条，两者相同的差异表达基因为 7 条，主要是与免疫相关的基因。

（4）肾阳虚证

倪红梅等对肾阳虚体质 6 例患者，16～24 岁青少年，分别自外周血分离白细胞并抽提 RNA。基因测定结果有 127 条差异基因，其中 63 条上调基因，64 条下调基因。基因涉及免疫、发育、细胞周期蛋白、细胞生长、细胞凋亡等相关蛋白、代谢、离子通道、转运蛋白、转录因子，以及信号转导系统等。

吴斌等对典型家系的肾阳虚的虚寒证（5 人）检测，以正常 5 人作为对照组，取

外周血进行基因检测。结果筛选出差异基因79条，其中与新陈代谢有关的基因占56.04%，与细胞生理有关的占40.66%，与细胞信号转导有关的占29.67%，与生物的生理过程有关的占15.38%，表明虚寒证集中于代谢基因的异常表达。

2. 寒热证的不同时期的基因表达

肖诚[60]对类风湿关节炎（RA）的研究，在33例RA患者中探讨活动期和非活动期RA寒热证候的基因表达差异。分别采集患者和正常人静脉血，纯化CD_4^+ T淋巴细胞，用基因芯片检测。结果发现活动期和稳定期差别基因有63条，主要涉及免疫应答，稳定期RA寒热证患者筛选出48条差异基因，只有4条基因与上述63条基因重复。活动期RA寒热证有59条差异基因，但与上述基因不重复。两个时期均主要涉及功能代谢基因。

在5例活动期RA患者和3例正常人间比较RA患者基因表达差异，结果筛选出差异表达基因151条，主要涉及炎症、免疫反应，特别是与IgG及其免疫复合物结合的Fc受体（FcγR）高表达，其与RA初始阶段炎症激活及其后的炎症级联反应、慢性持续性炎症和关节破坏等阶段均有不同的表达。说明RA患者与正常人的基因表达差异很大，而在疾病的不同时期基因表达也有差异。

二、动物实验

1. 虚寒、虚热证动物模型基因表达

虚寒、虚热证是多基因的整体的功能变化。动物实验也证明了此点。韩冰冰等[61]用中药复方给药2周制成虚寒证、虚热证大鼠模型，进行基因芯片检测以研究大鼠肝全基因表达谱的差异。结果虚寒模型组与虚热模型组之间有114条基因差异表达，其中上调基因32条，下调基因82条，主要涉及氧化还原酶相关基因。其中虚寒证模型与虚热模型证相比较，氧化还原酶活性相关基因显著下调，表明虚寒证模型大鼠脂代谢功能的降低，如脂肪酸合成的减少，并且生物转化能力的降低，这可能是造成虚寒证大鼠能量代谢低下，抗寒能力降低的原因之一。虚寒证与虚热证虽有不同的临床表现，氧化还原酶活性相关基因的异常表达可能是虚寒证与虚热证出现不同症状的物质基础。

2. 脾虚动物模型

殷玉婷[62]等利用利血平造成大鼠脾虚证模型，检测大脑皮质基因表达谱。筛选出差异表达基因有145条，占检测基因的3.54%。在已知的47条基因中，11条与免疫、应激和炎症反应有关；7条与能量代谢有关；另外与信号转导有关和与细胞生长和分化有关的各为6条；另5条与蛋白质合成、神经退行性疾病、神经递质传递和释放等有关，2条基因与离子通道和转运体有关。

3. 寒体、热体动物基因表达

魏蓓蓓等对正常大鼠及有寒体、热体表现的大鼠进行基因检测，发现表达差异基因有31条，其中表达上调的基因26条，表达下调的基因5条，特征性基因2条，证实寒热体质大鼠在基因表达水平上存在显著差异。将寒体与热体组大鼠比较，寒体组中乙酰胆碱酯酶、H^+-ATP酶、胰岛素2基因表达均上调，而硫氧还蛋白还原酶1基因表达下调。

三、治疗后对基因影响

李炜弘等[63]报道5例典型的寒证患者（植物神经平衡指数Y值低于正常），采用附子、干姜、细辛等温热药物治疗以后，

症状明显改善，对其治疗前后采血做基因检测。通过热药治疗后，其差异基因为59个，这些差异基因中多与营养代谢、营养缺乏和热量代谢等异常的基因谱有关。

在营养素中涉及多个与蛋白质、脂肪、糖类等三大代谢相关的基因。热药与蛋白质代谢和运动有关的基因：用热药治疗寒证实验表明，同蛋白质代谢和运动有关的基因中，除与微管蛋白的聚合作用有关的基因和同磷酸酯水解酶代谢有关的酪氨酸蛋白酪酶为上调外，其余皆下调。糖代谢有关的基因：在5例寒证用热药治疗以后，与糖代谢有关的基因表达均为下调。热药与脂及脂类代谢：用温热药调理寒证中，与脂及脂类代谢相关的基因表达均表现为下调。在5例虚寒患者通过热药治疗肢冷、蜷卧、夜尿、喜热饮等，其症状好转以后，与能量代谢相关的基因表达也出现下调。甲状腺结合蛋白在本实验中高表达，该基因是冷反应蛋白，可理解为与寒热温度调节有关的基因之一。另外，特异性妊娠蛋白β-1糖蛋白、PSG1控制的交叉反应菌体抗原等，在温热药调理寒证实验中基因表达上调，被激活而活化，也有可能发生热效应。

四、寒证、热证的相关生物网络研究

用系统生物学方法研究寒证、热证。李梢提出“寒、热”是中医辨证“八纲”中具有代表性的两纲。近30年的寒、热证候相关研究涉及神经-内分泌-免疫（NEI）、能量代谢，以及第二信使、微量元素、微循环等方面，具有较为丰富的研究积累。寒证、热证在NEI背景下具有可分性。寒证与激素状态有关，热证与细胞因子状态有关，寒证、热证在神经递质的相关性上无显著差异。

同时，随着激素、细胞因子量的变化，寒、热证具有相互转化的趋势。进一步发现，寒热方剂的效应靶点与寒热证候网络的关键节点密切相关，进一步验证了寒热证的生物网络模型。证候的形成并非单一因素作用的结果，人体生物网络的异常模式可较好地反映寒热证候的生物学基础，在治疗上提示复杂病证对于单因素刺激具有很强的耐受性，而中药方剂的协同式刺激有助于改善证候状态[64]。

以上研究侧重在网络的论述，有些与临床观察和实验结果相符合，使这些研究结果得到进一步的验证。有些不完全符合者需从人体的实际表现和结果进一步验证。总之，这样大范围的概括性的验证对临床和实验研究有很大的推动作用。

总之，寒热是个整体的功能和病理的变化过程，它的形成是动员了整体的功能，包括神经、内分泌、免疫系统的功能，这些系统的功能提高和降低形成了寒证和热证的基本动力。但是，神经-内分泌-免疫只是起着发出信号、调控整体功能的作用，而直接参与调节组织细胞的是一些物质，它们是影响细胞的新陈代谢、增殖、凋亡的直接参与者。而这些物质是由基因的表达完成的。基因控制物质的多少，起着间接的调控作用。从上述寒证的基因表达结果来看，各脏腑在寒证时，其基因表达与正常人相比存在差异，这些基因有各种功能。有些是正常细胞生活的需要而表达，有些是各器官组织的正常功能需要而表达，也有些是因疾病引起的“证”的影响而增加或削弱表达。当然有关每个有表达变化的基因的确切功能还需更多的、更深入的研究，但就这些已经说明，基因在证的形成、证的传变、证的治疗，以及中药的寒热性药的调节上均有基因的参与。因此基因在证的形成以及今后的研究中，应引起更多重视。

参考文献

1. 梁月华，谢竹蕃. 中医寒热本质的初步研究.

中华医学杂志，1979，59（12）：705-709.
2. 赵国荣，肖碧跃，卢岳华，等. 卫分证与气分证、营分证 IL-6、IL-10 变化规律对比研究. 新中医，2005，37（6）：19-22.
3. 徐应抒，李跃英，廖大忠，等. 温病卫气营血证候 103 例的微循环和血液流变学研究. 中医杂志，1986，27（8）：599.
4. 金益强. 肝阳上亢本质研究. 中西医结合杂志，1988，8（3）：136-138.
5. 李震生，孙国强，王汝琨，等. 高血压病中医辨证分型的病理生理基础初步探讨. 中医杂志，1980，21（5）：346-348.
6. 冯界之. 误服红参致逆. 中医杂志，1990，（7）：58-59.
7. 朱师墨. 我治疗闭经. 中医杂志，1979，（11）：31-32.
8. 王大增. 清心平肝法治疗更年期综合征. 中医杂志，1989，30（1）：30-32.
9. 许自诚，任登先，王必舜，等. 胃寒热证与胃内温度关系. 中医杂志，1983，3（6）：351-354.
10. 刘光旦等. 补肾与调整卵巢功能探讨——56例分析. 中西医结合杂志，1984，4（8）：476-478.
11. 严徽瑾，徐承焘，刘伯春，等. 个体差异与针麻效果的关系. 1979，（4）：33-36.
12. 时毓民，顾文华，陈锐群，等. 阴虚小儿红细胞钠泵活性变化. 辽宁中医杂志，1984，1：41-44.
13. 查涛. 心阴虚证研究进展. 现代中西医结合杂志，1999，8（9）：1387-1388.
14. 危北海，赵子厚，金敬善，等. 健脾益气方药临床疗效观察和实验研究. 中西医结合杂志，1989，9（9）：537-539.
15. 白留江，陈永杰，任袁珍，等. 慢性肝病 126 例内分泌功能检测. 新乡医学院学报，2005，22（1）：46-48.
16. 王会仍. 肺气虚与肺功能变化规律的初步探讨. 中医杂志，1983，（2）：142-144.
17. 广西中医学院中医基础理论研究室. 肺气虚的实验研究. 广西中医药，1981，（6）：43-45.
18. 高墀岩，林永诚. 脾虚患者某些检查指标变化. 中医杂志，1980，9：27-29.
19. 张云飞，文秀华，罗茂林，等. 肾虚本质的现代研究进展. 现代中西医结合杂志，2004，13（8）：1101-1003.
20. 王米渠，吴斌，冯韧，等. 1 个虚寒家系的调研报告. 现代中西医结合杂志，2003，12（22）：2385-2386.
21. 杨丽萍，王米渠，吴斌，等. 虚寒证能量代谢相关基因的异常表达. 江苏中医药，2006，27（5）：24-25.
22. 梅雪，李春盛，王烁，等. 全身炎症反应综合征患者血清细胞因子动态变化的研究. 中国危重病急救医学，2006，18（2）：85-88.
23. 杜旭，江志君，刘晓谦，等. 白桦提取物解热作用及对下丘脑组织中 52HT、NE、DA 含量影响的实验研究. 中医基础医学杂志，2001，7（9）：92-94.
24. 吴志全，夏景林，年双健，等. 正常肝脏微循环及研究进展. 中国微循环，1999，3（1）：11-12.
25. 王锋，汪年松. 交感神经系统与慢性肾脏疾病. 中国中西医结合肾病杂志，2010，11（1）：82-84.
26. 卢文丽，方肇勤. 近 10 年中医证候发生与甲状腺功能的关系研究进展. 中国中医药信息杂志，2011，18（4）：109-112.
27. 王金胜，曾庆富. 局部肾素血管紧张素系统与器官纤维化.
国外医学・生理、病理科学与临床分册，2004，24（4）：367-369.
28. 刘亚梅. 热证虚实与体液免疫状态关系的探讨. 广州中医药大学学报，2004，21（6）：415-417.
29. 徐应抒，李跃英，陈晓林，等. 温病卫气营血的血液流变学实验观察——附 53 例临床病例分析. 中西医结合杂志，1986，6（5）：283-285.
30. 张晶晶，贾钰华. 寒热证在多学科领域的研究新进展及前瞻. 辽宁中医药大学学报，2009，11（3）：209-211.
31. 梁月华，施天华，任红. 形成虚热证的中枢兴奋物质的研究. 中医杂志，1998，39（8）：493-494.
32. 李良，梁月华. 寒凉和温热药对大鼠脑、垂体和肾上腺内 5-羟色胺及去甲肾上腺素神经元和纤维的影响. 中国中药杂志，1999，24（6）：360-362.
33. 金培志，岳广欣. 肝肾阴虚证大鼠下丘脑单胺类神经递质的变化及中药其调节作用．中国中医药信息杂志，2004，11（9）：768-769.
34. 屈凯，严惠芳．阴虚证的现代研究概况．长春中医药大学学报，2007，23（5）：103-104.
35. 徐志伟，陈群，刘亚梅．实热证、虚热证造模大鼠甲状腺超微结构和功能变化的联系．中国中医基础医学杂志，2001，7（3）：23-26.
36. 丘瑞香，吴国珍，金明华，等．性激素对肾虚患者阴阳平衡的调节作用．中国中医基础医学杂志，1999，5（3）：46-48.
37. 李燕，隋峰，林娜，等．中医寒热证动物模型研究进展．中国中医基础医学杂志，2011，17（3）：348-349.
38. 梁月华，王传社．形成虚寒证中枢抑制物的研究．中医杂志，1989，23（5）：68-49.
39. 李良，刘国贞，梁月华，等．虚寒证鼠用温热药后脑、垂体和肾上腺内5-羟色胺及去甲肾上腺素神经元和神经纤维的变化．中医杂志，2000，41（10）：623-625.
40. 李泽庚，张杰根．肺气虚证的神经内分泌免疫网络研究现状及探讨．中医药学刊，2005，23（9）：1602-1604.
41. 程世斌，卢光启．迷走神经背核的研究进展．生理科学进展，1996，27（1）：13-15.
42. 黎海蒂，李希成，张长城，等．刺激大鼠迷走神经向中端对其不同脑区5-HT含量的影响．动物学报，34（3）：251-254.
43. 关新民，王才源，刘晓春，等．乙酰胆碱对脑内5-羟色胺代谢的影响．同济医科大学学报，1987，（1）：20-22.
44. 徐俊卿，丁玉强，吕岩，等．大鼠腰骶髓后连合核内5-HT样阳性纤维和终末的来源．Chin J Neuro Sci，1999，15（1）：40-43.
45. 安书成，杨雪娟，蔡翔，等．侧脑室注射5-HT对兔胃运动的影响及其机制研究．中国应用生理学杂志，2003，19（4）389-391.
46. 李陕区，杨博，许昌泰．神经递质5-羟色胺研究现状．临床医学工程，2010，17（5）：145-147.
47. 王宏，唐方．5-羟色胺及其受体对胃肠功能影响以及临床用药的研究进展．天津医科大学学报，2008，14（4）：581-583.
48. 徐颖颖，王虹，杨玉，等．5-羟色胺与低氧性肺动脉高压．国外医学（呼吸系统分册），2003，23（2）：81-83.
49. 王文建．气道平滑肌与哮喘气道炎症．国外医学（儿科学分册），2002，29（2）：60-62.
50. 高敬贤．5-羟色胺与中枢疲劳．赤峰学院学报（自然科学版），2008，24（1）：121-122.
51. 沈卫斌．儿茶酚胺神经递质对促性腺激素释放激素分泌的影响．生理科学进展，1996，27（4）：368-369.
52. 陈英华，欧阳轶强，孙琪，等．肾阳虚证动物模型规范化研究中诊断指标选择的初步探讨．中国中医基础医学杂志，2003，9（10）：26-30.
53. 郑里翔，刘晓庄，王莉，等．肾阳虚对大脑神经递质、胆碱酯酶的影响．新中医，2000，32（5）：31-32.
54. 李振英，张性贤，许自诚．中西医结合点之研究—从“病证结合”到“病理过程与证结合”．中国中西医结合杂志，2005，25（3）：259-360.
55. 曾祥国，陈钦材，周幼斌，等．实验性温病卫、气、营、血四个时相的病理变化．四川医学，1983，4（3）：129-130.
56. 龚捷宁，杨进，陆平成，等．家兔病毒性肺热证模型的建立．中国中医基础医学杂志，1995，1（3）：46-48.
57. 黄星恒．卫气营血的证候及治疗研究．中医杂志，1987，（1）：63.
58. 华培显．胃病中各型脾虚证的组织病理学观察．中西医结合杂志，1986，6（4）：213.
59. 杨裕华，李震．中医证候的基因芯片研究近况时珍国医国药，2008，19（8）：1821-1823.
60. 肖诚，吕诚，赵林华，等．活动期和稳定期类风湿关节炎寒热证候患者外周血 CD_4^+ T淋巴细胞基因表达谱探索．中国中医药信息杂志，2006，13（3）：14-16.
61. 韩冰冰，王世军．比较虚寒证与虚热证模型大鼠肝全基因表达谱的差异．北京中医药大学学报，2011，34（10）：673-675.
62. 殷玉婷，李晓婉，董杨．中医药寒热本质的生物学基础研究进展．中西医结合学报，2012，10（12）：1328-1335.
63. 李炜弘，王米渠，吴斌．热药治寒的基因对研究分子营养学的启示．现代中西医结合杂志，2004，13（2）：141-142.
64. 李梢．中医药计算系统生物学与寒热证候研究．世界科学技术：中医药现代化，2007，9（1）：105-110.

第二章 寒证、热证与西医疾病诊断

第一章的讨论只反映中医中部分寒证和热证的结果，其他的寒证和热证的功能和病理变化如何？是否有同样的规律？近些年来中西医结合研究的开展，对许多“证”均进行了临床观察，动物模型的制作以及各系统的研究。

第一节 中医寒、热证型功能指标变化总观

一、中医热证、寒证功能变化

有关“证”研究的进展或综述文章已有许多报道，概述了各种“证”在体内各系统的功能变化和病理变化。为了能更多地了解中医辨证的实质，选择部分有关各证的综述文章中，能反映各种证的功能和病理的指标列成下表（表 2-1，表 2-2），以便总体观察中医各类“证”患者的体内各系统的总体变化以探讨其共性和特性。

中医辨证包括六经辨证，八纲辨证，三焦辨证，卫气营血辨证等，这些均可归纳为阴寒-副交感型（偏寒），阳热-交感型（偏热），平和型三个方面。以下分为热证、寒证两个方面进行列表。表中↑表示功能提高，增多，增强，加速等。↓表示功能降低，减少，减弱，缓慢等。热证中选择温病，肝风内动，肝阳亢，肝郁，湿热（肺湿热、脾湿热、肾湿热），阴虚（心阴虚、肺阴虚、肾阴虚）。包括各类热证，寒证也如此，以作比较。

表 2-1 偏热证的神经-内分泌-免疫变化

各证型 / 各类指标	温病	肝风动	肝阳亢	肝郁	湿热			阴虚		
					肺湿热	脾湿热	肾湿热	心阴虚	肺阴虚	肾阴虚
交感	↑	↑	↑	↑	↑	↑	↑	↑	↑	↑
5-HT		↑								
甲状腺	↑	↑	↑			↑			↑	
T_3，T_4		↑		↑		↑		↑		↑
代谢	↑	↑	↑	↑		↑	↑		↑	
肾皮质激素	↑	↑	↑	↑	↑	↑		↑	↑	↑
E_2（雌激素）					↓			↑		↓
T（睾酮）		↑			↓				↓	

续表

各证型 各类指标	温病	肝风动	肝阳亢	肝郁	湿热			阴虚		
					肺湿热	脾湿热	肾湿热	心阴虚	肺阴虚	肾阴虚
E_2/T								↑		↑
免疫功能	↓	↓	↓	↓	↓	↓	↓	↓	↓	↓
T 细胞	↓	↓		↓	↓	↓	↓		↓	↓
NK 活性	↓	↓						↓	↓	
T_4/T_8						↓				
RBC 免疫							↓			
E-花环								↓		
肾素	↑	↑	↑							↑
血管紧张素	↑	↑	↑		↑		↑			↑
醛固酮	↑	↑	↑			↑				↑
心钠素						↑				
神经降压肽						↑				
抗利尿激素					↑	↑				

表 2-2　偏寒证神经-内分泌变化

	气虚			阳虚			血瘀		
	心气虚	肺气虚	脾气虚	心阳虚	肺阳虚	肾阳虚	心血瘀	肾血瘀	肝血瘀
交感	↓	↓	↓	↓	↓	↓			↓
副交感	↓	↑	↑	↑		↑			↑
5-HT	↑	↑	↑		↑	↑		↑	
甲状腺	↓	↓	↓	↓		↓	↓		
T_3，T_4	↓					↓	↓		↓
代谢		↓	↓	↓		↓			
肾皮质激素		↓				↓			
E_2			↓			↓			↑
T						↓			↓
E_2/T	↑	↑							
前列腺素	↑	↑						↑	
免疫功能	↓	↓	↓	↓	↓	↓	↓	↓	↓
T 细胞		↓	↓	↓	↓	↓	↓	↓	↓
NK 活性		↓	↓			↓			
T_4/T_8		↓	↓			↓			
RBC 免疫			↓	↓	↓	↓	↓		
E-花环	↓		↓						
血管紧张素	↑	↓↑	↑	↑	↑	↑	↑	↑	↑
醛固酮	↑	↑	↑	↑	↑	↑	↑	↑	↑
心钠素	↓	↓		↑			↑		

以上结果是综合了大多数中医辨证中证型的神经、内分泌、免疫指标的变化列成的表。结果可见，热证时交感神经-内分泌的功能是提高的，寒证时交感神经-内分泌的功能是降低的，而副交感神经和5-HT系统功能是提高的。免疫功能在此不能反映变化过程，各位作者在测定指标时，寒、热证均水平降低。肾素、血管紧张素、醛固酮等在寒证、热证均提高。说明水盐代谢只有在正常状态下保持正常的代谢过程。所以人体偏寒或偏热均可能发生水肿，也说明调节功能平衡的重要意义。这些结果与西医的急性应激（热证）或慢性应激（寒证）后体内反应有相似之处，可以进行比较。

二、西医的应激反应

西医对各种内外因刺激［社会、行为、生物（微生物，毒素）、物理、化学、机械性］后引起的整体的功能变化称之为应激反应。应激反应是一种非特异的相当泛化的反应。主要的反应可概括为以下几个方面[42]。

1. 急性应激引起的器官反应及损伤

（1）神经系统

当人体受到强烈刺激时，主要引起蓝斑-交感-肾上腺髓质系统和下丘脑-垂体-肾上腺皮质系统（HPA）高度兴奋。蓝斑核是中枢神经系统对应激反应最敏感的部位，在中枢引起中枢兴奋、警觉、紧张、焦虑等情绪反应，在周缘兴奋心血管系统。引起支气管扩张，增加肺泡通气量。促进其他激素的分泌，如促进促肾上腺皮质激素、胰高血糖素、生长激素、甲状腺素、肾素、促红细胞生成素等激素的分泌，使人体在更广泛的程度上动员起来，提供应激时的各种变化需要。

应激使下丘脑-垂体-肾上腺皮质系统（HPA）高度兴奋。垂体-肾上腺皮质激素系统由下丘脑的室旁核、腺垂体和肾上腺皮质组成。室旁核的上行神经纤维与杏仁复合体、海马结构、边缘皮质有广泛的往返联系，调控应激时的情绪行为反应。下行神经纤维则通过促肾上腺皮质激素释放激素（CRH）控制腺垂体促肾上腺皮质激素（ACTH）的释放，调控糖皮质激素的合成和分泌，影响海马功能、免疫功能等。

应激使中枢神经系统的多巴胺（DA）能、5-羟色胺（5-HT）能、γ-氨基丁酸等神经元等都有相应的变化及参与，使神经、精神等发生反应。严重者可出现抑郁、厌食甚至自杀倾向等以及中枢神经系统的功能障碍。

（2）免疫系统

免疫系统对病毒、细菌、毒素、抗原等刺激极为敏感。常引起系列免疫防御反应。免疫细胞有多种神经递质的受体。持续性的应激时糖皮质激素和儿茶酚胺释放增多，造成免疫功能的抑制，甚至功能障碍。如诱发自身免疫性疾病，因免疫功能低下而诱发感染。持续应激导致胸腺、淋巴结萎缩，免疫功能更低。

（3）心血管系统

应激使心率增快、心排血量增加、血压升高。但精神应激在某些情况下可引起冠状动脉痉挛，甚至心肌缺血、坏死，心律失常等症状。

（4）消化系统

应激时，由于交感神经系统的强烈兴奋，胃肠血管收缩，血流量减少，可造成胃肠黏膜的损害，引发溃疡或诱发肠道平滑肌的收缩、痉挛，出现便意、腹痛、腹泻或便秘，甚至诱发溃疡性结肠炎。慢性应激时可出现食欲减退，甚至可有神经性厌食症。

（5）血液系统

急性应激时，血中白细胞、血小板数量增多，黏附力增强，凝血因子（Ⅰ、Ⅴ、

Ⅲ）及血浆纤溶酶原、抗凝血酶Ⅲ等浓度升高，有提高抗感染能力和凝血能力作用。过度增强也有促进血栓形成或弥散性血管内凝血。

（6）泌尿系统

应激时，交感-肾上腺髓质系统的兴奋，可激活肾素-血管紧张素-醛固酮系统使肾血管收缩，肾小球滤过率降低，尿量减少。此外，抗利尿激素的分泌增多，使肾小管对水的重吸收增多，则尿量减少。因此，有尿少、尿浓缩、尿钠排泄减少等症状。

（7）垂体-甲状腺系统

因糖皮质激素增多，可抑制促甲状腺激素释放激素（TRH）、促甲状腺激素（TSH）的分泌，并阻碍四碘甲腺原氨酸（T_4）在外周组织转化为活性更高的三碘甲腺原氨酸（T_3）的作用，使代谢降低。

（8）垂体-性腺系统

急、慢性应激都能引下丘脑-促性腺素释放激素-性腺系统分泌减少，其中黄体生成素（LH）的分泌减少，引起性功能减退、月经失调或闭经，哺乳期妇女乳汁明显减少或停止泌乳等。

（9）代谢功能

应激时主要由儿茶酚胺，糖皮质激素，胰高血糖素，以及炎症介质如白介素-1（IL-1），肿瘤坏死因子等的作用促进糖代谢增强，脂肪分解增加，蛋白质分解增多，因而代谢升高。能量的消耗也很明显增多，出现体重下降、骨骼肌消耗、组织修复能力下降等。

以上这些反应在热证的研究中均有描述。这些神经-内分泌-免疫的变化与热证时的反应很相似，这些变化也是热证和急性应激反应的共同功能背景。中医作为一种“证”的诊断来治疗，西医只作为一种反应现象来描述。

2. 慢性应激的反应

慢性应激一般时间较长，如超过24小时～30天的持续或反复的应激，引起较强的反应。因此许多疾病的发生发展和慢性应激的累积性影响有关，同时也伴有神经-内分泌-免疫和行为等变化[43]。

慢性应激状态时下丘脑-垂体-肾上腺皮质系统（HPA）反应的特点是：下丘脑促肾上腺皮质激素释放因子（CRF）和精氨酸血管加压素（AVP）分泌增加，垂体CRF受体减少，血浆ACTH正常或略升高，ACTH和糖皮质激素对新异刺激高度敏感。而HPA轴的这些改变又对海马功能影响很大。一般认为，人体受有害刺激时，海马不仅是应激反应的高级调节中枢也是应激损伤的敏感区，它与隔区、杏仁核和下丘脑等有广泛联系。大量研究表明，慢性应激可选择性损伤海马，使其神经细胞丢失，神经树突萎缩等。慢性应激对各系统的功能也有影响。因慢性应激使催乳素释放因子（CRF）水平持续增加，则造成适应机制的障碍，出现焦虑、抑郁、食欲及性欲减退，自杀倾向等。这是慢性重症患者几乎都会出现的共同表现。此外慢性应激使糖皮质激素水平的持续增加也会给人体带来许多不利影响，如明显抑制免疫功能，使胸腺、淋巴结缩小，人体的免疫力下降，易发生感染。因生长激素（GH）的释放受抑制，可造成生长发育迟缓。抑制性腺轴，引起性功能减退、月经失调等。抑制甲状腺轴，使代谢降低，产热减少，体温降低。

中医的寒证也有类似的体内功能改变，如中枢出现抑郁、焦虑、免疫功能低下、代谢降低、性功能低下等。因此寒证与西医的慢性应激反应也有共同的功能背景。中医作为寒证治疗后，对许多病、证均有很好的疗效或稳定的好转。西医对慢性应激较多的注重精神的变化和治疗，如抑郁症等。

中医的寒证、热证是根据病因刺激后的外在表现来诊断，是根据症状来描述。

通过现代研究的结果证明，寒证、热证时也有功体内部各系统的功能变化。近些年来的中西医结合研究证明，热证、寒证时其内在功能的变化与西医的急性或慢性应激反应是近似的，也就是人体受刺激后，均是通过神经-内分泌-免疫功能反应来保护整体功能。在功能增强时多表现为热证，而功能过低时多表现为寒证。中医寒证、热证是作为诊断的内容，并按此证来进行治疗，对许多疾病有很好的疗效。

第二节　中医寒、热证型病理指标变化总观

中医对不同证型的患者也作了病理学的研究，也分为寒证、热证两方面。寒热证也分为不同的类型，根据西医的检测方法，选择与病理有关的指标进行整理以便比较，寒证和热证以及不同证型的病理变化有何不同。列表如下（表 2-3、表 2-4）：

表 2-3　偏热证的变化

各证类型 / 各类指标	温病	肝风动	肝阳亢	肝郁	湿热			阴虚		
					肺湿热	脾湿热	肾湿热	心阴虚	肺阴虚	肾阴虚
血液流变	↑				↑	↑	↑			
血浆血栓素 B_2（TXB_2）	↑	↑	↑	↑	↑	↑				
血黏度	↑		↑	↑		↑	↑	↑		↑
血细胞比容	↑		↑		↑	↑	↑			
红细胞（RBC）变形	↓	↓	↓	↓						↓
红细胞沉降率	↑			↑		↑	↑	↑		
纤维蛋白	↑				↑	↑	↑	↑		
胆固醇	↑				↑		↑			↑
血小板	↓						↑			
微循环	障碍	障碍	障碍					障碍		障碍
瘀血	瘀血			瘀血			瘀血		瘀血	
肾皮质薄			薄						薄	
胸腺				萎缩						
载脂蛋白（LOP）							↑			
超氧化物歧化酶（SOD）活性	↓			↓	↓		↓		↓	↓
炎症因子	↑	↑			↑		↑	↑	↑	
细胞浸润	↑				↑		↑		↑	↑

表 2-4　偏寒证的变化

	气虚			阳虚			血瘀		
	心气虚	肺气虚	脾气虚	心阳虚	肺阳虚	肾阳虚	心血瘀	肾血瘀	肝血瘀
血流变性	缓慢	缓慢			缓慢	缓慢	缓慢	缓慢	缓慢
血浆 TXB_2	↑	↑	↑	↑	↑		↑	↑	
PGF1a	↓	↓	↓	↓			↓		
血黏度	↑	↑	↑	↑	↑	↑	↑	↑	↑
RBC 变形	↓	↓	↓	↓	↑		↓	↓	↓
纤维蛋白	↑					↑	↑		
血小板	↑			↑	↑			↑	↑
红细胞沉降率	↑		↑	↑		↑		↑	
抗凝血酶							↓	↓	↓
血胆固醇	↑			↑		↑	↑	↑	
三酰甘油	↑			↑			↑	↑	
内皮素（ET）		↑		↑		↑	↑	↑	↑
NO		↓				↑	↓	↓	↓
微循环	障碍	障碍	障碍	障碍		障碍	障碍	障碍	障碍
瘀血	瘀血				瘀血	瘀血	瘀血	瘀血	瘀血
LPO	↑	↑		↑		↑			
SOD 活性	↓	↓	↓			↓			
Ⅳ胶原								↑	↑
Ⅲ型前胶原（PCⅢ）								↑	↑
层粘连蛋白（LN）								↑	↑
透明质酸（HA）								↑	↑
肾皮质			萎缩			萎缩			
胸腺		萎缩	萎缩						
性腺			萎缩			萎缩			

注：以上两个表格的参考文献 1～41

从以上各家综述结果的列表中，可以归纳为以下几个方面：

1. 从以上的研究结果来看，疾病均可归纳为功能的变化和病理变化。功能变化与神经-内分泌的强弱有关。热证主要是反映交感神经等增强的一面，其结果与西医的急性应激反应有相似的功能背景，寒证是反映交感功能降低、副交感增强的一面，它与慢性应激反应有相似的功能背景。

2. 病理变化与血液成分、血液凝固、脂肪代谢、微循环障碍、纤维蛋白代谢、胶原蛋白的增生、腺体的萎缩等有关。这些变化是自热证向寒证逐渐发展，与西医的血栓形成，组织纤维化或硬化等有相似的指标和病理变化。

3. 疾病从热证向寒证发展，神经-内分泌功能逐渐减弱，病理变化逐渐增多。

4. 血液循环障碍在热证向寒证发展的各阶段均有血液淤滞的趋向，随寒证的发展过程逐渐加重。

5. 自热证向寒证发展过程中免疫功能均表现降低，这些可能与作者检测患者发病的时间有关，因为热证的初期免疫功能是增强的，随后受抑制而下降。

6. 肾素-血管紧张素系统自热到寒的过程均有升高，均有水盐代谢的紊乱，肾功能受影响。

第三节　中西医结合辨证总观

上一节是根据中医诊断寒证、热证研究的结果。近些年来中西医结合的研究发展很快，在中医书内也出现按西医疾病的系统分类，同时对西医的病用中医的辨证方法诊断和治疗。

西医的诊断主要根据病因、病位、病理变化。如病毒性心肌炎，病因是病毒，病位在心肌，病理是炎症反应。病因不清的以病理变化和病位为诊断，如慢性间质性肾炎，病位在肾，病理性变化是在肾间质内有炎症反应，是慢性病。这些诊断不随疾病的发展而改变，有些可终身不变，如糖尿病，高血压等。而中医对一个西医的疾病的辨证，随疾病的发展症状的变化而改变。例如以王永炎等的中西医结合的书为例，其中循环系统的疾病有 16 种，而中医辨证则有 142 个辨证。以下仅举 8 个疾病的诊断参考（见表 2-5）。该表说明，某病是反映固定的病理变化，某证是反映疾病发展过程中的功能变化。

表 2-5　循环系统疾病（西医）与中医辨证

疾病名称	辨证
风湿热	风热痹，风湿热痹，邪热炽盛，湿热痹证，热邪偏盛，风寒湿痹，肝风内动，痰瘀热痹，阴虚热痹，心虚肺瘀，心肺气虚，脾肾阳虚
病毒性心肌炎	热毒侵心，阴虚火旺，心血瘀阻，气阴两虚，痰湿内阻，心脾两虚，气虚血瘀，心阳不振，阳虚气脱
冠状动脉硬化性心脏病	气阴两虚，气滞心胸，心脉痹阻，痰湿瘀阻，阳虚，寒凝心脉，心血瘀阻，痰浊阻闭，气血亏虚，心阳不振，心阳欲脱
高血压	肝阳上亢，阴虚阳亢，肝风上扰，肝肾阴虚，痰湿壅塞，气虚血瘀，阴阳失调，肾精不足，阴阳两虚
低血压	阴虚型，血虚型，气虚型，肾阴阳两虚，脾肾两虚，阳虚型，中气不足，脾虚及肾，清阳不升，气血亏虚，肾元亏虚，心阳不足，心阳暴脱
窦房结综合征	心阳不足，心脾阳虚，心肾阳虚，气阴两虚，阴阳两虚，瘀血内阻，痰浊痹阻
雷诺病	邪热蕴郁，瘀血化热，气滞血瘀，心脉瘀阻，脾肾阳虚，阳虚阴盛，气虚血滞，气血瘀阻
多发性大动脉炎	瘀毒热盛，风湿热痹，湿热瘀滞，阴虚血热，气滞血瘀，脾肾两虚，阳虚血瘀

一、中医辨证总观

中医对一个西医病的辨证，早期多属于不同的热证，如热、火、阳亢、风动、温、毒等，随病情减弱多见虚证，早期的阴虚内热，随后的气虚，寒热交杂，各脏腑的不和等。随病的发展而渐渐趋向慢性病，中医的诊断多出现血瘀，痰阻，进而阳虚，阴阳两虚，阳脱等。所以同样是一个病，随其发展而有多个辨证。

将王永炎，吕光荣，凌锡森，何绍奇等教授关于西医疾病所做的中医辨证统计进行分析，共涉及 224 种疾病，包括 17 个系统，包括传染病、循环系统、呼吸系统、消化系统、泌尿系统、生殖系统、血液系统、神经、精神、免疫、内分泌、代谢、结缔组织、肿瘤、寄生虫病、高原地方病、药物中毒等，几乎涵盖了所有西医的疾病，其辨证有 1427 个。现选择 4 个系统和传染病中偏热的部分列表如下（表 2-6）：

表 2-6　热证

		传染病	呼吸	消化	泌尿十生殖	循环
/	外邪	风热犯肺	外感风热		风热搏结	风寒湿痹
病因	七情				恐惧伤肾	
\	内风	热郁化风				肝风上扰
/	毒	热毒蕴结		毒热炽盛	热毒内陷	热毒侵心
	火	心肝实火	肝火犯肺	肝火犯胃	阴虚火旺	阴虚火旺
	实热	热蕴胃肠	热壅肺窍	热结胃肠		瘀血化热
阳热	气营	热入营血				
	阳亢				阴虚阳亢	肝阳上亢
	燥	温燥	燥热伤肺	胃肠燥热		
	虚热					
\	阴虚	肝肾阴虚	阴虚咳嗽	胃热阴虚		阴虚血热
/	不和			肝胃不和		
	气盛			肝气乘脾		
气	气血	血虚	阴血亏损		气血两亏	
血	气滞				肝郁气滞	气滞血瘀
\	郁			肝胃郁热	肝胆郁热	
/	积滞			饮食积滞	膀胱湿阻	
	水饮		饮停胸胁		水气凌心	
物	湿	脾胃湿热	脾经湿热	肝脾湿热，	湿热蕴结	湿热瘀滞
质	痰	痰火上扰	痰热壅肺	痰瘀内结	痰火郁结	痰瘀热痹
淤	浊			邪浊扰胃	浊邪壅滞	
积	血瘀	气滞血瘀	瘀血阻络	瘀血内结	肾虚血瘀	心血瘀阻
	痹					风湿热痹
\	经络	经络闭阻	脉络瘀阻	脉络阻滞	肾络闭阻	
/	疟疾	温疟				
其	哮喘		热喘热哮			
他　\	淋证				热淋	

从以上的诊断可看出，西医的病也可用中医辩证。同一个系统的疾病，由于病因不同，在不同时间或发展的不同阶段做出的诊断也不同，因此诊断的数量很多。但是，将所有的辨证归类，均可包括在几个类型中。①含有病因的诊断，如外邪，七情，内风等。②阳热的诊断：如毒，火，实热，气营，阳亢，燥，虚热，阴虚等，当然也有寒证的诊断。③气血诊断：不和，气盛，血虚，血瘀，气滞，郁等。④物质的集聚：积滞，水饮，湿，痰，浊，血瘀，痹，包块等。⑤其他：经络，疟疾，哮喘，淋证等。

中医的诊断虽然很多，但归类后均可概括为：①病因，②阴阳、寒热、气血的平衡状态，③瘀滞状态等。

二、中西医结合的辨证总观

如果把上述五位教授主编的中西医结合的书中对传染病、呼吸、消化、泌尿、生殖、循环、内分泌、代谢、高原地方病、寄生虫病、药物中毒、神经系统及精神病、血液、结缔组织及免疫病、肿瘤等系统的疾病，共224种疾病，用中医诊断法辨证，再按偏寒、偏热、平和证等分类，以了解各类所占的比例。全部统计结果如下表（表2-7）。

表2-7　西医病名按中医辨证统计

系统	疾病数	热证	平和	寒证	辨证总数
传染病	32	158	15	42	215
循环系统	16	53	1	88	142
呼吸系统	14	41	7	42	90
消化系统	24	79	12	73	164
泌尿系统	15	64	6	60	130
肿瘤	20	72	4	34	110
生殖系统	17	45	6	41	92
结缔、免疫疾病	7	28	6	19	53
血液系统	6	24	3	19	46
神经、精神疾病	19	86	16	43	145
内分泌、代谢疾病	10	35	6	33	74
高原地方病	12	22	4	32	58
寄生虫病	6	11	7	7	25
药物中毒	24	54	13	16	83
疾病总数	222				
各证总数		772	106	549	1427
%		55.10	7.43	38.47	

文献参考44～48（王永炎等著）

疾病的诊断数较少，共222个病名，而“证”的诊断较多，每一个病内去掉重复的辨证，中医的辨证后可有1427个辨证。但是仍可归类为病因、病位、平衡失调、物质淤滞等大的方面。而总体功能仍可概括为偏热型、偏寒型、平和型三个类型。在1427个辨证中，热证占54.10%，平和型占7.43%，寒证型占38.47%，由此可见，疾病发作后热证占多数，随病情的发展而出现寒证，也有患者或病因较弱或因人体抵抗力较强或其他等等，病变只限于局部，未引起功能平衡紊乱，而表现为平和型。

由上可见，对于西医的病，中医可不问其病因如何，也可根据症状用中医的诊断方法辨证、治疗。这也可能是中医不懂解剖和生理也能治好病，而流传几千年不衰的原因之一。

第四节　西医病与中医辨证

随着分子生物学的发展，诊断技术和研究技术的深入，西医的病名越来越多，而随着各种检查方法的增多，诊断也更精细。但是在西医的诊断中"症状"仍然是个重要的参考方面。因此在西医的书中，每个病名均有其临床症状的描述，这与中医的诊断就找到了共同点。因此通过症状的描述就可以推断其属于热证，寒证或平和的类型。当然西医的病有许多特点，西医因为诊断的手段先进，许多病在没有临床症状之前即可发现，并可有诊断，如早期的肿瘤，在代谢的病中（如K^+，Na^+，Mg^{2+}，Ca^{2+}等离子的过多或过少的疾病），在血液检查中都能早期发现，所以在西医疾病的辨证中，平和型偏多。但这些只是部分疾病，大多数疾病是有症状的。

西医的病根据症状也应有功能平衡失调的表现，中医对寒、热证的诊断主要是根据临床的症状。如热证表现为发热、口干口苦、口渴思饮、舌质红、苔黄、脉数、便干、尿短赤等症状。寒证者有怕冷喜暖、四肢冷、口不渴、脉沉迟、便溏、尿清长等症状。有以上全部或部分主要症状即可做出寒证、热证的诊断。

选实用内科学的各系统病与前一章的中西医结合相似的系统，用中医诊断方法来辨证并进行统计。根据患者的症状，参考中医寒证、热证的诊断标准，将那些在发病时期有发热，血压高，心率快，失眠，烦躁不安，抽搐，口渴，便秘等一个或几个症状的疾病，列属于功能提高的状态或热证。而那些有血压低，心率慢，血糖低，腹泻，恶心呕吐，疲乏无力，嗜睡症状的疾病列属于功能降低或寒证，整体的寒热表现不明显或没有记录的，以局部症状描述为主的（非红肿热等）属于平和性。将统计结果列表如下（表2-8）：

表2-8　西医病名按中医辨证统计表

序号系统	病总数	热证	寒证	平和
1 传染病	163	132	14	17
2 呼吸系统	80	50	13	17
3 消化系统	93	47	14	32
4 泌尿系统	67	30	7	30
5 循环系统	68	18	35	15
6 内分泌系统	43	15	11	17
7 生殖系统	22	12	6	4
8 化学物理因素所致疾病	58	40	16	2
9 代谢与营养	55	20	17	18
10 神经系统	62	24	6	32
11 精神病	20	7	3	10
12 血液系统	43	23	12	8
13 免疫疾病	7	2	2	3
14 结缔组织	21	11		10
总数	802	431	156	215
%		53.74	19.45	26.81

注：参考文献49

从结果来看，对西医诊断的疾病，根据患者当时的症状，用中医辨证方法也可分为热证，寒证，平和型三大类型。其中在发病时热证的仍占多数（53.74%），其次是平和型（26.81%），因为西医的特殊诊断，寒证（19.45%）比热证少。西医病名的诊断数目很多，仅在内科上述系统中就有802个，如再加上外、妇、儿、耳鼻喉、皮、口腔等病的诊断就更多了。尽管如此，只要有症状，用中医寒、热辨证的指标均可区分出属于寒证或热证，并可按中医的治则进行治疗。

总体看来，人体在病因刺激后发病，均有功能变化和病理变化。功能变化可概括为三大类，即阳热-交感型（功能提高），平和型，阴寒-副交感型（功能降低）。在疾病的发展过程中，病理变化与功能变化是同时发展的，并且互相影响。

疾病发展过程中，症状在改变，中医称为证的传变，其传变的机制与神经-内分泌-免疫功能水平的转变有关。在发病初期上述功能增强，多见热证或急性病，随疾病发展，神经-内分泌-免疫功能逐渐下降或恢复则疾病也恢复。如继续发展而降低则整体神经-内分泌-免疫功能减低而出现寒证或慢性病。病理上也逐渐加重。水盐代谢早期紊乱，随后恢复，晚期加重而多见水肿。血液循环不良随病情而加重，出现血瘀，血栓，甚者纤维化，内分泌腺萎缩。看来，在“病”或中医的“证”均有相似的疾病发生过程，转变过程和形成的机制。

因此，在疾病的发生，发展过程，症状的表现，对整体功能状态的判断，这是中、西医的共性。中医凭症状的诊断西医认为不准确，不科学，但它有许多优点。它对疾病发现得早，容易定位，定性，方便易学，它反映多系统的功能成为宏观整体的画面，指引进一步检查的方向。因此症状的诊断延续几千年不断，可见其重要性，是不可忽视的诊断方法。

参考文献

1. 徐应抒，欧亚龙，王德华，等．温病血瘀实质研究．上海中医药杂志，1989，(5)：31-34.
2. 徐应抒，李跃英，陈晓林，等．温病卫气营血的血液流变学实验观察——附53例临床病例分析．中西医结合杂志，1986，6（5）683-685.
3. 赵国荣，肖碧跃，卢岳华，等．卫分证与气分证、营分证IL-6、IL-10变化规律对比研究．新中医，2005，37（6）：19-22.
4. 吴范武，杜建．温病卫分证模型血瘀病理变化的实验研究．中国中医基础医学杂志，2005，11（6）：449-453.
5. 金益强，黎杏群，陈国林，等．肝阳上亢证本质研究．中西医结合杂志，1988，8（3）：186-189.
6. 郑林．肝阳上亢证研究概述．天津中医学院学报，2001，20（4）：47-48.
7. 金益强，黎杏群，胡随瑜，等．肝风内动证三亚型的病理生理学基础研究．中国中西医结合杂志，1993，13（7）：391-393.
8. 李家邦，熊国良，李瑛，等．肝阳化风证实验诊断指标的初步研究．湖南中医学院学报，1999，19（4）：33-36.
9. 郭姣，孟昭生．肝证实验研究现状及趋势．中医药信息，2001，18（4）：41-43.
10. 杜慧慧，李青梅，王磊，等．原发性胆汁性肝硬化与肝血瘀证．中西医结合肝病杂志，2012，22（3）：136-139.
11. 肖和杰，李从荣，罗光义，等．慢性乙型肝炎患者中医证型与肝组织病理肝内Ⅳ型胶原免疫组化及血清肝纤维化指标的关系．中西医结合肝病杂志，2005，15（6）：334-336.
12. 杨文明，陈彪，鲍远程．肝郁证实验研究概览．中国中医药信息杂志，2004，11（12）：1125-1127.
13. 雷长国，何仙童，宋兴．肝郁证实质研究进展．湖南中医杂志，2006，22（5）：88-90.
14. 查涛．心阴虚证研究进展．现代中西医结合杂志，1999，8（9）：1387-1388.
15. 闵存云，程锡箴．心气虚证的现代研究．中国中医基础医学杂志，1996，2（1）：58-61.
16. 展海霞，彭成．附子与干姜配伍对心阳虚衰大鼠血浆肾上腺素、血管紧张素Ⅱ、醛固酮及ANP、ET的影响. 中药药理与临床，2006，22（2）：12-14.
17. 张明雪，曹洪欣. 冠心病心阳虚证动物模型的制作. 中国中医基础医学杂志，2002，8（4）：71-75.
18. 王昀，颜乾麟，季蓓. 冠心病患者免疫功能紊乱及中医药研究概况. 中国中医药科技，2005，12（5）：327-329.
19. 赵立诚，富蓉，冼绍祥. 冠心病心血瘀阻证微观诊断的研究进展. 广州中医药大学学报，1999，16（3）：241-243.
20. 黄嘉凌，段朝晖，罗小红. 95例SARS患者的Th2细胞因子反应及其临床意义. 中国病毒学，2005，20（4）：341-345.
21. 叶一秀，王巍，李洪敏，等. 严重急性呼吸综合征患者血清超氧化物歧化酶含量的动态观察. 中国医师杂志，2005，7（1）：4-5.
22. 王建中，袁家颖，普程伟，等. 传染性非典型肺炎患者凝血功能的变化. 中华检验医学杂志，2004，27（8）：499-501.
23. 叶一秀，王巍，姚昊，等. 严重急性呼吸综合征患者与性功能有关的激素水平变化. 标记免疫分析与临床，2004，11（2）：63-65.
24. 张允岭，张晓梅，金耀文，等. 中西医结合治疗65例非典型肺炎（SARS）的临床研究. 北京中医药大学学报，2003，26（6）：60-63.
25. 田丙坤. 肺气虚证十年研究述评. 现代中医药，2005，25（6）：55-57.
26. 李东涛，王秀冬. 肺气虚的现代研究. 河北中西医结合杂志，1998，7（11）：1696-1697.
27. 彭波，杨程，李泽庚. 肺阴虚证研究进展. 中国中医急症，2007，16（6）：723-724.
28. 张新芳，方志斌，蔡圣荣. 肺阳虚证研究进展. 安徽中医学院学报，2006，25（6）：58-59.
29. 张福生，杨颖. 慢性肾炎湿热证客观指标的变化. 浙江中医杂志，1995，（7）：322-323.
30. 邹玺. 肾炎湿热证研究进展. 甘肃中医，2003，16（3）：6-8.
31. 郭金瑞，严惠芳. 近20年临床肾阴虚证客观指标研究概况. 陕西中医函授，2001，（3）：36-38.
32. 张大宁，多秀瀛，张勉之. 肾阳虚与血瘀关系的实验研究. 中国中医药信息杂志，2006，13（1）：26-28.
33. 陈栋炜，蒙一纯，方湘娟. 肾阳虚证本质的现代医学研究进展和展望. 现代中西医结合杂志，2005，14（23）：3175-3177.
34. 钟宏琳，李德干，蒋翎等. 补肾活血排毒方延缓慢性肾功能衰竭患者肾衰竭进程的临床研究. 中国中医药信息杂志，2009，16（6）：17-19.
35. 张云飞，文秀华，罗茂林. 肾虚本质的现代研究进展. 现代中西医结合杂志，2004，13（8）：1101-1103.
36. 包素珍，郑铭锋，毛海燕. 脾气虚证的本质研究. 中华中医药学刊，2007，25（8）：1575-1576.
37. 陆宇平，王长洪. 慢性胃病脾胃湿热证研究进展. 中国中西医结合消化杂志，2007，13（3）：207-209.
38. 孔祥华，黄平，吴清和. 湿阻中焦证研究进展. 甘肃中医，2004，17（9）：5-9.
39. 杨春波，柯晓，李秀娟. 脾胃湿热证的临床研究. 福建中医学院学报，1999，9（4）：1-3.
40. 郑家铿，张群豪，许少锋. 慢性胃病脾胃湿热证与脾气虚证的血液流变学观察. 福建中医学院学报，1994，4（2）：6-8.
41. 高墀岩，林求诚. 脾虚患者某些检查指标变化. 中医杂志，1980，（9）：27-29.
42. 王树人. 病理生理学. 四川大学出版社，2004.
43. 王竹风，汪宝军，岳广欣. 慢性应激对脑区海马和杏仁核神经元影响的研究. 辽宁中医杂志，2009，36（12）：2028-2031.
44. 王永炎，沈绍功. 今日中医内科. 北京：人民卫生出版社，2000.
45. 王永炎，张天. 临床中医内科学（上，下版）. 北京：北京出版社，1994.
46. 吕光荣. 中医内科证治学. 北京：人民卫生出版社，2001.
47. 凌锡森. 中西医结合内科学. 中国中医药出版社，2003.
48. 何绍奇. 现代中医内科学. 中国医药科技出版社，1991.
49. 陈灏珠. 实用内科学. 12版. 北京：人民卫生出版社，2005.

第三章 寒、热的证候传变与功能背景

中医对证候的传变早有论述，自张仲景在《伤寒论》中首创六经辨证后，又有不断的发展。证候动态传变可归纳为①病位传变《素问·阴阳应象大论》：外邪侵入人体，经皮毛→肌肤→筋脉→六腑→五脏的传变规律；②张仲景的六经辨证，提出外感病由太阳→阳明→少阳→太阴→少阴→厥阴发展的传变规律。③在温病发展演变中，温病是循着卫、气、营、血的传变。④三焦传变是温病或湿热类温病，循着上焦、中焦、下焦依次的传变。⑤脏腑传变。

吴鞠通创制的三焦辨证论述了温邪传变的两种方式：其中纵向传变方式如："上焦病不治，则传中焦，胃与脾也；中焦病不治，即传下焦，肝与肾也。

脏脏传变有几种，按五行学说，有母子相传，乘侮传变，表里关系传变等。例如"见肝之病，知肝传脾，当先实脾"，又如肝气横逆犯胃，寒滞肝脉导致小肠气滞等。"五脏之久咳，乃移于六腑。脾咳不久，则胃受之，肺咳不久，则大肠受之"。

导致证候动态传变的因素很多，包括病邪的多样性的影响、外界环境的变化，精神、情志因素，治疗措施的恰当与否，不同的体质等。体质的不同类型与证候的传变的关系尤为密切，同是感受寒邪的患者，偏于阳虚体质者易于寒化，出现虚寒证。偏于阴虚体质者易于热化，出现虚热证。

研究证候动态演变规律及其形成机制，提供得力的治疗措施以防止疾病恶化。所谓"见肝之病，知肝传脾，当先实脾"，有肝病同时也调理脾脏以防传脾，这也是中医治未病及防病的含义之一。

近年来有关证的传变的研究和观察也有许多报道，对中医证候传变的理论有一定论证，也有警示临床治疗的作用[1]。传变的内容很多，下面介绍临床寒、热证传变过程的一些指标变化。

第一节 寒、热证的传变

一、临床观察

正常人体应为寒、热平衡状态。病态时由于病因的作用而发病、发展、传变，也因治疗不当而转化。北京医科大学寒热研究组[2]在寒热证本质的临床和动物实验研究中均证明了寒证和热证的转化过程。在临床研究中发现，有7例热证患者，入院时用寒凉性中药治疗，同时测量心率、口温、血压等一般指标及尿内儿茶酚胺（CAs）、17-羟皮质类固醇（17-OHCS）的排出量。各项指标均加快或增多。用清热解毒或泻火药治疗后热证逐渐消退，症状恢复，各项指标也回落到正常。因未及时停药，寒药用时间过长而出现某些寒象，如怕冷喜暖、心率偏低、大便溏、尿内CAs、17-OHCS低于正常值。随后改用温热药治疗，数日后症状缓解，各指标也恢复正常。少数病例又因未及时停热药又出现轻度热象，表现为口渴、心率偏高、失眠多梦等热象，尿内CAs、17-OHCS排出量也回升并超过正常值。这些说明用药过量可使寒证，热证转化，见图3-1。

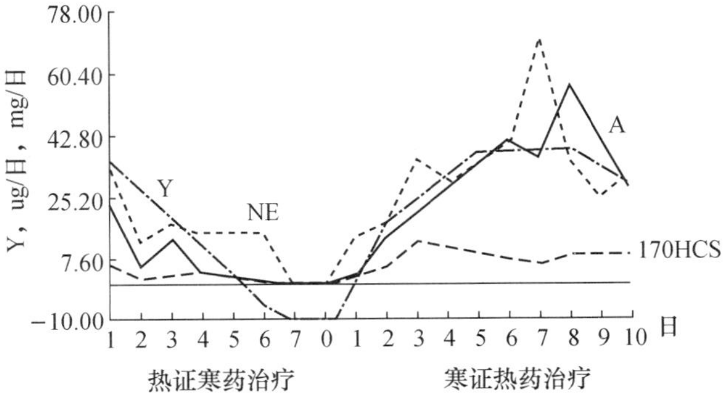

图 3-1　热证与寒证患者各项指标的转化

A：肾上腺素，NE：去甲肾上腺素，17-OHCS：17-羟皮质类固醇，Y：植物神经平衡指数

二、动物实验

动物实验中也有同样的传变表现[3]。在制造热证模型时，喂大鼠温热药10日，其中一只大鼠心率、饮水量、肛温、尿内CAs、17-OHCS明显升高，同时在颈部一侧出现一炎性肿块，此为典型的实热证。为了观察其变化，用寒凉性药治疗10余日后各项指标均恢复，肿块消失，又继续用寒凉药20多日，则心率变缓，肛温偏低，大便稀软，尿内CAs、17-OHCS均很低，此时出现寒证，又改用温热药治疗20日，各项指标恢复到正常后，又继续升高，最后在颈部另一侧又出现炎性肿块，处死后切开证明为炎性脓肿，这一变化过程与患者的转化过程极为相似（见表3-1）。

表 3-1　寒证、热证大鼠各项指标的转化

项目	给药前（5日）	给热药（20日）	给寒药（14日）	再给热药（20日）
肛温（℃）	37.5	39.7	36.7	38.9
心率（次/分）	492	552	425	578
饮水量（ml/d）	10	38	15	40
A（μg/24h）	—	603	33	452
NE	—	756	41	117
DA	—	2.68	0	0.83

因此，寒证和热证是疾病发展过程中的一个阶段的功能状态，随病情的自然发展，药物的影响，机体内外环境变化的影响，“证”是时时在改变的，中医称之为传变。在临床的观察中测量了神经、内分泌多项指标，证明神经、内分泌的变化与证

的传变为平行关系。

三、免疫功能的变化

袁成民报道[4]，他们收集了住院治疗的甲型 H_1N_1 流感危重症患者进行观察，以流感轻症患者作为对照组，患者中有5例在高热大于3日时出现咳嗽、咳吐脓痰、血痰或血水、胸痛、呼吸频率快、呼吸困难、口唇发绀、神志改变或反应迟钝、嗜睡、躁动等症状。影像学检查有双侧肺炎并出现呼吸衰竭。经抢救病情好转的即出院。免疫功能变化：轻型患者：淋巴细胞比率（%），$CD3^+$，$CD4^+$，$CD8^+$，均比较高。以T细胞的亚群 $CD4^+$（个/mm^3）为例：轻型组 536.18±89.43，重型组 189.16±46.40；死亡组 113.50±48.22，经治疗好转组 257.39±61.72；$CD8^+$（个/mm^3）：轻症组 484.55±112.24，危重症组 172.61±46.28；死亡组 58.22±14.29，治疗好转组 248.11±64.72。典型的X线胸部平片可以看到，肺组织炎症在经过10余天的相持阶段后，大片状阴影有所消散。所以免疫功能在温病发展过程中也呈平行的变化。即热证初期免疫功能提高，随病情的发展逐渐下降，如果病情极度恶化则免疫功能也随之下降，死亡组功能降到最低。经治疗而症状缓解组，免疫功能也渐渐恢复。所以，神经-内分泌-免疫的功能变化是随病情的发展而转变，基本呈平行关系。

四、证候随疾病的发展而传变

1. 肾炎

盛梅笑等[5]对152例狼疮性肾炎的发展过程的辨证可见，活动期以湿热证、热毒证、水湿证等证较多，占38.7%～54.18%。缓解期所有病例均转变，可转为正气虚证，气阴两虚证（40.3%）或脾肾气虚证（27.8%），也有少量阴虚证、肝肾阴虚证、瘀血证等。病情发展到此阶段，出现脏腑相移，病位主要在脾、肾等。后期则表现为邪实正虚的证候特点。一般认为脾肾阳虚或阴阳虚衰是各种肾病发展的最终转归，多兼有湿浊或水湿证，提示在疾病后期肾功能不全阶段，水湿与湿浊是主要的病理产物。

2. 肺疾病

慢性阻塞性肺疾病（COPD）[6]是以呼吸气道流通受限制为特征的疾病。疾病是渐进性的，伴有肺部的炎症反应。慢性阻塞性肺疾病患者，中医证候的传变也有一定规律，在早期（Ⅰ级）多见肺气虚、脾气虚等证，主要表现整体功能降低。随着疾病的发展，肺脾气虚日久到中期多为痰浊证，而到晚期，因损及阴阳，瘀血停滞而波及肾，则多见肾阴虚或肾阳虚的虚损证候，也因久病成瘀而有血瘀证。

因此，从临床辨证来看，证的发展以热证的肾炎为例，它是自热毒，湿热到气虚，阴虚，后期到血瘀，阳虚，阴阳两虚。而寒证，以慢性阻塞性肺病为例，自气虚到痰浊，到阳虚，血瘀，阴阳俱损。瘀血证候在慢性病逐渐加重，贯穿于后期病程中。以上均符合从热证到寒证传变的规律。而这种发展与神经-内分泌-免疫的功能变化有关，并平行发展。因此疾病在发生和发展过程中均有传变，这点中、西医是有共性的。

第二节　证的脏腑传变研究

证候，除了在平行的方向发展外，各脏腑之间也有传变关系。吴鞠通创制的三焦辨证，提出纵向传变方式。他认为“上焦病不治，则传中焦，胃与脾也；中焦病不治，即传下焦，肝与肾也”。三焦辨证阐明了温邪在病变过程中由上及下，由浅及深所引起各种病证的发展变化的规律。

一、三焦证候

上焦证候　邪犯肺卫，肺气失宣：证见发热不恶寒，咳嗽，口微渴，舌边尖红，脉浮数。如肺热壅盛，可见身热，汗出，咳嗽，口渴，苔黄，脉数。

中焦证候　病变在胃肠及脾。胃热炽盛：壮热，烦渴，汗大出，小便黄赤，苔黄燥，脉洪大。热结腑道：大便秘结，腹满硬痛，苔黄厚干燥，脉沉实。湿热蕴结，脾湿不化：脘腹痞满，泛恶欲呕，身重肢倦，苔腻脉濡。

下焦证候　热入下焦，出现肾阴亏损，肝风内动等证型。肾阴亏损：证见低热颧红，口干舌燥，神倦，舌绛而干，脉细数。肝经热盛，引动内风：证见身大热。谵语痉厥，舌质红绛。

湿热病可分为上焦湿热证、中焦湿热证、下焦湿热证三大类型。湿证的主要症状，如上焦湿热证：头重如裹，肢体困重等。中焦湿热证：湿热郁阻脾胃，以消化道病变为主要，如肢体困重，胸脘痞闷，呕恶不食，渴不喜饮，面色萎黄，尿短而赤，脉濡数等症。下焦湿热证是指湿热侵及膀胱或小肠、大肠，可见小便癃闭，或大便不通，小腹硬满，舌苔灰白、黄腻，脉濡数等。

二、脏腑传变与临床观察及实验研究

1. 肺病传脾胃

研究者发现急性哮喘患者血浆胃动素水平明显降低，而心力衰竭组与非胃肠病的对照组则无此变化，这说明了呼吸系统与消化系统疾病之间存在着内在的联系。陈永光在对肺气虚患者进行胃肠道钡餐透视观察胃肠运动功能时，发现肺气虚患者小肠排空时间延长。发现肺源性心脏病急性加重期，往往伴有腹胀、纳呆、便秘等严重肠道疾病，甚至出现肠梗阻，这说明了肺功能越差就越容易出现肠道功能的紊乱。

同样，胃肠疾病也对肺有影响。如在急性胃肠炎症尸检中，均有肺部水肿、瘀血和肺泡壁断裂形成的肺气肿[7]。

2. 肺病传及肠

惠毅等[8-9]用单纯烟熏法制造肺病模型，共烟熏70天，检测大鼠肺、胃肠等病理变化。结果发现，模型组：大鼠呼吸频率增快，潮气量、每分钟通气量均降低，变化有显著性差异。胃肠功能：模型组大鼠粪便干硬，胃肠运动功能降低。病理形态：模型组大鼠的肺组织于造模第20天，第50天，第70天均可见支气管有广泛的上皮细胞变性、坏死，不同程度的炎细胞浸润；模型组十二指肠、空肠、回肠、直肠、胃组织无明显变化，而结肠组织于造模第20天、第50天、第70天分别有结肠组织局部充血、水肿、灶性上皮细胞变性、坏死，不同程度的慢性炎细胞浸润，严重者可见小灶性糜烂，黏膜上皮不完整，腺体排列不规则，黏膜及黏膜下有炎性细胞浸润。

电镜观察：模型组大鼠造模第 50 天、第 70 天，肺组织Ⅰ型肺泡上皮细胞肿胀，线粒体有重度肿胀，Ⅱ型肺泡上皮细胞增生，肺间质内胶原纤维增多、成纤维细胞活跃；大鼠结肠组织：可见结肠黏膜上皮的微绒毛排列稀疏和紊乱，线粒体肿胀，嵴排列紊乱，结肠组织黏膜下固有层间隙胶原纤维增生，可见成纤维细胞。模型组大鼠在肺组织、结肠组织内肿瘤坏死因子-a（TNF-α）、白细胞介素-1β（IL-1β）、内皮素-1（ET-1）、前列腺素（PGE_2）的含量明显升高，有显著性差异。说明肺病时影响到肠，主要部位在结肠，出现功能和结构的紊乱。提示两脏之间有某种内在的联系。

3. 脾传肾

肾虚证常见下丘脑-垂体-性腺系统功能降低。同时免疫功能减低，表现在胸腺萎缩。所以性腺的功能和形态变化反映肾虚的变化和程度。以这两点为指标，用治疗的方法研究，中医脏腑中脾肾的关系。

高守泉报道，选大黄造成的脾虚证和氢化可的松造成的肾阳虚证模型小鼠。测量生化指标（血浆睾酮、D-木糖）和免疫功能指标［胸腺指数（mg/10g）］、脾指数（mg/10g）、淋巴细胞转化率（%），结果发现，脾虚组 D-木糖醇和睾酮含量明显降低，免疫功能也降低。肾虚组对免疫功能和睾酮等指标均比脾虚组更明显降低，而 D-木糖醇变化不甚显著[10-11]。

分别用补脾药物（补中益气丸）和补肾药物（桂附地黄丸）治疗，均收到一定疗效但有不同。脾虚模型小鼠用补脾药物效果较好，使免疫功能提高，其作用强于于补肾药，对睾酮的作用也提高但不及补肾药肾虚模型小鼠，使木糖醇升高。肾虚模型小鼠：补肾药物使睾酮提高，效果强于补脾药物。使免疫功能提高，效果也强于补脾药，有显著的统计学差异。补脾药物使肾虚模型小鼠的免疫功能和体重的恢复性变化也很明显，并有统计学意义。这一结果提示血浆睾酮这类性激素物质可能是脾肾相关的重要生化物质基础之一，而免疫功能则可能是脾肾相关的一种重要生理机制。

4. 证的传变与功能状态

疾病传变的方向与当时的功能状态有关。王泓午等[12]调查了 3753 病例，卒中发病前 7～30 日内先兆的症状，发现在卒中发病前 7～30 日内，常见的症状有：神志清楚而反应迟钝、食后困顿、心烦易怒、虚烦失眠、急躁、头痛而痛处不移、头昏沉、头晕、体胖臃肿、视物模糊、两目干涩、口臭、口渴喜冷饮、面色晦暗、手麻等。这些症状表现出中枢兴奋性提高，交感神经系统功能增强的状态。在此整体功能提高的状态下，对刺激的反应性增强，如果有精神刺激，情绪，惊吓，恐惧等刺激均可引起强的反应而出现中风现象。所以，功能水平提高则出现强的反应，这种状态下，提前调节寒热平衡，重点在于降低热证的内在因素（神经-内分泌-免疫功能），有可能预防卒中的发生，也就是降低整体功能状态，降低反应性，可能避免卒中的发生。

三、西医也有多器官同病的综合征（传变）

1. 心肾综合征（CRS）

是指心脏或肾中某一个器官功能急性或慢性损害后导致另一个器官功能受损害的症状。

2. 胆心综合征

指由于胆道疾病所造成的区域痛、放射性疼痛、心功能紊乱，血压下降等。可因胆道手术或探查胆道时由于牵扯胆囊，引起心率减慢、血压下降甚至心搏骤停等现象。

3. 肝肾综合征

在严重肝病患者可以发生的功能性急性肾衰竭。

因此，一个器官发生病变可以影响或传给另一些器官，也就是中医的脏腑传变，这点是中西医的共性。

第三节　证的传变与神经-内分泌-免疫功能的关系

证型的传变与神经-内分泌-免疫功能的变化存在一定的规律（见表 3-2）。热证包括实热证、湿热证、虚热证。寒证包括气虚证、血瘀证、阳虚证。

表 3-2　从热证到寒证型传变与神经-内分泌-免疫功能的相应变化

		实热证	湿热证	虚热证	平和	气虚证	虚寒证	阳虚证
交感		强	强	弱	平衡或低	弱	弱，低	低，衰
副交感	5-HT	弱	弱	略升	平衡或略升	略强	升，强	升，强
激素	甲状腺	强或弱	强	弱	平衡	弱	弱	弱
	肾上腺	强	强	弱	平衡	弱	略强	强或弱
	性腺	强-弱	强-弱	抑制	平衡	低下	低下	萎缩
免疫		强	强	弱	平衡或低	低	低	低
血管紧张素-醛固酮		强	强	弱	平衡或低	弱	高	高或弱
血瘀		强	略升	略升	平衡或略升	升	强	强
微循环		障碍	微障	微障	平衡或微障	障碍	障碍	障碍

交感神经系统是反应最快而强的，但随着病情的发展逐渐减弱，到慢性病时，功能水平很低，影响整体的调节和抗病能力。免疫功能更脆弱，在热证的初期功能提高，免疫反应很强，随着激素的释放增多而受抑制，因此偏寒或偏热均影响其免疫活力，降低清除病原体的能力。甲状腺系统，代谢功能，也是从强到弱，寒证时更低。

副交感神经的资料在证的研究中不多，但 5-HT 的研究涉及面很广。5-HT 系统和副交感在热证初期降低，随后恢复，随着交感神经功能低下而逐渐回升，并持续升高，在寒证中对很多系统功能有影响。

血液循环系统，在温病、热证时黏度增高，微循环不畅，渗出阻塞血流不畅，局部瘀滞，随症状缓解而恢复。慢性病随病情发展而加重，导致血液瘀滞，血栓形成，纤维组织增生，组织纤维化或硬化。

发病初期肾素即很活跃，血管紧张素-醛固酮系统活跃，影响水盐代谢，因此热症早期多有尿短赤症状，影响组织液的运输，随疾病的好转而减少。如病因未除或炎症因子继续活跃血管紧张素的局部形成增多，可继续影响水盐代谢，出现水肿等。在热证、寒证的状态下，均有水盐代谢紊乱，可出现水肿症状。

所以，证的传变与神经-内分泌-免疫功能的变化是平行的，同时伴有血液循环，水盐代谢的相应改变。因此调节它们有促进或防止"证"转化的作用。至于传到哪些脏器可能与热证的病因，对各器官影响的程度有关，也许直接或间接受神经反射的影响，或内分泌、免疫的影响，或其他多种因素影响有关。中医把防止传变作为防病的措施是有科学性的，值得研究。

第四节　寒、热的功能背景及病理背景

无论是中医的辨证，还是西医诊断的疾病均有功能状态的不同，均可概括为阳热-交感型、平和型以及阴寒-副交感型。正常人有体质的差别，但均在正常范围内波动。人体受刺激后发生反应，当表现为整体功能水平提高，有调动整体功能抗御病因的作用，这是个保护反应，是人体的维持生命的反应。反应适度，可消灭病原体恢复健康。而刺激过强产生过度的超常的反应，超出人体自身所能调控的能力，而出现平衡失调，则表现为病或证。

病因刺激后引起的功能和病理变化，即使病因已被清除，这些变化也不会完全消失，并且因功能状态不同而不同，形成不同的功能背景，对其他系统和器官功能均有影响，导致疾病向不同的方向发展。

一、阳热-交感型

无论是中医的热证或西医的急性传染或感染性疾病，人体均处在不同程度的交感神经功能增强，肾上腺皮质系统功能增强，甲状腺系统功能提高，代谢旺盛，而免疫功能初期增强，随后下降，随着疾病的发展而下降的更低。副交感神经功能下降，5-HT系统功能降低。整体功能水平越高，反应性也越强。在此功能背景下对许多系统功能均有影响或产生较强的损伤性的反应。

功能变化：交感神经系统的高度兴奋影响高级中枢可出现痉挛、抽搐、惊厥等症状。交感神经高度兴奋有广泛收缩血管作用使血压增高，可导致器官缺血而损伤器官功能，如胃的黏膜损伤，胃肠运动功能受抑制，出现食欲差、便秘，减少毒素的排出。交感神经使肾素释放增多，启动血管紧张素-醛固酮系统影响排尿和代谢产物的排出。肾排尿减少使水盐代谢紊乱。由于代谢增强，能量过分消耗使人体消瘦，抵抗力降低。白细胞活跃，细胞因子增多使局部炎症容易发展。凝血酶活性增加，血小板活跃容易形成血栓使病情发生更大变化。

病理变化：如果交感神经功能持续升高使炎症发展，炎性细胞增多，渗出液增多，引起组织坏死，血栓形成，组织增生，纤维组织增多等，使器官功能的恢复较慢。如SARS病的早期肺组织纤维化，影响呼吸功能等。

病因的作用往往是短暂的，有些病服用抗生素后病原体可以很快消失，但是它引起的各系统反应后的结果不能很快消失。而有些患者因这些变化引起反应的结果影响器官功能或者死于反应后的功能障碍的

也有许多报道。因此在治疗时清除病因重要，及时清除阳热的背景，调节整体功能回复到平衡状态更为重要，这有利于病理变化的恢复，进而清除病理背景。

二、阴寒-副交感型

功能变化：中医寒证患者多表现为交感神经，肾上腺皮质系统功能降低，甲状腺系统功能降低，代谢低下，免疫功能下降，而副交感神经功能增强，因此常见心率慢、血压低，同时 5-HT 功能增强，胃肠道功能亢进。慢性病多有病原体慢性刺激也有类似慢性应激刺激的反应，使垂体肾上腺皮质系统的功能增强，刺激海马等功能异常而出现精神类症状。此外寒证时 5-HT 系统功能活跃，它可直接或间接作用于器官起到抗交感神经和类似副交感神经的作用。它影响的范围很广，在肺内有促进哮喘的发生，在脾胃有使胃肠功能紊乱。如常见的肠激惹综合征，它与 5-HT 的增多有关。在肾能增加毛细血管的通透性，促进抗原抗体复合物在肾小球基底膜上的沉积，从而加重肾小球内的免疫损伤。在此背景下，血液循环速度慢，血压低，血液循环不流畅容易淤积，常出现血瘀证。人体对刺激的反应能力差，适应缓慢，常出现异常反应，如冷刺激时血压应升高而患者反而下降，体温应升高减少散热，而患者体温不高反而略有下降因此易出现风寒性感冒。哮喘患者 5-HT 增多使支气管收缩而加重哮喘。因此，寒证背景也是某些疾病容易诱发的内在条件。

病理变化：由于血液流变性的升高，血液循环缓慢或障碍，容易形成血栓，细胞内线粒体酶活性低则能量代谢降低，重要腺体萎缩，免疫功能降低等均是人体抵抗力降低的重要因素。进一步发展见到纤维组织增多，组织间隔破坏，器官硬化，器官功能受损。所以，在此背景下，如提高交感神经系统功能，降低副交感神经和 5-HT 系统功能可防止上述系统疾病的发生和发展。

三、调节寒、热证功能背景的意义

机体受较强病因刺激后，引起整体功能的反应，其结果牵涉到多层次、多系统、多器官的反应。有些是可见的，有些是潜在的，尚未感觉或发现的。如果在原来的背景下，这些影响会继续发展。寒热的功能背景和病理背景，对疾病的发生、发展、治疗、转归均有重要影响。调节它到平衡，保持平衡是正常生活的必要条件。如何调节，如果想用一个靶点的药物作用，调控整体的功能变化是不太容易的。中医不了解寒热状态下的功能和病理变化，对药物也没有提取或精炼的经历，中药经过几千年的临床实践，这个多成分的复方，就恰好符合了这个要求。例如热证时，中医用清热解毒的寒凉性中药，除了清除病原体和治疗局部症状外，寒凉性中药能降低交感神经，肾上腺皮质系统功能，减少相应的激素释放，减少肾素的释放等，可缓解器官的损伤，防止疾病的进一步发展。寒证时用温热性中药，除了治疗局部的疾病（如哮喘、腹水、水肿、溃疡等）外，温热性中药有提高交感神经功能，降低副交感和 5-HT 系统功能的作用，可提高整体神经-内分泌-免疫的功能，提高整体的抗病能力，缓解和治疗寒证时的症状。因此中药在多层次，多系统，多点的部位同时起作用，其结果就比单一种药的效果更好，更全面。因此在治疗时，清除热证或寒证的功能背景是不可缺少的环节。

第五节 寒、热的本质及寒、热证研究的意义

一、寒热本质

1. 寒、热的功能变化

中医的诊断以症状为主，因此主要是参考功能的外在表现。根据大量的临床观察和实验研究，证的整体变化主要是体内神经-内分泌-免疫功能的功能水平的改变而出现的症状。热证时，因神经-内分泌-免疫的功能提高，使循环加速，代谢旺盛，体温升高，胃肠道蠕动减慢等症状，形成阳热-交感型的状态。寒证时与上相反，形成阴寒-副交感型的状态。这些症状的形成与局部的神经递质，激素的作用，基因的参与，或者其他作用的因子等有关，从神经-内分泌等的启动到局部直接作用的产生，要经过许多过程和物质的参与。而这两种功能背景与西医的急性应激反应和慢性应激反应有着相似的功能背景。因此中西医有许多共性，虽然其解释或名词不同，但其内涵是一致的。

在寒证、热证形成后，由于神经-内分泌-免疫功能的提高（热证）或降低（寒证）形成了热证、寒证的功能背景，它影响着疾病的发展和转归，因此清除“证”的功能背景，有利于疾病的治疗和恢复。

2. 寒、热证的病理变化

近些年来的中西医结合现代研究证明，寒证，热证的病理变化与西医相应疾病的病理变化是一致的。所以，热证时主要是急性炎症反应，在器官内有渗出，有炎性细胞浸润，造成组织坏死，增生等病理变化。渗出液压迫周围组织，也影响血液循环也可出现血瘀证。寒证时多为慢性病，随着病情的发展，纤维组织的增生，以及胶原蛋白的出现，对器官组织威胁加大，则微循环受压，水盐代谢受阻，改变组织细胞的微环境，衰减器官的功能。进一步可发展到纤维化，硬化，甚至肿瘤等，其过程与西医的也是一致。因为在慢性病过程中均影响血液循环以及水湿的运行，中医在治疗时，除了调节整体平衡外，均有活血化瘀及调节水湿的治疗方药，这是中医消除病理变化的特点。

3. 寒证、热证的传变

早期的热证，是神经-内分泌-免疫功能提高的时期。在热证时功能提高而又大量消耗的时期。此期患者食欲差，能量补充不足，因此上述的功能逐渐消耗而减弱，病理变化由渗出的炎症反应向纤维组织增生等发展。重者可向纤维化，硬化发展。从寒、热证的背景来看，它通过神经-内分泌等影响大多数器官和系统的功能。因此，证的传变是不可避免的，而且是越来越扩大也越严重。所以调节整体功能状态，也就是清除寒热功能背景，对防止疾病的传变是十分重要的。

4. 基因在寒热证形成中的重要意义

基因在人体各环节均有很大影响，在正常人对身体需要的物质上调，保证人体的正常功能。在热证时对引起热证功能的物质上调使合成增多热证加重。寒证时以下调为主，合成减少，则功能降低。因此基因的功能是被动的，虽然有自身调节平衡能力，超出此能力则受其他因素影响而紊乱。因此在治疗时要调节整体功能平衡，

也包括调节基因功能的平衡，才能调节寒热的平衡，起治病防病作用。

二、寒、热证的研究的启发

1. 寒证、热证是中医理论、辨证，治则、治法的缩影

从寒、热本质研究以及寒、热综述的统计来看，寒证、热证既有纵向的发展，自热证向寒证的传变，也有横向的联系，即各脏腑均有寒证、热证的诊断。对寒、热证研究中的功能变化和病理变化也有全面了解，并探讨了治则，治法。而这些功能和病理变化以及诊断，治法，方药均包括在中医其他各种辨证之中，因此寒证、热证研究的结果，可以看作为中医各证研究的缩影。在此基础上深入探讨中医与西医在理论，诊断，治疗，方药上的共性和特性是个捷径。

2. 中、西医的共同诊断，为治疗找到共同的基础

中、西医对疾病的认识是从不同的角度观察，其诊断自然不同，但是两种医学均很重视症状的表现，这是中西医诊断的共同语言。同时证明一切疾病发病后的表现均可归类为三种功能状态，即阳热-交感，平和型，阴寒-副交感型，为调节功能平衡的治疗找到共同的基础。

3. 寒证、热证的研究概括了疾病的功能变化和病理变化规律

各种病发病后，有相似的病理变化规律，中医现代研究也证明有相似的病理变化，即急性炎症- 纤维化-硬化（癌变）。功能变化与病理变化互相影响，功能平衡失调对病理变化有推进作用，恢复平衡可缓解或恢复病理的进展，因此调节功能，使平衡恢复很重要，这也是中医能治病的科学基础。

4. 寒、热证型的功能背景的形成与神经、内分泌、免疫功能的关系

寒、热证的形成与中枢的功能控制下的神经-内分泌-免疫功能的变化密切相关。处于阳热证时神经-内分泌-免疫的功能是提高的，处于寒证时神经-内分泌-免疫的功能是降低的，这些均为人体带来许多功能和病理恢复的障碍。因此调节它使恢复到平衡，才能恢复人体的抗病能力，有利于治疗器官疾病。因此应了解治疗时需要调节功能状态的必要性。

5. 动态的观察和认识疾病的发展规律是中西医的共性

各种急性疾病发病后有相似的整体功能与脏腑功能结合的变化规律，即兴奋-提高-减弱-平衡-下降-降低-衰竭的变化过程。中医称为证型的传变。而这种传变与神经、内分泌、免疫功能的变化呈平行关系。参考中医证的传变规律，掌握神经-内分泌-免疫在疾病中发展的规律，有利于对疾病的治疗和预防。

参考文献

1. 褚福永，王阶，邢雁伟. 论证候动态演变规律的复杂性及研究思路. 中医杂志，2009，50（10）：936-938.
2. 梁月华，谢竹藩. 寒热本质的初步研究. 中华医学杂志，1979，59（12）：705-709.
3. 国家中医药管理局. 国内外中医药科技进展//梁月华. 寒热本质研究进展. 上海：上海科学技术出版社，1990.
4. 袁成民，苏良，杨铂，等. 11例甲型H1N1流感危重症患者的证候传变与细胞免疫的相关性研究. 中国中医基础医学杂志，2012，18（6）：641-644.
5. 盛梅笑，王钢，王身菊，等. 狼疮性肾炎中医证候学特征的临床回顾性分析. 辽宁中医杂志，2004，31（6）：475～476.

6. 周宝银，张念志. 慢性阻塞性肺疾病中医证候研究进展. 辽宁中医药大学学报，2007，9（3）：61-62.
7. 冯有为，林红伍. 支气管哮喘患者血浆胃动素及胃泌素水平观察. 天津中医，2000，17（2）：18～19.
8. 王科闯，杨宇. “肺与大肠相表里”的实验研究概况. 山东中医药大学学报，2006，30（2）：170-173.
9. 惠毅. 基于肺病模型大鼠病理形态学及相关调控物质变化探讨“肺病及肠”病理传变规律及其机制. 成都：成都中医药大学，2012.
10. 赵慧，荣向路，陈芝喜，等. 脾虚、肾虚证及脾肾相关的客观化研究. 中国临床康复，2006，10（47）：130-135.
11. 高守泉，王勇庆，彭淑珍，等. 脾肾相关性的实验研究. 湖南中医药导报，1998，4（12）：26-28.
12. 王泓午，王玉来，金章安，等. 中风发病前7d～30d内先兆症状的1：2配对病例对照研究. 中国中医基础医学杂志，2002，8（9）：56-58.

第二篇 正常人中枢功能的共性概观

本篇提纲

第四章　神经型、体质与功能状态

在早期的阴阳学说是用来解释宇宙的现象，后来用在医学上，用来解释人体的生理、病理现象，以及指导疾病的诊断、治疗及预防等。在医学上阴阳平衡学说是个很重要的理论。中医认为人体的阴阳两方面不是静止的，是动态的，并有一定的基本活动规律。其规律：①阴阳是互相对立的：《类经附翼・医易义》提到“动极则镇之以静，阴亢者胜之以阳”，说明两者是对立关系。②阴阳互相依存：《类经附翼・阴阳体象》提到“阴无阳不生；阳无阴不成”，因此缺一不可。③阴阳相互消长：《素问・阴阳应象大论》提到“阴胜则阳病，阳胜则阴病。阳盛则热，阴盛则寒”，因此是阳消阴长，反之阴消阳长。④阴阳相互转化：《素问・阴阳应象大论》提到“重阴必阳，重阳必阴”，“寒极生热，热极生寒”。因此无论是阴阳，寒热，“重”了就会转化，“适度”最重要。⑤阴阳相对平衡论：人体必须维持阴阳平衡才能正常的生活，《素问・生气通天论》提到，“阴平阳秘，精神乃治；阴阳离决，精气乃绝”，说明人体维持平衡的重要性。中医对整体功能平衡是用阴阳平衡学说来解释，这个理论并未说明人体内是如何变化，变化的机制是什么，这些可借助与西医的研究来充实它。

西医是用内环境恒定，稳态学说来解释功能平衡，因此中西医对整体功能需保持稳定，这一观点是共性。西医的稳态学说有系列实验研究，其稳态机制主要是神经、内分泌、免疫系统功能的整体调节。其中，中枢的功能更重要，因此在第4～6章内重点讨论西医对中枢的功能，整体平衡调节等的有关论述，借以了解阴阳平衡的内涵，并探讨其共性。

第一节　正常人体神经型的研究

正常人群，除了年龄、性别、外形等不同外，还有许多内在的不同之处。反映在人遇事的反应、情绪、思维、行为举止等。看起来似乎是人人不同，但是在人类这个大群体中还是有许多相似之处。中国古代的医学家就注意到，并把人分为不同的类型，在中医古书内早有记载。如《黄帝内经》中，按照阴阳之气的多少，把人群分为五类，并有外在表现的描述。如，太阳之人：好言大事，无能而虚说，志发乎四野，举措不顾是非，事虽败而常无悔；少阳之人：諟谛好自责，有小小官，则高自宜，好为外交，而不内附；阴阳和平之人：居处安静，无为惧惧，无为欣欣，宛然从物，或与不争，与时变化，尊则谦谦，谭而不治，是谓至治；太阴之人：多阴而无阳，其阴血浊，其卫气涩，阴阳不和，缓筋而厚皮；少阴之人：多阴少阳，小胃而大肠，六腑不调。此后，在代、唐代时期也有论述[1]。这些主要是从外在观察确定人体类型，与早期世界其他国家的神经型的观察和讨论是一致的。

一、世界神经型的分类

西方医学在实验研究开展以来，除表面的观察人体的类型外，也进行不同深度的实验观察，如巴甫洛夫用狗的实验观察外在表现，西方医学用注射药物方法观察交感神经和副交感神经的反应，因而对神经型的研究就更为深入。概括之可介绍如下：

1. 根据行为活动表现分型

（1）中医分型

早期中医将人类分为五型，即太阳人、少阳人、阴阳平和人、太阴人、少阴人。现代的科学家薛崇成等[2]于1986年，根据人体的外在表现进行了25省的人体调查，提出人的特点可有五种类型。①太阳型：表现傲慢，主动，冲动，暴躁等12项；②少阳型：敏捷乐观，机智，漫不经心等13项；③太阴型：多思多虑，优柔寡断，孤独等14项；④少阴型：冷淡沉静，警惕性高，谨慎等11项；⑤阴阳平和型：从容喜怒不形于色，无私无畏等11项。这些都是根据外在的表现来定神经型。

（2）希波克拉底（Hippocrates）分型

约2400年前根据人们的性格、行为特征分为胆汁质（好斗，情绪易激动）、忧郁质（沉默少动，对事物不感兴趣、胆小怕事）、多血质（属于均衡型，工作能力旺盛、效率高）及黏液质（均衡型，坚定，稳重，辛勤劳动）。

（3）巴甫洛夫分型

20世纪初，前苏联的科学家根据动物实验时的整体外在表现分型，提出兴奋型（强而不均衡型）、活泼型（强而均衡型）、安静型（强而均衡型）、抑制型（弱型）。

以上是根据行为活动等表现来确定人的类型。这点中医和西医是一致的。

2. 多指标综合判断法

Winger根据人体安静状态下各系统功能水平，如心率、皮肤电阻、收缩压、舒张压等多项指标来综合评定。功能类型分为交感型和副交感型。

3. 刺激与反应的变化分型

（1）Гринштеин

1930年，前苏联科学家提出，根据人体的反应可分为7型，即普遍交感神经过强、部分交感神经过强、普遍迷走神经过强、部分迷走神经过强、混合反应型、普遍紧张反应型、普遍反应减弱型。

（2）Eppinger and Hess

1915年，从医学的观点，根据慢性患者注射阿托品和毛果芸香碱，或注射肾上腺素后产生的内脏功能等反应来分型。分为交感型和副交感型。

（3）Funkenstein

根据注射Mechelyl（一种降压药）后血压的反应分为三种类型。①交感型：血压下降后迅速恢复，并有超射现象，简称为S型。②中间型：注射后血压下降10min后即可恢复，但没有超射现象，为N型（正常型）。③血压下降20min后仍不能恢复到原来水平，称为P型，是副交感神经兴奋的表现。以此反应能力或形式来代表神经类型[3]。

以上分型，概括为下表（表4-1）。

表 4-1　世界人类分型总观

	兴奋或交感增强		平和型	抑制或副交感增强	
中医	太阳	少阳	阴阳平和	太阴	少阴
希波克拉底	胆汁质	多血质		黏液质	忧郁质
巴甫洛夫	兴奋型	活泼型		安静型	抑制型
Eppinger			交感型		副交感型
格林	普交感	部分交感	混合反应	部分副交感	普副交感
	普紧张反应			普减弱反应	
Funkenstein	交感型		正常型	副交感型	
Winger	交感型			副交感型	

由此可见，人体虽然如此复杂，但在整个群体中还是有相似之处，根据人体外在表现或对刺激的反应还是可以分为几个大群体。可概括为功能亢进的一面（太阳型、胆汁型、多血质型、兴奋型、交感型等），功能低下的一面（太阴、少阴、黏液、忧郁质、抑制型、副交感型），更多的是正常的平和型。

二、正常人类分型

中医认为阴阳是总纲，其中带有更多的哲学思想。寒热与阴阳关系密切，因为阳盛则热，阴胜则寒，所以寒热可以反映阴阳的性质，而更多的能突出生物体的特点。交感和副交感的神经元均可兴奋，但兴奋后的功能表现的结果不同，交感兴奋偏于热证的表现，而副交感兴奋偏于心率下降，血压降低的寒证表现。因为交感神经和副交感神经均可通过神经元的兴奋而发挥作用，只用兴奋或抑制很难正确表达临床的状态，因此明确提出交感型和副交感型更为确切。综合以上，用中西医结合的提法更符合实际情况。因此人类的神经型可概括为阳热-交感型、平和型、阴寒-副交感型比较好。这种分型可用在正常人体，也可用在病态时的整体的功能表现。这种分型与人体的功能状态有关，它反映人体在一定时间内的整体功能水平和反应性，构成人体的功能背景。神经型影响发病后症状的类型（热证或寒证）、“证”的发展（热化或寒化）、严重程度（惊厥或休克）、治疗的选择（寒、热治则）等，这些将在后面讨论。

人类的神经型与遗传因素有关，在出生后因内外环境的影响，有相应的改变，但相对比较稳定。自内经之后，各代医学家的著作对人类分型均有讨论和发展，讨论的更为深入。因为这三类是整体的概括，而实际上，每类还有程度的不同。中医后来发展为对体质的论述，体质的差别与个体发病后的症状、发展，辨证和治疗关系更为密切，很受各代医学家的重视。

第二节　正常人体的功能状态研究

中医的阴阳学说认为“天地间万事万物，每种状态中存在两种对立方面”。从人体的功能活动来看也可分为阴阳两个方面。凡是表现为动的、热的、亢进的、兴奋的、强壮的、向上的、向外、明亮的等等，均属于阳；凡是表现为寒的、安静的、衰退的、抑制的、向下、向内的、物质的均属于阴。阴阳尽管是对立的，又是统一的。所以正常人是阴阳平衡的。

前面已谈到，人体功能并不在同一个水平上，有阴阳之分，可分为阳热-交感型、平和型、阴寒-副交感型。各类型的功能并不停留在一点，而是经常波动的。阳热-交感型属于阳，功能偏热的、亢进的、兴奋的，在功能水平高的基础上波动。阴寒-副交感型属阴，功能偏寒的、安静的、衰退的、抑制的，因此在功能水平低的基础上波动。人类的分型较多的是从外在表现分型，人体内部是如何变化，随后的年代中西医均有不同的发展。

有关人体功能的差别，早期的研究也是从遗传，内外环境的影响进行观察。首先认为人体功能类型的差异是来自先天的遗传，在出生后又受环境变化的影响，因而有一定的改变。这种功能水平的不同，当受环境变化的刺激或遭受病因的刺激可出现不同的反应，例如同一种病因的刺激，对不同类型的人可有出现不同的症状，故引起很多科学家的兴趣，中医较多的是关于体质的研究。

一、体质的研究

中医学在《黄帝内经》成书之时，尚无体质这一名词，古人用“素”和“质”来描述人类间的不同，例如《素问厥论篇第四十五》讲“此人者质壮”。《素问逆调论篇第三十四》讲提到“人者素肾气胜”。到唐朝《千金要方》中提出“禀质”的概念。在晚清时期的中医著作中才开始出现“体质”一词。但是与体质相关的内容很早即有讨论。与体质有关的问题多谈及人体外形的不同，受病邪后发病的类型不同，脉象不同，对辨证、治疗均有影响。近年来，体质研究逐渐受到重视，研究内容的广而深，已有很多报道。王琦教授对“体质”的定义，提到：体质是由先天遗传和后天获得所形成的形态结构、功能活动方面固有的、相对稳定的个体特性。

二、体质的分类

早在《黄帝内经》中即把人类分为 5 种类型。张景岳从禀赋的阴阳、脏气的强弱盛衰等方面，将体质划分为阴脏、阳脏、平脏 3 型。也有医家将体质划分为湿热、燥热、寒湿、寒燥 4 种类型。也就是人类可分为阴阳两方面或寒热两方面。

现代的中医学家大都是依据人体脏腑、经络、气血、阴阳、津液等，在非正常状态下的表现提出各种体质。在临床的专家论著中，归类为正常质（阴阳平和质）、阴虚质、阳虚质、痰湿质、瘀血质、阳盛质、气虚质、气滞血瘀质、阴盛质、气血两虚质、湿热质、阴阳两虚质、血虚质、气滞质等 14 类。

正常人体调查：张翠英等[4]在 2008 年的报道，她们调查了 2133 例河南的正常人，15 岁以上，男女各半。调查的结果分为：平和质（60.1%），湿热质（4.9%）、阴虚质（5.5%）、气郁质（5.7%）、气虚质（12.9%）、阳虚质（7.6%）、痰湿质（3.9%）、瘀血质（3.5%）、特禀质（0.9%）等。因为气属阳，阳盛则热，阳虚则寒。湿、血属阴，以上可归类为阳热型（湿热质（4.9%）、阴虚质（5.5%）、气郁质（5.7%））；阴寒型［气虚质（12.9%），阳虚质（7.6%）、痰湿质（3.9%）、瘀血质（3.5%）］；以及平和型三类。其中平和型占 56.41%，阳热型占 15.89%，阴寒型占 27.7%。所以在正常人体中，平和型占绝大多数，但也有偏热或偏寒的体质，体质的不同对病因刺激后的反应不同，因此可出现不同的症状，则选方用药也随之而变。

三、植物神经平衡指数（Y 值）的测量

梁月华[5]在 1979 年建立了植物神经平衡指数（Y 值）的测量方法。选 165 名正常人，年龄在 16～60 岁，男女各半，城乡各半。测量了唾液量、脉率、口温、血压、呼吸频率等指标，计算成为回归方程式，公式如下：

$$Y = -28 - 0.194X_1 + 0.031X_2 + 0.025X_3 + 0.792X_4 - 0.131X_5 + 0.649X_6$$

（X_1、X_2、X_3、X_4、X_5、X_6 分别代表唾液量、收缩压、舒张压、脉搏间隔、呼吸间隔、口腔温度等）。正常植物神经平衡指数（Y）$=0\pm0.56$。计算值为“+”时表示交感神经系统功能活动增强。“−”值则交感神经系统功能活动减弱或副交感神经系统功能活动增强。

从其中一组的人中提出三例，比较如下（表 4-2）。

表 4-2　正常人 20～25 岁年龄组各项指标变化

年龄	口温	唾液量	收缩压	舒张压	心率	呼吸频率	Y	
病例	岁	℃	ml/3min	mmHg	mmHg	次/分	次/分	
甲（女）	25	37.3	0.1	124	80	75	20	1.00
乙（女）	22	36.8	0.5	100	70	75	18	−0.43
丙（男）	24	36.7	0.4	108	70	67	18	−0.31

在同年龄组中，甲女的各项指标水平偏高，符合交感兴奋的表现，而乙女和甲男均偏低属于副交感神经兴奋或交感神经系统功能减弱的类型。因此，正常人中同一个年龄组内自主神经的功能水平也不一致，有的偏高，有的偏低，但大多数均在正常范围内。同时 Y 值随着年龄增加而改变，各时期的功能状态也不同。这种差别与人体的遗传因素有关。同时也因受内外环境的影响而改变。

四、动物群体的功能状态

正常动物的功能水平也有偏寒和偏热之分。张伟荣 1991 年报道[6-7]，在正常大鼠的研究中用测量两后脚掌表皮温度（上午 9～11 时），发现也有很大的波动。经研究证明正常值（常体）：x±0.2℃，也有偏高和偏低之分。如果肛温升高，在 x+1℃者为热体，x−1℃为寒体。进一步观察其他指标发现，寒体和热体两种状态下功能水平不同（参考表 4-3）。

表 4-3　正常大鼠寒体、热体的功能变化

指标	寒体	热体
ADK	低	高
能荷值	低	高
肝 Na^+-K^+-ATP 酶	低	高
T_3	低	高
T_4	高	低
脾淋巴细胞损伤后修复能力	低	高
淋巴 DNA 修复力	低	高
睾酮	低	高
E_2	低	高

注：ADK，肝细胞腺苷酸激酶；能荷值，肝细胞的能荷值

动物的正常值是以足掌温度为指标，并且上下波动。正常热体的代谢、免疫功能、酶的活性及内分泌水平偏高，而寒体

的上述指标偏低，这与正常人测的植物神经平衡指数有上下波动的结果颇为相似。所以，动物的寒体和热体也是两种功能状态，其功能水平不同，对刺激的反应也不同。因此，用动物作实验也要考虑其体质功能的差异带来对实验结果的影响。

第三节　内外环境变化对功能状态的影响

人有个体差异，这与先天的遗传因素有关，同时也受后天的内外环境各种因素的影响，这在中、西医的观点是一致的，中医称为天人相应。因此健康人不是一种模式，因人、因时、因地而异。而这些都是正常的功能平衡的波动状态。

一、先天因素

人体的功能状态与先天的遗传因素有关。中医的《幼科发挥》提出，“小儿发病有因父母禀受所生者，胎弱是也，胎弱者，禀受于气之不足也”。西医提出的是遗传因素。遗传是由基因，即脱氧核糖核酸（DNA）组成，此基因使子代具有亲代某些形态、生理功能等一致的特征。有些病是因遗传而发病的。但是，基因由于受内外环境的影响也有变异性。后天所获得的变异性如果稳定的存在也可通过基因遗传。因此，无论是中医或西医均考虑先天的遗传因素，对人体的正常功能和疾病的发生发展有一定的影响。

二、年龄对人体的影响

1. 中医理论

（1）出生至青春期

叶天士在《幼科要略》提出，“襁褓小儿，体属纯阳，所患热病最多”。吴鞠通在《温病条辨·解儿难》提出，小儿为“稚阴、稚阳”之体，故“脏腑薄，藩篱疏，易于传变”。

（2）成年期

男性生殖系统功能成熟后，每月无重要而明显的周期变化。女性“二七而天癸至，任脉通，太冲脉盛，月事已时下……”。此时有月经周期变化，对整体功能有很大影响，这一阶段是阳盛时期，随后是慢慢衰退的过渡时期。

（3）更年期

在《素问》中提道，“女子五七阴阳脉衰，面始焦，发始堕，六七三阳脉衰于上，面皆焦，发始白；七七任脉虚，太冲脉衰少，天癸竭，地道不通，故形坏而无子也。”此时逐渐闭经，阴阳平衡失调时期，受病因刺激易患热证。

（4）老年期

《素问》中提道，“丈夫五八肾气衰，发堕齿槁；六八阳气衰竭于上，面焦，发鬓颁白；七八肝气衰，筋不能动；八八天癸竭，精少，肾脏衰，性体皆极，则齿发去”。所以女子42岁以上，男子48岁开始面焦，发鬓斑白即进入老年。

总观之，人在一生中，不同时期功能状态是变化的。在幼儿、成年、老年时期，体质不断改变，因此各期的功能状态也不同，中医对年龄变化有表观的描述，体内功能的变化，西医的研究更多些。

2. 西医理论及研究

西医对各年龄段的功能也有很多研究。

（1）出生至青春期

自出生到青春期是早期发育阶段。青春期是自少年到成年时期的转折点。此期甲状腺和肾上腺、交感神经系统的功能随年龄的增长而加强。因此这一阶段也是整体功能逐渐提高的阶段，对病因刺激反应快而强。

（2）青春期

此时是生殖系统开始发育到成熟的过渡时期。如果将青春前期与青春期相比较，交感神经系统、垂体-肾上腺皮质系统兴奋，性激素增多，生殖功能发育并将成熟，代谢提高，因此青春期的神经、内分泌系统功能水平均高于青春前期，也是对刺激反应强的时期，受强刺激后可有强的精神和功能的异常反应。

（3）成年期

男性生殖系统功能成熟后，每月无重要而明显的周期变化。女性此时有月经周期变化。在滤泡期、排卵期及黄体期内，神经-内分泌的水平均不相同。黄体期交感神经的 NE 释放增多，垂体、甲状腺功能提高，代谢快，孕激素释放增多、体温偏高。排卵期促性腺激素波动大，此时是反应敏感时期。黄体期各激素水平升高，反应性也增强，受刺激后容易发生亢进性反应或疾病，如经前综合征等。

（4）妊娠与分娩

在妊娠期间由于胎儿的生长发育，需要供应大量的营养物质，母体为适应这一需要，自身的神经和内分泌功能旺盛，同时，胎盘，分泌大量激素，随妊娠月龄增多而增加，因此在妊娠的过程中母体的外源及内源性的各种激素水平均很高。交感神经系统功能也提高，血压升高，TSH 释放增多，代谢旺盛，肾上腺皮质功能加强，在妊娠期间人体一直处于高度兴奋的状态。由于外源性激素（胎盘激素）的作用时间长达数月之久，负反馈的作用使母体的垂体受抑制，则自身内分泌功能极度下降，妊娠后期更为严重。只因外源性激素的存在而显不出任何功能降低症状。分娩时胎盘随胎儿娩出，外源性激素突然撤退，而母体的自身调节能力尚不能迅速恢复。此时，母体神经、内分泌的水平极低，反应和适应能力均很差，对刺激的反应需慢慢恢复。因此妊娠和分娩后是两种截然不同的功能状态。妊娠期易患兴奋性疾病，如高血压、子痫等病，分娩后因激素急速撤退适应缓慢，抵抗力差而多易患功能低下类疾病。

（5）更年期

此时期是性腺自正常状态向衰退以至闭经的状态转换时期。通常女性在 40～50 岁，男性在 50～55 岁开始。更年期女性因卵巢的卵泡数减少，少量卵泡发育也很少成熟，故性激素降低，对垂体及丘脑下部的抑制作用减弱，因而促卵泡激素（FSH）、黄体生成素（LH）释放增加，同时促肾上腺皮质激素（ACTH）、促甲状腺激素（TSH）也增多，随之而来的交感神经系统兴奋，垂体-甲状腺系统的功能加强。由于发作较快，时间集中，更年期综合征的症状比较明显。男性也有更年期症候群，由于时间较长，多数症状不明显，故不太引人注意。更年期与更年前期相比，交感神经系统、垂体-甲状腺系统的功能更强些，性激素（E_2，P）减少而垂体的促性腺激素释放量增加。更年期血浆内 β-内啡肽降低，5-HT 含量下降，这些偏抑制的递质减少，则上述兴奋性激素的作用相对加强。因而此时是处于偏兴奋或功能水平提高时期，对内外环境的刺激比较敏感，容易引起亢进性的或较强的反应性疾病，如更年期综合征或精神病等。

（6）老年期

从总的趋势来看老年期功能是降低的，但也有增强的一面。如心率偏低，说明心脏副交感神经兴奋。而血压和尿内 CAs 排出量不减少，多巴胺-β-羟化酶活性也不低，说明交感神经-肾上腺髓质系统功能并不降低或者反而有些升高。老年人血压偏高，有交感神经问题，也有动脉硬化等因素参与。但是代谢偏低，说明垂体-甲状腺功能下降，这是老年人的特点，因此有怕冷症状。尿内17-OHCS也降低，而血内含量不减，此因肾上腺皮质素降解减慢，不一定是皮质功能增强。垂体-性腺功能情况特殊。因卵巢的激素水平降低，对垂体的负反馈作用减弱，则FSH、LH明显上升，并一直持续在高水平，免疫功能（细胞免疫和体液免疫）均低下。因此，老年人各系统的功能水平变化不一致。从总的趋势来看，大部分老年人因代谢降低，怕冷喜暖，对内外环境变化适应能力差或减慢，功能水平及反应性均逐渐降低。不过，也有表现为功能提高的，这与个体的生活条件，活动多少，精神状况，当时的功能状态等因素的影响有关。

3. 植物神经平衡指数测定

用植物神经平衡指数测量法测量了165名正常人，其各组年龄之间的变化关系如表4-4。

表4-4　各年龄组Y值的正常范围

年龄	15～20	21～25	26～30	31～35	36～40	41～45	46～50	51～60	总计
人数	61	35	8	14	18	16	6	7	165
平均值	−0.11	−0.05	0.15	0.09	0.07	0.13	0.20	0.34	0
标准差	±0.67	±0.56	±0.41	±0.42	±0.37	±0.38	±0.42	±0.30	±0.56
范围	−1.45～1.23	−1.17～107	−0.82～1.12	−0.82～1.0	−0.71～0.85	−0.67～0.94	−0.88～1.28	−0.41～1.08	−1.1～1.1

注：Y正常值0±0.56，“＋”值为交感兴奋增强，“－”值为副交感功能增强

上表可见，在不同年龄组，交感和副交感之间的平衡关系不尽相同，青年者副交感神经功能偏亢进，随年龄的增加，交感神经活动增强，35～44岁波动不大，46～50岁交感活动升高，这与更年期有关。因此不同年龄段，功能状态不同。

总之，人在一生中，人体内部因年龄的增加，在相关时期神经-内分泌的功能水平改变，因而功能状态也改变。如在青春期，月经周期的黄体期、妊娠期、更年期是处于神经、内分泌等功能水平偏高，偏兴奋时期，对刺激的反应很强，容易引起亢进性疾病（如精神病）。而老年人、分娩初期处于功能偏低的状态，对刺激反应迟缓，因而引起一些适应缓慢的疾病。因此了解不同的年龄段，有不同的功能状态，对同一类刺激可产生不同的反应，在必要时可采取治疗的措施预防一些疾病的发生。

三、外环境的影响

1. 昼夜变化

（1）中医理论

《内经》提出，“天人相应”的理论，也即人体与外环境统一的理论。《素问·生气通天论》提出“故阳气者，一日而主外，平旦人气生，日中而阳气隆，日西而阳气已虚，气门乃闭”。在《灵枢·顺气一日分为四时》中提到，“以一日分为四时，朝则为春，日中为夏，日入为秋，夜半为冬”，又说“夫百病者，多以旦慧，昼安，夕加，夜甚……”陈克勤报道[8]，一日中死亡前病情加重的时间多在辰、巳、酉三个时辰，而缓解多在丑、寅时辰，死亡多在卯、辰、巳时最高，以丑、亥时最低，也说明人体

的抗病能力有昼夜变化。因此人体的功能状态有昼夜变化，疾病的发生、发展与昼夜也相关，死亡者也以凌晨较多。

（2）西医理论

人体内神经-内分泌调节存在昼夜节律变化。一般认为白昼时交感神经兴奋为主，是消耗过程，分解过程。此时心率快、血压高、基础代谢率高、垂体-肾上腺、甲状腺、性腺功能均很活跃。夜间是副交感神经兴奋，是合成、存储过程。上述系统的功能偏低，但消化系统功能增强，胃肠蠕动增加。夜间汗腺活动强，当体温稍高于基础体温时即易出汗，因此发汗退烧药宜于睡前服用。再如抗利尿激素、醛固酮等夜间释放增多使夜尿减少，夜间催产素释放增多，因此分娩多在晚间发动，生长激素夜间释放也多。总的看来，白昼偏兴奋，夜间偏抑制。当然其变化有一定规律，一般以上午升高，中午最强，下午逐渐下降，晚间低，凌晨3～4点时最低。当然不是所有的激素变化均是同步的。凌晨3～4点时，各种功能和激素水平偏低往往是发病率和死亡率最高的时间。这与当时对刺激反应缓慢的功能状态以及其他因素有关。冠心病多在夜间或清晨发病。有人提出，清晨冠状动脉紧张度增高，使血管收缩，易引起痉挛，下午则扩张，紧张度降低则不易发病，也许还有更多的因素参与。促甲状腺素（TSH）白天分泌水平较低，晚间分泌增多，到睡前分泌更多，一旦进入睡眠即开始下降，如果失眠则TSH分泌持续升高，则甲状腺素分泌增多，代谢也增多。如果第二日仍不能入睡，则不再维持高水平。所以失眠的人次日往往感觉口干舌燥，有一种“上火”的感觉。

2. 季节变化

（1）中医理论

季节变化对体质有影响。何氏报道[9]，通过调查发现人群的体质随季节而变化，春分阴虚较多，夏至阴阳两虚多，秋分、冬至，阳虚较多。由于体质随季节而变，则各季节发病的性质也随之而变，在调查中证明，秋分、冬至时期，正是气候多变，冷热交替时期，寒证的发病率占30.6%～32.6%，而此时有阳虚体质的人发病率高达42%～44%。夏至时在6月份，此时寒证者发病只占10.7%。热证发病率在夏至时较多，浙江等南方占55.0%～59%，冬至时热证只占14.8%。因此偏冷的季节或春秋气温多变时期是寒证病多发期，而夏日是热证多发季节。胃脘痛者当寒潮袭来时，病情加重，肠鸣音亢进者占53%，秋季占66%。冬季时对冷空气已经适应，交感神经功能提高则发病者只占33.1%，说明发病与季节有关。在冬季或阴雨天气寒冷而诱发心脏病发病的占57.7%～74.7%。

（2）西医论述

季节对人体的影响西医也有很多研究。季节变化包括温度、湿度、气压、风等变化的影响。此处仅就温度的影响进行讨论。

1）低温对人体的影响

机体为了保持体温恒定，必须保持产热和散热的平衡。环境温度降低时机体通过调节可以恢复。正常人在冷环境下停留8h，皮肤温度下降4℃，而肛温也只下降1～1.5℃。动物实验也证明，放在低温的环境下，产热量自150.3cal/(m^2・d）上升到188cal/(m^2・d）。因此，冷刺激后由于产热加快使体温迅速恢复，这是正常时对冷刺激的反应。体温的调节与神经递质的释放有关。实验研究，将大鼠放在3℃环境3个月，连续测量尿儿茶酚胺（CAs）变化，结果证明肾上腺素（A）、去甲肾上腺素（NE）、多巴胺（DA），均升高，A持续16日恢复，DA持续40日恢复，而NE一直处于高水平，持续3个多月不减少。因此冷刺激一次使NE的基础分泌量能持续的提高，因而也提高了交感神经的兴奋性。给动物注射少量NE可增加对冷刺激的敏感性，因此短时间内产热是由交感肾上腺髓质系统发挥功能而完成的。NE 的释放增多起调动作用，随之甲状腺素的释放增多。因此冷刺激后甲状腺功能提高是调节体温持续增高的重要因素。冷刺激后肾上腺皮质功能也很旺盛，尿内 17-OHCS 排出量增多，温差越大，排出量越多，气温转暖时，排出量也随之降低。总的看来，在冷环境刺激下，人体的交感神经系统、垂体-甲状腺、垂体-肾上腺功能提高是正常功能状态的反应。寒证时功能状态降低，产热缓慢，遇冷很难快速反应，因而容易发病。

消化系统对冷刺激也很敏感。正常人胃内温度为 36.4 ～ 38.5℃，平均为 37.4℃。饮入冰水 250ml 可降低胃内温度 14℃，约 40min 恢复。将冰激凌放在腹部皮肤上也可使胃内温降低 0.56℃，同时胃肠紧张度和运动增加，促进胃排空，这可能脾胃虚寒人吃了冷食后引起腹痛或腹部受冷后易引起胃痛的原因之一[10]。

2）温热刺激对人体的影响

当环境温度升高时，体温也升高，基础代谢率、通气量、脉率、汗腺分泌均增多。这时人体的产热多，使散热加快，以保持体温平衡，这些主要靠交感神经系统的调节完成的。尿内儿茶酚胺测定证明，NE 排出量变化不大而肾上腺素含量略为升高。与此同时，垂体-甲状腺活动加强。但是长时间处于热环境时，甲状腺功能反而下降，释放减少产热受抑制，并加速散热以保持体温恒定。肾上腺皮质激素的含量变化不大，交感神经受抑制。醛固酮的含量增多，故排尿量减少。尽管如此，夏季体内产热虽然不高而外环境温度高，在温热刺激下体温和代谢水平仍高于其他季节。此时的功能状态偏低，到秋季冷空气吹来时，因反应缓慢而易引起疾病（在第十六章讨论）。热咖啡 65℃使胃温升高 4～17℃，经 20～45min 恢复，延缓胃排空，腹部放热物后，胃内温度不增加，而胃运动受抑制，因此可缓解胃痉挛症状。

3. 地理环境的影响

（1）中医理论

在《素问・异法方宜论》中提到，“东方之域，天地之所始生也，鱼盐之地其民食鱼而嗜咸，鱼者使人热中，盐者胜血，故其民皆黑色疏理。西方者，其民华食而脂肥，故邪不能伤其形体，其病生于内”。这些说明地理环境，饮食习惯的不同，引起的疾病也不相同，发病形式也各异。

单就中国而言地理环境变化很大，南北方的温度差别，高原与平原的气压差别，人体的功能水平和功能反应性均不同。何裕民[9]1986 年的调查报告，将人分为阴虚体质、阳虚质、阴阳两虚、痰湿质、郁滞质等。调查各地区与体质的关系，结果表明，西北地区气温偏低，体质为阳虚或偏虚寒者占 53.6%，东北地区 46.6%，上海占 42.3%，浙江只有 5.4%。阴虚体质者在浙江占 22.1%，而西北地区只占 14.3%，东南地区 42.7%，上海 27.7%，东北占 17.4%，西北 18.2%。因地理环境不同影响人的体质，则发病的证型也不同，中医在寒凉和温热药的选择也有差别。南方附子一类温热药用量较少，北方的寒凉药用量也不多。

（2）西医理论

南北方的温度差别、高原与平原的气压差别对人体的功能水平和功能反应性均有影响，传染病的流行情况也各异。温热带的出血热、疟疾，江南的血吸虫病，东北的大骨节病，西北的地方病等，在流行病学中有详细论述，此处不多讨论。

4. 精神与饮食的影响

（1）中医理论

中医对精神活动与疾病的关系也有论述，孙思藐在《千斤方》中提出“喜气为病，则不能疾行，不能久立。怒气为病，则上行不可当。忧气为病，则不能苦作，卧不安席。愁气为病，则平居而忘”。张子和的《儒门事亲·九气感疾更相为治衍》提出，“怒气所致，因胸痹胁痛，食者气逆而不下；喜气所致，为笑不休，为毛发焦，为内病，为阳气不收，甚者为狂”。朱丹溪《丹溪心法》“七情之病皆从火化”。说明情绪可改变当时的功能状态而诱发亢进性疾病。

饮食对人体也有影响，这已是很普遍的知识。饮食过多引起肥胖或饮食不足而带来营养不良问题，饮食不当也是致病因素；运用得当又可调节人体、治疗或预防疾病，西医和中医均很重视饮食的作用。西医的营养学，中医的药膳学都是丰富而有名的学问，此处不多赘述。

（2）西医理论

西医的研究也证明精神因素对人有很大影响。当人受到巨大刺激后，肾上腺皮质系统功能增强，尿内17-OHCS排出量增多。同样，当愤怒或紧张，交感神经兴奋，尿内CAs排出量也增多。同时性激素受抑制，男性紧张时血内睾酮含量降低，女性LH，E_2均降低。因此女性在精神紧张时月经常提前，甚而闭经。男性也因性激素下降而出现阳痿等症状。因此强烈的精神活动可以影响神经-内分泌的变化。

第四节　讨论

一、神经型-体质

正常人体的功能并不在同一个水平，世界各国科学家都有讨论，从中西医结合的角度，定为三型，即阳热-交感型、阴寒-副交感型及平和型。这是大致的概括。中医的观察，这类分型与人体的体质有关，主要受父母遗传的影响，西医认为是父母的遗传基因所决定的。同时因出生后受内外环境的影响有很大的变化。人体在生长过程中随年龄而变，随外环境的变化对功能状态均有影响，如昼夜、季节、地理饮食等因素均可影响。所以，体质的分类比神经型更深入而全面，同时也是在一定时间内保持比较相对稳定的状态。在植物神经指数的测量中，正常值为0±0.56。因此正常人有±0.56的波动。如前表中提到，在20～25岁的年龄段中，收缩压有的是124mmHg，有的100mmHg，心率有的是75次/分，有的67次/分。这种差别与遗传有关，与其体质有关，也与环境因素影响有关，这种差别在社会上行为上可能有不同的影响。关键是在同一种病因刺激有不同的反应及不同的症状，在疾病治疗时选药应特别注意，不能用一种药治疗所有类型的病，否则治疗的效果不同，或可出现副作用，这就是同病异治的生理基础。因此，在正常人体内，功能状态有差别，这是中西医的共性，但是中西医对不同功能状态的关注和处理不同，这是个很大的问题。

二、功能状态

一般是指中枢神经功能状态。人体的功能状态是在各自基础上有波动的，受外界影响可改变其水平。如上面提到的紧张、恐吓，昼夜，温度等变化均可改变其功能状态，因此也引起反应性的改变。中医用阴阳平衡学说来解释整体功能平衡和变化的关系，实际上中医和西医的内涵是一致的。中医治疗所调节的阴阳平衡，也就是通过对神经-内分泌-免疫系统功能水平的调节，而起到调节整体功能状态平衡的目的，这些将在后面章节中进一步讨论。

参考文献

1. 刘鹏．对《黄帝内经》阴阳体质学说人性论哲学基础的思考．辽宁中医药大学学报，2006，8（6）：5-6.
2. 薛崇成．中医气质学说阴阳分型在我国人群中的分布情况．中医杂志，1986，27（1）：24-26.
3. 蔡翘．自主神经反应型问题．生理科学进展，1965，7（1）：6-9.
4. 张翠英，石鹤峰，李淑敏，等．河南省中医体质类型流行病学 2133 例调查分析．中医研究，2008，21（6）：32-35.
5. 梁月华．植物神经平衡指数测定法．北京医学院学报，1979，4：239-241.
6. 张伟荣，薛惠娟．寒体和热体的实验研究Ⅰ．中西医结合杂志，1991，11（8）：477-479.
7. 丁镛发，钱汝红，匡调元，等．寒体和热体的实验研究Ⅱ——寒体与热体大鼠淋巴细胞体外增殖及 DNA 损伤后复制能力的比较观察．中西医结合杂志，1991，11（9）：550-552.
8. 陈克勤，郝少杰，胡晓贤，等．关于疾病死亡和时间关系的调查报告．中国医药学报，1988；3（2）：94
9. 何裕民．从体质调研结果探讨因时因地制宜治则．中医杂志，1986；27（5）：47.
10. Frisansho AR. Human Adaptation：a functional interpretation. St. Louis：C V Mosby Inc. 1979.

第五章 中枢功能状态与反应性

第一节 中枢的功能

一切活组织和人体对刺激均有发生反应（应答）的特性，这是生命的特性。人体对刺激发生整体的反应须有中枢的参与，也就是中枢的神经细胞集合体或神经总体在一定时间内对刺激的反应，因此它是个神经反射过程。总体的反应或应答能力是反映中枢的反应能力，也就是中枢的功能状态。

中枢神经是个庞大的系统，人脑内神经元总数约有 10^{12} 个左右，胶质细胞比神经元多 10～50 倍，此外还有各种神经递质、激素、细胞因子及受体等，人脑是个复杂、庞大而重要的器官，人脑内部各有分工，又相互配合，共同调节整体功能。

中枢神经元的基本活动方式是兴奋和抑制，中枢神经元接收来自体内外感受器或神经元传来的信息，经整合分析后，再将指令传给下级神经元或效应器完成反射过程。这一过程有多种因素参与，如神经递质、激素、调质、受体等，这些因素的功能改变，均影响神经活动。因此中枢的兴奋和抑制之间的互动，影响着中枢的功能状态，也影响反应的强度和结果。

早期认为自出生后神经系统功能和结构均不能改变，近些年来的研究证明，神经是有可塑性的。神经可塑性包括中枢神经系统在形态结构和功能活动上的可修饰性，所以兴奋性递质的增多、突触表达增多、受体增多，可使中枢神经的兴奋性提高，反应性也增强。反之则出现抑制。两类因素影响中枢兴奋和抑制的平衡，一旦失衡就改变了中枢的功能状态。通常中枢功能状态受遗传因素影响以及体质的影响，相对稳定在某一个水平，但是在这个水平上是有很大波动的，当大量的兴奋性信息传入，则提高中枢功能状态，则反应性增强，反之抑制性信息传入增多，使中枢的功能状态降低，也降低其反应性。反应性的改变可以影响疾病的发生、发展及转归[1]。

一、神经元功能

神经元在安静时细胞内外有一定电压差，称为静息电位。细胞膜外电位为正，内为负，神经细胞的静息电位约为－70mV，此因细胞内 K^+ 高于细胞外，而 Na^+ 在细胞外高于细胞内，这种离子浓度差别由钠钾泵的作用维持此浓度差。细胞在静息状态时，这种“外正内负”的状态称为极化。细胞兴奋后变为“外负内正”时，称为去极化。如果递质使膜外的电位正值更大而膜内的负值更小，则称为超极化，更不易引起兴奋。

神经受到外界刺激后，由于膜内外 Na^+，K^+ 的交换，膜电位逐渐升高，达到阈电位后引起动作电位，形成冲动而传出，这就是神经兴奋。神经细胞的静息电位约为−55mV，一般阈电位比静息电位约低10～20mV。膜电位越接近阈电位，兴奋性越高，越容易引起动作电位。如果神经纤维接受阈下刺激时，局部的电紧张升高，使膜电位提高，虽然未产生动作电位，但提高膜电位，接近阈电位，所以也提高了兴奋性，再受阈下刺激也可引起兴奋。因此神经纤维的兴奋性是经常改变的，受各种因素的影响可提高兴奋性或降低兴奋性。

神经元与神经元之间靠突触连接。胞体上以及树突上的主要是接受周围传入的信息，而自轴突以及其末梢的突触以传出信号为主。一个神经元胞体可接受大量的突触，以小脑浦肯野细胞为例，该细胞可接受800 000个突触，可见神经元胞体接收的信息之量有如此之大。最终决定神经的兴奋的与传入的兴奋性冲动和抑制性因素的对比，如兴奋性的占优势则产生动作电位传出冲动，否则抑制占优势则出现超极化，不能传出信号。神经元的兴奋要通过突触将兴奋传给下一个神经元或效应器，因此突触的传递很重要。突触有兴奋性突触和抑制性突触。其中凭借神经递质来引起突触兴奋。兴奋性的递质，如谷氨酸等。抑制性递质有r-氨基丁酸、甘氨酸等。调节递质有多种，其中主要的如去甲肾上腺素（NE），多巴胺（DA），5-羟色胺（5-HT），乙酰胆碱（ACh）等，这些递质经突触可引起下一个神经元或肌肉等兴奋。兴奋性递质使突触后膜去极化产生动作电位，抑制性递质使突触后膜超极化，因而出现抑制。

1. 兴奋性突触传递机制

突触前的神经元由胞体合成神经递质，由轴突转运到末梢储存在囊包内，当突触前神经元的兴奋传到神经末梢时，突触前膜发生去极化，使前膜上电压门控Ca^{2+}通道开放，细胞外Ca^{2+}进入突触前膜内，使突触小泡释放递质。递质进入突触间隙后，作用于后膜上特异性受体或化学门控通道，引起突触后膜Na^{+}的内流大于K^{+}的外流，使细胞膜去极化，而形成兴奋性突触后电位（EPSP）。一个突触前神经元连续传入刺激信号，引起突触后电位的叠加而兴奋，称为时间总和。如果几个突触前细胞的兴奋同时传到突触后神经元，因作用相加而引起去极化，称为空间总和。因此弱的而能连续不断的刺激，因叠加或总和的作用也可引起神经元兴奋。

2. 抑制性突触传递机制

突触后膜在抑制性递质作用下发生超极化，使该突触后神经元的兴奋性下降，这种电位变化称为抑制性突触后电位（IPSP）。因为膜通道的开放引起Cl^{-}离子内流，使膜内更负，发生超极化，远离阈电位。IPSP的形成还可能与突触后膜K^{+}通道的开放或Na^{+}通道和Ca^{2+}通道的关闭有关。因此突触后神经元处于抑制状态，不传递信息。

中枢神经细胞传递要经过突触传递，同时受兴奋和抑制双重递质调控。

二、神经的可塑性

早期认为神经系统自出生后，其功能和结构均不能改变，近些年来的研究证明，神经是有可塑性的。在成年哺乳动物的海马齿状回中发现，仍有一群神经前体细胞具有自我分裂、增殖和分化成神经元的能力。神经元可伸出纤维，组成突触连接。在生理条件下这些细胞的再生能力很低，但特殊的环境和某些病理条件以及某些生成因子作用下增殖水平提高，产生大量新生神经元，所以神经的功能是可塑的。也就是神经的结构和功能可以随着新的刺激而改变的特性叫做神经可塑性。神经可塑性包括突触可塑性、突触再生、神经发生、神经网络重组和神经向功能脑区转移等。

也有生化的改变：包括神经递质、调质及其受体、神经营养因子等的改变，所以受损伤的神经由于上述的特点有修复和恢复功能的可能性。

1. 突触传递的可塑性

早期的研究发现在海马谷氨酸能突触上插微电极，记录细胞内突触后电位，用高频率电刺激后引起长达数小时甚至数天的兴奋性突触后电位（EPSP），这种现象称为突触长时程增强（LTP）。除了海马，在新皮质层、杏仁核、小脑、脊髓与神经-肌肉接头，自主神经节内均可诱导出 LTP，LTP 的产生使突触传递的效率增加，加快。

（1）强直后增强

突触前末梢在接受一短的连串的强直性刺激后，突触后电位发生明显增强的现象称为强直后增强，持续时间可长达 60s。其机制是因强直性刺激使 Ca^{2+} 在突触前神经元内积累，以至于胞质内 Ca^{2+} 的结合位点全部被占据，细胞内游离 Ca^{2+} 的浓度持续升高，使突触前末梢持续释放神经递质，导致突触后电位增强。

（2）长时程增强

长时程增强（LTP）是突触前神经元受到短时间的快速重复性刺激后，形成持续时间较长的突触后电位增强。它类似于强直后增强但持续时间最长可达数天。它的形成机制是由突触后神经元胞质内 Ca^{2+} 增加（而不是突触前神经元胞质内 Ca^{2+} 增加）而引起的。LTP 可以在中枢许多部位，尤其在海马等与学习记忆有关的脑区发生，去甲肾上腺素有增大 LTP 的幅度作用。不少学者把它作为学习与记忆的神经基础。

（3）长时程抑制（LTD）

在海马、小脑皮质和新皮质等脑区给予刺激后，突触后无反应，可记录到 LTD。此时突触传递降低。后来发现因乙酰胆碱激活 M 受体而阻断对 LTP 的诱导。此抑制时间持续较长故为长时程抑制。

2. 受体的可塑性

受体的功能也有变动。它也受多种因素的调节而适应环境变化。受体反应时程也不同，有短时程的反应，即反应仅在几分钟或几十分钟内有效，以后其功能改变。长时程的调节，可达几小时或几十小时不等。

受体的数量也可随适应性而改变，反应性也随环境的变化而改变。有增加敏感现象，如甲状腺素可使细胞对儿茶酚胺，ACTH，TSH 等增加反应性。如受体对其相应的递质的敏感性降低，也可失去敏感的现象。这些是因避免刺激过强而引起的保护反应，神经递质多有这种反应[2]。

3. 微管对神经可塑性的调节

神经细胞内也需保持一定架构，使其保持一定形状，也就是在细胞内起支撑作用的支架，这些是由微管支撑的。它对细胞内物质运输起指引方向和形成轨道的作用。微管在形态上呈管状纤维结构，由微管蛋白组成。微管蛋白有两种，是由 α 和 β 分别与多肽链组成的异源二聚体组成。α 微管蛋白有 6 种不同亚型，β 微管蛋白有 7 个亚型。神经元的末端微管的负极大部分由乙酰化的 α 微管蛋白形成（Acet-Tub），正极基本由酪氨酸化的 α 微管蛋白组成（Tyr-Tub）。

微管可以和一些微管结合蛋白相互作用，这些微管结合蛋白可以分为两类：一是发动蛋白（驱动蛋白和动力蛋白），该蛋白控制细胞器和囊泡的传输；二是微管相关蛋白（MAPs），该蛋白调整微管的聚合、稳定和排列。神经元里存在两组微管结合蛋白。微管要经常运动，而运动须有能量供应。它是由微管蛋白结合和水解 GTP 来提供能量。微管的这种动态是轴突和树突改变和延伸的基础，也就是让微管试探通往神经元内的空间，并迅速到达可能形成新的突触的神经元，形成新的突触。这就是微管在神经可塑性的作用，它使树突分支、轴突萌发、轴突延长、突触发生等，形成新的神经通路，恢复损伤的功能[3]。越来越多的研究表明微管结构在应激所受的损伤，可影响神经可塑性的功能，也影响神经功能的恢复。

4. 影响神经可塑性的因素

（1）去甲肾上腺素的影响

突触可塑性是脑可塑性的主要表现。突触的可塑性包括神经传递的强度和效能的短期改变以及突触结构和数量的长期改变。提高突触强度可引起突触的长时程增强（LTP），反之则引起突触长时程抑制（LTD）。实际上，突触强度的增强或减弱改变，是形成记忆和学习的生理和生物化学基础。在中枢神经系统，蓝斑神经元释放的NE具有改变神经活动和兴奋性作用。NE对突触的形成和维持有营养作用。实验证实在鼠视皮质的早期发育阶段，NE对突触的形成有促进作用，同时还发现耗竭鼠视皮质NE可引起突触的丢失，且发现出生后1～2周，因NE的下降可引起突触丢失达29%～56%。NE可通过改变与神经芽生和分化相关的基因的表达，从而增加轴突的数量，提高细胞的寿命，抑制细胞的增殖[4]。

NE还可通过活化β-肾上腺素受体可调控突触可塑性，可提高胞浆腺苷-3’，5’-环腺化一磷酸的水平；因此在一定程度上，提高交感神经系统的功能和神经可塑性，可提高中枢兴奋性，可提高中枢的学习、记忆能力。如果过分的增强则可能成为应激刺激而损伤中枢功能，同样降低交感神经的兴奋性，使中枢的学习、记忆能力减退，因此正常人应保持中枢功能平衡，治疗时要调节中枢功能平衡，特别是保护交感神经的功能是至关重要的。

（2）应激对神经可塑性影响

应激刺激也影响脑部结构与功能上的改变。如果刺激的强度能使突触前结构与突触后结构共同兴奋，就能使脑内结构与功能发生改变，即产生可塑性。而应激由于影响体内的内环境稳态，对脑内突触前结构与突触后结构都具有很强的影响，所以近十年来，越来越多的研究结果表明应，应激可严重影响神经系统可塑性。多数研究都证实急性应激都有损于LTP的产生，而加强了长时程抑制（LTD）过程[5]。

通过实验也可证明，将小鼠放在冰水强迫游泳5min，使微管的运动态减弱。微管的动态是轴突和树突改变和延伸的基础，也就是形成新的突触的功能。

另外，一些研究显示慢性应激的影响。对SD大鼠，使其强迫性的游泳应激，每天20min，共持续4周，研究发现应激组海马CA_3区切面显示微管断裂，平行微管间距离变宽；横切面显示微管环不完整等。这些说明应激刺激影响微管蛋白的功能而降低了神经突触的可塑性。当然也有的实验结果对微管的影响不明显[3]。

所以，在应激导致的神经可塑性损伤中，微管结构的改变参与其中，其重要性不可忽视。当然还有些问题有待进一步的研究。

三、中枢可塑性的改变影响功能状态

神经元接受很多突触的传入信号，包括有兴奋性和抑制性信号。如果兴奋性突触后电位占优势产生一个动作电位即可传出兴奋的信号，如果抑制性传入冲动过强，则转向抑制。许多内外环境的变化可以影响中枢神经的可塑性，因而也改变中枢功能状态。首先受递质的影响，如去甲肾上腺素对皮质神经可塑性有促进作用，而乙酰胆碱则有抑制可塑性作用，5-HT的抑制作用也很强。内外环境的变化通过改变中枢兴奋或抑制的递质，改变神经可塑性，从而影响整体功能状态。

正常人体可因外界环境温度的变化、精神紧张、劳动等提高中枢交感神经系统的兴奋，也提高了神经的可塑性，因而也提高中枢的功能水平和反应性。人体年龄的变化引起体内神经-内分泌-免疫系统的变化也改变神经的可塑性而改变中枢功能状态。病因刺激后改变人体的平衡状态把中枢推向阳热-交感的功能背景，或阴寒-副交感的背景，自然中枢的可塑性受到影响，中枢的功能状态随之改变，反应性改变，引起各种临床症状出现。

因此中枢功能状态在正常范围内的波动是保证生理的需要，在异常范围内波动，则成为疾病发生、发展的重要内在因素。因此为预防疾病的发生，要随时调整人体的功能状态，维持平衡。

第二节　内外环境变化对功能反应性影响

一、不同年龄的功能反应性

人体的功能状态随年龄的变化和外环境的影响而改变。前面已提到。随之而来的反应性的改变，往往是诱发疾病的原因，这是值得关注的。

1. 青春期

青春期多种激素水平升高，已经证明，青春期血液内 LH、FSH 的释放增多，所以反应性强于青春前期，常见的有青春期的精神病。

2. 月经周期

月经周期的不同时期，功能状态有变化，对刺激的反应也不同。科学家根据血压的反应来研究。日本的高山忠夫研究小组[6]用降压药（Mechalyl）给 45 例正常妇女注射后，测量血压反应的过程，以了解在月经周期中不同时期对药物的反应。正常人注射后血压反应有三种类型。①交感型：血压下降后迅速恢复，并有超射现象，简称为 S 型。②中间型：注射后血压下降 10min 即可恢复，但不超射，为 N 型（正常型）。③血压下降 20min 后仍不能恢复到原来水平，称为 P 型，是副交感神经兴奋的表现。以此分型来反映植物神经平衡的状态，结果见下表 5-1。

表 5-1　月经周期不同时期刺激后功能反应性分型占比（单位：%）

	滤泡期			黄体后期		
	P	N	S	P	N	S
正常妇女	41.7	31.7	16.6	14.3	32.9	42.8
经前综合征	35.7	50	14.3	20	20	60

此表说明正常人体卵泡期偏于副交感增强，黄体期交感神经活动增强，受刺激后，在黄体期交感反应的较强，例数也多。而在滤泡期，副交感活动增强，血压反应缓慢。而在经前综合征患者，交感功能增强，血压的反应也更强于卵泡期，因此同一种药，在不同功能状态下注射后，其血压的反应就不同，因此功能状态与反应有很大关系。

3. 妊娠与分娩时期

妊娠期间由于胎盘的外源性激素很多，

本身的垂体功能受抑制，此时对刺激的反应并不强。如妊娠各期的妇女注入 TRH 后测量 TSH 含量，发现在妊娠 3 月、6 月、9 月时，其反应强度变化不大。注射 ACTH 后反应也只是略微升高，因此在妊娠期间，人体的某些反应强，因有外源性的激素持续作用，仍然是处于功能增强的外在表现。

分娩后外源性的激素撤退，一些医学专家[7]对妊妇分娩后注射促性腺激素释放激素（GnRH）100μg，刺激后测量血清 LH，FSH 的反应。结果分娩后 1～9 日，血内 LH，FSH 对刺激均不反应，第 10～19 日，对刺激略有反应，释放量微升高，第 30 日时 LH，FSH 反应均很强烈，出现超常反应，第 90 日恢复到正常反应。所以在分娩初期，整体功能状态下降，人体反应最低，此后慢慢恢复，90 日才恢复到正常。在分娩后也是各种疾病发生发展的最好时机，所以分娩后有适当的日期休息是十分必要的。

4. 更年期

此期是较多系统功能水平比更年前期提高，更活跃的时期。也有医生[8]用注射 GnRH 并测量血内 LH、FSH 含量和注射促甲状腺激素释放激素（TRH），测量 TSH、PRL 的含量来研究，证明更年期 LH、FSH、TSH、催乳素（PRL）等的释放量比更年前期更高，反应更强烈，而闭经后反而减弱。说明更年期是个功能提高、反应强烈的时期。

更年期虽然是卵巢性激素释放减少，负反馈减弱，使垂体 FSH，LH 释放增多，同时对垂体的 TSH，ACTH，催乳素等也因负反馈作用减弱而增加释放，其相应靶腺功能也增强，交感神经也兴奋，因此是个整体的交感神经内分泌增强的状态。受刺激后反应强烈，因此容易发生亢进性疾病，如更年期综合征，躁狂性精神病等疾病。

5. 老年期

此期交感神经-肾上腺系统功能并不降低或者反而有些升高。垂体-甲状腺系统功能下降，代谢偏低，医学专家[9]，对老年人注射 TRH 作为刺激观察 TSH 释放反应。结果比正常成年人闭经前后期均低下，说明老年人垂体-甲状腺系统功能下降，所以代谢低，体温偏低。老人尿内 17-OHCS 也降低。垂体-性腺系统功能下降，对垂体的负反馈作用减弱，则 FSH，LH 明显上升，一直持续在高水平。因此，老年人各系统的功能水平变化不一致。从总的趋势来看，大部分老年人因代谢降低，怕冷喜暖，对外环境温度低下，适应能力差。当然也有个体差异，如表现为高血压，糖尿病等老人代谢偏高，则畏寒症状不明显。

二、外环境对功能状态的影响

1. 昼夜节律

Rinberg A[10]，观察正常人在昼夜不同时期皮内注入组织胺的红斑反应，以及与尿 17-OHCS 排出量的关系。正常人尿内 17-OHCS 排出量是上午逐渐升高，下午逐渐下降，23：00～24：00 时段最低。作者选昼夜不同时期，皮内注射 10μg、0.1ml 组织胺，20min 后测量不同时期的皮肤红斑大小，同时分段收集尿，测量 17-OHCS 含量。结果证明，白日尿内 17-OHCS 含量最多，红斑反应最小，夜间（早晨 4 时）尿 17-OHCS 含量最少时红斑反应最大，由此可见，人体的昼夜各时期的反应也不同。皮质醇释放多的时候，组织胺引起的红斑较小，而皮质醇少时红斑较大，一方面说明皮质醇有昼夜变化，同时组织胺的作用也随昼夜 17-OHCS 的变化而改变，这些可能是凌晨3～4时是哮喘容易发作时期，也是死亡率最高的时期的原因之一。

2. 季节变化

季节变化中应包括温度、湿度、气压、风等方面的影响。中医对季节变化与人体质的关系，前面已经探讨过。此外，陈克勤报道[11]，101850例住院患者死亡时间，一般在12、1、2月份死亡最高，在4、5、6、7月内死亡最低。因此，季节的变化对人体的功能状态有影响，导致发病率与死亡率也随季节而变。

3. 寒体、热体动物对刺激的反应

功能状态对反应性的影响不仅在人体，在动物体内也有同样的表现。张福利报道[12]，用脂多糖（LPS 20μg/kg）注射寒体、常体、热体大鼠制造发热，观察肛温反应，并测量IL-1β含量。结果：寒体肛温偏低，约为36.5℃，发热后最高值为37.41℃；热体肛温为37.6℃，发热后最高达37.76℃；常体组肛温为37.4℃，发热后肛温最高值为37.95℃。寒体肛温升高后，在常体和热体的温度之下波动。热体肛温持续在高温状态波动，与对照组近似。IL-1β含量，常体组高于热体组，热体组高于寒体组。所以不同体质大鼠在外感发热过程中寒体发热程度与L-1β含量的均低于热体组，说明动物也因个体差异对同一刺激产生不同的反应。

从以上的讨论可见，人体由于遗传因素，功能水平和功能反应性即有差别。而随着年龄的增长，外环境变化的影响，又有新的上下波动。比如在青春期、月经前期、更年期、处于精神紧张状态等时期，功能水平均是提高的，当外环境突然变化，如温度的骤降，精神和社会因素等强烈刺激时，对于那些功能水平已经很高个体，自然产生强烈反应，此期易患亢进性疾病，如高烧、高血压、躁狂、精神异常等症状。而在老年、分娩初期等功能水平偏低时期，对刺激的反应弱或缓慢，容易诱发某些功能低下类型疾病。如慢性病复发，感冒等疾病。这些结果提示我们，在正常人体中功能状态也是时时在变，时时注意调节功能状态有预防疾病的作用。

第三节　功能反应性的实验研究

1988年，本课题组[13]用中药制成虚热证，虚寒证动物模型，观察这两组功能状态不同的动物对同一种刺激的反应。

一、ACTH的刺激反应

ACTH是肾上腺皮质的生理性刺激物，它促进皮质激素的释放。测定尿内17-OHCS排出量可以了解肾上腺皮质反应的功能。三组大鼠同时经腹腔注射25mg ACTH，连续收集五日尿，分别测量。结果，对照组于第1日排出量最多，随后下降，这是正常反应；虚热组的基础值升高，刺激后第2日最高，并高于对照组，反应较强，虚寒组的基础值下降，于第4日才达高峰，随后下降，所以是延迟反应，结果见表5-2。

表 5-2 寒证、热证大鼠对 ACTH 刺激的反应

组别	N	基础值	注射 ACTH 后尿内 17-OHCS 含量（mg/d）				
		(mg/d)	第 1 日	第 2 日	第 3 日	第 4 日	第 5 日
对照组	20	0.106±0.013	0.115±0.023	0.086±0.018	0.074±0.014	0.098±0.013	0.099±0.013
虚寒组	16	0.099±0.019	0.146±0.030	0.104±0.026	0.105 0.026	0.192±0.041	0.125±0.031
虚热组	9	0.112±0.013	0.136±0.033	0.197±0.036	0.117±0.078	0.147±0.014	0.114 0.017

注：平均值±标准差

虚热证组的基础值较高，保持正常或迅速的反应。而虚寒组功能水平偏低，产生低而缓慢的反应。

二、胃黏膜出血

寒热研究组[14]用虚寒和虚热证动物模型，给予应激刺激后（固定于铁架上，同时泡入 25℃内水浴 4h），将大鼠处死，取出胃剪开后，记录胃黏膜出血点数。结果发现对照组胃黏膜损伤得分（平均值±标准差）为 38.66±4.70，出血点较少，而虚寒证得分为 55.88±5.77，虚热证为 53.85±5.66，两组出血点均有明显增多，高于对照组并有统计学意义。说明人体偏离了正常的平衡状态，无论是偏寒或偏热，受应激刺激时均可导致胃黏膜有更多的出血点，所以消化系统需维持在功能平衡的状态，才能保持正常的消化功能。

三、体温调节

用松节油 2ml 注射于大鼠皮下可以引起发热。将对照组、虚热证、虚寒证大鼠注入同量松节油后，连续测量肛温。结果证明：对照组于注射后 2.5h 肛温升到 38℃，虚热组为 38.3℃，而虚寒证为 37.6℃。如果以 38℃以上为发热指标，虚寒证经过 6.5h 肛温才达 38.2℃。因此，发热反应，虚热证反应快，如过强的刺激则易产生更强的发热反应，而虚寒证反应缓慢，见图 5-1。

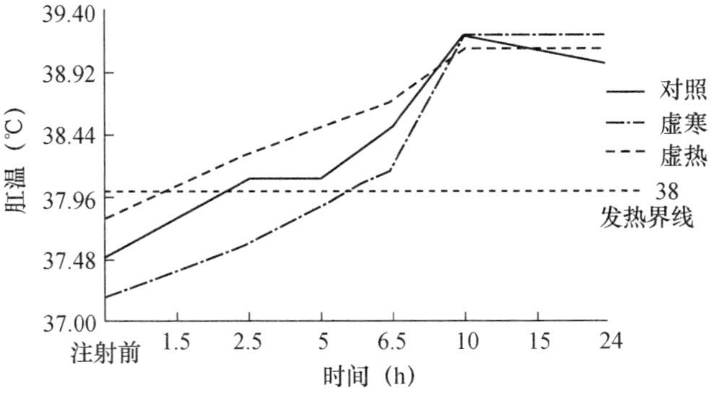

图 5-1 虚寒、虚热证鼠注射致热物质后肛温变化

虚寒证的这种延迟反应与临床的虚寒证的患者表现基本一致。这种延缓反应，使人体对致病因素刺激的保护作用缓慢，容易扩大感染，而对冷刺激的反应缓慢，则不能及时调节体温回升而形成疾病，如风寒性感冒等。

四、中枢神经系统反应

中枢神经系统是功能多变的重要系统，是异常反应的主要部位。动物实验也得到证明。

1. 惊厥阈变化

寒热研究组[15]用虚寒和虚热证模型进行研究。用较强的电流刺激大鼠，使产生惊厥，对照组的阈值为 169.55±1.04V，虚寒证需要更强的刺激才能使大鼠产生惊厥，而虚热证则用较低的刺激强度即可产生惊厥。说明虚热证的中枢兴奋占优势，正常的刺激强度也能引起兴奋并扩散全中枢而引起惊厥，相反虚寒时中枢抑制占优势，需用较强的刺激才能引起惊厥。用中药调整后，两组的阈值均得以改善。因此对患有癫痫的患者经常用药清除虚热或保持虚寒的中枢功能状态对预防惊厥的发作有重要意义。

2. 针刺镇痛的研究

针刺具有镇痛作用，对于有虚寒证表现的患者镇痛效果最好，虚热证患者镇痛效果较差。寒热研究组也有同样结果。用电针刺激大鼠两下肢相当于足三里的部位10min之后连续测量痛阈4次，结果，正常鼠痛阈升高100%，虚寒证鼠升高200%，效果比正常鼠提高一倍。而虚热证鼠痛阈只有正常的一半，50%，效果最差。说明三组动物的中枢功能状态不同，虚热组的中枢偏兴奋，针刺镇痛效果不好（见图 5-2）。

3. 中枢功能与安眠药影响

人由于精神或种种因素而引起失眠，安眠药是常用的治疗药。不同的人或一个人处于不同时期，同一剂量的安眠药其效果不完全相同。本课题组研究了巴比妥钠对虚寒证和虚热证大鼠催眠作用的比较。用25mg剂量巴比妥钠溶液注入腹腔。测量痛觉消失的时间及恢复的时间。结果证明给药30min时，对照组有2只感觉消失，虚寒证鼠有4只感觉消失，而虚热证组只有1只感觉消失。感觉恢复的时间，对照组经240min全部恢复，虚热证组经过200min即全恢复，而虚寒组经300min才全部恢复。因此给予同样剂量的安眠药，

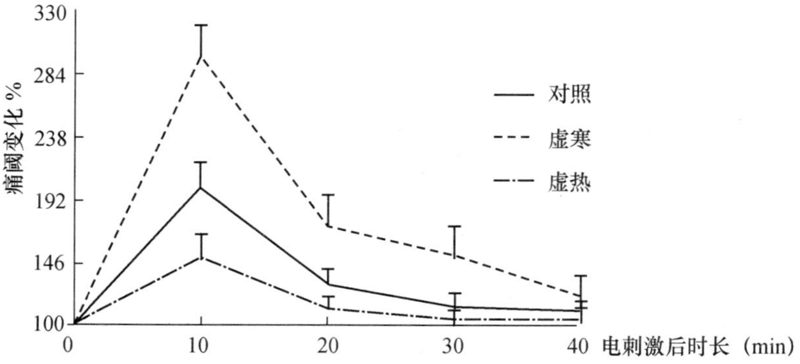

图 5-2　寒证、热证大鼠针刺后痛阈变化

虚寒证抑制的快，持续时间最长，因其中枢处于抑制增强的状态。虚热证鼠皮肤的感觉消失得慢，持续时间也短暂，因为其中枢处于兴奋增强的状态。

总之，中枢兴奋和抑制失衡是各系统反应异常的重要因素，功能水平提高时，人体对刺激的反应能力也增强，功能水平降低时，其反应延缓或降低。功能状态失调对各系统的影响程度不同，消化系统最敏感，因此临床消化系统疾病最常见，免疫功能的 NK 细胞活性也因功能平衡失调而很快降低，所以保持平衡对恢复免疫功能也很重要，它有预防疾病的作用。临床为了治疗目的可以有意识地提高兴奋，对老年人、分娩后的患者用温补药提高功能状态水平和反应性可促进恢复也可预防疾病。某些疾病，如神经衰、癫痫等病的治疗也可用寒凉性药降低中枢功能状态，增强中枢抑制可预防或治疗亢进性反应。因此正常时，整体功能以平衡为佳，失去平衡，反应性异常，则成为发病的内在因素。这很符合中医理论“阴平阳秘，精神乃治”，所以中医，将调节功能状态平衡（调节阴阳、寒热、气血平衡）作为治疗的重要方面，是有科学根据的，用中药提高或降低功能状态，调节反应性以达到治疗和预防疾病的目的是值得推广的。

第四节　疾病状态下功能反应及中药调节

在疾病时整体的功能状态在改变，人体可出现阳热和阴寒两类功能状态。其反应性自然也不同。在各系统内也有各自的功能状态，给予同样的刺激其反应也不同。在临床观察和测试也证明了两类不同的反应。

一、冷加压试验对肾阴虚、肾阳虚的影响

正常人受到冷刺激引起加压反射，这是正常现象。临床观察肾阳虚和肾阴虚患者对冷刺激的反应，发现有很大差别。正常人将手浸入 0～4℃冷水刺激 1min 时，血压升高，30s 时最高可升 4～14mmHg，5min 内即可恢复，而肾阳虚患者受刺激 1min 后，血管舒张，血压下降 13%，持续 5～10min 后才恢复。用温热药治疗后此反射可以恢复正常反应状态。如果治疗过久而转变为阴虚证时，则冷刺激后血管收缩加快，血压升高 24%，超出正常反应，持续 5min 后恢复。同样阴虚患者用助阴药治疗过久，其冷刺激反应反而下降，低于正常。说明阴虚和阳虚是两种功能状态，阴虚偏热，功能水平提高，产生强的升压反应，阳虚偏寒，功能水平偏低，有相反或减弱的反应[16]。

二、运动、卧立、冷加压对心气虚、心阴虚的影响

1. 心气虚运动实验

心气虚患者运动后 2min 心率升高，心排血量升高，其幅度与正常组相近，但下降较快，维持时间短暂，表明心交感神经功能降低，血管紧张度降低，血管容积增大。运动后经 30min 后，容积一直未恢复正常组水平。所以心气虚患者偏寒，交感神经功能降低或肾上腺皮质激素释放减少，

使血管对 NE 作用的敏感性降低，收缩缓慢，血管容量恢复较慢[17]。

2. 心阴虚、心阳虚卧立与冷加压试验

卧立实验是自卧位到立位的活动，如果心率增加 12 次/分，为阳性。冷加压试验收缩压增加 20mmHg，舒张压增加 15mmHg 者为阳性。皮肤温度升高 1℃时为阳性。测量结果：心阴虚组阳性率 54.5%，正常组阳性率 51.8%；冷加压试验：心阴虚组阳性者占 56.6%，正常组为 72.7%，所以在心阴虚状态下交感神经系统功能增强，其反应性与正常组无大差别或者增强。

以上说明心气虚偏寒，交感神经功能减弱。而心阴虚属于偏热证，交感神经功能提高，心血管对冷或体位刺激均能保持正常或稍强的反应。

三、促甲状腺激素（TRH）刺激反应

哮喘患者有寒证表现，其内分泌系统功能降低。有学者报道[18]，哮喘患者注射 TRH 后，测量血清 TSH 含量，注射前血清含量为 2.4±0.1mμg/ml，注射后，以 30min 间隔测量血清内含量，分别为 7.0±1.22，9.35±1.29，4.92±0.59mμg/ml，注射后 60min 释放量最高。对照组在注射后 30min 释放最高，因此有虚寒证表现的哮喘患者出现延迟反应。用温补药治疗后，血清 T_3 含量增多，再注射 TRH，其 TSH 反应有一半恢复正常。说明寒证时甲状腺系统功能低下，反应迟缓，温热药有调节作用。

以上所报道的反应性的临床观察或实验研究，虽然是早期的工作，方法没有后来或近期报道的先进或深入，但它能说明寒证、热证功能状态与反应性的关系，因此还是可取的。

四、中药对功能状态调节

中药的寒凉和温热药有调节功能状态的作用，前面均已提到。功能状态变化引起反应性的改变与许多因素有关。例如与神经元、突触的功能有关，或在某些西药或其他因素均可引起神经可塑性的变化也可改变功能状态。而中药的调节，改变中枢功能状态更为重要。

目前对中药的调节作用已有许多研究报道。研究比较多的有人参、黄芪、党参、地黄、三七等药以及它们组成的复方等药，对调节神经的可塑性有很大影响。

1. 人参的作用

（1）人参对神经元的可塑性调节

人参和西洋参的根、茎、叶分离出 40 余种人参皂苷，人参皂苷 1（Rg1）有许多生物活性成分，所以人参有多靶点作用。现代医学证明，人参作用于神经干细胞，能够使它增生和分化为神经元，对于脑损伤的患者有自我修复的作用。国际上对脑损伤患者的治疗，尚未找到合适的药。国内的研究证明，Rg1 这一小分子物质能透过血脑屏障，有刺激海马神经干细胞增生并分化为神经元的能力，同时人参还可以提高记忆能力[19]。

（2）对神经突触可塑性调节

实验研究证明人参皂苷 1（Rg1）可显著增强正常大鼠的基础突触传递水平，并且在高频刺激条件下，仍可继续增强其传递水平。Rg1 可提高麻醉鼠基础突触传递和高频电刺激引起的 LTP 的幅度，所以提高中枢的兴奋。饮用 Rg1 共 4 周的小鼠的学习和记忆能力显著提高，实验后处死动物，观察到脑重量、脑皮质厚度和海马突触数目均显著增加。说明 Rg1 既能提高突触效能的可塑性，又能提高突触结构的可塑性。

(3) Rg1对认知功能障碍的改善及机制研究

人参皂苷Rg1可以提高神经可塑性，激活学习记忆信号转导途径，促进海马神经元发生。其机制是，Rg1可上调脑内乙酰胆碱（ACh）含量，增加胆碱乙酰转移酶的活力，促进合成和释放递质；增加M胆碱能受体密度。Rg1引起细胞内钙离子浓度增高，有利于促进囊泡内乙酰胆碱的释放，同时也促进多巴胺和去甲肾上腺素等的释放，这些都是易化记忆的神经递质。同时抑制5-HT的释放，减少抑制因素[20]。

2. 其他温补药作用

服用芪参还五胶囊，观察黄芪、党参对缺血大鼠脑组织可塑性的影响。实验结果发现对照组神经元突触数目减少，突触结构模糊，线粒体肿胀，突触小泡数量减少、破裂甚至融合，用参芪汤治疗后，突触结构较清晰、结构相对完整，明显优于对照组[21]。用中药三七治疗结果：缺血后大鼠出现左前肢瘫痪，用三七药组的恢复情况优于对照组；三七治疗可加速缺血周围区神经元出现结构重塑，促进功能恢复[22]。

以上可见，中药人参，黄芪，三七等药有提高神经可塑性作用。活血化瘀药也有改变功能作用，其机制尚需进一步研究。

第五节 功能状态的临床意义

中枢功能状态是人体对内外界刺激的保护能力，分为阳热-交感型、平衡型、阴寒-副交感型。中枢功能状态因随内外环境的变化而改变，因此功能状态不固定于一点，经常变化，正常时在正常的基础上有上下波动，疾病时可出现异常波动，因此其反应性也随之而变。

一、正常人体功能状态调节

正常人因功能状态不同，对同一个刺激产生不同的反应。温度降低对人体刺激后，正常的反应是提高交感神经系统和甲状腺系统功能，增加产热防止体温下降。阳热-交感型，中枢功能状态提高，产热快，多可防止感冒，如功能状态过高，产热过多而出现发热症状。而阴寒-副交感型，产热缓慢，体温需数小时才恢复，血压反而下降，因体温下降而容易出现风寒型感冒。

因体质不同受环境的影响，也在不同的季节容易发病。例如，阴虚体质多发病于冬夏季，阳虚体质多见于春秋季，痰湿体质夏季增多，这与其自身的功能状态，对环境变化的反应有关。人的体质不同也成为某些易发病的内在因素。如阳性的火型的青年人，可能由父母的阳亢型（性情急躁）遗传而来。在某些病因刺激下，发生急性白血病（AL）的人比例较多。阴虚内热者易发生高血压，而阳虚体质者，代谢低，循环不畅，多见血瘀证。

一般来说人体的反应是起保护作用。但在特殊情况可能有致病作用。因此对正常人考虑用药调节其特殊的功能状态来预防疾病，是个值得研究的新课题。

二、不同功能状态对疾病发展的影响

热证时，人体处于阳热-交感功能提高的状态。如果刺激较强，例如患急性病毒性肝炎，患者发病引起高热症状或精神症状等。这些症状可因病毒的毒性大、病毒量多或细菌的特性，通过细胞因子引起体温调节中枢调定点的提高，而升高体温。也可因交感神经的高度兴奋，向海马等区内传递信号增多而引起神经的功能变化，如情绪激动，谵语，抽搐，甚者昏迷，甚而休克等。这些都是很危险的临床症状。再如高危性急性肝炎，病毒感染后激活肝组织内免疫病理反应，引起肝细胞的破坏，有消除病毒的作用。而重型肝炎可能因免疫反应过强，有大量的肝细胞被破坏，结果使肝体积缩小，萎缩，可导致死亡。这种结果有病毒的特性的作用，也有个体功能水平过高，反应性增强而出现反应的结果。因此在发病后适当调控功能状态，防止过激反应是很重要的治疗措施之一。

寒证时，中枢的抑制作用较强，神经信息传递的缓慢，内分泌功能降低，代谢缓慢，提供的能量减少，免疫功能低下因此不易清除病原体，防御能力差容易患感染性疾病。血压低，循环缓慢而淤积容易出现血瘀证，炎症或渗出物不易吸收，代谢降低使器官功能降低等。寒证这些一般症状不太容易引起患者的注意，也不为西医重视。如果器官症状明显，发展到纤维组织增生，胶原蛋白沉积，使器官纤维化，进一步硬化等，即使用药调节功能状态和特效药治疗，也难使病情痊愈，所以早期提高功能状态可能有缓解病理进展的功效。

三、中药的调节功能状态的作用值得推广

中医的诊断要明确阴阳、气血等平衡，中药的复方中均有清热、补气、温阳、滋阴、潜阳等一些调节平衡的药，也就是把调节整体功能状态放在首位。根据方证的研究显示，在知名的复方中，单独用活血药、祛湿药、治疗器官特征的药，均不如复方的作用强，因为它们缺少对整体功能调节的药。中药的调节作用重点在中枢。中药可调节神经递质的含量，可调节神经的可塑性，调节基因的表达，因此可根据治疗目的改变中枢功能状态，也就是调节其反应性。在正常人可提高人体的抗病能力防止发病，对患者有缓解症状，改善内环境，阻止病变的发展。中药复方的成分在这种多层次、多环节、多系统的调节作用中显出优势。所以在治病中，除了选用各种有效的药外，调节中枢的功能状态使恢复平衡是在医学（中医，西医）中应该注意推广的方法。

以上两章之所以反复论述人体受内外环境影响可随时改变功能状态，是因为强调，调节功能状态的重要性。从以上的系列讨论可以体会到，为什么中医在治疗时总是强调，调节阴阳、寒热、气血、虚实的平衡，原因就在于，恢复平衡是中医中药的治病、防病不可忽略的重要措施之一。

参考文献

1. 张守信. 神经生物学. 科学出版社，2002.
2. 吕国蔚. 医学神经生物学. 高等教育出版社，2002.
3. 杨灿，王高华，王惠玲，等. 应激与细胞支架微管结构. 国际精神病学杂志，2009，36（3）：161-165.
4. 李红梅，肖农，周江堡，等. 去甲肾上腺素对皮质神经可塑性的影响. 国外医学神经病学神

经外科学分册，2005，32（3）：252-254.
5. 蔡伟雄．应激与神经系统可塑性．国外医学精神病学分册，2000，27（4）：247-250.
6. 高山忠夫．月经前症候群に关する研究．日本产科妇人科学会杂志，1970，22（4）：369-378.
7. 五十岚章．产褥经过における下垂体の内分泌功能の回复に关する研究．日本产科妇人杂志，1975，27（10）：1071-1075.
8. 河村宪一．日本产科妇人杂志．1974，26（12）：1310-1308.
9. 森一郎．下垂体性腺系（女子的研究）．日本内分泌学杂志，1977，53：1310-1320.
10. Rinberg A. Circadian Clocks North Holland，Pub. Comp. Amsterdam 1965，p：209.
11. 陈克勤．关于疾病死亡和时间关系的调查报告．中国医药学报，1988，3（2）：94-96.
12. 张福利，冯俏，马伯艳．脂多糖对寒体、热体、常体大鼠攻毒发热后体温曲线、IL-1β的影响．中医药学报，2007，35（1）：17-19.
13. 梁月华，王晶．寒证（虚寒）、热证（虚热）大鼠注射ACTH后观察尿内17-羟皮质类固醇排出量变化．全国虚证与老年病第二次学术会议，1989，P. 110-114.
14. 梁月华，王晶．寒热本质的动态研究．中西医结合杂志，1988，8（6）：349-351.
15. 梁月华，王晶．电刺激对寒证热证动物痛阈惊厥阈值的影响．中医杂志，1982，23（11）：68-69.
16. 林果为．冷加压实验在肾虚机制研究中的意义．上海中医药杂志，1979，59（12）：705.
17. 张镜人．气虚或兼血虚患者的心功能和血液动力学变化．上海中医药杂志，1983，(4)：43-46.
18. 沈自尹．肾阳虚“证”下丘脑-垂体-甲状腺轴初步观察．上海中医药杂志，1982，(2)：42-44.
19. 王玉珠，张均田．认知功能和神经可塑性——调节神经可塑性是人参皂苷Rg1改善认知功能的基本机制．医药导报，2007，26（7）：702-708
20. 张均田．人参皂苷Rg1的促智作用机制对神经可塑性和神经发生的影响．药学学报，2005，40（5）：385-388.
21. 刘丽，李宝栋，王志勇，等．自拟芪参还五胶囊对缺血大鼠脑组织神经可塑性的影响．疑难病杂志，2008，7（11）：651-653.
22. 呙登俊，杨万同，田峻，等．中药三七对脑缺血再灌注损伤后神经可塑性的影响．中国康复，2003，18（3）：132-135.

第六章　中枢的自身平衡能力

人体的内外环境不断变化，人体需要随时适应变化，才能维持正常的生命。中医在理论上早已论述，如《内经》提出“正气充盈，百病不侵”“邪之所凑，其气必虚”等，此外，阴阳互相依存：“阴无阳不生；阳无阴不成”，因此缺一不可。同时也提到阴阳相互消长：《素问·阴阳应象大论》提到“阴胜则阳病，阳胜则阴病。阳盛则热，阴胜则寒”，因此是阳消阴长，反之阴消阳长。说明人体的阴阳互相消长是指人体有自身恢复平衡的能力。当然这些是通过长期观察得出的结论。这种消长的能力是什么还不清楚。

人体本身具有自身调节和保持平衡的能力，这种能力在正常状态下时时在发挥作用，如人体由于生活的需要，能够进行运动、劳动，而当环境变化，如高温或低温环境，高山、平地的氧气含量变化等，打破人体内的平衡时，人体靠自身调节能力可以恢复或调整并维持在新的平衡上，保持生命活性。在疾病状态下这种自身调节平衡能力仍然存在。它使轻微的疾病能够自然恢复，牵制中度疾病、阻止其进一步发展，而重度疾病则是在药物作用下协助自身调节、治疗减轻症状。当然这种能力是存在但不是无限的，过强的刺激使其失去调节能力，所以有很多疾病必须凭借一些外部的力量——治疗，才能恢复平衡。

目前，西医有关神经-内分泌-免疫系统对整体的调节作用，已有大量的研究和论证。因此，有必要从西医的研究基础上，进一步了解中枢的自身平衡调节能力的形成机制。这有利于通过中药调节平衡的治疗，调动自身平衡能力增强疗效，也可为治疗开发新的思路。

人体的自身调节平衡能力可简称为自衡力，它是借神经-内分泌-免疫的调节，来调控整体功能、保持平衡。在神经-内分泌-免疫的高层调解中，它们只是起着综合分析，传递信息，触发和引起反射的作用，而真正的调节是在各级层次中，包括系统、器官、组织、细胞、分子、基因等不同层次所组成的自身的调节平衡能力，来调控局部或邻近的平衡状态，以达到整体平衡。

第一节　高级中枢的功能平衡调节

一、皮质活动

高级中枢主要是皮质活动，它可接受很多的内外传入的信息，再经过中枢分析、综合后，形成若干功能性的输出，最后支配人体，以各种功能变化形式做出恰当而又有利于生存的反应，所以这是一种“整合”（integration）过程。高级中枢是整合的主要部位，但是不同的功能需配合不同的脑区共同整合。如动机、情绪、学习、记忆以及语言和思维这类高级功能，其中枢整合过程当然更为复杂。有人认为，像这样复杂的整合功能固然需要全脑的参与，但仍有一些关键的脑区，起主要作用，例如边缘系统与动机和情绪、海马与学习记忆、左侧脑额叶与语言等等区域与功能之间的密切关系。对高级中枢促进兴奋的有交感神经系统，乙酰胆碱有增强记忆作用，5-羟色胺（5-HT）有抑制作用，还有其他的神经和递质。所以，中枢在兴奋、抑制共同作用下调节高级中枢的功能平衡。平衡失调可出现各种疾病。临床最常出现的异常状态如思维紊乱、记忆减退等，多与皮质活动有关。还有一些疾病如痴呆、阿尔茨海默病等，也是功能减退或失调的结果。

有关提高皮质功能的西医药物，如提高记忆、促进学习等已有很多报道。近些年来对中药的研究也有很多，如人参皂苷的研究，党参、黄芪等的研究，证明其对皮质的提高记忆、提高神经的可塑性、加强思维等功能效用也很显著，是很好的调整高级中枢功能的中药。

二、边缘系统

边缘系统包括的部位相当广泛，它既能联系高级部位又与视前区、下丘脑等连接，因为除了高级中枢的反应外还有内脏的活动参与；同时有多种递质能的神经元投射到边缘系统。例如，蓝斑核去甲肾上腺素能的背侧束上行可达扣带回、海马及杏仁核群等。腹侧束投射至下丘脑、内侧隆起、杏仁核以及前脑边缘系统等；脑干前端的多巴胺能神经元，分别投射到新纹状体，杏仁核；脑干中缝核群的5-HT能神经纤维上行可投射到下丘脑、乳头体、视交叉上核、视前区、隔核、腹侧海马、杏仁核等；基底前脑胆碱能系统投射到海马、杏仁复合体、僵内侧核。脑干胆碱能系统投射至丘脑、下丘脑、苍白球、尾壳核等。这些具有兴奋和抑制的神经元投射到同一个系统，起着互相制约和协调的作用。

1. 情绪

有人认为情绪是人们对于周围环境、事务的情景或观念所引起的心理变化和行为的反应。与情绪活动有关的中枢包括海马、穹窿、乳头体、乳头丘脑束、扣带回、大脑皮质额叶等形成一个环路，称为Papez环路。这一环路连接了皮质、边缘系统、下丘脑的功能。因此情绪的反应多有自主神经系统功能的增强或减弱的变化，如心率、血压、胃肠道等活动的改变。因此过度情绪反应常可引起内脏病的发生或发作。多种神经递质对情绪的发生有影响。例如肾上腺素和去甲肾上腺素释放增多引起恐惧、愤怒、烦躁等情绪活动。乙酰胆碱在大多数脑区内为兴奋性递质，在边缘系统及下丘脑有抑制作用，因此乙酰胆碱可降低情绪活动。

此外有很多种激素，如肾上腺皮质激素大量的增多可产生烦躁、紧张、发怒等。性激素，特别是女性，催乳素的增多可引起心意烦乱而急躁；甲状腺激素的增多也引起急躁、紧张等情绪活动。因此，调节交感和胆碱能神经的功能平衡或内分泌激素的平衡也有缓和情绪的作用。

2. 抑郁症

抑郁症是一种以情绪低落、兴趣减退和快感缺乏为主要症状的精神和情感障碍性疾病。抑郁症的发生有遗传因素，但更多的是环境因素的影响。有关的机制学说也有多种看法。海马结构与抑郁症的关系比较密切，病理研究证明严重的抑郁患者，海马体积是缩小的。其发病机制也有多种观点[1]。

(1) 肾上腺素能-胆碱能平衡学说

有人认为某些脑区中胆碱能和肾上腺素能递质活动的平衡失调可出现情绪异常。抑郁性疾病可能是胆碱能神经活动相对占优势，而躁狂性疾病则为肾上腺素能神经活动相对占优势。此平衡失调假说在动物实验也得到证实。中枢给以拟胆碱药物常产生抑制性的行为，如运动减少和嗜睡等；而中枢给以拟交感药物常产生醒觉和行为增多等。

(2) 单胺类递质学说

研究表明，抑郁症患者中枢的去甲肾上腺素（NE）、5-羟色胺（5-HT）、多巴胺（DA）等单胺类递质的水平明显下降，NE对中枢的兴奋更重要。抑郁症患者脑脊液中五羟吲哚乙酸（5-HIAA）及5-HT的含量明显下降，经过抗抑郁药治疗，随症状的好转5-HIAA也随着回升，说明中枢缺乏5-HT是引起抑郁证的原因之一。此外，抑郁症患者脑脊液DA的代谢产物HVA含量下降，而DA前体和DA激动剂均有抗抑郁作用，因此DA含量降低也可诱发抑郁症。所以有抑郁症患者，用胆碱治疗时症状加重。

然而，在用抗抑郁药后，中枢神经系统的单胺类递质很快增高，临床疗效在用药后6周左右才表现缓解。用递质类的抗抑郁药仅使50%的患者完全缓解，说明只有一半的抑郁症患者是由单胺类递质的不平衡引起，因此推测还有其他因素引起抑郁症的发病。

(3) 神经-内分泌学说

抑郁症患者的血浆和脑脊液的测定证明皮质醇的水平显著升高。因此提示应激引起的抑郁症可能与肾上腺皮质系统功能有关。当应激性刺激引起下丘脑室旁核释放促肾上腺皮质素释放素（CRH）增多时，可促进垂体释放ACTH，使肾上腺皮质释放皮质醇增多。

海马齿状回神经元是可以由其原始细胞分裂而再生的。抑郁症、精神疾病都有海马神经元再生功能障碍。海马是应激损伤的敏感区。在正常状态下应激时海马可抑制HPA轴的反应，并可促进亢进的HPA轴功能恢复到平衡水平。在慢性应激时，HPA轴常出现持续性高反应状态，使糖皮质激素的慢性增高或降低均可导致海马神经元死亡或功能障碍。

此外性激素也参与抑郁的发作，当HPA轴功能的亢进时高水平CRH和皮质醇可以抑制促性腺激素释放激素的分泌，则性腺轴的活性降低，从而引起睾酮和雌激素的水平下降。睾酮水平的下降与男性抑郁症的发生有关，因为给予睾酮治疗能取得了一定的疗效。而雌激素与女性发病有关，也可治疗女性抑郁症[2-3]。

所以，抑郁症的产生也与神经内分泌之间的不平衡有关。从上面讨论来看，在抑郁症的形成中，存在交感神经与副交感神经失衡，NE与5-HT失衡，CRH与促性腺激素的失衡。其中自主神经间的平衡更重要一些。因此可以想到中药调节寒热平衡的治疗意义。

3. 睡眠

睡眠与觉醒是一种生物学的昼夜节律。在睡眠时不同的神经元在交替活动，常用记录脑电图（EEG）的方法来研究。脑电图有慢波睡眠和快波睡眠两种。快波睡眠又称为快速眼动睡眠（REMS）。成人入睡后首先进入慢波睡眠（SWS），持续80～120min，以后进入REM，维持20～30分钟，后又转入慢波睡眠。如此交替4～5次，接近后期，REM时间延长。两种状态下均可转为觉醒。

睡眠是个主动的过程，由睡眠中枢来控制。由脑干部位的核团，包括中缝核、孤束核、蓝斑以及网状结构背内侧的一些神经元参与。中缝核完全被损毁可导致动物失眠。孤束核接受经由迷走神经的内脏感觉传入。中缝核头部、孤束核及其邻近的网状神经元是产生SWS的特定脑区。蓝斑位于脑桥背内侧被盖，蓝斑头部上行神经元投向间脑和大脑皮质，因此是维持觉醒的神经元。选择性破坏双侧蓝斑的中、后部及其邻近网状结构，可使REM睡眠大幅度减少乃至完全消失，但不影响SWS，因此被认为该区是REM的神经元。所以NE，5-HT，乙酰胆碱这三种递质的交互作用导致SWS和REM的周期活动。此外，脑内还有多种多肽物质很可能参与了睡眠的调节。

睡眠是人体的恢复过程，合成过程。觉醒是人体氧化代谢增强过程，是消耗过程。因此睡眠和觉醒失调能引起多种疾病，如失眠症、嗜睡症等。临床对患者的观察也证明，研究整夜完全剥夺睡眠的人心血管交感神经功能增强，而副交感神经功能降低，造成自主神经失衡，这些是诱发某种疾病的内在因素。所以，睡眠是肾上腺素能、5-羟色胺能、乙酰胆碱能神经元功能协调的结果。正常时兴奋与抑制互相制约，一旦失衡容易导致各种疾病[4]。

从以上的中枢内的功能来看，神经-内分泌功能的平衡，对维持正常的情绪，精神活动，正常的睡眠的重要性。这些功能平衡的维持由多种因素协调，其中神经递质、内分泌的平衡更为重要。如去甲肾上腺系统、肾上腺皮质系统、甲状腺系统、性腺系统等起正常兴奋活动，而胆碱能系统，5-HT能系统及其他系统是抑制功能，这是保持中枢平衡的重要的两方面。这两方面也恰好是中医的寒、热的两方面，中药对这些功能的平衡失调有很大的治疗和缓解症状的作用。中医普通的寒凉和温热药也能调节情绪、睡眠等，其中的原因之一是通过调节中枢的神经递质的平衡而达到治疗目的。

第二节 下丘脑-垂体内分泌-自主神经的整合作用

大脑皮质和边缘系统是自主神经活动的高级调节中枢，因此下丘脑的异常也影响高级中枢的功能，如睡眠、觉醒和情绪等。下丘脑有许多核群，分为前区、内侧区、外侧区、后区等。下丘脑本身有许多调节内脏活动的中枢，如视前区有温热敏感神经元和冷敏感神经元是主要的体温检测器，后部是体温调节中枢。外侧区有摄食中枢，腹内侧核有饱中枢，下丘脑存在渴中枢等，这些均是调节内脏功能的重要中枢。

下丘脑还可以通过神经通路将信息通过传出的神经通路影响脑干的蓝斑核或迷走神经背核，调节自主神经功能，调节内脏功能以及某些躯体运动。下丘脑也可通过神经或下丘脑的肽类，调控垂体激素的合成和释放，来调控内脏的功能。因此，下丘脑是自主神经活动的最重要的整合中枢。

一、下丘脑-垂体内分泌系统

1. 垂体

包括腺垂体、垂体中间部、神经垂体三部。

（1）腺垂体

在下丘脑的弓状核、腹内侧核、室周核、视交叉上核等部位的小细胞释放的调节肽，经垂体门静脉进入垂体前叶。这些调节肽包括促甲状腺素释放素（TRH）、促肾上腺皮质素释放素（CRH）、促性腺素释放素（GnRH）、生长激素释放激素（GH-RH）、生长激素释放抑制激素（GHRIH），生长抑素（SST）、促黑激素释放因子（MRF）、促黑激素释放抑制因子（MIF）、催乳素释放因子（PRF）、催乳素释放抑制因子（PIF）等。

下丘脑肽能神经元所分泌的肽类，除上述进入腺垂体的、神经垂体的之外，还有第三类，包括①内阿片肽，即β-内啡肽、甲硫脑啡肽、亮脑啡肽、强啡肽等；②脑肠肽：如胃泌素、胆囊收缩素、胃动素、胰高血糖素等；③其他，如P物质、神经肽Y、降钙素基因相关肽等，对内脏功能均有调节作用。

（2）中间垂体

中间垂体是许多神经纤维通过的部位，如5-HT神经纤维、多巴胺（DA）神经纤维、去甲肾上腺素神经纤维等。

（3）神经垂体

由下丘脑、视上核、室旁核等神经元轴突延伸入神经部。主要释放血管加压素和催产素。

2. 神经递质对下丘脑激素的调节

一般来说，NE对TRH（TSH），GnRH（FSH，LH），GHRH（GH）有促进释放作用，而对CRH（ACTH），PRF（PRL）有抑制作用；5-HT对TRH（TSH），GnRH（FSH，LH）有抑制作用，而对GHRH（GH），CRH（ACTH），PRF（PRL）有提高作用。两者除对生长激素的作用一致外，其余的均相反。下丘脑的释放激素中即有促激素因子和促激素释放抑制因子同时存在，因此下丘脑的激素本身就有互相协调作用。

3. 激素反馈性自我调节

血液物质也可影响垂体的功能，虽然有血脑屏障的阻碍，但是血液中物质可借载体运输，另外在室周围膜器官的毛细血管有孔，阻力较低，因此血液内激素进入脑内可影响中枢功能，这也是激素负反馈的调节通路。

因此内分泌系统自身有调节平衡的物质和反馈通路，可以保持整体内分泌系统功能的平衡。

二、下丘脑的神经通路

下丘脑与其他脑区有着广泛的神经联系，如内侧前脑束、中央被盖束以及室周（纤维）系统，把下丘脑与脑干核群，联系起来，可直接影响内脏活动。而下丘脑通过脑干的交感和迷走神经对内脏的调节更为重要。

（1）交感神经系统

交感神经胞体主要集中在延脑和桥脑可分为六个核团，其中主要为蓝斑核。有上行纤维背侧支和腹侧支等。下行支纤维调节脊髓侧角和前角的神经活动。

（2）胆碱能神经元

胆碱能神经元的胞体主要分布于基底前脑和脑干。其投射纤维有上行与下行纤维。上行支与学习和记忆功能密切相关。脑干胆碱能系统与丘脑、下丘脑等连接。延髓的胆碱能神经元，主要分布迷走神经背核与疑核以及孤束核等。脊髓中的胆碱能神经元调控躯体运动神经元，侧角的交感节前神经元、副交感节前和节后神经元等。

（3）周缘自主神经对平衡的调节

从迷走神经和蓝斑核的下行纤维组成交感神经和副交感神经调控内脏的功能活动。正常时两组神经保持一定紧张状态才能维持器官功能的平衡。心脏受交感和迷走神经共同支配，在动物实验中也观察到，正常心率保持在75次/分左右，如果皮下注射阿托品阻断迷走神经的作用，心率可增加到150～180次/分，而正在发热的热证患者心率也不过80～100次/分，可见正常人心率是在交感和迷走神经共同作用下，迷走神经的作用略强些，才维持在75次/分。发热时，迷走神经的抑制作用减弱，交感的作用增强，才表现为心率加快，但此时迷走神经的作用仍存在，只是减弱，心率也不过100次左右。因此交感和迷走神经是互相制约，一个增强另一个即减弱，但不是消失。很符合阴阳消长的规律。

下丘脑的交感神经和胆碱能神经元纤维可投射到皮质、边缘系统，影响情绪、思维和记忆，到垂体的神经和肽类调节整体的内分泌系统，以及内脏的功能活动，可见其对整体的整合作用之广非同一般神经可能比，其整体调节的作用，应引起关注。

三、神经对免疫的调节

免疫器官有神经分布，交感神经和迷走神经进入胸腺，同时含有乙酰胆碱、NE、P物质、生长激素抑制激素，血管紧张素等，说明这些物质也调控胸腺功能。脾：有交感神经，迷走神经的分布。淋巴结和胸导管等均有临近的交感神经分布。因此中枢神经系统，直接或间接控制免疫器官的功能活动。

1. NE的作用

实验证明淋巴细胞上的肾上腺素受体与低剂量的NE结合可导致免疫增强，而与高剂量的NE结合则发生免疫抑制，这可能与急性病或热证早期的免疫增强而后又抑制有关。儿茶酚胺有降低T淋巴细胞增殖反应，使抗体合成减少，降低体液免疫能力。

2. 乙酰胆碱

在T细胞培养液中加入乙酰胆碱可导致细胞毒性T细胞Tc细胞功能加强，用一定量的乙酰胆碱作用于体外培养的大鼠腹腔巨噬细胞时，细胞表面I－A和I－E抗原的表达显著增加，上述作用可被阿托品完全阻断。这些提示副交感神经有免疫增强作用。

3. 激素的作用

在激素中GH，PRL，催产素（OXT），TSH，β-EP均有促进作用。而CRH，ACTH，GnRH等有抑制作用。糖皮质激素（GC）促进淋巴细胞凋亡和胸腺内未成熟的淋巴细胞凋亡，因而导致胸腺萎缩[5]。因此免疫功能受神经内分泌的调控，有促进的一面也有抑制的一面。有关神经-内分泌对免疫的调节，在病因一章将进一步讨论。

四、分子水平的调节

1. 细胞因子

在急性病时很多细胞因子增多可引起炎症反应。例如IL-1，IL-6，等因子有致热作用。但细胞因子之间也有互相制约的，如IL-2，IL-10等因子增多时可抑制致热因子。因此在正常时两方面的作用力是平衡的。

2. 细胞的凋亡

骨髓巨核细胞是生成血小板的重要的骨髓细胞。5-HT能促进巨核细胞生成，而血小板反应素-1（TSP-1）有抑制巨核细胞生成的作用，高浓度的TSP-1能够导致细胞凋亡。而5-HT是能够抑制TSP-1引起的诱导的细胞凋亡。所以5-HT，TSP-1在维持外周血内血小板数量的恒定上有互相制约作用[6]。

3. 基因表达

基因的表达也因不同的条件刺激表现

为上调或下调，如癌基因和抑癌基因也是受控制于促进和抑制功能两方面的影响。因此调节人体功能状态，维持两种基因的平衡具有防癌作用。

从以上各级水平来看，交感神经与乙酰胆碱能神经和5-HT能神经对中枢均有影响。交感神经的上行支到皮质，边缘系统，兴奋时使皮质兴奋，边缘系统产生恐惧，烦躁不安，影响睡眠出现失眠症。下丘脑的传出促使垂体前叶释放促激素，如促甲状腺素，促性腺激素等分别提高代谢、性腺等功能水平，向下可使内脏交感神经功能提高，表现在心率加快、血压升高、胃肠运动受抑制等，这些结果可出现失眠、紧张、心率加快、胃肠运动缓慢等，很符合中医的热证临床表现，因此交感神经的高度兴奋是发生热证的重要机制之一。

如果交感中枢受抑制，5-HT系统和胆碱能系统功能提高，情绪的变化多见于抑郁症，患者贪睡，垂体前叶促激素释放减少，代谢和性功能降低，周缘的副交感神经和5-HT功能提高，则心率慢，血压低，胃肠道蠕动加快，代谢低，怕冷，这些症状又很类似中医的寒证。因此交感神经和副交感神经系统和内分泌系统的平衡状态失调影响各级的中枢功能，临床也有相应的症状表现。所以，中医的寒证，热证的临床症状可以在一定程度上反映出交感和副交感神经系统功能和内分泌系统功能活动不平衡的程度。调节寒热平衡，也可调整交感和副交感和内分泌以及在各级水平的平衡关系，缓解各系统的症状，可见，中医的调节阴阳、寒热、气血等平衡的重要性。

因此在正常情况下人体是在整体的神经-内分泌-免疫的调节下，调控人体各层次的功能（促进和抑制的两方面），保持了平衡，这些就是人体保持自身平衡的能力（自衡力），失去自衡力，它反映神经-内分泌-免疫系统的功能水平和调节能力降低或衰竭，调动它有治病防病的作用，应该引起医生的注意。

第三节　病态时自身调节平衡能力

人体调节平衡的能力是由神经-内分泌-免疫的正常功能完成的。在疾病状态下，上述某些系统功能异常，可出现异常反应，而引起发病。疾病状态时，引起疾病的病因很多，其表现形式也各种各样。有些病比较轻或时间短，不治疗即可痊愈，靠自身的调节平衡能力也可痊愈，这些只是少数，而多数疾病是靠外力的协助，如药物，手术，针灸等的治疗才能痊愈。

一、自主神经之间的平衡调节

大多数疾病多表现有三种功能状态，即阴寒-副交感型，阳热-交感型以及平和型。西医多分为急性病，慢性病。由于功能状态不同，对平衡的影响各异，对平衡的调节也不同。

1. 阳热-交感状态

在疾病时人体内也有自身的调节能力来阻止疾病的发展，所以调节平衡功能仍然存在，只是一方力量较强，而另一方较弱难以实现。

（1）交感增强、副交感减弱

热证时患者是交感神经、内分泌系统功能增强的状态，尿内儿茶酚胺排出量增多，而 5-HT 排出量减少，副交感神经的作用减弱。动物模型脑内递质研究证明，热证模型脑内的 NE 含量增多而 5-HT 的含量减少。此时是否副交感的抑制作用消失。黄健在 2006 年报道，用内毒素注射大鼠后引起炎症反应，这是典型的热证。观察，记录不同时间的心率，并测量肝内 NE，ACh（μg/g）的含量。将模型与对照组均用电刺激迷走神经（颈部迷走神经干用电刺激），同时检测各组肝组织中去甲肾上腺素（NE）和乙酰胆碱（ACh）的水平。结果发现内毒素模型组交感和迷走神经张力均提高。递质含量（单位：μg/g 湿重），NE：注射前 1038.62 ± 66.26，注射后 726.58±68.47，在注射毒素后，肝组织中 NE 水平下降，可能与 NE 的代谢加快以及外溢到循环中增多有关；ACh：注射前 42.44±7.78，注射后 69.17±6.58。

此结果表明交感神经的兴奋很强，促进炎症反应更明显，但迷走神经也有反应，但其抑制作用较弱。说明人体的自身调节平衡能力仍然存在。

如果两组均给与迷走神经刺激，预先提高迷走神经的兴奋，再注入内毒素。结果发现 NE 在注射前为 1027.88 ± 61.10，注射后：871.698±46.54，比原来更低些。而 ACh 注射前 42.15 ± 8.29，注射后：85.32±6.75，迷走的反应增强。表明提高迷走兴奋后，可提高对交感神经的对抗作用，也就是提高自身调节平衡力的作用[7]。

（2）交感功能过度增强

1）使脏腑病恶化

在肾病的早期，交感神经就已开始激活，并损伤肾。患者交感神经兴奋使肾动脉狭窄，进一步缺血，而肾缺血又使导致交感神经激活。肾缺血可激活肾素-血管紧张素系统引起钠水潴留。因此患者的交感神经激活对肾损伤，对肾功能减退等均有重要影响。对慢性肾病是个不利的因素[8]。

2）促进纤维化

肝星状细胞（HSC）能合成和释放 NE、神经肽 Y（NPY）等神经递质。在肝损伤时，HSC 可以作为神经胶质细胞释放儿茶酚胺。临床研究中证明，肝硬化和门脉高压患者血液循环中 NE 和肾上腺素浓度显著升高，说明患者的交感神经系统功能已提高，它可能参与肝纤维化的发生[9]。

陈猛的实验报道也证明[10]，利用体外培养的活化的肝星状细胞（HSC-T6）分别给以去甲肾上腺素和酚妥拉明（拮抗剂）进行培养。检测 HSC-T6 培养上清液中的增殖及凋亡率，检测 HSC-T6 透明质酸（HA）和Ⅲ型前胶原（PCⅢ）的浓度；检测组织基质金属蛋白酶抑制因子-1（TIMP-1）和基质金属酶-13（MMP-13）蛋白的表达以反映胶原的沉着情况。结果：去甲肾上腺素能促进 HSC-T6 细胞增殖，提高 HA 和 PCⅢ的分泌水平，增强 TIMP-1 蛋白的阳性表达并降低其凋亡率。而酚妥拉明的作用相反，故去甲肾上腺素具有促进肝纤维化的作用。

因此，在热证时适当的降低交感神经系统功能，可延缓肝纤维化，也可防止脏腑病的恶化和延缓纤维化。

2. 阴寒-副交感状态

寒证时，副交感神经兴奋，5-HT 系统功能提高，患者尿内 CAs 减少，5-HT 增多。寒证动物模型的研究证明，大鼠恼内 5-HT 含量增多，NE 含量减少，肾阳虚的大鼠脑内 5-HT 的含量增多而 NE 的含量也减少。因此无论从中枢 NE 与 5-HT 的测定，还是患者尿内测量的结果，交感和副交感均是失衡的，寒证以副交感系统功能增强为主。

（1）交感神经功能降低

影响血液循环，血压低，血流缓慢，出现血瘀证，自然影响器官的功能。5-HT 增多，对于肺、消化道、肾的影响在前面已讨论。

(2) 迷走神经作用增强

1) 传入信号

人体受外界因素刺激后，可产生炎症反应。炎症信号传入中枢经两个方面：其一，病原体刺激后产生的致炎因子，免疫系统对此刺激比神经末梢更敏感，将致炎细胞因子通过血液途径，穿过血脑屏障的薄弱环节转运到中枢，产生反应。其二，迷走神经传入纤维可被细胞等释放的大量细胞因子直接激活，又可激活迷走神经副神经节的化学感受器，经迷走神经传入延髓孤束核（大脑调节细胞因子或炎性介质信号的中枢），随后引起炎症反应[11]。

迷走神经传入信号可引起下丘脑促肾上腺皮质激素（ACTH）释放增多，因而血浆中 ACTH 和皮质醇类物质的水平也升高，皮质醇有抑制促炎性细胞因子合成的（TNF-α、IL-1 等）作用，同时能活化抗炎性细胞因子合成（如 IL-4、IL-10），抑制中性粒细胞、单核细胞、巨噬细胞等浸润以及黏附分子表达。所以，皮质醇是潜在的抗炎物质。

2) 传出抗炎信号

刺激传出迷走神经可释放乙酰胆碱，它可特异性的结合于组织巨噬细胞表面的α7 亚基烟碱型乙酰胆碱受体，可抑制致炎细胞因子的合成或释放。如抑制肿瘤坏死因子-a（TNF-α）、IL-1、IL-6 和 IL-18 等的释放，可阻止早期炎症，减弱炎症反应。因此迷走神经兴奋可抑制较多器官的炎症反应，缓解症状。

所以在疾病状态下，无论是阳热或阴寒状态均偏离了人体的平衡，在此同时，体内产生拮抗的力量，虽然弱但仍存在。

二、分子之间的平衡调节

全身炎症反应综合征（SIRS）可导致多器官功能障碍综合征（MODS）。关于发病机制有几种学说：其中之一认为由于炎症介质增多而引起，包括细胞因子、血小板活化因子（PAF）、内毒素等，这些炎症介质的过度释放使器官功能损伤。也有人提出在 SIRS 发生的同时，人体就释放内源性抗炎症介质，包括 IL-4、L-10、IL-11、可溶性 TNF 受体、IL-1 受体拮抗剂等，以防过度的全身炎症反应综合征，破坏组织细胞。如果抗炎反应能够强于致炎反应，可防止发病，而小于致炎作用则容易发病。梅雪等[12]检测全身炎症反应综合征（SIRS）113 例患者血清中，了解其促炎和抗炎细胞因子的浓度变化。SIRS 患者血清中，促炎因子（IL-6、IL-8 及 TNF-α）水平较非 SIRS 组显著增高，并且随着时间推移和病情加重而逐渐增多，如果死亡则含量更高。如果抗炎因子 IL-10 和 IL-13 及单核细胞中人白细胞 DR 抗原（HLA-DR）的表达强度均不断降低，持续下降是预后不良的先兆。

器官的纤维化与细胞外基质（ECM）沉积有关。ECM 分布于细胞之间或细胞表面，是维持细胞生理活动的微环境，在组织创伤修复和纤维化形成等过程中起重要作用。ECM 的量是由合成和降解两个代谢过程调控的，在生理情况下，ECM 的合成与降解保持动态平衡，一旦 ECM 合成增多和（或）降解减少，不仅 ECM 的总量增加，而且构成比例也改变。在病理条件下，ECM 过度积聚，导致器官纤维化。

调节 ECM 的有两类酶，一类是降解酶，另一类是抑制降解酶。基质金属蛋白酶类（MMPs）。MMPs 是最重要一类降解 ECM 的蛋白酶类，因为 MMPS 可以直接以酶原形式分泌到 ECM 中，并在生理条件下发挥降解作用；MMPS 主要有两方面功能，其一是几乎能降解全部 ECM 成分，其二是激活其他 MMPS，形成级联效应。许多病如动脉粥样硬化、器官纤维化和多种结缔组织疾病等病理过程，都与 MMPS 酶活性受抑制时，引起 ECM 的积聚有关。金属蛋白酶组织抑制物（TIMPs）为 MMPs 的特异性抑制因子，现已发现四种 TIMPs。TIMPs 与 MMPs 之间存在一定程度的拮抗作用，TIMP-1 是大多数 MMPS 的抑制物，TIMP-2 能抑制大多数 MMPS 的活性。因此两类金属蛋白酶类的平衡失调与器官纤维化的形成有关[13]。

三、代偿功能

人体器官由于某种原因不能正常的完成功能，如心肌的轻度梗塞使血液不能通过，心血管可增加侧支循环供给血液；局部神经断裂，周围神经纤维因神经的可塑性可延长纤维，增加突触而保持功能。这些是代偿功能，也是人体自身调节的结果。

人脑血管病变原因最常见的是动脉粥样硬化，动脉粥样硬化会造成相应部位狭窄，影响血流。脑发挥代偿作用可缓解症状。王拥军[14]介绍的血管代偿功能与各种代偿功能有些共性。按照脑储备能力发挥的程度和机制的不同，把脑缺血后的代偿过程分为 4 期。第 1 期（脑侧支循环储备期）：侧支循环较好，则脑血流量、脑血容量等在正常范围。第 2 期（脑血流储备期）：血管反应性增加、毛细血管扩张、脑自动调节能力提高。第 3 期（脑代谢储备期）：代偿机制使脑的能量生成能力增加、能量消耗下降。第 4 期（脑梗死期）：脑组织失去代偿能力而死亡。因此，当脑缺血时，因为人体有正常的血液循环的调节能力和足够化学物质的生成才能争取较多的恢复时间，说明人体有调节能力。

脑缺血时，局部由神经元、胶质细胞和血管内皮细胞等释放生长因子和细胞因子，维持脑血流量，对抗炎症反应和细胞凋亡，促进神经再生、起保护性作用。缺血组织释放血管活性物质调节侧支血管的阻力，可提高灌注压、改善脑循环。脑缺血后调节，是由中枢交感神经调配全身的血液供应，以保证心脏和血管，提高血压，增加脑灌注，保证脑血流量。肝、肾、肌肉、骨髓等多个外周器官（或组织）释放生长因子和细胞因子，如促红细胞生成素（EPO）、胰岛素样生长因子（IGF）、血管内皮生长因子（VEGF）等，反馈调节缺血的脑组织，起保护作用。恢复阶段可观察到神经再生、血管新生和突触重塑等，修复神经元、血管及突触损伤，使功能恢复[15]。这说明在脑缺血时，人体能调动局部和整体的力量调节，以争取可能的恢复时间。至于此调节能力的大小与其本身的功能状态有关。

四、内源性保护

当器官缺血时，组织不是立即死亡而是有一定的缓冲期，在这期间如果能恢复血液供应则器官可恢复功能。1986 年，Murry 的实验中发现，将犬的心脏冠状动脉，短暂结扎，随后再给以较长时间缺血，发现心肌的梗死范围能显著减少，因而他首次提出“缺血预处理”概念。1993 年，Marber MS 等分别用兔和犬的心脏，先使其缺血 5min 后停止缺血，稍后然后再使其缺血，如此重复连续 4 次。经 24h 后，次使心脏缺血后再灌注，所引起的心肌梗死的范围比没有经过几次重负的损伤面缩小。从而提出了缺血预适应（IPC）的概念。预适应现象不仅存在于动物的心脏，还普遍存在于哺乳类动物的多种组织器官，如脑、脊髓、骨骼肌、肺、肝、肾、小肠等。临床中这类病多见于脑出血，心肌梗死等症。多次反复的小量缺血，调动了人体的自身保护功能，使后来的缺血反应损伤变小。

心肌缺血预适应现象，在人体也有证明。临床发现，冠状动脉前降支如果有一次因闭塞而损伤的患者，经过一段时间后第二次又发生闭塞，其造成的心绞痛程度和心电的异常程度均低于第一次。此后大量研究结果均证实了 IPC 对心脏有保护作用。因此对需要做缺血后再灌注手术的患者，开始手术前，给予再灌注（30s），缺血（30s），如此反复 3 次后再做手术，结果心肌梗死面积明显缩小，其保护程度与缺血后处理相当，说明短暂的缺血刺激可引起人体的自身调节能力起保护作用。此后推广于临床，可明显减轻缺血后再损伤[17]。

研究发现神经调节参与内源保护的机制，具有重要意义。

1. 交感神经

在兔心脏缺血预适应中发现，去甲肾上腺素的释放明显增加，当用利血平处理耗竭儿茶酚胺后则不能产生缺血预适应效应。外源性 α_1-肾上腺素受体激动剂也可诱导预适应心肌保护作用。去甲肾上腺素或甲氧胺能激活 5'-核苷酸酶，该酶能催化 AMP 脱磷酸生成腺苷，腺苷有保护心肌作用。

2. 副交感神经

研究推测，副交感神经递质可能参与缺血预适应的调节。用犬的在体心脏研究证明，乙酰胆碱与卡巴胆碱预适应均能模拟缺血预适应的心肌保护效应，并发现其作用可被 ATP 敏感性钾通道阻滞剂格列本脲（优降糖）阻断，故认为乙酰胆碱诱导的心肌保护效应与 ATP 敏感性钾通道的开放有关。

3. 肽能神经递质与缺血预适应

心脏有些肽能神经元末稍释放的递质包括血管活性肠肽、神经肽 Y、降钙素基因相关肽（CGRP）等。这些肽类递质可单独存在于某些神经元内，也可与乙酰胆碱或单胺类递质共同存在于某些神经元内，它们可以从神经末稍释放出来，成为调节心脏活动的协同递质，能参与介导心肌缺血预适应的保护作用[16]。

4. 药物后处理

某些药物也能减少心肌组织氧化损伤，减轻组织水肿，缩小心肌梗死范围。有些中药的研究证明，对心肌预处理实验有提高保护作用。中药参元丹可有效地使血清一氧化氮合酶增加，进而提高 NO 水平，降低氧自由基对心肌细胞的损伤，较好的改善心肌缺血，具有缺血预处理（IPC）样的作用。对大鼠在冠状动脉结扎前连续给川芎嗪 5min，随后给 30min 缺血，经 120min 再灌注，观察其对心律失常、心肌梗死面积等的影响。结果川芎嗪能显著降低缺血再灌注所致的室性心动过速和心室颤动的发生率，推迟其发生时间，缩短持续时间，并缩小心肌梗死面积。提示川芎嗪对麻醉大鼠心脏缺血再灌注损伤有明显的保护作用。将麻醉大鼠注射丹参注射液能明显减轻再灌注性的心律失常和严重程度，缩小心肌梗死范围；表明丹参能加强预处理的心肌保护作用，具有临床运用前景[18-20]。

5. 针灸对心肌预处理的保护作用

目前，大多数学者认为预处理对心脏的保护与心脏释放内源性心肌保护物质有关，并已证明腺苷、阿片肽、一氧化氮（NO）、内皮素（ET）、降钙素基因相关肽（CGRP）等均参与预处理的心肌保护。有研究表明，针刺预处理对心肌的保护作用也与促进内源性保护物质的释放有关。研究证实，电针“内关”穴可促进心肌缺血后再损伤（I/R），过程中内源性保护物质腺苷的释放及细胞凋亡调控基因 Bcl2 的生成，从而在一定程度上对 I/R 的心肌损伤起保护作用[22-23]。

综上所述，缺血预处理的本质就是通过一定的应激刺激，诱导人体获得更强的对抗恶性环境的一种内源性自身保护能力。

主要是提高了人体耐受缺血缺氧的能力，而这种局部的能力的提高，在当时血流受阻的情况下强于外源性药物所能提供的保护，针灸也可以通过刺激反射性的促进局部反应引起到保护作用，它比药物作用更有利。当然人体的功能状态正常或足够强，对刺激有反应能力，才能达到目的。因此在处理前应注意功能状态的调整，纠正机体偏寒、偏虚、反应性降低的不平衡状态。上述中药的治疗，它有局部的作用，同时也可调整或提高了整体的功能，促进治疗的效果。

第四节　讨论

一、正常人体的自身调节平衡能力

正常人体的自身调节平衡能力（自衡力）是从遗传获得，并在生长过程中在内外环境变化的影响下，不断适应而逐渐完善的。人体由于生活，运动，社会的需要而提高或降低整体功能水平，事后又能恢复到正常的平衡状态。通过西医的研究和中西医结合的研究可以证明，这种自衡力是由神经-内分泌-免疫系统为主导的，结合各层次的器官、细胞、基因、分子水平等的调节能力共同完成的。其中神经系统是起着综合，分析，协调，发动的主导力量。低层次的平衡调节能力，直接对器官组织起调控作用，是调节整体平衡的基础。

正常人体的功能状态也有高低的不同，对刺激的反应能力也不同。因此要保持正常的自衡力，必须注意随时调整，保持正常的功能状态才有正常的反应能力。在正常人体工作、生活中等各种方面，需要一些保养、运动，更应注意的是一切要适度。而过激，过强或过低，过少均影响功能状态的平衡。

因此，人体对内环境变化能保持稳态，对外环境变化能准确的适应的反应，其前提是人体本身必须具有正常的功能水平和正常的反应能力。

二、疾病状态下自衡力的调节

急性应激时，产热中枢和散热中枢互相牵制，交感和副交感神经系统互相牵制，使发热时体温不至于太高。慢性应激时，副交感系统功能提高，而交感功能降低。两系统也有互相影响，限制调控能力。

1. 阳热-交感状态的调节能力

此时是神经、内分泌等系统功能占优势的阶段，在它的影响下，低层次的平衡能力也提高，也占优势。抑制功能减弱但并未消失，此时如受到抑制交感功能或提高副交感功能的刺激或药物影响，有逐渐恢复到局部或整体的平衡状态的能力，起到抑制急性病发展的作用。

2. 阴寒-副交感状态的调节能力

各层次的抑制或功能不足占主导地位，兴奋能力减弱但并未消失。受适当刺激后有逐渐增强，提高交感兴奋的能力，对恢复平衡有利。但刺激不能过强，过强刺激更容易转为抑制。

通过治疗能恢复自身调节能力，这点在中、西医的观点是一致的。可以改善自身整体调节能力，改善整体功能背景，有利与恢复低层次的平衡能力。但是调节整体功能后对低层次的调节力的影响有多大，要取决于局部的变化，如果是在早期可有很大的调节空间，如为晚期，局部有严重的病理改变，如纤维化，器官坏死，组织增生等，则调节和改变能力较差。因此在整体调节平衡能力的基础上，低层次的局部调整，如西医的靶点治疗就起很大作用，但结合整体平衡的调节有协调和加速作用。

三、如何调动自衡力治病是治疗的新课题

在热证时中医常用寒凉性药治疗，有实验报道，寒凉性药有抑制交感作用并提高副交感神经和5-HT系统功能作用，副交感可提高抗炎能力，这就是提高了自身调节能力。寒证时中医用温热药提高交感神经功能，提高免疫功能，提高反应性，提高能量代谢，提高了抗病的能力，也就是提高了自身调节能力。

在危机状态（如脑出血或心脏梗死或其他外伤）时，人体能调动内源性保护机制，调动整体的神经，内分泌的调节，局部保护的物质出现，可使延续时间加长，增加治愈的机会，促进恢复的概率。再给以药物，针灸等刺激提高自身的调节能力均有良好的效果。

中医有针刺内关穴位的方法、灸穴位的方法，这些方法看来与缺血后预适应无关，实际上它们都是直接影响神经功能的刺激，不通过循环，应该是效果更好且更方便。因此通过不同的途径，不同的部位，不同的强度，调动人体整体或局部的自身调节平衡能力，均可增加疗效。因此在治疗时，用各种方法调动，只要不是伤害自衡力的，必然增加疗效。

因此，在治疗方法上深入研究如何提高自衡力来治病也是治疗的新思路。

需强调一点，人体阴阳学说的形成和其变化规律，主要是从人体的外在表现总结出来的。这些是在分析、归纳患者发病时及发病后的各阶段症状变化以及痊愈或死亡的各阶段的症状表现后，概括出来的规律。应该说这些症状是客观存在的，是可信的。没有深入体内的研究，是基于一定的时代背景，我们无法评论。

从前面几章有关西医的中枢功能讨论中可见，阴阳的变化规律似乎融入其中。例如中枢就存在兴奋和抑制这一对矛盾。而这种矛盾不仅在中枢，在各层次均有互相对立的两面，就是基因也有上调和下调两面，缺一不可。兴奋与抑制也可转化，如果中枢高度兴奋，再受过强的刺激可能转化为抑制，可能出现休克。在提高自衡力来治病方面也符合阴阳的消长规律，其他的规律也有表现。

因此，中医的整体观察中，能概括出总体的现象和变化规律，而西医能在具体研究中，了解、充实、发展了这一整体规律，这就是中西医结合的成果，它的产物就是“中国医学”。

参考文献

1. 阮迪云. 神经生物学. 合肥：中国科学技术大学出版社，2008.
2. 张殿明. 神经内分泌学. 北京：中国医药科学出版社，1991.
3. 韩晓春等. 下丘脑-垂体-肾上腺在慢性应激过程中的调节作用. 医学综述，2006，12（2）：73-75.
4. 钟旭，肖毅，黄蓉，等. 整夜完全睡眠剥夺对心血管自主神经活动的影响. 中华内科杂志，2005，44（8）：577-580.
5. 关新民. 医学神经生物学. 北京：人民卫生出版社，2002.
6. 程源山，刘元生，吴映娥，等. 血小板内容物5-轻色胺和血小板反应素1对巨核细胞增殖及凋亡的生物学作用. 血栓与止血学，2006，12（2）：53-56.

7. 黄健，杨志焕，张年春，等．内毒素血症大鼠交感-迷走神经平衡的改变．中华创伤杂志，2006，22（10）：771-774.
8. 王锋，汪年松．交感神经系统与慢性肾脏疾病．中国中西医结合肾病杂志，2010，11（1）：82-84.
9. 刘娜，张晓岚．交感神经系统与肝纤维化．临床肝胆病杂志，2007，23（5）：389-391.
10. 陈猛，马勇，魏伟，等．去甲肾上腺素和酚妥拉明对大鼠肝星状细胞的影响．中国新药杂志，2009，18（3）：257-261.
11. 郑伟，周虹．刺激迷走神经抗炎的研究进展．中国急救医学，2005，25（12）：910-912.
12. 梅雪，李春盛，王烁，等．全身炎症反应综合征患者血清细胞因子动态变化的研究．中国危重病急救医学，2006，18（2）：85-88.
13. 李才．器官纤维化基础与临床．北京：人民卫生出版社，2003.
14. 王拥军．适应与代偿．中国卒中杂志，2007，2（7）：641-643．641
15. 陆征宇，董强．脑缺血后神经血管保护机制和损伤机制研究进展．中华脑血管病杂志，（电子版），2013，7（3）：154-157.
16. 胡长平，李元建．缺血预适应心肌保护作用的神经递质调节．中国药理学通报，1998，14：23-26.
17. 祝筱梅，刘秀华．缺血-再灌注损伤防治的新方法术——缺血后处理的研究现状．生理科学进展，2007，38（3）：261-263.
18. 刘红旭，尚菊菊，赵子厚，等．参元丹治疗不稳定心绞痛的临床与实验研究．中国医药学报，2003，18（2）：87-90.
19. 梁日欣，廖福龙，李文，等．川芎嗪的药理性预适应对麻醉大鼠心肌缺血再灌注损伤的保护作用．中药药理与临床，1999；15（5）：13-15.
20. 鲁巍峰，夏强，张雄，等．丹参注射液加强缺血预处理对大鼠心肌的保护作用．中草药，1998；29（7）：460-463.
21. 卫洪昌，朱冬胜，朱晓梅，等．益心口服液预处理对急性心肌缺血大鼠 CEC/血浆 ET/CGRP 及心肌病理形态学的影响．药学实践杂志，1999，17（4）：202-204.
22. 熊英，顾一煌，吴云川．针灸预处理的心肌保护研究进展及应用前景．中国运动医学杂志，2012，31（10）：926-930.
23. 严洁，林亚平，田岳凤，等．电针内关对心肌缺血再灌注损伤大鼠腺苷及 Bcl2 基因表达的影响．世界中西医结合杂志，2006，1（1）：31-33.

第三篇　疾病发展中功能、病理、治疗的共性和特性

本篇提纲

第七章　清除病因与调节功能状态

病因是致病的因素，无论是中医或西医，在治疗中，清除病因均是第一位的。病因可分为外因和内因两类。中医的外因包括有环境的变化和传染性外因，前者亦称为六淫，即风、寒、暑、湿、燥、火，后者有虫毒、疫疠等。内因则与情绪有关，如喜、怒、忧、思、悲、恐、惊等，此外也有饮食、劳倦、瘀血、痰饮等。西医的病因也有内外之分，外因可归纳为生物因素、物理因素、化学因素、精神、心理、社会因素等；内因有遗传因素、免疫因素等，也有人体的生理性变化如年龄变化、性别差异等。

治病首先要清除病因，这在中、西医是共性。中医的清除病因有许多种，其治疗也有中医的特点。在清除内因中，中医的特点是值得重视的，例如可能因情绪的影响而引起的病，如西医的抑郁症、阿尔茨海默病、焦虑、失眠等，近来研究的比较多，用中药治疗效果很好。病原体是西医的重点病因，在清除病原体的治疗中，西医有多种特效药，如抗生素、抗病毒药等，针对性强，起效很快而效果好。同时也用提高免疫功能的药来清除病原体，效果也很强。

中医清除病原体的治疗有清热药的杀伤作用，作用不及西药的强度和特异性好。但实验证明，在细菌感染后，西药的注入可很快杀灭病原体，而中药也能消灭病原体，但需较长时间，说明中药能够清除病原体，但不是直接作用。后来的研究证明中药是通过综合的方式清除病因，其中调动免疫功能是主要方面。这一点与西医的治疗机制也是一致的。中医在不了解免疫功能的情况下，用中药治疗也能提高免疫功能并能清除病原体。有些中药可直接提高免疫功能，但也借调节整体的寒热平衡，恢复免疫功能来清除病原体。这是经验的总结，也是很可贵的。中药在提高免疫功能的效果，其选药与患者的功能状态有关。

本章重点讨论通过免疫功能清除病因，以及免疫与人体功能状态、选药与疗效的关系，同时讨论中医特别关注的情绪对疾病的影响及相应的针对性治疗。

第一节　内、外因引起的疾病

情绪是人们对于周围环境、事物的情景或人们的观念所做出的心理和行为的反应。与情绪活动有关的中枢包括大脑皮质额叶、边缘系统及下丘脑。因此情绪的反应多有自主神经系统功能的增强或减弱的变化，如心率，血压，胃肠道等活动的改变。过度情绪反应常可引起内脏病的发生或发作。中医认为情绪的影响可引起多种证，其中以肝为主，常提到的有怒伤肝，由此引起的肝阳上亢、肝气郁结、肝脾不和等，所以情绪对肝的影响比较大。

中医对精神活动与疾病的关系也有论述，孙思邈在《千金方》中提出“喜气为病，则不能疾行，不能久立。怒气为病，则上行不可当。忧气为病，则不能苦作，卧不安席。愁气为病，则平居而忘”。张子和的《儒门事亲·九气感疾更相为治衍》提出，“怒气所至，因胸痹胁痛，食者气逆而不下；喜气所致，为笑不休，为毛发焦，为内病，为阳气不收，甚者为狂”。朱丹溪《丹溪心法》中提到“七情之病皆从火化”。说明情绪可改变当时的功能状态而使某些疾病有可乘之机而引起亢进性疾病。

一、怒伤肝

由于愤怒而引起的病有许多临床研究和报道。临床常见的症状有头目胀痛、面红目赤、易怒等；若愤怒太过，血随气逆，则见吐血、咯血等证。怒伤肝是因愤怒影响肝的疏泄功能，而肝气犯脾，则经常引起脾胃升降失衡，脾不升清，胃失和降，在上为呕逆嗳气，在中为脘腹胀痛，在下为便秘。从寒热的角度看属于热证。

“怒伤肝”的机制：从现代医学角度来看，愤怒情绪发生时，交感神经系统、下丘脑-垂体-肾上腺皮质系统功能提高，血液内去甲肾上腺素、肾上腺皮质激素、肾素、血管紧张素、甲状腺素等均增多，类似西医的急性应激反应。其中因肾上腺皮质系统功能提高，引起皮质酮、可的松及皮质醇的提高更为显著，这些激素上升影响海马、杏仁核等功能，可引起急躁、恼怒等情绪反应。交感神经系统兴奋使内脏血管广泛收缩而影响内脏功能，特别是肝、消化系统、泌尿系统。以肝功能为例，交感神经兴奋可使肝血管收缩，其结果使肝动脉血流量可减少 60%，肝终末门小静脉血流量减少 72%，终末肝小动脉则减少 28%，肝窦减少 58%。此时，肝组织摄氧量显著减少，影响肝细胞的功能，影响肝窦结构的完整性。如持续缺血、缺氧可导致肝细胞水肿、坏死。因此患者有肝区不适感觉，这可能是中医的怒伤肝的内在原因[1]。

二、肝脾不和

1. 临床观察

情绪的高度活动使交感神经系统功能提高，引起内脏的血管收缩使消化道的功能异常，同时因消化道血管收缩，影响胃功能，长时间可形成溃疡，出现消化道症状。这一系列症状均与愤怒引起交感神经和肾上腺皮质系统功能增强有关，神经功能的提高波及内脏器官，消化道是最敏感的。

因疾病发展的时期不同引起症状也各异，其诊断有肝脾不和型、脾胃阴虚型、脾胃虚弱型、脾肾阳虚型。早期多因肝的影响比较重，多见阴虚，随后可发展为虚弱，甚者阳虚。肝脾不和型患者多在情绪紧张或抑郁，恼怒之时发生腹痛或腹部不适感觉和腹泻，可伴有腹痛即泻，泻后痛减，便意窘迫，肠鸣等症状。也有腹泻型肠易激综合征类型，这类症状与肝的影响有关，因此中医多用疏肝类药治疗。例如用疏肝饮：药物包括柴胡、白术、白芍、陈皮、防风等，症状可得到改善。对照组给予得舒特片剂治疗两周疗效也很好。得舒特为胃肠道钙离子通道阻滞药，通过阻滞钙离子通道，抑制平滑肌收缩，从而缓解症状[2]。因此有肝脾不和型的患者用疏肝健脾类药物后与西药比较有同样的效果，说明中药的效果包括阻滞钙离子通道作用，并还有其他作用，因此在某些方面还优于西药疗效。

2. 动物实验研究

谢建群等[3]用大鼠进行急性避水应激

刺激，造成大鼠在落水的应激状态下引起大便次数增多，症状类似肠易激综合征（IBS）。一般认为，中枢神经系统对肠神经系统的调整功能失调时，引起胃肠道运动功能的紊乱，从而引发肠易激综合征的诸多症状。

研究证明，肠运动功能的神经大部分依赖肠神经系统的感觉、整合和运动神经调节，其中有兴奋性的也有抑制性的，如此保持功能平衡状态。其中主要的兴奋性递质有乙酰胆碱、速激肽、P物质（SP）、阿片肽和5-羟色胺等，主要的抑制性递质为血管活性肠肽（VIP）和NO等。用疏肝饮治疗，观察大鼠血浆和结肠组织中胃肠激素的含量变化。结果发现，模型组大鼠血浆和结肠组织中血管活性肠肽（VIP）和SP与正常组比较明显升高；大剂量疏肝饮可以显著降低VIP、SP含量，与得舒特组比较无显著性差异。从柴胡里提取的总黄酮和总皂苷的研究证明，对血浆乙酰胆碱酯酶有不同程度的抑制作用，同时白芍、陈皮也有一定的抑制乙酰胆碱酯酶作用。

结果说明中药可以调节消化道兴奋性和抑制性神经使趋向平衡，达到治疗目的。当然应该注意，这些药不仅作用在消化道，也影响其他部位的神经-内分泌调节，其疗效应该是综合作用的结果。

三、抑郁症

抑郁症的定义及病因机制在上一章中已述及，此处主要详细说明该症发生，与慢性应激引起的下丘脑-垂体-肾上腺皮质系统（HPA）功能增强有关的研究。海马是边缘系统重要组成部分，参与了情绪、学习和记忆、行为、免疫等的调节。正常海马可抑制HPA轴的活性，促进HPA恢复到基础水平。应激时由于下丘脑室旁核受刺激使垂体促肾上腺皮质素释放素（CRH）的释放增多，进而ACTH的释放增多，随后肾上腺皮质素（包括糖皮质激素和盐皮质激素）释放，血液内两激素水平升高。

皮质激素通过两类受体，盐皮质激素受体（MR）和糖皮质激素受体（GR）发挥作用。MR几乎只存在于海马区，而糖皮质激素受体则广泛地分布在脑内，在海马、杏仁核和前额叶皮质区的密度尤其高。因为这些区域正是应激状态下皮质激素主要作用的部位，所以皮质激素的增多对海马是很重要的损伤[4]。

脑内的5-羟色胺能（5-HT）系统与应激及应激所致的精神障碍也有密切关系。许多研究证实，老年期脑内单胺能系统对应激的适应性减弱。有人报道，成年小鼠经慢性温和应激后5-HT代谢产物5-羟吲哚乙酸（5-HIAA）在各脑区普遍下降，包括皮质、海马、纹状体和脑干，5-HT降解酶——单胺氧化酶A的活力也降低，所以应激对5-HT系统功能也有很大影响[5]。

几个动物模型的研究也证明抑郁症的中枢内递质有变化。姚迪[6]用孤独喂养加慢性不可预见的中等强度刺激，建立大鼠抑郁模型，检测抑郁大鼠脑组织单胺类神经递质及其代谢产物的含量。结果：模型大鼠脑组织5-羟色胺（5-HT）含量降低，5-HIAA升高，去甲肾上腺素（NE）降低，5-甲氨基-4-羟基苯乙二醇（MHPG）升高；多巴胺（DA）、3,4-二羟基苯乙酸（DOPAc）降低。

陈利平[7]对大鼠进行21天的应激刺激建立慢性应激抑郁大鼠模型，观察慢性应激后引起抑郁的大鼠，大脑皮质内NE，DA和5-HT含量的变化。结果各组大鼠大脑皮质内NE、DA、5-HT含量均降低。

因此因慢性应激刺激使脑内单胺类递质下降的结果，可能是临床表现情绪低落等抑郁症状的内在原因。

四、焦虑

焦虑也是一种情绪障碍，它与神经递质，如NE、5-HT、γ-氨基丁酸（GABA）等均有关系。下丘脑-垂体-肾上腺皮质系统（HPA）是应激反应的关键系统，其作用是使人体对外界刺激作出相应的心理、生理反应。导致交感神经过度兴奋，使交感神经与迷走神经平衡失调，促使儿茶酚胺和皮质类固醇的分泌增多，导致焦虑的躯体化症状。慢性应激时，海马内过多的谷氨酸释放及其受体激活，最终引起神经元过度兴奋致死，导致抑郁、焦虑发生。γ-氨基丁酸A受体（GABAA）功能障碍与神经和精神紊乱症（如抑郁症、失眠、焦虑、癫痫等）密切相关。GABA是个抑制性递质，水平的降低时能导致焦虑行为的发生。所以情绪的刺激引起的疾病是由许多神经递质、激素参与的，例如与CRH、胆囊收缩素（CCK）、神经肽（NPY）、心钠素（ANP）以及多种神经肽的参与有关[8]。西医的治疗药物很多，而中医的治疗以疏肝清热健脾法为主。其方剂用丹栀逍遥散，有显著的抗焦虑效果，可能是通过调节NPY、ANP浓度水平发挥抗焦虑作用的，提示了中医药的治疗有其本身的优势也有针对靶点的作用。

五、燥证

燥证也是外因引起的证。古代中医也有记载。《素问·阴阳应象大论》曰：“燥性干涩，易伤津液”，《类证治裁》称“燥有外因，有内因……因于内者，精血夺而燥生”。中医诊断为燥证，西医诊断为干燥综合征，均是有各种干燥的症状。西医认为干燥的症（SS）是一种以外分泌腺，尤其是唾液腺和泪腺受累为主的慢性自身免疫性疾病。中医学根据其临床表现认为属于“燥证”范畴，属于热证。根据近10年文献，统计了968例燥证患者，其辨证和分类情况可分为燥邪犯肺型（12.5%）、阴虚内热型（37.6%）、气血瘀阻型（19.4%）、气虚阳弱型（16.6%）等。辨证施治的治法，患者诊断为阴虚内热型者，治以补益肝肾、养阴生津，方用杞菊地黄丸合一贯煎；气阴两虚型治以益气养阴、增液润燥，方用生脉散合八珍汤、一贯煎加减；气虚失运型治以健脾和胃、益气布津，方用补中益气汤、理中汤、参苓白术散或八味肾气丸加减；气滞血瘀型治宜理气活血，方用血府逐瘀汤或桃红四物汤等治疗。治疗以滋阴润燥为主，同时调节患者的平衡状态，均取得较好疗效[9]。

六、治疗

1. 西医治疗

外因引起的病很多，此处仅介绍抑郁症的治疗。西医的治疗药物主要有三环类抗抑郁药、单胺氧化酶抑制药、四环类抗抑郁药和选择性5-羟色胺再摄取抑制药等。临床常用三环类抗抑郁药中的氟西汀、帕罗西汀和西酞普兰等治疗。药物很多，主要是针对递质的增强或抑制的作用以及其他类药物。还有心理治疗，包括认知疗法、行为疗法、神经动力学心理治疗及人际关系疗法等。此外，有用电惊厥治疗（ECT），是指人为地给大脑足以使神经元去极化的电刺激，诱发全皮质样放电，引起患者意识短暂丧失和全身性抽搐，使大脑细胞发生一系列生理、生化反应，改善脑内神经递质失平衡状态，以控制精神症状的治疗方法。该法一般仅适用于药物治疗无效的重度抑郁症，或有强烈自伤、自杀行为和有明显自责、自罪感的抑郁症患者等。

2. 中医诊断

中医对怒伤肝的治疗有自己的理论，在《内经》就有心理治疗的提法，提出“以情胜情”的治疗原则。叶天士总结了“移情易性、澄心净志”等疗法。东汉张仲景治疗情志病的两大原则为：祛邪定志及扶正安神，强调“实证不用重镇，虚证无需大补”，其用药上重视药物的性味及药物的膳养，确立了药和膳相结合的治法。虽然患者有热证，有虚证，但以缓和调养为本。

现代中医的诊断认为，情绪引起的疾病多与肝有关。因发展的阶段不同可诊断为几个证型，如肝郁气滞型、肝郁化火型、肝郁痰阻型、肝郁血瘀型、肝郁脾虚型、肝郁肾虚型、肝郁血虚型、肝郁气虚型。因疾病的发展时期不同早期有热证，晚期有虚证。

3. 中药

刘文娟等用绷带束缚大鼠方法制造肝郁模型，用逍遥散（柴胡，当归，白芍，白术，茯苓，生姜，炙甘草，薄荷等）治疗。模型组脑内NE，DA含量（单位：$\mu g/g$）均低于对照组，用药治疗后均可提高NE：自0.1166±0.0527提高到0.5317±0.0559，DA：自0.3508±0.0211提高到0.8004±0.0989。所以逍遥散有恢复肝郁证大鼠脑内NE、DA神经递质含量的作用。其中柴胡在疏肝治疗中是个重要成分，它起到十分重要的作用。

柴胡属于苦寒性药物，有多种功能[10]：①抗炎作用：柴胡皂苷的抗炎强度与泼尼松相似，对大鼠关节肿胀有显著抑制作用。②对病原体的作用：柴胡对结核杆菌的生长有抑制作用，对钩端螺旋体及牛痘病毒，麻疹病毒也有抑制，柴胡皂苷的某些成分有抗生素样活性。③免疫作用：可明显提高小鼠自然杀伤细胞（NK）细胞活性。④消化系统：具有保护肝细胞和促进肝中脂质代谢作用。有显著抑制应激性溃疡，能增加黏液分泌和唾液酸的含量。⑤对心血管系统：可以暂时性使血压下降及心率减慢，可增强毛细血管功能，并有抑制血小板活性的作用。⑥对肿瘤作用：有较强的抑制肿瘤细胞的作用，能明显延长动物的生存时间。⑦解热作用：对细菌的发热有明显抑制并显著的退热降温作用。⑧中枢神经系统：有镇痛、镇静、镇咳作用。

从以上可见，柴胡属于寒凉性药，作用广泛而柔和，正如前面的理论中提到“实证不用重镇，虚证无需大补”，对于非炎症性因素引起的热证很适用。既清热又镇静消炎，很适合于情绪引起的神经内分泌功能紊乱的治疗。

4. 中、西药治疗比较

中药的治疗抑郁症的疗效可以与国外最好的药相比媲美。陈利平[11]报道，他们在德国的伊丽莎白医院和医院的中医中心采用中药舒郁散治疗抑郁症，并与治疗抑郁症疗效肯定的西药帕罗西汀进行临床对比研究，以观察中药舒郁散治疗抑郁症的疗效及安全性。

选德国两个医院心理门诊患者共65例，年龄25～76岁；病程0.5～13年。所有的患者均采用美国1994年心理精神病学会的诊断标准，进行汉密尔顿抑郁量表的评分（HAMD），将积分≥17分，同时有临床表现综合评分（CGI-S）积分≥4的，共65例患者纳入临床观察。在治疗的过程中及治疗结束后再进行HAMD，CGI-S的评分。随机分为中药舒郁散治疗组32例和西药帕罗西汀治疗组33例。中医辨证大致可分为3型：①肝郁气滞型：表现为精神抑郁、情绪低落、沉默寡言、喜叹息、悲伤易哭、舌淡、苔薄白，脉弦。②肝郁化火型：症见烦躁易怒、焦虑不安、易激动、心情烦闷、精神抑郁，兼见头痛、耳鸣、口苦、口干、舌质红、苔黄，脉弦数。③心脾两虚型：症见精神抑郁、沉默寡言、疲乏无力、头晕、失眠、心悸、记忆力减退、注意力不集中、纳差、舌淡、苔薄白、脉细。西药帕罗西汀治疗组的患者不进行中医临床分型。

中药舒郁散基本方组成为：柴胡、郁金、薄荷、白芍、白术、远志、炒枣仁、茯苓、栀子、半夏。肝火盛者加黄芩、丹皮等；心脾虚者加山药、黄芪等。总计两个疗程共6周。西药治疗组服用西药帕罗西汀每天2次，疗程也为6周。同时两组患者还接受医院心理门诊的心理治疗。

结果：观察治疗前后的HAMD和CGI-S的减分率，两组治疗前后，HAMD及CGI-S评分比治疗前有减少，中药舒郁散治疗组有22例患者治疗后HAMD和CGI-S的减分率为50%，中医治疗有效率为68.75%（22/32）；西药帕罗西汀治疗组有7例患者治疗后HAMD和CGI-S的减分率50%，西医治疗有效率为78.78%（26/33），两组间统计差异无显著性意义。

副作用的比较，中医治疗组共计4人有副作用出现，3人偶有恶心出现，但可忍受；1人因药味太怪、太苦不能忍受而退出治疗，中医治疗组仅有少许胃肠道反应。西医治疗组12人出现副作用，其中9人次口干，6人便秘，4人头晕，1人震颤。两组间患者的副作用发生率比较差异有显著性意义（$P<0.05$）。

由此可见，中药与西药相比有同样效果，但副作用比西药少而较轻。

第二节　神经、内分泌系统与免疫的关系

感染性疾病是由病原体引起的，如细菌，病毒等。在治疗上西医是针对病因用药，如抗生素，抗毒素等，效果好，见效快。中医对这些传染性病原称为疫疠。而在治疗上用清热解毒法。解毒药经过现代的研究证明有一定杀菌抑病毒作用，但不及西医抗生素类药的作用精确，作用强度也差。但是经过一定时间它也能消灭病毒等。研究证明中药可以提高人体的免疫功能以清除病原体，作用也很强。因此中药通过免疫功能来清除病原体是很重要的治疗方法。

但是中药对神经、内分泌系统等影响很大，并不是在任何情况均可提高免疫功能。而免疫功能对神经内分泌等的作用很敏感，只有在适当条件下才发挥杀灭作用。因此在了解中药的作用之前，应简单介绍神经、内分泌系统对免疫功能的影响因素，以便了解中药所作用的环节和调节机制，以避免负性的作用。

一、神经系统对免疫功能的调节

免疫系统包括中枢免疫器官，如胸腺、骨髓等是免疫细胞发生、分化、发育、成熟的部位。外周免疫器官包括淋巴结、扁桃体、脾和黏膜免疫系统等，是成熟T细胞、B细胞定居的部位，也是产生免疫应答的地方。免疫活性细胞有T淋巴细胞和B淋巴细胞；辅助细胞有单核细胞和巨噬细胞等。其他免疫细胞，包括NK细胞，K细胞，单核吞噬系统，中性、嗜酸性和嗜碱性粒细胞及肥大细胞等。免疫分子主要

包括免疫球蛋白（Ig）、补体（C）、细胞因子等。整个系统是在神经内分泌的调解下保持免疫中枢及各级的功能，并保持平衡的功能状态。

1. 大脑皮质

精神因素和心理因素对免疫系统功能有影响，例如恶劣的消息可使人体 NK 细胞的活性降低。人处于长期抑郁或焦虑状态均能使免疫功能抑制，而快乐的情绪可提高免疫力。

2. 下丘脑

下丘脑受多种神经递质调节，如蓝斑核的上行纤维，缝际核的上行纤维的递质等均影响下丘脑的功能。下丘脑通过神经通路，即自主神经系统调节体内免疫功能，也通过神经垂体通路，调动内分泌系统调节整体免疫功能。

3. 自主神经系统

交感神经系统兴奋，对免疫细胞的成熟、分化、增殖，激活以及转运等均有重要的作用。实验证明，低剂量的 NE 可导致免疫增强，而高剂量的 NE 可引起免疫抑制，这可能是在急性炎症性病早期的免疫增强而晚期功能降低的机制之一。儿茶酚胺、肾上腺素，可降低人 T 淋巴细胞对丝裂原刺激的增殖反应，降低体液免疫的应答，导致抗体合成减少。乙酰胆碱的影响：T 细胞和单核/巨噬细胞表面有 M 胆碱能受体，而无烟碱型受体（N 型受体）。在 T 细胞培养液中加入乙酰胆碱可导致 T_C 的功能加强，提示副交感神经有免疫增强作用。

4. 5-羟色胺

5-HT 在低剂量时促进 T 细胞转化，高剂量则抑制其功能，同时 5-HT 可抑制小鼠 IgM、IgG 的合成。所以 5-HT 增多时，对细胞和体液免疫均有抑制作用[12]。

5. 神经在免疫器官上的分布

（1）胸腺、脾、淋巴结等神经分布：

膈神经、交感神经、副交感神经纤维均分布于胸腺。交感、副交感神经纤维在胸腺皮质中成丛状，神经纤维分布到血管周围的实质细胞，与胸腺细胞、T、B 淋巴细胞、单核细胞形成接触。此外还有血管活性肠肽（VIP），降钙素基因相关肽（CGRP）及神经肽 Y（NPY）等纤维均分布于胸腺，所以胸腺的功能受自主神经以及肽类神经纤维的调控。脾有交感神经纤维和迷走神经伴随动脉入脾，与淋巴细胞接触。下丘脑室旁核（PVN）的血管升压素神经元通过下行投射，参与对脾免疫功能的调控。淋巴结可见乙酰胆碱（ACh）能和 NE 能神经纤维分布，此外也有肽能神经纤维分布于淋巴结等。

（2）骨髓

因为很多血细胞由骨髓生成，目前已证实骨髓中有脊神经中的内脏纤维分布，此神经纤维伴随骨动脉，经滋养孔进入骨髓，支配骨髓内的血管和实质细胞。这些纤维包括有髓鞘和无髓鞘纤维，如 P 物质等肽能神经纤维等。骨髓的生血功能变化可能与这些神经的调节异常有关。

所以，从皮质、下丘脑到自主神经，各级对免疫系统均有调节作用。可调节免疫组织和器官的血流量；淋巴细胞的分化、发育、成熟、移行和再循环；调节细胞因子或其他免疫因子的生成和分泌等。在整体功能平衡失调的状态下，特别是交感和副交感之间的平衡失调，很容易影响免疫功能，因此调节整体神经功能平衡，可恢复免疫功能，可提高抵抗病原体的能力。

二、内分泌系统对免疫功能的影响

1. 下丘脑-垂体激素

根据神经激素对免疫系统的作用，大致可将其分为两大类：一类为免疫增强神经激素，如生长激素（GH）、催乳素（PRL）、OXT、促甲状腺激素（TSH）、β-EP、SP、松果体激素等，它们能够促进淋巴细胞增生和抗体形成；另一类是免疫抑制神经激素，如CRH、ACTH、SS、促性腺素释放激素GnRH等能够抑制免疫系统的功能。

（1）GH和PRL

GH是腺垂体激素中极重要的免疫调节因子。近年的研究发现，GH几乎对所有的免疫细胞，包括淋巴细胞、巨噬细胞、NK细胞、中性粒细胞、胸腺细胞等都具有促进分化和加强免疫功能的作用。GH可影响免疫系统的各个环节，如GH能促进人类胸腺上皮细胞分泌胸腺素等。PRL与GH有类似的促进免疫功能的作用。

（2）垂体-甲状腺系统

如促甲状腺激素能提高小鼠脾细胞的抗原反应，也提高抗体反应。促进胸腺T细胞进入血液，以利于B细胞和浆细胞的分化。甲状腺激素对体液免疫和细胞免疫均有促进作用。刺激胸腺细胞的成熟和分化，长期给予三碘甲腺原氨酸（T_3）可提高外周血淋巴细胞数量，特别是T细胞数目。

（3）垂体-肾上腺皮质系统

CRH对免疫功能可能具有双向作用。有报道CRH对免疫功能有抑制作用，如抑制人体外周血单核细胞分泌；也有报道CRH具有免疫增强作用，如促进淋巴细胞的增殖，并可调节NK细胞的作用。ACTH是免疫抑制类激素，可抑制多种免疫细胞功能。糖皮质激素（GC）：对免疫功能有极广泛的抑制作用。例如GC可促进淋巴细胞的凋亡，导致胸腺萎缩；GC可降低淋巴细胞自血中进入淋巴结的数量，降低T细胞增殖反应，高浓度的GC还能杀伤小淋巴细胞；GC还可减少骨髓中成熟B细胞数目，抑制NK细胞活性，体内药理剂量的GC则可减少脾中NK细胞数目；使血中单核细胞及嗜酸性粒细胞减少。

（4）垂体-性腺系统

黄体生成素释放激素（LHRH）在体内或体外均有促进免疫功能的作用，如促进胸腺CD4或CD8细胞的增殖反应。促卵泡激素（FSH）及促黄体素（LH）也参与胸腺细胞的发育和功能。

性激素对免疫有抑制作用。睾酮等雄激素对免疫功能有抑制性作用。丙酸睾酮能使胸腺的重量和体积均减少。雌激素可提高体液免疫力而减低或抑制细胞免疫功能。雌激素E_2可降低胸腺重量，引起胸腺萎缩。孕酮能使移植皮肤存活时间延长，抑制单核细胞向巨噬细胞转化。

2. 褪黑素（MT）与肽类物质

（1）褪黑素（MT）

MT有抑制性腺、甲状腺、肾上腺功能的作用，又有镇痛、镇静、调节睡眠、调节免疫、抗肿瘤、延缓衰老等作用。它不仅对炎症免疫细胞有直接作用，还可通过下丘脑发挥间接影响。各类免疫细胞，如胸腺、脾、淋巴细胞上均有MT受体。MT有促进免疫细胞增殖、增强产生抗体的能力，使体液内IgM，IgG的含量增高。增加抗体的反应性。促进细胞因子的分泌，总体来说是提高免疫功能[13]。

（2）肽类物质

P物质（SP）对所有的免疫细胞有促进和增强作用，保护胸腺以防受刺激后的萎缩。阿片肽主要包括内啡肽（END）、脑啡肽（ENK）和强啡肽（DYN）等，它们对免疫系统的作用成双向反应，可加强免疫功能作用，也有抑制免疫功能作用。说明阿片肽在不同功能状态、不同条件下可有不同反应。

3. 免疫细胞膜上的神经递质和激素受体

已证实几乎所有的免疫细胞膜上都存在不同的神经递质、激素和神经肽的受体。

（1）神经递质受体

免疫细胞膜上有肾上腺素受体，多巴胺受体，ACh 受体。ACh 受体在小鼠脾淋巴细胞和非淋巴细胞膜上为 M 型受体，在胸腺细胞膜上为 N 型受体。骨髓干细胞膜上有 ACh 受体，参与干细胞的激活。$5\text{-}HT_{1a}$受体分布于激活的人 T 细胞。另外有组胺受体分布于人 T 细胞和 B 细胞上。

（2）甾体激素和肽类递质受体

不同激素的受体在细胞内的分布不同。糖皮质激素受体（GR）分布于免疫细胞细胞质及细胞核内；睾酮受体在胸腺；雌二醇（E_2）受体在胸腺上皮细胞或网状细胞中；孕激素受体（PR）在大鼠胸腺细胞内。此外也有许多肽类神经递质和激素受体分布于免疫细胞上：如 ACTH 受体，GH 受体、PRL 受体、阿片肽受体、SP 受体等和促肾上腺皮质素释放素（CRH）、心房利钠肽（ANP）、血管紧张素Ⅱ（AngⅡ）、VIP 等神经肽类激素受体等均有分布，自然受影响的面就更大。

尽管如此多的受体在免疫细胞上，但也不是每一个受体被刺激就有反应。受体的表达是有特点的：①同一类递质或激素在不同免疫细胞上的表达不完全相同。②只有活化的免疫细胞才能接受神经递质和激素的信号而反应；③神经递质和激素与免疫细胞的受体结合后所产生的效应与免疫细胞上所表达的受体数目不一定呈正比。此外也有抑制作用的递质在协调，如 5-HT 对体液免疫应答具有抑制作用，其机制可能与免疫细胞上的 5-HT 受体有关。

免疫细胞的受体很多，直接受神经内分泌的影响，产生综合效应，而这种效应是多变的。所以免疫功能复杂、多变、脆弱，只有整体功能平衡才能发挥最大的效应。

三、免疫系统对内分泌系统的影响

免疫系统能接受各方面的信息并产生相应的反应，免疫系统本身有许多递质、内分泌激素，也能影响神经内分泌的功能，反过来又影响了自身，所以免疫功能更是多变的。

1. 免疫系统的感觉功能

人体感受内外环境的变化刺激后，由各部位感受器接受信号，通过传入神经，将信息传到中枢，引起神经内分泌功能反应。但神经系统对许多生物刺激（如细菌、病毒、异体蛋白，肿瘤发生等）缺乏感知能力，这些刺激是由免疫系统感知的。免疫细胞可以识别上述非己物质上所带的异己抗原，并被激活，同时对异己成分产生反应，包括抗原识别、免疫激活、清除异己三个环节。也正因为免疫系统可以独立地完成从识别到效应的反应过程，因此，一直将其视为独立的防御系统。免疫系统是在神经系统控制之下的重要的防御系统，另一方面，通过免疫系统释放多种细胞因子和神经肽作用于神经内分泌系统，又引起全身的调节作用。

2. 免疫系统对神经内分泌系统的调节机制

免疫细胞可以合成和释放神经肽和激素。现已证明，这些由免疫细胞分泌的神经肽和激素，其结构和功能与神经内分泌系统所产生的完全相同。例如，由免疫细胞分泌的 ACTH 和 β-内啡肽（β-END）与腺垂体产生的完全相同，至今已证实由免疫系统产生的激素有20余种。例如有促肾上腺皮质激素、内啡肽、促甲状腺激素、绒毛膜促性腺激素等等。这些激素称为免疫反应性激素，作用到神经和内分泌系统，起反馈性调节作用[14]。

免疫细胞释放激素和神经递质的量往往远低于由神经和内分泌系统产生的生理剂量，但是免疫细胞的数量巨大，而且它们处于游动状态，可以在靶细胞近旁产生作用（旁分泌），因此它们对相应靶细胞的实际作用可能是更重要的。

从以上可知，免疫功能是受神经-内分泌调控的，神经系统和内分泌系统在正常的状态下对免疫系统有促进也有抑制作用，以保持免疫功能的稳定，过强则产生异常反应，如变态反应、自身免疫病等。过低可引起免疫缺陷病，如持久的病毒感染、肿瘤等。免疫功能凭借其杀伤作用、抗原抗体反应、吞噬作用等可杀伤和消灭细菌和病毒等，这是人体自身的清除病原体的能力，在某种情况下比药物更有利。但是它也很脆弱，在神经-内分泌平衡失调的状态下它的功能很容易受抑制，例如在中医的寒证和热证状态下均有不同程度的抑制。而中医的调整是恢复功能平衡的治疗，有助于恢复自身的免疫功能，发挥其最大的免疫能力，而不是短暂补充。

第三节 功能状态对免疫功能和病原体清除的影响

按中医理论，人体的功能水平有三类形式，前面已提到，疾病状态下也可概括为这三种类型。各种状态对免疫功能均有不同的影响。

一、阳热与交感状态

中医对急性传染性病多诊断为热证，根据中西医结合的研究证明，热证时交感神经系统、肾上腺皮质系统功能增强，使血中儿茶酚胺的含量增多；内分泌系统功能增强，脑内促肾上腺激素释放因子增多，导致糖皮质激素增多；这些物质对免疫功能均有抑制作用。同时，其他激素如生长激素、催乳素、胰高血糖素、血管紧张素及醛固酮的分泌也增多，代谢亢进。这些是人体对抗病原侵入后引起的保护反应。而副交感神经系统和5-HT系统功能减弱。

1. 温病

发病早期时免疫功能增强，随病情的发展而逐渐减弱。同时伴有器官的急性病理变化。如在卫分、气分时淋巴母细胞转化率增强，随着肾上腺素和糖皮质素的释放增多，抑制作用增强，发展到营分、血分时期细胞免疫功能有些下降，而IgM升高，IgA降低。所以早期免疫功能增强，提高抗病能力，但病程过久则免疫功能逐渐受抑制，则清除病原体的功能下降，这些前面已提到。

免疫功能也受病因的类型的影响，例如传染性非典型肺炎（SARS）患者，早期免疫功能就降低，由于大量病毒复制，刺激$CD4^+$和$CD8^+$ T淋巴细胞，处于高水平激活状态，大量的细胞因子释放，过度的免疫反应消耗大量的免疫细胞，使T淋巴细胞亚群全面下降。因此过度的免疫反应是造成早期T淋巴细胞亚群下降的主要原因。免疫激活的程度越强，组织炎性反应越重，病情进展快而又严重[15-16]。

2. 虚热证

许多急性病病后未愈，长期而慢性的

消耗性疾病，如慢性肝炎、结核病、类风湿病等，经常有低热，中医诊断为虚热证。因慢性病多由病因的持续刺激，体内的变化进入慢性应激反应而出现低热。中枢交感神经系统的功能提高，肾上腺皮质系统的功能也提高。长时间处于低热状态，对肾上腺、性腺和甲状腺均是消耗过程，免疫功能也受抑制。此外，肺阴虚证、肾阴虚证，也多见细胞免疫功能低下，如NK细胞活性下降，总淋巴细胞数减少，随着阴虚的时间延长免疫功能降低[17]。

二、阴寒与副交感状态

阴寒与副交感状态是整体处于功能低下状态，如交感神经系统功能降低，副交感功能增强，5-HT在脑内、内脏（肺、胃肠、肾）、血液内均偏高。内分泌系统（甲状腺、性腺、肾上腺等）功能偏低，并伴有器官慢性病理变化和纤维化的困扰。在这样的功能背景下，各种免疫功能大多数受抑制。在临床的观察中也证明寒证患者的免疫功能都是降低的。例如慢性支气管炎患者，中医多诊断为肺气虚证，免疫功能特别是细胞免疫功能偏低。T淋巴细胞转化率下降，体液免疫中IgA，IgG，IgM均降低。在患者血中IL-6，IL-8，TNF-α均升高。因此在慢性患者也夹杂有热证因素。

用大黄汤制作的脾虚模型，胸腺皮质变薄，脾脏中央动脉周围淋巴鞘直径减少，外周血T淋巴细胞总数减少，其中 $CD4^+$ T细胞，$CD3^+$ T细胞降低，CD4/CD8比值降低，IL-4升高，T淋巴细胞转化率及血清IgM水平显著降低。

肾阳虚动物模型表现有免疫功能明显下降，如NK细胞活性下降，T细胞亚群减少，补体和C3b受体降低，这些指标均比肾阴虚证模型更为减低。

寒证模型动物观察发现，交感神经和内分泌功能是降低的，没有热证时的肾上腺素和肾上腺皮质激素的抑制作用，但是甲状腺素和其他能提高内分泌系统功能的激素也减低。在这些过程中5-HT的作用较突出，因为寒证模型动物的5-HT的含量，在血液和脑内均增多。5-HT对免疫功能的作用也有很多报道。在20世纪80～90年代的西方研究就报道，5-HT对T、B淋巴细胞有抑制作用而导致胸腺萎缩，抑制小鼠IgM，IgG合成，在T淋巴细胞和B淋巴细胞上存在多种5-HT受体，可以直接作用于淋巴细胞而发挥作用。因此在寒证功能状态下，免疫功能是降低的。

从以上的结果可见，病态时处于阳热-交感型的功能背景，因交感神经、内分泌等兴奋，抑制免疫功能。寒凉性的清热解毒药，清除或缓解了热证背景，使人体恢复到平衡状态，而减弱对免疫的抑制作用。在阴寒-副交感型的功能背景时，因交感功能降低，副交感、5-HT系统功能增强，也抑制免疫功能。在寒证时用温补药提高免疫功能，能有利增加清除病原体的内在能力。免疫功能只有在整体功能平衡状态才能发挥最大的能力。所以在治病时，恢复寒热功能的平衡状态，才能提高自身的免疫功能，这点是十分重要的。

第四节　中、西医治疗对免疫功能影响

人体对进入身体的异物有识别能力并能将其清除，这是免疫系统的功能特点。清除病原体有许多方法，而调动人体的免疫功能来清除病原体的作用是更重要的。

但是在整体的功能状态改变时免疫功能也受影响，人体处于寒证或长时间的热证时，免疫功能均降低。因此调节整体功能恢复平衡以调动人体的免疫功能来清除病因，是一个很重要的治疗方向。

中西医对免疫性功能的调节均很重视，只是两医学的调节方法不同。西医对免疫的调节重点是靶点的调节。其结果药效快，针对性强，但多容易引起副作用。中医没有免疫性疾病的概念，它还是以中医的辨证、中医的治则和运用天然药物的疗法进行治疗。在同一类患者中其疗效能显出中药的优势，有强于单纯西药治疗之处，因此也值得介绍。

一、西医治疗

在病毒的治疗上有特异性很强的抗病毒药，这些对急性病的治疗效果很好，选择几项介绍如下：

1. 抗病毒类

目前抗病毒药物有很多种，如针对人类免疫缺陷病毒（HIV）、疱疹病毒和肝炎病毒感染等抗病毒类药物。在临床上应用于抗病毒的化学药物，真正获得批准的仅有40种左右，约占抗感染化学药物的十分之一。抗病毒药物一般是针对病毒复制过程的某个环节进行破坏或阻滞从而发挥作用，因而对潜伏病毒无效。对于慢性病毒性传染病，由于多种原因，还存在很多问题。例如病毒复制突变频率很高，从而导致了耐药突变株的出现，因此原来的抗病毒药对突变株的病毒无效。

2. 免疫调节剂

免疫调节剂是具有免疫调节作用的蛋白质、多糖或药物等成分，可以通过提高或抑制人体免疫功能，来治疗感染性疾病。胸腺制剂能刺激T细胞释放干扰素和IL-2，激活CD3、CD4和NK细胞而发挥活性。但是胸腺药也有不良反应，如引起过敏性休克，发热反应，急性脱髓鞘性脑病，脑病者临床可表现为嗜睡、精神异常等。此外还引起关节痛、心律失常、无尿等。用得适当对老年人和免疫功能减低者具有一定的辅助治疗作用。对健康人使用胸腺素（胸腺肽），无助于免疫功能的提高，还可能导致不良反应，应慎重应用[18]。

IL-2，又称为T细胞生长因子，使细胞毒性T细胞、NK细胞等活性增加，有抗肿瘤、抗病毒、增强免疫功能的作用。不良反应有发热，寒战，恶心，呕吐等。用量大可出现低血压、肾功能不全。

卡介苗可提高细胞和体液免疫水平，刺激多种免疫细胞（如巨噬细胞，T细胞，B细胞，NK细胞）活性增强，并有抗癌作用。

转移因子（TF）能提高特异和非特异性细胞免疫功能，对免疫缺陷患者有提高免疫和抗感染能力的作用。不良反应有局部皮疹、肝功能损害等。

抑制免疫作用药物中，常见的是干扰素（IFN），可抑制病毒生长、细胞增殖和免疫调节的活性。能抑制所有病毒（DNA或RNA病毒）的复制，具有广谱抗病毒作用。IFN的用药疗程长、副作用大、价格昂贵，肌内注射可见发热、乏力、头痛等，注射部位出现无痛性硬性红斑；静脉注射可出现高热、寒战、呕吐、心率增快、血压升高及肾功能损害；白细胞和血小板的下降。但停药后均可恢复[19]。

以艾滋病的治疗为例，刘燕玲报道[20]了在河南省治疗艾滋病的情况。河南省上蔡县是艾滋病高发的地方，政府给予免费“鸡尾酒”药品和对HIV病毒的检测，还给予一定经济上的补贴。大部分人已缓解了症状。但是，随着治疗的逐步铺开，问题也接踵而至，首先，“鸡尾酒”疗法不能根除病毒，需一辈子服药和调整用药，否则反弹和耐药严重。其次，治疗时在医生指导下服用，“鸡尾酒”的使用也很繁琐，几种药中有的要间隔 8h 服，有的要间隔 9h 服，漏服了还需补上；有的能与食物一起服用而有些不能；有的服后需饮够水，如果患者服药不当和中止用药，还可导致艾滋病大量耐药毒株出现。虽有大约 30% 的患者经治疗后病毒载量下降，但免疫功能也受到打击，有的已不能坚持正常劳动与生活。

西医、中医对艾滋病治疗的认识和对疗效的评价不同。西医通过杀病毒、使病毒载量下降来反映治疗效果，而中医重视免疫和患者整体状况的改善，使人能够带病毒生存。有学者说：“在国外实践说明，中医药在提高患者免疫功能、减轻症状、提高生存质量方面效果较好”。许多患者能够带毒生存很长时间，但病毒载量下降并不明显。因此应如何评价尚需进一步研究。

20 世纪 90 年代，美国疾病控制中心研究上海 1988 年以中医为主治疗乙肝合并丙肝，对死亡率进行调查，并与美国西医治疗同类疾病的死亡率进行了比较。结果发现，中医治疗患者死亡率与西医治疗患者死亡率比较，为 1∶234，即中医治疗下如死亡 1 人，对应西医治疗下死亡 234 人，可见中药的治疗作用之大。

二、中医治疗

中医在治疗病因上有其特殊疗法，如祛风、散寒、清热、疏肝解郁等，但对于病原体（如细菌，病毒等）引起的疾病，中医也是用清热解毒等方法。中医本身并无细菌、病毒、免疫等概念，可是中医的清热解毒药物有对细菌、病毒的直接或间接杀伤和抑制作用，但西药更有针对性且作用更强。例如动物实验证明，用细菌感染的动物组，喂以长效磺胺后，动物体内的细菌数很快减少，而中药组喂药后需要一段时间才能见到细菌数减少。可见，中药的抗感染作用可能不是直接抑菌作用，而是间接地杀灭病原体。这可能是通过特异或非特异的免疫功能来消灭。近年来有关清热和解毒药的研究证明，有些中药有杀菌作用，如穿心莲、黄芩、连翘有增强中性粒细胞或巨噬细胞吞噬功能，提高血清或分泌物中溶菌酶水平，增强补体活性；银花、蒲公英等可促进抗体生成等。但强度和特异性不及西药。

此外，中药对病毒的作用也不明显，中科院昆明植物所筛选了 1000 多种中草药，发现 150 余种具有抗 HIV 活性，其中桑白皮具有较强活性；甘草甜素，其他还有咖啡酸、槲寄生，异黄酮、白毛夏枯草黄酮、马兜铃酸、异黄酮、小蘖胺、厚朴酚、三七皂苷等中药。此外，中药人参汤（理中汤）、小柴胡汤、艾通冲剂等复方煎剂也有不同程度的抗 HIV 作用。但是目前用单个有效成分的中药治疗艾滋病，其效果不如西药。在艾滋病的治疗上，中药复方的疗效的确高于单纯西药组，因此中药的清除病因的作用除了杀菌、抑病毒等作用外，还通过其他作用完成。

1. 热证的免疫调节

临床的治疗中也可见到中药的疗效，以下报道几个病例，以了解中西医治疗的疗效。

（1）SARS

江宇泳报道[21]，选 133 例确诊为 SARS 患者，治疗方法以抗病毒、抗感染、调节免疫为主。西药为静脉滴注利巴韦林、阿奇霉素、左旋氧氟沙星、胸腺素（胸腺肽）等药，疗程不限，部分患者加用激素。中药治疗组根据病情，再分期、分型的辨证治疗。在中期、极期的治疗以清热解毒、芳香化湿、活血化瘀法。主要药物有生石膏、黄芩、紫草、赤芍等；恢复期治疗以益气养阴、清热化浊为主。主要药物有太子参、麦冬、青蒿、地骨皮等。治疗前后以 CD4（个/μl）为例比较疗效。结果：

西药组：治疗前　451.82±234.05，治疗后　574.29±218.19；

中药组：治疗前　358.41±175.59，治疗后　647.53±198.60。

西药加激素（小量）：治疗前　432.00±356.96，治疗后　742.25±428.66；

中药加激素（小量）：治疗前　279.38±177.30，治疗后　917.33±509.40。

可见激素对 T 淋巴细胞有促进恢复作用。中药加小量激素治疗后，T 淋巴细胞回升速度均较单纯激素或西药组恢复得快而多。提示中药对促进 T 淋巴细胞的恢复以及修复细胞免疫功能有肯定的疗效。

（2）慢性活动性乙型肝炎

慢性活动性乙型肝炎[22]的治疗主要是清除乙肝病毒，抑制乙肝病毒复制、改善肝功能、调节体内免疫功能。卢灿辉报道了 180 例，患者病毒指标乙肝表面抗原（HBsAg）、乙肝核心抗原（HBeAg）、HBV-DNA 均阳性。中医诊断为湿热疫毒滞留，蕴结不解，气血紊乱，脏腑失调。用中药活血乙肝康汤，处方为：虎杖、溪黄草、田基黄、白花蛇舌草、苦参、银花、赤芍、白芍、丹参、田七、莪术、大黄、柴胡、枳壳、太子参、黄芪、女贞子。对照组口服肝荣片。两组疗程均 3 个月，治疗效果见表 7-1。

表 7-1　两组治疗后病毒指标阴转对比［n（%）］

组别	n	HBsAg	HBeAg	HBV-DNA
中药组	120	14（11.17）*	51（42.5）*	62（51.7）*
对照组	60	3（5）	7（11.6）	9（15）

*组间比较：$P<0.01$

中药方中主要有清热解毒、利湿、凉血、活血散瘀的作用。结果对照组总有效率 68.3%，中药治疗组总有效率 95.0%。中药复方清除病毒的作用强于单纯西药的作用。

（3）特发性膜性肾病

特发性膜性肾病（IMN）[23]是成人肾病综合征常见病理类型之一，多表现为肾病综合征和大量蛋白尿，容易并发血栓栓塞。治疗常用激素和细胞毒药物，对早期病例疗效较好，但细胞毒药物潜在毒副作用较大。

张铎报道 68 例特发性膜性肾病，对照组 32 例，治疗组 36 例。对照组用泼尼松，后加用环磷酰胺同时服洛丁新、双嘧达莫。治疗组在用上述方法的同时，有湿热毒邪证者用泻肾汤加减（酒军、白花蛇舌草、黄芩、猪苓、白茅根），阴虚火旺者，加生地、知母、甘草、山萸肉、山药、砂仁等。患者表现气阴两虚，肾阳不足者，用命门合剂加味（仙灵脾、熟地、枸杞子、附子、鸡血藤、肉苁蓉）。

结果：

IgG（g/L）：

对照组治疗前　9.70±2.26，治疗后　10.40±2.07；

治疗组治疗前　9.71±2.10，治疗后　11.84±3.21。

$CD4^+$（%）：

对照组治疗前　34.70±2.20，治疗后　38.53±3.70；

治疗组治疗前　35.80±2.50，治疗后　42.20±4.10。

治疗组清热解毒、利水胜湿，在 3～6 个月后治疗组各项指标均高于治疗前，并有显著性差异。因此，中西医结合治疗效果更好一些。

2. 寒证的免疫调节

（1）支气管哮喘

支气管哮喘是临床常见病[24]，有寒喘也有热喘，细胞免疫和体液免疫均参与哮喘的发病。患者往往有细胞免疫功能异常。赵喜莲等报道 30 例支气管哮喘，用参麦注射液治疗。对照组进行吸氧、抗感染、糖皮质激素、解痉平喘等常规治疗。治疗组：在应用吸氧、抗感染、糖皮质激素、解痉平喘等常规治疗的同时，辅以参麦注射液，疗程为10～14日。其中人参性温，有补脾益肺、生津安神功能；麦冬性微寒，有养阴益胃、润肺清心功效。结果：

（1）体液免疫

IgG（g/L）

对照组：治疗前　8.46±1.24，治疗后　8.75±1.17

治疗组：治疗前8.48±1.25，治疗后11.23±1.27

IgE（g/L）

对照组：治疗前　15.9±0.92，治疗后　15.5±0.85

治疗组：治疗前　15.9±1.21，治疗后　14.8±0.52

（2）细胞免疫

CD4（%）

对照组：治疗前　48.75±5.32，治疗后　47.86±5.67

治疗组：治疗前　49.19±5.26，治疗后　45.21±4.90

CD4/CD8

对照组：治疗前　1.9±0.21，治疗后　1.8±0.35，

治疗组：治疗前　1.9±0.33，治疗后　1.4±0.57

学者们认为哮喘的发病与$CD4^+$过度活化、CD4/CD8失衡有密切关系，并提出将$CD4^+$作为哮喘免疫调节的靶点。有科学家已证明支气管哮喘患者在急性发作期$CD4^+$及CD4/CD8明显增高，CD8明显降低。$CD4^+$细胞促进IgE合成，IgE通过各种反应促进释放多种炎症介质，导致气道痉挛和阻塞。免疫球蛋白IgG、IgA、IgM是呼吸道最主要的防御成分，提高患者IgG、IgA、IgM的水平，使人体免疫力增强，可减轻气道炎症和气道高反应性。中药的整体调节使免疫功能恢复或保持平衡也很重要。结果显示中药使IgG等提高，使CD4、IgE减低，这对减少哮喘发作均很有意义。

（2）艾滋病

又称为获得性免疫缺陷综合征（AIDS），由人类免疫缺陷病毒（HIV）感染引起，主要以进行性$CD4^+$ T细胞数量减少与功能受损为特征，因此AIDS的发病与否与人体的$CD4^+$ T淋巴细胞数量和质量关系非常密切。迄今认为最有效的治疗方法为高效抗逆转录病毒疗法（HAART），已取得较好的临床效果。中西医结合的治疗也有很多报道。刘水腾等报道[25]，选艾滋病患者24例，均已经在服用HAART药物的基础上，且病毒载量＜500copies/ml。患者仍有不同程度的症状，如发热、咳嗽、腹泻、纳呆、头痛、皮疹、自汗、盗汗、乏力、消瘦等项。将患者分为两组，对照组用HAART方法（羟基苷散加司坦夫定加奈韦拉平）治疗，同时加安慰剂。结合组在西药基础上，外加东研1号，含有黄芪、冬虫夏草、白术、白蔹、防风、黄芩等10多味。具有活血培元作用。观察2个疗程，24周。观察了$CD4^+$、$CD8^+$、$CD4^+/CD8^+$等变化。

中医采用活血培元法治疗，两组以治疗24周后的效果比较，以$CD4^+$细胞计数为例，西药组：治疗前细胞计数为65.4±28.3，治疗后提高到82.4±34.8。而中西医治疗24周后，$CD4^+$从治疗前的60.5±34.2，提高到102.8±24.6。说明中药在西医用HAART方法治疗的基础上仍能进一步提高免疫功能，并可进一步缓解症状，也有助于更多的清除病毒。中药具有明显的改善患者的临床症状，提高生活质量，副作用可以明显减少，患者的外周血常规及肝肾功能损伤也得到有效改善，当然对病毒的作用不如西药强，这还是值得进一步研究的问题。

第五节　讨论

一、情绪性外因的治疗

愤怒、紧张等外因刺激对人体的影响与西医的急性应激反应近似，均引起交感神经系统、肾上腺皮质系统的功能增强，向上引起海马、皮质的兴奋，向下引起自主神经系统的兴奋，因而出现临床的精神和内脏症状的表现。对于精神的症状，中西医的治法近似，中医的情志治疗、西医的心理学引导可减轻情绪的影响。对中枢和内脏的功能影响和病理性的改变，中、西医的治疗各有特长。西医研究比较多的有抑郁症等。其治疗以调节中枢和周缘的神经递质为主。如黛安神、丙咪嗪、阿米替林等，以提高突触间隙多巴胺、去甲肾上腺素、5-羟色胺等递质含量为目的进行治疗。效果较快、较好，副作用也不小。

中医对外因特别是情绪等引起的疾病，其诊断和治疗有中医的特点，这些病在早期多属于热证，随疾病的发展变虚，甚而变寒。虽然属于寒热证，但与以往的寒热治疗观点有不同，强调“实证不用重镇，虚证无需大补”，其用药上重视药物的性味及药物的膳养。因此多用柴胡疏肝散类治疗，疗效很好。同时也用于由情绪引起的疾病，如肠易激综合征，中医辨证为肝脾不和者用柴胡疏肝的药物治疗也很有效。柴胡的药理作用很多，既有调节神经递质作用，还有镇静、解热、提高免疫等多方面的作用，因此它们的疗效可能是整体调节后的综合结果，这些就是中医对疾病的整体外在观察和整体治疗的优点，也就是它的特点。

二、病原体外因的治疗

病原体进入人体引起体内各种反应，治疗的方法首先是清除病原体，在中医、西医均是如此，主要是借助于药物治疗。西医使用抗生素，抗病毒类药物治疗，效果很好，但也有些病毒不能用药物完全清除或有些病毒尚无合适的抗病毒药物治疗。动用免疫功能清除病原体已经是目前广为应用的方法。西药对免疫的提高剂和抑制剂已有很多应用在临床，效果也很好。

中药对病原体只用清热解毒类的单味或单体治疗，虽然对病原体具有杀伤作用但并不如西药药效好。中药的复方治疗，其综合杀伤的效果却不亚于西药。因为该法调动了人体的免疫功能而清除病原体。正如前面提过，免疫功能并非独立的完成反应的系统，它是在神经-内分泌功能的调控下并提供其合适的环境完成的。因为正常整体的功能是在神经-内分泌-免疫的调解下保持相对的稳定，免疫功能可发挥最大作用。在疾病状态下，整体功能可分为阳热-交感型和阴寒-副交感型，各类有不同的功能背景，对体内的免疫功能均有不利的影响。体内的免疫功能很脆弱，偏寒或偏热的功能状态对它均有抑制作用，因此在治疗中，中医的整体功能调节药物，也就是调节阴阳、寒热、气血的药物，能恢复整体的功能平衡，促使提高体内的免疫功能，提高人体的自身清除病原体的能力。此外，再加上解毒药的杀伤病原体的作用，综合作用，可能是其疗效强于西药的疗效的重要因素之一，是否还有其他机制，尚需进一步研究。

参考文献

1. 王朝勋，郑洪新，王继伟，等. 怒伤肝与神经—内分泌—免疫系统失调探析. 辽宁中医杂志，24（5）：82-84.
2. 谢建群，郑昱，费晓燕，等. 疏肝饮治疗腹泻型肠易激综合征肝脾不和型临床研究. 上海中医药大学学报，2004，18（4）：11-13.
3. 谢建群，郑昱，吴大正，等. 疏肝饮对腹泻型肠易激综合征大鼠血管活性肠肽和P物质的影响. 上海中医药大学学报，2004，18（3）：36-39.
4. 李云峰，罗质璞. 应激诱发抑郁症机制的研究进展. 生理科学进展，2002，33（2）：142-144.
5. 陈登榜，代吕霞，赖雁，等. 慢性应激引发抑郁症的神经、内分泌机制研究. 成都医学院学报，2007，2（3-4）：212-215.
6. 姚迪，胡欣妍，苏兴国，等. 舒肝解郁饮对抑郁大鼠脑组织单胺类神经递质及其代谢产物的影响. 吉林大学学报（医学版），2007，33（4）：704-707.
7. 陈利平，王发渭，段冬梅，等. 舒郁散对慢性应激抑郁大鼠行为及脑神经递质的影响. 中国中医药信息杂志，2009，16（5）：37-39.
8. 赵瑞珍，李宁，李冬梅，等. 焦虑障碍中医药干预机理研究. 北京中医药大学学报（中医临床版），2012年3月，19（2）：10-13.
9. 徐小婷，张前德. 干燥综合征的中医药临床近况. 新中医 2012，44（10）：112-114
10. 梁鸿，赵玉英，李德宇. 柴胡属植物化学成分及药理活性研究进展. 国外医药・植物药分册，1999，14（5）：191-193.
11. 陈利平，张雷. 抑郁症的中医治疗. 军医进修学院学报 2003，24（2）：135-137.
12. 王舟，纪祥瑞. 5-HT在神经免疫内分泌网络中的作用. 济宁医学院学报，2002，（1）：1-2.
13. 魏伟，徐叔云. 褪黑素的神经内分泌免疫作用及其应用前景. 中国药理学通报，1997，13（3）：196-200.
14. 李国彰. 神经生理. 人民卫生出版社，2007.
15. 赵国荣，肖碧跃，卢岳华，等. 卫分证与气分证、营分证 IL-6、IL-10 变化规律对比研究. 新中医，2005，37（6）：19-22.
16. 李秀惠，胡建华，张可，等. 中西医结合治疗51例重型SARS临床疗效观察. 中国中西医结合急救杂志，2003，10（5）：259-260.
17. 李泽庚，张杰根，彭波，等. 肺气虚证和肺阴虚证患者外周血T细胞的变化. 中国中医药科技，2006，（1）：1-2.
18. 张玉蓓. 胸腺肽不良反应的临床表现及其防治. 药学进展，2008，32（6）：285-287.
19. 张卓然. 病毒性疾病诊断与治疗. 科学出版社，2009.
20. 刘燕玲. 治疗艾滋中医药究竟是什么角色文. 中华养生保健，2004，（10）：2-3.
21. 江宇泳，王融冰，刘军民，等. 中西医结合治疗Sars对T淋巴细胞亚群的影响. 中国中西医结合杂志，2004；24（6）：514-515.
22. 卢灿辉，林汉平，林武，等. 活血乙肝康汤治疗慢性活动性乙型肝炎120例疗效观察. 中国中医药科技，2005，12（5）：311-313.
23. 张铎，黄九香. 中西医结合治疗特发性膜性肾病临床观察. 中国中西医结合肾病杂志，2002，3（3）：141-144.
24. 赵喜莲，周荣峰. 参麦注射液对支气管哮喘患者免疫功能的影响. 中国中医药科技，2006；13（1）：7-9.
25. 刘水腾，童新灯，黄华，等. 活血培元法治疗对艾滋病患者T细胞功能的影响. 井冈山学院学报，2006；27（4）：115-117.

第八章　功能状态与发热

发热的疾病可分为感染性发热、非感染性发热。感染性发热主要是由细菌、病毒、寄生虫等病原微生物进入体内引起的发热反应。非感染性发热多由体内的变化引起的，如肿瘤、强烈的运动、甲状腺功能亢进，又如妊娠期、月经期等，可引起发热。

疾病的发热形式可见高热，也可见低热，不同的病因引起的发热形式、持续时间、伴随的症状均有多种表现。西医的治疗主要是用抗生素、糖皮质激素、退热药，针对病因的治疗。中医把发热的病症归类为实热证和虚热证。也有发热症状与临床症状矛盾的，如真假寒热证，其诊断、治疗、用药均不同。有关真寒假热证近些年来临床治疗和研究较多，实验研究的也较多，以下将重点讨论。

第一节　西医的发热机制

中西医对发热理论均有论述。中医侧重临床表现和理论的叙述，西医侧重实验的研究，两者均很重要，在临床应用时应互相借鉴。西医认为引起发热的原因主要有三大类：①病原微生物，各种细菌、病毒、寄生虫等，可侵入人体使其感染而引起发热，约占40%。②肿瘤，白血病等，约占20%。③胶原性血管病：如风湿、类风湿等疾病，常有不明原因的发热，约占15%。④其他原因，如药物过敏，精神因素，激素等，在其影响下也可引起发热。

一、发热过程

1. 发热原因

在疾病中常见的外源性的原因已如上述。内源性的致热原，有抗原抗体复合物、某些类固醇产物等。外界致热原进入身体后可引起一系列神经、内分泌、免疫功能变化，同时也引起多种多样的症状，发热是其中很重要的而危险的症状之一。

以革兰氏阴性细菌为例，在细菌细胞壁上有一种内毒素（LPS），细菌进入人体后其内毒素作用于致热原细胞（主要有单核巨噬细胞、内皮细胞、淋巴细胞等）产生内生致热原。

病毒引起的反应是通过细胞膜中的主要的致热物——脂蛋白，引起巨噬细胞、淋巴细胞、白细胞等产生内生致热原。其他的病原体也有各自的致热物引起反应。非微生物发热激活物也有多种，有些病在体内产生抗原抗体复合物，如系统性红斑狼疮、类风湿等，这些抗原抗体复合物可能是其主要的发热激活物。

内生致热原包括白细胞介素-1（IL-1），

干扰素（IFN），肿瘤坏死因子-α（TNF-α）等。这些物质必须进入中枢后引起体温调节中枢的反应才能引起发热。

2. 信息的传入

内生致热原必须进入中枢后才能起作用，其传入中枢的通路有两种。一是迷走神经传入途径，如腹部发病，由于肝迷走神经节旁神经上有IL-1受体，当有细胞因子出现，刺激迷走神经，经迷走神经肝支的传入纤维，将信息传导至孤束核，再通过脑干网状结构或延髓区发出的去甲肾上腺素能神经元将信号传到发热中枢。这条通路快速，所以像内毒素引起的双向性发热，其中第一热相是与神经传导引起发热信号有关。再者是血液途径，内生致热原通过血液途径，穿过血脑屏障的薄弱环节或通过血管终板器的有孔毛细血管将发热信号传入脑血液，进入体温调节中枢。

3. 中枢调节介质

内生致热原进入脑内由中枢性发热介质来介导。目前研究较多的，调节体温升高的称为正调节介质。如前列腺素 E_2（PGE_2）、环磷酸腺苷（cAMP）、促肾上腺皮质素释放素（CRH）、5-羟色胺（5-HT）、Na^+/Ca^{2+} 比值、去甲肾上腺素、乙酰胆碱、组胺等。其中研究较为深入的有PGE、cAMP、CRH及中枢 Ca^{2+} 浓度降低等。此外也有负调节介质，如P物质、神经降压肽、ACTH、牛磺酸、精氨酸加压素（AVP）、α-黑素细胞刺激素（α-MSH）等协助降温。两类作用协调可维持体温平衡。

（1）前列腺素 E_2（PGE_2）

中枢内PGE主要来源于脑血管内皮细胞及其周围的巨噬细胞，并以旁分泌形式直接刺激，当注射致热物质引起发热时，脑脊液的前列腺素含量增高达20倍。PGE_2 作用于下丘脑温度敏感神经元改变其放电频率可升高调定点。还有人提出外周致热原信号经迷走神经传入中枢，通过刺激肾上腺素能神经元释放去甲肾上腺素继而引起下丘脑视前区（POAH）部位PGE合成的增加。虽然观点不统一，但PGE的刺激是一致的。

（2）环磷酸腺苷（cAMP）

cAMP是一种重要的中枢发热的介质。实验证明经静脉注射内生致热原引起猫和家兔发热时，下丘脑部位及脑脊液中cAMP含量明显增多，而其他脑区（皮质及脑干）cAMP含量均未增多，提示脑脊液中cAMP的变化可反映下丘脑cAMP的含量变化。实验也证明，提高脑内cAMP含量，则用PGE及LPS引起动物发热反应明显增强。反之，减少cAMP的含量，则动物的发热明显减弱。因此，cAMP参与了发热体温中枢正调节作用。

（3）Ca^{2+}

近年来发现，发热机制与 Ca^{2+} 的浓度有关。早期发现给猫和免灌注生理盐水入脑室时动物体温明显上升，在灌注液中加入 $CaCl_2$ 可抑制这种升温反应。从灌注液中除去 Ca^{2+} 也导致动物体温明显上升。侧脑室灌注 $CaCl_2$ 不但抑制体温上升，而且同时抑制脑脊液和下丘脑中cAMP含量的增多。所以 Ca^{2+} 浓度的降低参与了发热体温中枢正调节，其机制之一可能是通过某些途径诱导某些介质（如cAMP）生成增多而导致体温升高。

（4）CRH

CRH是一种发热体温中枢正调节介质。在生活中无论是从躯体直接来的应激传入信号，还是经边缘系统整合的下行应激信号，皆可引起室旁核的CRH神经元兴奋，分泌较多的CRH。同时IL-1β，IL-6、血栓素 A_2 均能刺激下丘脑促使CRH的释放。CRH的产热效应也可通过增强蓝斑中去甲肾上腺素能神经元的活性，提高交感神经功能，调控棕色脂肪组织（BAT）产生更多的热量，提高体温。IL-1β 是致热的重要细胞因子，其作用可使棕色脂肪组织活性提高，促进代谢，使体温更高，而这些又与 CRH 的促进或调节中枢作用有关。

在应激时中枢内的 CRH 长期处于较高水平时可产生一些发热、血压高、心率过快等反应。此外，运动引起的体温升高也与 CRH 调节引起的生热反应有关。CRH 的作用机制主要是通过受体（CRH-R）。CRH 受体广泛分布于中枢神经系统，其中以腺垂体和垂体中间叶的密度最高。CRH-R 可分为两种亚型，即 CRH-R1 与 CRH-R2。CRH-R1 主要分布于中枢神经系统。CRH-R1 主要介导经典的 CRH 促进垂体 ACTH 释放的作用，参与应激反应。CRH-R2 主要分布于外周系统，如心血管、骨骼肌和子宫平滑肌等，它可介导 CRH 的扩张血管作用等。

（5）精氨酸升压素（AVP）

属于负调节介质。AVP 又称为血管升压素，是下丘脑合成的一种 9 肽神经垂体激素，广泛存在于中枢神经系统，是最早发现的神经内分泌激素之一。它有加压作用，抗利尿作用，选择性增强记忆作用，同时也是体内退热物质。研究发现，中隔区 AVP 的释放与静脉注射内毒素引起的体温变化呈负相关，也就是体温上升期，AVP 释放相对减少，而体温下降时，AVP 释放相对增多。AVP 的解热效应是通过血管舒张，产热减弱、散热增多而降温。

（6）促黑素（MSH）

实验研究表明，α-MSH、内毒素（LPS）、TNF、IL-1 和 IL-6 诱导的发热反应均有解热作用，α-MSH 是一种内生解热物。致热原引起发热时，脑内中隔区和脑脊液中 α-MSH 的含量明显增高，其他脑区未见变化。将 α-MSH 微量注入隔区有明显的解热作用，注入视前区-下丘脑前部（POAH）也有能解热，其作用机制尚不完全清楚。人们发现，MSH 可能促进 AVP 的释放和抑制下丘脑 cAMP 的合成，因而是能在中枢发挥解热作用的因素之一。

二、体温调节的高级中枢

体温调节是各级中枢的综合作用结果，它由脊髓、中脑、皮质、下丘脑等共同作用完成产热散热的调节，其中视前区-下丘脑前部（POAH）是主要的高级神经中枢。该区含有温度敏感神经元，即当血液温度提高时，冷敏神经元兴奋使产热增多，提高体温。热敏神经元放电频率增加时，引起散热过程加强，降低体温，如此对深部温度信息起整合作用。

另一种说法是体温调节中枢至少由两个部分组成，一个是发热体温正调节中枢，包括 POAH 和血管终板器（OVLT）等；另一个是散热体温负调节中枢，包括腹中隔（VSA）和中杏仁核（MAN）等。致热信号通过某些途径传入中枢后启动中枢体温正、负调节结构。一方面通过升温介质使体温上升（正调节介质）；另一方面又通过内生解热物质的作用而限制体温的升高（负调节介质），中枢正负调节相互作用的结果决定调定点上移的水平及发热的幅度和时程。因此，发热体温调节中枢应是由整体的各级中枢综合协调完成的。

三、发热途径

发热主要是通过中枢，特别是交感中枢的兴奋，经传出神经使器官功能活动增强，代谢增强，产热增多。产热方式，一种为战栗产热：主要是因骨骼肌收缩，增加产热量。另一种是交感神经分泌的去甲肾上腺素使棕色脂肪组织（BAT）氧化而产生大量的热。交感神经不仅可以引起 BAT 急性的代谢变化使产热增多，还是 BAT 的增殖与分化的重要调节物质。BAT 被内生致热原（TNF-α）刺激后，细胞内脂质可快速分解、发生氧化，产生大量热能而散发。因为内生致热原（如 TNF-α，IL-1 等）可直接作用于外周组织使代谢率升高，增加产热量。同时也因皮肤血管收缩，汗腺停止分泌而减少散热，使体温升高。此时负调节系统功能也增强，限制体温调定点过度上移，以减少对人体的危害性[1-2]。

感染性病因刺激的早期，细胞因子和交感神经兴奋的作用促进组织细胞和棕色脂肪组织代谢增强产生热能，所以在早期，血液内测定的三碘甲腺原氨酸（T_3）、甲状腺激素（T_4）并不高，但也发热，此为内生致热原直接刺激棕色脂肪组织发热的结果。但是长时间的代谢增强须有甲状腺系统参与，两者共同作用可使代谢增高 45%。所以虚热证均有甲状腺系统功能增强的指标，而晚期可见甲状腺的病理性萎缩。

第二节　中医发热理论与真寒假热

一、中医对发热的论述

中医认为发热的产生有两个方面：

1. 外因引起热证

如《伤寒论》中提到“夫热病者皆伤寒之类也”。因此是外环境的病因引起的，如外感风热、六淫、疫疠等病因致病，多可产生热证，而这些多为实热证。

2. 内伤虚损引起热证

多因阴阳失调，气血虚损而造成的发热，常见有下列方面：

（1）气虚生热

内经的《素问・刺志论》中提到“气虚者，寒也”，但李东垣在脾胃论中提到“脾胃气虚不能升浮，为阴火伤其升发之气，荣血大亏”，又道“饮食劳倦所伤热中”，因此脾气虚时气机不畅，气郁滞而生热，气虚使虚阳外越而生热，同时也因脾气虚而血虚，血虚则生热。因此，一般整体的气虚多见于寒证，而脾气虚时可以引起寒证，也可引起热证。

（2）阴虚生热

因脾气虚使命门火衰，元阳不足，使阴液化生失常，阴液虚损，阴虚则生内热，故其本在阳，其标在阴。

（3）血虚生热

因血属阴，血虚则阴虚，阴虚生内热则出现虚热证。

（4）阳虚生热

一般阳虚生寒，当寒证过激则可转化为热证，如《素问》中提到“寒极生热，热极生寒”“重寒则热，重热则寒”，是证的转化结果。

由上可见外感、内伤均可引起热证。由于功能状态不同可引起不同反应，当功能状态正常或提高时，外因刺激多引起实热证。但人体受内伤（如慢性病反复发作或治疗不当、过度劳损等）引起气虚、血虚的情况下，则整体功能低下，容易引起虚热证，在特定的条件下可引起真寒假热证。

二、真寒假热证中医论述

在伤寒论中六经疾病均离不开寒热证，其发展过程，太阳病的寒热并见、阳明病的但热不寒、少阳病的寒热往来、太阴病的脾虚寒湿、少阴病的寒化、热化以及厥阴病的厥热胜复。说明在证发展的过程中，阳热逐渐衰减，阴寒逐渐回升。在寒热往来，寒化、热化交替的阶段可使寒热模糊分辨不清，再加上外邪的诱导，因此在临床的寒证、热证中出现真假之分，如真寒假热证或真热假寒证。近些年来对真寒假热证研究的比较多，疗效很突出，值得讨论。

1. 中医理论

真寒假热的发生，不论在外感、伤寒、温病的急性病中，还是在内伤杂证的慢性病中，皆可发生。在《伤寒论》11 条提到“患者身大热，反欲得衣者热在皮肤，寒在骨髓也；身大寒，反不欲近衣者，寒在皮肤，热在骨髓也。”就是临床在辨别疾病的寒热真假时，要透过现象探求本质，不能被表面现象所掩盖。

本病的本质是虚，在此基础上有因伤寒而邪气内传或直中者；有因湿、温伤其阴阳，邪气内陷者；或因吐泻而伤阴，或误投辛温、寒凉；或过于劳倦、内伤房事、过于七情，邪陷三阴者；也有久病虚损及肾、肾脏阴阳两虚者，而且主要与肾气虚寒、脾肾阳衰等有关。所以，各种原因引起的阳虚是本病的基础，在此状态下又感邪气，或误治，致使体内阴寒过盛，则形成阴阳格拒的阴盛格阳证[3]而出现真寒假热症状。

2. 症状

有人将伤寒论中的真寒假热症，从各条抽出，罗列如下：

内真寒证：有踡卧，手足厥逆，不能消谷，小便清白，下利清谷，但欲寐，大汗出，脉微欲绝，或无脉，苔白滑等。

外假热证：身热、面赤，口渴，脉数，躁扰不宁等。

以上在诊断时是值得参考的症状[4]。

3. 治疗——甘温除热法

甘温除热理论源渊于《黄帝内经》。《素问・至真要大论》曰：“形不足者，温之以气……将以甘药”。有提到：“劳者温之”“损者益之”“热因热用”和“诸寒之而热者，取之阴……所谓求其属也”。在临床上的运用是汉・张仲景的《金匮要略》中提到小建中汤治疗虚劳烦热[5]。李东恒在《内外伤辨饮食劳倦论》中提到：“《内经》曰‘劳者温之’‘损者益之’，盖温能除大热……”，并在《兰室秘藏》的黄芪汤下自注说：“甘能泻火”。他又创始补中益气汤治疗饮食劳倦发热的方。此后形成了甘温除热法的理论[6]。

所以，甘温除热的治法，也是在内经提出后，经后世的反复临床实践而得出的治疗方法。

第三节　实热证与真寒假热证的治疗

近些年来有关实热证的研究，如SARS，艾滋病的早期，急性脑脊髓膜炎等已经有很多讨论，本节介绍以安宫牛黄丸为主，对高热证的治疗和研究以及对真寒假热证的讨论。西医的发热有多种病因和表现形式，主要是病原体的感染，通过制热因子作用于中枢引起发热等，上面已经讨论。西医治疗以清除病原体为主，如抗生素、抗病毒药等。因免疫功能引起的发热以免疫抑制药等治疗为主。

中医实热证的发热有许多现代研究，研究表明与西医的中枢发热机制等理论是一致的。

一、实热证

徐刚等报道，用酵母混悬液制成发热模型，测定发热大鼠下丘脑 NE，5-HT 含量，证明 NE 含量（ng/g）：对照组为 6.56±1.04，发热组为 12.07±3.54；5-HT 含量（ng/mg）：对照组为 1.34±0.21，发热组为 1.93±0.66。两种递质均升高。用清热药黄芩、银花、连翘治疗后，两种递质均下降，肛温也恢复正常。这属于中医的正治法，即“热则寒之”。脑内的β-内啡肽（β-EN）在发热时对体温起负调节作用，用清热方治疗后可提高脑内β-内啡肽含量，说明清热药有有降低 NE，5-HT 含量而提升脑内β-EN 的含量作用[7-8]。

中药组方除调节脑神经递质的含量外，也调节其他介质的含量。桂枝汤可使发热动物的 PGE_2 水平下降。可显著抑制腺苷酸环化酶的活性，降低 cAMP 的含量，使体温调定点下移，使下丘脑 5-HT 含量趋于正常[9]。桂枝汤可对抗发热激活物、内生致热源（EP），如白细胞介素-1（IL-1）、干扰素（IFN）、肿瘤坏死因子（TNF）等的致热物质。也可提高内源性降温物质精氨酸升压素（AVP）的含量。所以中药的解热作用是多方面的综合的结果，与西医有相似的机制。

二、安宫牛黄丸的应用

近些年来对脑外伤等病引起的高热，用中医中药方法治疗取得明显的疗效。高大硕报道[10]20 例闭合性颅脑损伤患者，伴有不同部位及不同程度的颅骨骨折，并出现各种血肿。以上病例均于 24h 内进行开颅探查术，清除血肿、止血等手术治疗。20 例患者均于术后出现持续高热（39℃以上），同时均有不同程度的昏迷，持续 3 日以上。经检查后，均无明显的肺部感染或尿路感染等其他致热原因。治疗方法：在西医常规支持疗法的基础上，用安宫牛黄丸治疗。检查疗效标准，显效：注药后 1～3 日退热，意识渐清，生命体征稳定；有效：注药后 3～7 日退热，意识渐清，生命体征稳定；无效：连用 7 日不退热，意识不能转清，甚至病情加重者。治疗结果显效 12 例（60%），有效 8 例（40%）。总有效率 100%。

安慧艳等[11]检索到用安宫牛黄丸并联合其他药治疗的文献共 12 篇，单独用安宫牛黄丸治疗的文献 32 篇，患者总例数为 394 例，包括有下列疾病：肺性脑病，昏迷，流行性乙型脑炎，重症病毒性脑炎，急性重型脑出血，脑出血并昏迷，狂证，脑卒中后遗症，重症药疹，脑卒中神昏，重型肝炎等。

治疗方法，有单独用安宫牛黄丸治法。另外有联合治疗法，如安宫牛黄丸联合清开灵、纳洛酮、阿昔洛韦、皮质类固醇激素、小柴胡汤、清营凉血汤等（某个或几个同时应用）。

结果：联合用药患者总例数为 394 例，有效 323 例，总有效率为 81.98%，对照组总有效率为 48%。单纯安宫牛黄丸组总有效率 86.59%，对照组为 67.26%。两种方法均比对照组明显有效。从以上结果看来，各种因素引起的高热症，用安宫牛黄丸的治疗比西医的抗生素、激素等治疗的效果更好。

三、用甘温除热法治疗实热证

多器官功能障碍综合征（MODS）是重症监护治疗病房常见的危重症。中医对于 MODS 高热的治疗多以清热解毒、清热凉血、清热通腑等，以去实热的治法为主。郑宏报道[12]的患者，男，76 岁。因受凉感冒高热不退，出现昏迷、呼吸困难，诊断为肺部感染，呼吸衰竭，2 型糖尿病，酮症酸中毒，肾功能不全，高血压病。治疗给予头孢哌酮舒巴坦等药抗感染，胰岛素降糖等措施后，病情反而加重而入院。患者仍高热、咳嗽喘憋、痰多色黄难咯、腹胀腹痛、黑便不成形、尿少色黄。查体：心率 95 次/分、体温 38.6℃、血压 121/73mmHg、呼吸 24 次/分、下肢水肿Ⅰ度，舌质暗红、舌苔黄厚、脉象弦滑。治疗：用抗感染、降糖、扩血管、止血、输血、营养支持等方法，并予呼吸机辅助呼吸。中医辨证属瘀毒互结、痰热内蕴、气阴两虚。治以清热化痰、活血解毒、兼用通里攻下寒凉性药。但患者总体病情时轻时重，生命体征不够平稳，其间多次病情加重，尤其发热一症反反复复。后来投以补中益气汤加减，以甘温除热并佐以苦寒泻火、化瘀解毒之品，药用党参、柴胡、升麻、黄芪、炒白术、当归、生甘草、陈皮、杏仁、桔梗、茯苓、半夏、芦根、赤芍等服用。次日患者体温降至 37.6℃，3 日后体温稳定在 37.2～37.6℃。此后患者逐渐恢复。

所以，热证治疗以清热为主符合治则。当人体处于虚证时，寒凉药加重病情，用甘温除热法反而有效，因此治疗高烧发热证，也要考虑患者当时的功能状态，如高烧日久，身体消耗而虚弱，抗生素、寒凉药均不能退热，应考虑真寒假热证。

第四节　真寒假热证临床观察

虚证发热，有阴虚发热、真寒假热等，治疗方法不同。真假寒热证，是中医诊断的特点。真热假寒证研究的较少，而真寒假热证很容易与真热证混淆而被延误治疗。真寒假热证在发热中的病例数并不多，但很重要。本节重点介绍真寒假热证的临床表现及治疗。

在气虚发热中，李东垣在《脾胃论》提到："为以甘温之剂，补其中而升其阳，甘寒以泻其火，则愈矣。"这是李氏对补中益气汤治疗气虚发热的最好注解。"甘温除大热"的适应证，多为体质虚弱，慢性虚损性疾病患者。临床常见症状如肢体困倦，少气懒言，神疲纳呆，蒸蒸发热，自汗淋漓，渴喜热汤，舌质淡，苔白滑，脉多虚大等。患者体温可高可低，有高热、中度热、低热，也有体温不高，自觉发热者。真寒假热的治疗重点用甘温除热法，临床多用补中益气汤，小建中汤，或由一些温补药组成的复方。临床病例常见。

一、产后发热

临床报告的例数较多，多见于产后数日。刘庆芬等报道[13]56 例患者均属产后发热，原因有产程过长、剖宫产，产后出血过多，人工流产等。发热出现于产后 3 日，1 周，最长 1 个月。发热伴有倦怠乏力、纳呆便溏、气短自汗等症状。属于气血两虚而发热的，基本方以补中益气汤加减。组方为党参、黄芪、柴胡、炙甘草、当归、白芍、白术等，如有元气大虚者，自汗多者，纳呆，便溏等随证加减。治疗效果：痊愈率为 57.14%，有效率为 39.29%，无效率为 3.57%，总有效率为 96.43%。因此疗效很好。

二、白血病（气虚发热）

司书凯[14]报道 16 例慢性粒细胞性白血

病，患者均经过血常规、骨髓象检查确诊为慢性粒细胞白血病。病史有1～5年，均以持续发热入院。入院后经抗生素、抗病毒及抗真菌药治疗后仍发热不退。临床表现：身热、自汗、少气懒言、体倦肢软、口渴喜热饮、面色萎黄、纳少腹胀、精神疲惫、形体消瘦、舌淡苔白、脉软弱无力。慢性粒细胞白血病属慢性消耗疾病，久病体虚，中气不足，阴火内生，而引起发热，因此属于气虚发热。用补中益气汤加减治疗。药物组成：黄芪、人参、当归、陈皮、白术、升麻、柴胡、甘草等，随证加减。服药最少3～6剂，体温均降至正常，7日内未再复发，其他情况也有明显改善。

三、癌症发热（气虚，阳虚证发热）

临床上常遇到恶性肿瘤，长时间发热病例。病种多见肺癌、肝癌、乳腺癌、食管癌、前列腺癌、肾癌、胰腺癌等。除3例属于Ⅰ期淋巴瘤患者和1例Ⅲ期淋巴瘤患者外，其余均为Ⅳ期肿瘤患者。年龄在33～72岁。大多数患者同时伴有乏力、气短、懒言、语声低微、食欲不振等症状。患者无确切感染灶，但长期使用抗生素治疗无效。多在午后或者傍晚发热，次日自动缓解，最高体温多在39℃以下。中医诊断为气虚发热和阳虚发热。中药处方用四逆汤合补中益气汤加减（炙甘草、干姜、制附子、炙黄芪、炒白术、党参、当归身、陈皮、升麻、柴胡等）。每日1剂，服药1周内体温恢复正常，并停药后一周以上未再发热者为显效，服药一周后最高体温下降1℃以上者为有效，余为无效。治疗效果：25例中，显效占60%；有效占24%；无效占16%。总有效率为84%[15]。

四、手术后发热

蒋益泽报道487例患者，分类为胆囊切除术后，胆道探查术后，胃癌根治术后，胃溃疡做胃大部切除术后，脾切除术后，大肠癌根治术，剖腹探查等。患者术后有腹胀、腹痛、低热、动则自汗、气虚、血瘀等症状。对照组242例，用纯西药抗炎、抗感染，支持等疗法治疗。中药治疗组245例用中药加西药治疗，补中益气汤加味：党参、黄芪、炒白术、炙升麻、当归、陈皮、柴胡、桃仁、红花、川芎、赤芍、乌药、生甘草、枳壳、香附等。结果：治疗组明显好于对照组，经统计学处理，$P<0.01$，有显著性差异[16]。

黄浩等[17]报道150例骨折术后发热患者。骨折术后发热是临床常见症状，其原因有术后吸收热、术后切口感染等，通过对症处理可取得较好疗效。过了血肿吸收期、切口无感染的发热患者，多属于“气阴两虚发热”。病例选择：①骨折术后发热在5日以上；②术后伤口清洁干燥，无红肿，无分泌物；③血常规检查白细胞总数及分类正常。随机分为西药治疗组50例和中西医结合治疗组100例。中药方包括：炙甘草、生姜、桂枝、人参、黄芪、当归、大枣等，水煎剂，连服5～7日。治疗结果：中西结合组，平均3.3±1.2日即退烧。而单纯西药组，需6.4±1.1日退烧，红、白细胞计数变化不大。其结果中药组退热效果明显好于单纯西药组，疗效显著。

五、功能性发热

一般情况：78例住院患者，发热时间13～68天，体温37.5～38.5℃。西医诊断为失血性贫血、溃疡病、钩虫病、肝硬化合并上部出血、冠心病、充血性心力衰竭、发热待查、卒中、高血压病、糖尿病、肾炎等。中医辨证分型为气虚型、血虚型、阳虚型和血瘀型、湿热型等。治疗：患者均以补中益气汤为主治疗。症状有形寒肢冷、舌淡苔白、脉微弱者加制附子、高丽参；舌晦暗、脉细涩者加丹参、川芎；舌苔白腻、脉滑者加苍术、茯苓。结果：用药 6 日内均退烧，有效率达 83%[18]。

六、长期用激素

系统性红斑狼疮患者发热（37.5℃），基础方为补中益气汤，20 余剂收效，与激素合用可减少激素用量。

总之，患者因急性病的拖延引起虚弱，或慢性病的消耗，使整体功能状态降低。在这样功能背景下，容易发生真寒假热的证，因此在降温退热的治疗上也要考虑患者的功能状态。

有人对近 30 年来用甘温除热法治疗的患者的一般情况进行了概括性的统计，值得参考。

潘丽华[19]统计了近 30 年各级中医杂志上报道的 162 例用甘温除热法获效的发热病例，其中男 78 例，女 84 例。经分析发现，用甘温除热法获效的患者以 50 岁以下者居多，约占 87%。其中尤以 10 岁以下的儿童及 20～50 岁的中青年为多。50 岁以上的中、老年患者数较少，仅占 10%左右。可见，气虚或气虚血亏发热的病因与人体气血的自然虚衰关系不大，而主要与情志、饮食、劳累等因素引起的气虚血亏有关。对 162 例气虚或气虚血亏发热患者所表现的症状，以其出现次数较多的症状，依次列为：神疲乏力、纳差、腹泻或便溏、自汗、气短懒言、头晕、面色苍白、形体消瘦、口干欲饮、畏寒、烦躁、心悸、失眠、舌体胖大、脉细数等。从这些症状来看，体征主要偏于虚寒证。也有部分患者可见舌红、苔黄、脉数等，为气虚或气虚血亏而生热之故。还有些患者表现为不规则热，呈周期性发热，劳累或感冒后热度上升等等。

在 162 例病案中有 151 例有明确的体温记载，用甘温除热法获效者以 37～38℃的低热患者较为多见，约占 40.4%，而体温在 38～39℃的中等度热患者占 29.1%，体温在 39～40.5℃的高热患者约占 25.8%，体温在 40.5℃以上的超高热患者比较少见，占 2.7%。还有个别患者体温在正常范围内，仅自觉燥热，用甘温除热法亦可获效。病程有长有短，短的几天，长的可达 9 年。病程 1 年以内者占 77.2%，病程超 1 年者仅占 22.8%。患者用甘寒养阴、苦寒清热之剂，或使用多种抗生素均无效。

总之，体温的调节是个复杂的过程，有多种因素和多条途径均可引起发烧。中医的真寒假热的发热患者多表现为虚证。但有虚证的患者不一定发烧，可能在虚证的功能状态下某种诱因而引起的发热，成为真寒假热。它没有感染的指征，如用清热药不退，改为甘温药反而能退热，症状减轻，这属于真寒假热证。这种证具有中医的特性，西医目前尚无好的治疗方法。

第五节　真寒假热证的研究

真寒假热证是人体处于虚的状态时诱发产生的，近些年有关虚证的研究有许多报道，试图阐解虚证患者的体内是如何变化的。

一、临床虚证观察

临床结合脏腑对气虚证，虚寒证，阳虚证的研究有许多报道。如心气虚：有心的特殊症状，如心悸、胸闷等；脾气虚证：常见食欲不振，纳呆，腹胀，便溏等；肺气虚：患者有呼吸系统的症状，如咳嗽、气短等；肾阳虚患者：常见腰酸腿软，疲乏无力，水肿等症状。此外他们常有共同的功能和生化改变的检查结果，如均有交感神经功能低下，副交感神经偏亢的表现，尿内儿茶酚胺（E、NE、DA)、17-OHCS，排出量减少、尿内3-甲氧基-4-羟基苦杏仁酸（VMA）排出量低下，尿内5-HT排出量增多，基础代谢率低下，血糖偏低，细胞免疫功能低下。血液内T_3含量低，性腺激素减少，胆碱酯酶活性提高，病久者有血瘀证表现。虚寒证病期较长者，临床病理检查证明，垂体、甲状腺、肾上腺等均有淋巴细胞等浸润，结缔组织增生，功能降低，严重者腺体萎缩。

因此，无论涉及哪一脏腑的虚证，中医的内伤虚损导致气虚、虚寒、阳虚证后，均发生不同程度的交感神经、内分泌系统、免疫等功能低下而副交感神经系统功能增强，5-HT系统功能增强。这些可能是真寒假热证出现的功能背景。

二、虚证动物模型的神经递质研究

1. 虚寒证模型

用知母、石膏、龙胆草、黄柏复方喂大鼠三周，造成虚寒证模型。动物的周缘变化前面已提到。中枢的功能，例如脑NE含量降低；5-HT不仅是脑内含量增多，在内脏（肺、胃肠、肾）及尿内的含量均升高。用温热中药治疗后，脑内NE含量回升，而5-HT的含量下降，内脏的含量也降低。因此脑内NE和5-HT的含量呈负相关[20]。

2. 脾虚证模型

用苦寒泻下加耗气破气降气法，方用生大黄、厚朴、积实等制成脾虚模型。测定大鼠海马、下丘脑、纹状体内5-HT、DA含量（μg/g)。结果显示，5-HT含量在纹状体：对照组3.41±0.25（μg/g)，脾虚组5.22±0.20；在下丘脑：对照组4.09±0.26，脾虚组6.08±0.23；在海马：对照组4.44±0.26，脾虚组7.11±0.18（μg/g)。各部位的5-HT均比对照组明显提高，用四君子汤治疗均可降低。而DA的含量在三个区均明显降低[21]。

3. 肾阳虚证模型

用氢化可的松造成肾阳虚模型，检测下丘脑的递质含量（μg/g）变化。结果：肾阳虚大鼠脑内NE，DA，均降低，而AChE，5-HT均升高[22]。因此，从以上三类典型的虚证的模型来看，脑内，特别是下丘脑5-HT的含量升高而NE的含量下降，这一结果与临床的患者尿内CAs和5-HT的检测结果是一致的。

因此这类模型均处于交感神经功能低下，副交感神经和5-HT系统功能增强的状态。因此，它们可能是在此功能背景下引起的发热，与实热证的背景不同。

三、神经递质对发热的影响

近几十年来西医有关脑内神经递质对体温的影响有大量的研究和报道。

1. 脑室内注入各类递质对体温的影响

19世纪60年代时有报道，将NE注射

入动物的脑室后（猴、猫等），动物体温下降，表明脑内 NE 增多时有降温的作用。其作用主要在下丘脑，而且是通过 α 受体起作用。而将 5-HT 注射入侧脑室后，有使体温升高的作用，其作用的部位主要是下丘脑，将 5-HT 直接注射于下丘脑可产生相同的结果。这两类的作用恰好相反，NE 增多的同时 5-HT 含量多降低，反之亦然。用冷热刺激后，对中枢递质也有影响。把动物放在寒冷环境中使体温降低时自脑室内灌流出的脑脊液含有大量的 5-HT，将流出液灌注到另一动物脑室时可使它发热。把动物放在热环境时其脑室灌流液中含有大量的 NE，灌注另一动物的脑室则使体温降低。如果用药使动物脑内 5-HT 增多，以及用 6-羟多巴胺破坏 NE 性神经终末使 NE 减少，均能使家兔在给以致热原引起发热后，发热的程度加强。这些都证明 5-HT 与产热有关，NE 与解热有关。因此证明脑内 5-HT 和 NE 含量在中枢内对体温有重要的调节作用。将乙酰胆碱注射入脑室（猫、猴）后，使体温升高，但其作用的范围较广，在下丘脑前部使体温升高，而在后部使体温降低，其作用因部位而异[23-24]。

2. 5-羟色胺（5-HT）

（1）周缘刺激对中枢 5-HT 含量影响

迷走神经是调节内脏活动的主要传出神经同时还含有大量的内脏的传入纤维传递内脏的感觉。刺激迷走神经向中端可以导致脑内神经递质的改变。黎海蒂等[25]报道：将大鼠两侧迷走神经切断，刺激中枢端，可引起脑内各区的 5-HT 含量增多。例如在海马 5-HT 的含量：对照组为 1.80±0.17（μg/g），刺激后上升到 2.10±0.25；下丘脑：对照组为 1.92±0.27，上升到 2.38±0.38；中脑-脑桥：对照组为 2.13±0.39，上升到 2.43±0.33（μg/g），均有显著性差异。所以迷走神经向中端传入冲动增多，可使三个脑区的 5-HT 含量显著增加。

因此内脏炎症，经迷走神经传递信息传入中枢引起中枢 5-HT 含量增多，而脑内 5-HT 是致热因子，自然容易引起发热反应。

（2）运动的影响

运动使中枢的 5-HT 增加，因此过度运动也引起发热。5-羟色胺（5-HT）是公认的参与运动性中枢疲劳发生的重要神经递质。许多研究证实了运动影响 5-HT 的合成，在运动中和运动之后海马和前脑 5-HT 含量均增加。因此脑内 5-HT 合成及释放的增加是人体对运动的一种反应。

运动使脑内 5-HT 增多，脑内 5-HT 合成的多少取决于血浆中入脑的游离色氨酸（f-TRP）含量。血液中 5-HT 不能通过血脑屏障，而游离的色氨酸（TRP）可以通过。循环血中色氨酸以两种形式存在，一是游离型，可以借助特殊的载体通过血脑屏障而进入脑。二是与血中白蛋白结合，不能通过血脑屏障。长时间运动中，因骨骼肌收缩使血浆中脂肪酸（FA）浓度增加，它可使白蛋白与色氨酸（TRP）分开，使游离色氨酸（f-TRP）量升高，则穿透血-脑脊液屏障的游离色氨酸增多，故中枢神经细胞内合成的 5-HT 也相应增多。因此可出现中枢疲劳症状，严重者可出现发热症状[26]。

3. 雌激素降低引起发热

5-HT 与潮热症状的发生也有关。近来临床研究发现，自然绝经和人为绝经妇女，血中 5-HT 水平显著下降。用雌激素治疗后 5-HT 活性增加，代谢也加快。5-HT 导致潮热产生的机制可能与受体有关。目前普遍认为 5-HT 的两种受体（5-HT_{1A} 和 5-HT_{2A}）与体温调节密切相关。临床观察发现：使用 5-HT_2 和 5-HT_3 受体阻滞剂米氮平（mirtazapine）治疗绝经期潮热，可降低其发作频率和强度，中断治疗后潮热可复发。同时，在血清素综合征的动物模型上，使用5-HT_{2A}拮抗剂可阻止高热。直接刺激5-HT_{2A}受体诱发啮齿动物高热，而外周注入5-HT_{1A}。受体激动剂后，人和啮齿类动物中心体温都降低。这提示5-HT_{1A}降温和5-HT_{2A}受体升温，两种受体的不同作用有平衡和协调关系，对于哺乳动物体温调节起着重要作用。因此，5-HT的发热作用与其结合的受体有关[27-28]。

从以上来看，多种因素均可使中枢内5-HT含量提高，而5-HT是致热因素，在寒证状态下整体5-HT均提高，因此在某些病因刺激下促使5-HT升高，而引起发热是有可能的。例如用寒凉药反而使中枢内5-HT升高，再如运动，年龄的变化等在某种程度上可能是引起发热的诱因，因此中枢内5-HT的升高可能是产生真寒假热的内在原因之一。

中医的寒证是各种慢性病在消耗过程中的临床表现的综合诊断。慢性病是因长期的病因或者局部炎症的刺激，或者外因的长期作用，如社会的或环境的刺激，精神紧张等因素的刺激而形成。最终形成交感神经功能降低和副交感神经功能增强以及5-HT系统功能增强的功能背景。而在这样功能背景下容易诱发真寒假热证。

第六节　寒凉和温热药对热证、真寒假热治疗

一、实热证治疗

实热证发热主要用寒凉性药治疗。根据刘亚梅[29]的综述，寒凉性药（如三叶青、羚羊角、穿心莲、蒲公英、玄参、山豆根、黄连、败酱草、白头翁、黄芩、金银花、连翘等）的降热作用，主要是围绕调节脑内神经递质的平衡，降低中枢介质前列腺素E_2（PGE_2）、环磷酸腺苷（cAMP）等的含量而降低体温，补中益气汤对脾虚发热家兔，也通过降低脑脊液PGE_2和下丘脑-视前区（PO/AH区）组织cAMP含量的作用而去热。

但是中药除这些作用外，还有整体功能平衡的调节，如疏通血液，促进排泄等综合因素。同时中药对中枢体温正调节介质和负调节介质的调整，起到综合治疗作用。因而疗效强于单纯西药效果。

安宫牛黄丸作为中医传统的“瘟病三宝”之一，具有解热去毒，通窍镇静的作用。对温毒热盛所致神昏谵语，狂躁不安具有明显促清醒的作用．安宫牛黄丸可改善动物的昏迷状态。提高脑组织对细菌毒素以及缺血缺氧的耐受性，对细菌、内毒素性脑损害有一定的保护作用。广泛应用于颅脑损伤意识障碍、幼儿重症肺炎、高热惊厥、中毒性痢疾、大脑发育不全等伴有高热、神昏、抽搐等危象的急救治疗，所以作用很广泛，近来也有对神经递质影响的研究。

杨文清等[30]的实验研究，探讨了安宫牛黄丸对中枢神经递质的影响。用手术方法制造脑出血模型，正常对照组用氯化钠注射液，治疗组用安宫牛黄丸灌胃，阳性对照组模型经股静脉滴入小牛去蛋白血清和甘露醇等，分别在经过不同时间之后，测定脑内递质含量以及一氧化氮（NO）含量和超氧化物歧化酶（SOD）活性。结果：模型组大鼠脑出血后4h，72h测定NO含量和NOS活性与正常组相比均明显的升高。药物治疗组4h后NO含量和NOS的

活性即开始下降，72h 更为降低。NO 有松弛血管平滑肌、舒张血管等作用。因此，减少 NOS 的活性对脑组织可有一定地保护作用。

各组大鼠脑组织海马和脑皮质中单胺类神经递质含量比较。模型组，海马和全脑皮质组织中 NE，5-HT 和 DA 的含量均明显下降；用安宫牛黄丸治疗后 NE 明显提高（NE：治疗前组为 90.90±77.11，治疗后为 309.00±96.11）具有显著性差异。DA，5-HT 治疗后含量也有提高。脑内警觉的调节有多种神经递质和环节参与，如胆碱能、去甲肾上腺素能、多巴胺、5-羟色胺等递质，同时中枢内上行和下行传导通路组成了一个庞大的觉醒控制系统。其中 NE 和 ACh 通路系统的功能状态的提高被认为是主要的觉醒机制，而多巴胺可能是在各启动系统发挥调控作用，5-HT 则抑制觉醒，此时抑制作用较弱。本实验结果，NE 的提高对唤起觉醒有重要关系。当然可能还有其他的系统和功能的参与，共同产生这个综合的疗效，还有待研究[31]。

二、真寒假热的治疗

人体发热与很多因素有关，其中致热因子、中枢介质、神经递质等讨论比较多。根据中医治则“寒则热之”所以寒凉性药对发热患者是首选。它对中枢的递质也有很大影响。

1. 寒凉和温热药的作用比较

（1）温热性药的作用

如温阳方（附子、干姜、肉桂）、补气方（党参、黄芪），它们均有提高正常大鼠交感神经-内分泌系统功能的作用，同时提高脑内特别是下丘脑 NE 的含量。附子、干姜方使大鼠尿内 5-HT 的排出量减少，在内脏降低 5-HT 含量作用更为明显，而提高 NE 的排出量。寒凉药：如清热泻火（知母、石膏汤），清热燥湿（三黄汤：黄连、黄芩、黄柏），清热解毒（含有银花、连翘复方），含有知母、石膏、黄柏、龙胆草的清热等方均能抑制周缘的交感神经、内分泌系统的功能，使脑内各区 NE 的含量减少，对 5-HT 递质含量有提高作用[32-33]。

这一结果提示，当虚证时，脑内及整体的 NE 降低，5-HT 相对增加的状态下，再给以寒凉性药促使 5-HT 进一步增多，容易诱发真寒假热证，而温补药可以提高整体的 NE 含量，使 5-HT 含量不变或相对减少，这有助于体温下降，缓解真寒假热症状。

（2）对虚证发热的治疗

张恩户等[34]对脾虚发热模型（静脉注射三联疫苗）测量脑脊液中前列腺素（PGE_2）含量和下丘脑-视前区组织 cAMP 含量，结果均比对照组和脾虚组升高。用补中益气汤治疗后，两类指标均下降，说明补中益气汤在虚证发热时，有降低中枢发热介质 PGE_2 和 cAMP 的作用，因而协助退热。

在正常状态下发热后，中药寒凉性药有多种解热作用，如抑制外源性病原体，抑制内源性致热体，减少中枢致热介质的产生，同时有降低下丘脑 NE 和 5-HT 的含量而使体温下降的作用。在虚证状态时整体的 5-HT 系统功能提高，下丘脑 5-HT 含量偏高，而整体的交感神经系统功能降低，下丘脑的 NE 含量也降低，这是个整体的变化。用温热药时提高 NE 含量，使 5-HT 的含量降低，体温也伴随下降，所以有解热作用。如用寒凉药，整体的交感神经受抑制，脑内 5-HT 不下降反而更高，则发热症状不易缓解。

甘温药可调节神经递质含量促使退热，同时也通过对中枢的直接发热介质（PGE_2，cAMP）的抑制作用而降热，因此中药复方的综合治疗作用可解决真寒假热的症状。

第七节　真寒假热的机制探讨

通过以上的研究可以看出，临床的真寒假热患者，各年龄段均有发病的可能，中青年占多数。患者多是由于急性或慢性的病因如急性的损伤、炎症、慢性病等因素造成的交感神经、内分泌、免疫功能受抑制，功能水平急剧降低，同时副交感神经系统和5-HT神经系统处于功能亢进的状态，也就是中医的虚证状态。这种状态有的人可出现热证，但也不是每个人均有发热症状，因为在实验研究中也得到了证明。有人曾经用多种方法制作虚证模型，例如单纯以泻下、放血、饥饿或几种方法合用所造成的气虚及脾气虚证动物模型，均未有发热表现，反而体温普遍降低，甚至随禁食时间的延长，体温也渐趋下降，同时出现蜷卧、少动、喜堆挤在一起取暖等气虚证表现。同样，单纯的脑内5-HT增多也并不都直接引起发热。在动物实验中也证明，中枢内CRH有介导5-HT发热的作用。而CRH在各种急性或慢性的应激中均有反应。因此5-HT可能需要某些因素的诱导，如CRH或其他的介质诱导下引起发热。

上述报道的真寒假热的患者均有引起发热的诱因，如分娩后受冷，子宫内有创面；手术后的应激刺激，术后有伤口的创面；癌症，白血病有其内在发热的因素；有些慢性肝炎患者本身就有炎症反应。这类患者由于身体的长时间消耗已经处于交感神经系统功能低下而副交感和5-HT系统功能增强状态，在此背景下，一旦受外因的影响，如细菌，病毒，环境温度的变化等致病因素的刺激就可引起发热。早期可能是有细菌等因素，环境刺激的反应，脑内神经递质间的失调或其他因素共同引起的发热。但是，在目前抗生素普遍应用的情况下，多数患者早期就大量地应用抗生素，特别在高烧不退的情况下往往增大用量以期得以控制。故细菌的感染容易在早期就得到控制，而此时脑内递质的紊乱和其他因素则显得突出，容易出现假热症状。药物的研究得知，抗生素可以使体内5-HT增多，有引起肠易激综合征的报道。中医对热证的治疗以“热则寒之”的治则为主，因此早期用大量的寒凉药也使脑内5-HT含量增多，这种增强也许需要达到某种程度才引起发热，而这种递质紊乱引起的发热可能是经中、西药的治疗而不退热的原因之一。

在虚证状态下，它形成一个特殊的功能背景，在致热的诱因作用下引起发热多容易出现真寒假热证，而用抗生素或寒凉药治疗不愈，就使真寒假热的症状更为突出。

用温热药治疗时经实验证明，参类、黄芪、附子、白术等均有提高交感神经功能作用，降低副交感和5-HT系统功能的作用，其中附子不仅提高NE释放量同时明显的降低5-HT含量，特别在内脏更为明显，这也许就是为什么甘温除热治疗中，重用附子疗效更好的原理之一。

在高烧状态分辨真热或假热有一定难度。如果是真热而给温热药如火上浇油，因此经验不多者轻易不使用温热药。根据临床观察，有些现象是值得参考的。如患者有热证，可高可低，持续不退，同时有气虚（神疲乏力，气短懒言），虚寒证（畏寒肢冷，腹泻或便溏），血虚证（面色苍白）等症状的某几项就应该考虑有内寒证的存在。如果用过抗生素、寒凉性清热药后热不退等，更应考虑真寒假热证，采用甘温除热法，多能有效。如果能研究出一些简单的而能测量的指标，或其他的测量方法用于临床检查，更有利于诊断以免延误治疗。当然作为形成真寒假热的机制之一，单胺类递质只是其发病的条件，而其本质还是因人体处于急性的或慢性的阴寒-副交感的功能低下的背景，这些可能是很重要的内在的引起发病的因素。在此基础上受到内外因素的影响而发热，多表现出真寒假热的症状。也许还有更复杂的机制参与，这些均有待于进一步的研究。

参考文献

1. 杨永录. 体温生理学——基础与临床. 北京：人民军医出版社，2007.
2. 杨惠玲. 高级病理生理学. 北京：科学技术出版社，2006.
3. 宗言顺. 试论八纲辨证中的真寒假热辨治. 吉林中医药，1987，(4)：3-5.
4. 李林.《伤寒论》辨真假寒热系统方法的探讨. 新中医，1984，(11)：9-11.
5. 葛喜贵. 甘温除热机理之浅析. 光明中医，2012，27（8）：1501-1053.
6. 米金辉，杨惠，吕龙. 甘温除热法的历史沿革. 陕西中医学院学报，2003，2（2）：14-15.
7. 徐刚. 清热中药解热作用机理探讨—对大鼠下丘脑中NA、5-HT含量的影响. 中药药理与临床，1996，12（6）：14-16.
8. 徐刚，曹雅槐. 清热中药对大鼠下丘脑β-EN含量的影响. 中药药理与临床，1998，14（4）：31-33.
9. 樊荫. 浅谈中医药退热机制的研究新进展. 成都医学院学报，2007，2（2）：148-151.
10. 高大硕，刘本春. 安宫牛黄丸治疗颅脑损伤术后高热昏迷20例. 中西医结合实用临床急救，1997，4（11）：498-501.
11. 安慧艳，高峰丽. 安宫牛黄丸的临床疗效文献分析. 中国药业，2012，21（8）：63-64.
12. 郑宏. 甘温除热法治疗多脏器功能不全综合征高热的临床体会. 北京中医，2006，25（4）：225-226.
13. 刘庆芬. 甘温除热法治疗产后发热56例体会. 江西中医药，2001，32（1）：29-31.
14. 司书凯. 甘温除热法治疗慢性粒细胞白血病发热16例. 河北中医，2000，22（10）：761-763.
15. 李自全，周澄亚，付饶，等. 甘温除热法治疗肿瘤发热25例分析. 四川中医，2009，27（11）：85-88.
16. 蒋益泽，魏东，罗波，等. 甘温除热佐以活血化瘀治疗腹部手术后245例临床观察. 四川中医，2008，26（12）：103-104.
17. 黄浩，高萍，杭明富，等. “甘温除热法”治疗骨折术后发热100例. 河南中医，2005，25（12）：56-59.
18. 陈国良. 甘温除热法治疗功能性发热例. 医药集悟，2001，16（5）：73-74.
19. 潘丽华. 甘温除热法应用指征探析. 中医杂志，1993，34（3）：184-185.
20. 梁月华，王传社，章云津. 寒凉和温热药复方及知母对交感神经系统的作用与机制探讨. 中药通报，1988，13（11）：48-50.
21. 陈文强，黄小波，李宗信，等. 四君子汤对脾虚大鼠不同脑区单胺类神经递质含量的影响. 中国中西医结合消化杂志，2005，13（2）：124-126.
22. 郑里翔，刘晓庄，王莉，等. 肾阳虚对大脑神经递质、胆碱酯酶的影响. 新中医，2000，32（5）：31-33.
23. Jely RMP. Response of Hypothalamic neurons to local temperature change and to ACh，NE and 5-HT，Brain Res. 1973，55：123.
24. Myers RD，Beleslin DB. Changes in serotonin release in the hypothalamus during cooling and warming of the monkey，Am. J Physiol. 220（6）：1746-1754.
25. 黎海蒂，李希成，张长城，等. 刺激大鼠迷走神经向中端对其不同脑区5-HT含量的影响. 动物学报，1988，34（3）：251-254.
26. 徐传香，刘洪涛，王静，等. 运动与中枢5-羟色胺. 解放军预防医学杂志，2008，26（1）：72-75.
27. 罗小峰，陈亚琼. 绝经期潮热与5羟色胺. 国

外医学妇产科分册，2003，30（6）：394-396
28. 陈亚琼，吕肖峰，黄艳红. 绝经后潮热妇女血浆 5-羟色胺前体及代谢产物水平的变化. 中华妇产科杂志，2002，37（12）：726-728.
29. 刘亚梅. 解热中药对体温调节机制的实验研究进展. 湖北中医杂志，2007，29（8）：68-70.
30. 杨文清，任玉录，郭克锋，等. 安宫牛黄丸对急性脑出血大鼠脑组织中一氧化氮合酶及单胺类神经递质的影响. 中国中医急症，2009，18（1）：83-85.
31. 朱坤杰，孙建宁，马长华，等. 安宫牛黄丸及重金属组分对内毒素脑损伤大鼠大脑皮层单胺类递质的影响. 中国中药杂志，2007，32（10）：949-952.
32. 梁月华，金星，任红. 三黄汤和知石汤对神经内分泌的影响. 中药药理与临床，1993；9（1）：5-7.
33. 梁月华，扬鸿志，任红. 参芪和附姜方对神经内分泌的影响. 中西医结合杂志，1993，13：272-275.
34. 张恩户，赵勤，侯建平，等. 补中益气汤对脾虚发热家兔体温、脑脊液 PGE_2 和丘脑下部视区组织 cAMP 含量的影响. 中国中医基础医学杂志，2003，9（8）：15-17.

第九章　水湿与炎症

当病原体侵入人体后，无论是急性或慢性病均有功能变化和病理性的反应，其反应的性质和程度与病原体的特性、人体的功能状态等因素有关。功能变化是临床患者容易感觉到的，如发热或怕冷，疼痛，心慌，口渴，腹泻等症状。器官的病理变化表现有局部组织的变质、渗出，炎症细胞浸润等炎症反应。慢性病，如器官增生反应，成纤维细胞增生，大量的纤维组织增生，可致器官硬化，这是一系列病理过程，大部分是人体感觉不到的，但确实是在慢慢地进行的。中医过去没有病理研究，在功能的描述上很细致，但在物质的变化上只限于湿、痰、血瘀、癥瘕积聚、包块、肿瘤等。然而自中西医结合研究开展以来，中医诊断的这些证的病理改变与西医的病理变化有一致的形态变化及其变化规律。比如西医的急性炎症，中医的诊断多有湿热证；西医的脉管炎、血栓症，中医多诊断有血瘀证；癥瘕集聚的诊断在病理检查有些可见到器官纤维化、硬化或其他形态等；肿瘤多与包块的诊断相关。人体结构和功能在各医学中都是一样的，因此中医也可以在西医过去和现在这些研究结果的基础上来说明中医的理论、内在的变化及其发展规律，以便发展中医的理论。

为了探讨疾病发展过程中，中西医在诊断和治疗中有哪些共性和特性，以便达到今后取长补短共同提高和结合的目的，本章根据病理的发展过程将疾病分为几个阶段，即水湿与炎症、血瘀证与瘀血或血栓、症瘕集聚与纤维化和硬化、包块与肿瘤等四个阶段来讨论功能和病理的共性和特性。当然这些不是绝对的，比如在炎症阶段可有水湿的问题也可同时有血瘀证，像重症急性呼吸综合征（SARS）在3～5天即可有纤维化，而血瘀证也多见于纤维化、肿瘤患者。所以上述的划分只是为了把不同的方面集中在几个类似的问题上便于集中讨论，并不排除与其他方面的相关性。

从病理的研究来说，西医的研究较早而且全面，因此在每章内先介绍有关西医的生理或病理研究以便于中、西医的比较，并进一步证明和探讨中医的理论或治疗与西医的共性和特性。

第一节　正常人体水盐代谢与常见病

人体内水和盐是重要的体液组成部分。成年人体液总量约占体重的60%。其中细胞内液占体重的40%，细胞外液占体重的20%。细胞外液包括组织液和血浆。另有量经常变化的液体，包括胃肠道消化液、脑脊液及各种体腔液（胸膜腔、腹膜腔、滑膜腔、心包腔）等。在正常状态下，体液平衡包括体液与外环境的交换和平衡，同时也包括体内不同分布区间体液的交换和平衡，如细胞内外、血管内外，脑脊液，各种体腔液等的平衡和交换。这些体液很容易受内外环境的影响而变化，但仍需保持动态平衡。

一、体液与内外环境的交换

正常成人每天摄入水量及体内因代谢产生水的总量和总体排出的水量是处于动态平衡的。水盐的排出可经过很多途径，如通过肺呼出的水蒸气，粪便，尿液，皮肤的汗液等均可排出水分和盐类。呼吸气中几乎不含电解质，汗液中有少量，只有大量的发汗，汗液才丢失较多的电解质。成人每天尿液中需排出的固体物质一般不少于35g，而至少应有500ml的尿量才能溶解而排出代谢产物，因此每日排除液体的总量约为1500ml，而每天需补充1500～2000ml水量，才能达到平衡。

1. 渴感的调节

饮水是主要水的补充来源，血浆晶体渗透压调节下丘脑的渴感中枢。当血浆晶体渗透压升高时，兴奋渴感中枢，引起渴感而饮水，渗透压降低时，抑制渴感中枢而停饮。总的体液减缩1%～2%就可引起渴感，如失血、出汗过多等情况下。渴感刺激也受抗利尿激素（ADH）、肾素-血管紧张素的调节。渴感也可因大脑皮质功能紊乱，如肿瘤、创伤、炎症等影响，虽然患者无失水，但仍感烦渴，以致饮水过多，尿量也增多。

2. 血管与组织液的体液交换

体液经淋巴管回流，也从毛细血管回流，体液在毛细血管进行组织和血液之间的交换。正常情况下，毛细血管膜在通透性较高时，除大分子蛋白质和血细胞外，其余均可自由通过毛细血管膜，进入组织液。毛细血管膜两侧的静水压差和胶体渗透压差是控制体液内外转移的主要动力，决定体液流动的方向。在毛细血管动脉端的血压高、组织间液的胶体渗透压高则促使组织间液生成。而毛细血管静脉端血浆胶体渗透压升高、组织间液的流体静压升高，则组织间液回流入血管增多。以此保持组织液量的稳定。

影响组织液的容量因素很多，毛细血管壁因毒性物质的影响、缺氧、血pH下降、组织胺、蛋白酶的损伤等，均可使通透性增加而渗透液增多。此外淋巴管因压迫或其他原因阻塞而影响回流，同样渗出液压迫周围微循环也影响回流而使水肿加重。组织间隙液是组织细胞的微环境，其淤滞或水肿，可造成细胞功能的下降。血压降低或循环减慢也影响组织液的通畅和交换。

3. 细胞内外水平衡的调节

细胞内液、外液之间离子分布差异很大，是因细胞膜Na^+-K^+-ATP酶（钠泵）的主动转运作用维持内外离子浓度差。钠泵可维持细胞外液的高Na^+浓度和细胞内液的高K^+浓度。这些泵在细胞膜上形成各种离子通道，保证各种离子的分布。细胞内外也受渗透压的影响。同时在细胞膜上有多种不同功能的水通道蛋白，参与水通透的调控。正常情况下，均处于动态平衡，保持相对稳定状态。

二、水盐代谢的神经内分泌调节

1. 神经调节

自主神经对钠、水的排出有一定的调节作用，如切除支配动物肾的神经，可引起近端肾小管回吸收钠减少。交感神经递质对肾素有促进释放作用，5-HT对肾素也有触发释放的作用，结果使醛固酮释放增多，影响水盐的排出。因此在寒证时，虽然肾上腺的作用和垂体加压素的作用减弱，而5-HT的含量增多，仍促使醛固酮释放增多，也可引起水肿。

2. 肾素的调节

肾素是由肾小球旁细胞的致密斑释放的。肾素是一种水解酶，可以分解血管紧张素原为血管紧张素1（AG 1），在血管紧张素转化酶（ACE）的作用下形成血管紧张素Ⅱ（AG Ⅱ），再经氨基肽酶的作用下转变为血管紧张素 Ⅲ（AGⅢ）。AGⅡ及AGⅢ均有很强的生物活性。AGⅡ使血管平滑肌收缩，致血压升高，促进醛固酮的合成及分泌；刺激抗利尿激素（ADH）分泌，使尿量减少；刺激口渴中枢，引起口渴感。AGⅢ对血管平滑肌作用不大，而对肾上腺皮质的球状带有刺激作用，使醛固酮合成及分泌增加。

交感神经可促进肾素分泌，血压的波动也影响其分泌，如血压下降时，刺激肾小球入球小动脉的牵张感受器，引起肾素的合成和分泌增加。再者流经致密斑的Na^+减少时，可兴奋致密斑的钠感受器，促使肾素分泌增加。同样，肾血流量增加时或血钠增高时，则使肾素分泌减少。

3. 醛固酮的调节

醛固酮是肾上腺皮质球状带细胞分泌的盐皮质激素。它可促进肾远曲小管和集合管上皮细胞主动吸收Na^+、Cl^-和水，并促进K^+和H^+的排出。醛固酮受肾素-血管紧张素系统及血浆Na^+和K^+浓度的调节。血钾浓度的升高和血钠浓度的降低，可直接刺激球状带增加醛固酮的分泌，其中对钾浓度升高的变化非常敏感，能引起醛固酮的分泌。

4. 抗利尿激素

由下丘脑视上核和室旁核的神经元分泌的抗利尿激素下行贮存在神经垂体，促进肾小管上皮细胞对Na^+的重吸收。当生理状态下抗利尿激素增多时，可促进肾远曲小管，集合管对水的重吸收，所以有抗利尿作用。如果分泌过高则引起平滑肌收缩使血压升高，故又称血管加压素。在剧痛时、情绪紧张、恶心、血管紧张素Ⅱ增多时也可使抗利尿激素释放增多。

5. 心钠素

心钠素（ANF）是一种广泛存在于心房细胞、血管平滑肌细胞及许多脏器细胞内的循环激素。心钠素可拮抗肾素-血管紧张素-醛固酮系统，所以有较强的利尿、排钠及扩张血管而降压的作用。ANF与肾小管上皮细胞膜上的受体结合后，通过cGMP关闭钠通道，使钠排出增加[1]。

6. 水通道蛋白（AQP）

AQP是在细胞膜上转运水的特异孔道，一般情况下只允许水通透，特殊情况时，也可选择甘油和尿素等通过。目前AQP已有13个成员，分别为AQP_0～AQP_{12}。它们分布的范围很广，如肺、消化道、肝、肾、脑内等。水通道蛋白的功能也受多种因素的影响，如细胞外环境的pH值，氧浓度，渗透压高低等影响。激素，如糖皮质激素，盐皮质激素，血管活性肠肽，以及表皮生长因子、肿瘤坏死因子等，对其也有影响。所以，体内的神经内分泌因素对水通道蛋白的功能有调控作用[2]。

总之，人体通过相当复杂的神经内分泌因素对水盐的代谢进行调节，其中有的促进利尿，有的减少排尿，两方功能平衡则保持水盐代谢的平衡。而水盐代谢的失调，对疾病的整体发展和治疗过程均有不同的且重要的影响。

三、水肿

1. 水肿类型

水盐代谢异常时常常发生各种类型的水肿。局部水肿虽然范围不大但影响功能，如三叉神经出口处组织的水肿可引起面神经麻痹，内耳淋巴液增多水肿而影响听力等。器官的水肿，如肺水肿可影响呼吸或心脏功能，肝的水肿影响胆汁分泌等。全身性的水肿，液体潴留在皮下组织间隙，可以波及全身大部分器官、组织等，为显性水肿（可凹陷性水肿）。而组织间隙的蛋白多糖、糖蛋白等与水以凝胶状态结合，在尚无游离液体出现时不发生凹陷性水肿者，称为隐性水肿。此时组织的体积变大，舌体胀大变厚，被下颌骨牙齿压迫易发生齿痕，这是中医诊断水湿的很好的体征。

2. 水肿液内的水盐吸收

渗出液或水肿液的吸收，受多种因素影响，其中重要的是影响 Na^+ 的交换，因为 Na^+ 的转运可带走一定量水分。从肺的研究可见，肺泡上皮细胞上有较多的 Na^+ 转运通道，如钠离子通道（ENaC）、Na^+-K^+-ATP 酶（NKA）和水通道（AQP）等。钠离子通道和其他离子通道是一种跨膜蛋白，对 Na^+ 有高亲和性，促进 Na^+ 的转运。在肾、消化道、肺、皮肤和卵巢等组织可自分泌一种丝氨酸蛋白酶（通道活化蛋白酶-1，CPAI），CPAI 有上调钠通道的功能。再者 Na^+-K^+-ATP 酶是一种广泛分布于各种细胞膜的 ATP 酶，它每分解一个 ATP 分子，可以排出三个 Na^+ 和运进两个 K^+。AQP 是一类存在于细胞膜上的特异性转运水的糖蛋白。当这些酶的功能降低时，水的清除将受影响[3]。

治疗的药物很多，目前研究最多的是儿茶酚胺依赖的药物，如 β 肾上腺素受体激动药。β_2 肾上腺素受体激动药，有较确切增加肺泡液清除率（AFC）的作用，如促进 α-钠离子通道（α-ENaC）基因表达。β_2 肾上腺素受体激动药还可抑制血管内皮细胞的通透性，减少肺泡上皮细胞的损伤和具有抗炎作用等。此外，激素中的糖皮质激素、甲状腺激素、胰岛素、醛固酮和雌激素等均可增加肺泡液清除率。

从上述西药的作用可见，促进水肿的吸收与兴奋交感神经，是通过 β 肾上腺素受体抑制血管内皮细胞的通透性，促进钠离子通道开放和兴奋 ATP 酶的活性等途径实现的。中药的燥湿药能促进渗出液的吸收，其中多是温热性药，如苍术、陈皮、半夏等，有提高局部或整体的交感神经功能和促进体液吸收的作用。所以在湿证的治疗中，燥湿药和利湿药配合应用，可促进吸炎症局部的液体，又借利尿药排出体外，则有利于炎症的吸收。

四、脱水

人体内细胞内液和细胞外液有一定比例关系，细胞内液占总体液 2/3，细胞外液占 1/3。通常，体液的缺失首先影响细胞外液，而后逐渐与细胞内液之间达到平衡。脱水是指体液丢失造成细胞外液减少，其表现有多种形式。

临床上最常见的脱水原因，是等渗性脱水。如呕吐、腹泻、胃肠引流、肠胰胆瘘、大出血等，多可导致等渗性的脱水。因血浆晶体渗透压在正常范围，故细胞内液变化不大，称为等渗性脱水。临床主要表现与脱失的程度有关，例如可见倦怠、疲劳、头晕，甚至晕厥、意识不清等。第二种为高渗性脱水，多因用利尿剂排尿较多，或补钠较多，严重组织损伤丢失液体较多，出汗较多等，引起细胞外液钠量增多形成。由于细胞外液钠离子较多，则细胞内液外移使细胞体积缩小。临床主要表现为乏力，头痛，易兴奋，口渴，尿少，体温上升，随后出现震颤，易昏迷，甚者死亡。第三种为低渗性脱水，多因治疗不当，补水过多，利尿剂使用时间过久使电解质丢失。结果细胞外液容量减少而细胞内液增加，细胞出现水中毒。特别是脑细胞水肿时可出现嗜睡或昏迷，患者无口渴的感觉，皮肤、黏膜脱水症状很明显。

水盐代谢是生命物质运载的重要通路。食物消化吸收的营养物质运输到细胞应用，代谢产物自细胞排出，最终排出体外均需正常的水量转运动能和渗透压平衡。过多的体液出现水肿，体液过少出现脱水，均可影响细胞的新陈代谢功能，也影响器官的正常功能。因此调节水盐代谢的平衡是治疗疾病的重要措施之一[4]。

五、燥证

干燥综合征（SS）是西医的诊断，它主要是累及外分泌腺体的慢性全身性的自身免疫疾病。本病分为原发性和继发性两类。原发性干燥综合征（pSS）在全球均有发病，在我国人群的患病率为 0.3%～0.7%，在老年人群中患病率为 3%～4%。发病者女性较多，男女比为 1∶20～1∶9。高发病年龄在 40～50 岁，可发生于任何年龄阶段。局部症状：口、鼻干燥，眼干症。系统症状：乏力、低热等。约有 2/3 的患者出现系统损害，如皮肤干燥，瘙痒，色素沉着。SS 也可出现在各脏器/系统，如：肾的间质性肾炎；呼吸系统的胸膜炎；消化系统的食欲不振；血液系统的恶性淋巴瘤等。SS 多用胆碱能药物（如胆碱受体激动药等）治疗有效，说明 SS 是交感神经高度兴奋的状态，用迷走神经递质可起对抗作用进行治疗。

中医的燥证一般可分为外燥和内燥两大类。外燥多因干燥、风沙的地域气候等有关，多伴随火热症状。内燥多因阴液亏损不足，或因疾病所致的阴液过量地损耗，或者是脏腑功能虚损，使水输布障碍。出现症状多为口干咽燥、鼻干唇裂、两目干涩、皮肤干燥脱屑、干咳无痰、便干尿少等表现。燥证的治疗，《内经》提出“燥者濡之”“治以苦温，佐以甘辛，以苦下之”的治疗大法；后世医家根据内外燥证特点和不同阶段提出，燥在上清解之，在下通润之”“上燥治气，中燥增液，下燥治血”等大法[5]。

第二节 中医湿证的现代研究

一、中医理论

中医认为“津液”是人体内正常水液的总称，其生成、输布和排泄受多个脏腑共同调控。其中肺、脾、肾是主要的三脏。《内经》中提到：“饮水于胃，游溢精气，上输于脾，脾气散精，上归于肺，通调水道，下输膀胱，水精四布，五经并行”，这是正常的水液运行。

这些与西医有近似之处，如水电消化道吸收入血液，肺的呼出气内有水蒸气，促进水液排出，肾收集尿液，由膀胱排出等[6]。

如果人体感受六淫外邪，或因饮食、七情所伤，影响肺、脾、肾的气化功能，则水液停或聚，引起痰、饮、水、湿等，这些是因代谢障碍而出现的病理产物，成为致病的内在因素。叶天士说："津液凝滞，不能输布……，水之清者悉变为浊，水积阴则为饮，饮凝附则为痰"。可见，四者同出一源。因此有一种说法是"津停则为水，弥漫则为湿，寒凝则为饮，热煎则为痰"。所以中医的痰、饮、水、湿均是津液在不同功能失调状态下的表现，它们均在局部产生淤滞影响气机，也反映肺、脾、肾的调节功能紊乱。

中医认为"湿"属于致病因素，有外湿与内湿之别。外湿证由外环境的湿邪引起，如涉水、淋雨、环境潮湿等引起的疾病。内湿多因脾气虚发展到脾阳虚，使水湿运化失调导致水湿停滞。"湿"受内外环境的影响可以热化或寒化，如：与热邪相合称为湿热；与寒邪相合称为寒湿；与暑邪相合名暑湿[7]。

在整体的八纲辨证中，阴阳、寒热与燥湿，有一定关系。一些学者提出"阳盛则热而生燥，阴盛则湿多兼寒，阳虚则湿，甚则寒；阴虚则燥，甚则热"。因此，阳、热、燥证均可在阳热-交感状态时发生，而阴、寒、湿证多于阴寒-副交感状态时发生[8]。

二、湿与炎症

病因（细菌，病毒等）刺激后，因为交感神经系统兴奋，引起血管收缩。过强或过长时间收缩容易损伤血管内皮，引起内皮素的释放。内皮素-1是血管内皮细胞分泌的一种很强的血管收缩物质，使血管更加收缩。随后血管舒张物质释放，引起血管舒张，使局部渗出液增多以致引起炎症反应。炎症区是局部性的水肿。其水肿的大小和性质，随病因和器官而改变，因此中医的诊断也因病而异。如肺的炎症可诊断为肺湿热证，或痰湿阻肺。急性肝炎诊断为肝胆湿热证，肾炎可见肾湿热证。

湿热证可发生在多种脏腑内，并有一定的病理变化。病毒性肝炎表现为肝胆湿热型，作肝穿活检后证明，病理变化为肝细胞淤胆，小胆管扩张，胆色素颗粒沉着，肝细胞变性、坏死以及炎症细胞浸润。胃病湿热中阻型患者有胃黏膜的充血、水肿、糜烂或伴出血点等急性炎症改变。慢性肾炎肾小球肾炎等患者肾活检可见肾小球固有细胞增生及炎症细胞浸润，并伴随大量的炎性介质和细胞因子。

所以各脏的湿热证均可见炎症反应，有炎症细胞浸润，这是热证的原因。同时伴有水肿、渗出、充血等现象，这是湿，因此湿热与炎症是伴行的。

三、微循环与水湿

研究早期认为微循环由小动脉、微动脉、毛细血管、微静脉和小静脉组成。近几十年来，学者们对微循环的概念有多种提法，有医学家提出[9]，微循环是指直接参与组织细胞的物质、信息、能量传递和交换的那些血液、淋巴液、组织液间的流动液等结构，也就是包括血管微循环系统、组织通道系统和淋巴系统。

在这个大范围的微循环内，组织液是血液内营养物质自毛细血管出来流到组织细胞间隙中。其中组织细胞间隙是在组织中间相互连通的间隙，间隙中有液体称为组织间隙液，组织细胞间隙液，形成组织的微环境。此大环境和微环境通路，是自血管到细胞传递神经递质、新陈代谢物质，信息及能量等的必经之路。微环境中的间隙液与组织液间，借助压力差的推动，保证组织细胞和血液之间的新陈代谢交换功能。微环境是细胞周围最近距离的调控其兴奋或抑制活动的组织液，它必须与组织液、毛细血管、血液相通，其中水盐的正常代谢是很重要的运输液。因此水肿时，组织液增多，使血液物质渗出受阻，使微环境、组织液、微循环的通路受阻，使细胞的功能降低。长时间水肿，局部组织细胞凋亡，或坏死，导致器官功能衰竭。

四、湿证的寒化与热化

中医认为，内湿多因脾气虚到脾阳虚，使水湿运化失调导致水湿停滞。内湿停滞后，因受内外因素的影响可以热化或寒化。一般患者素来体质有脾胃虚寒者容易寒化，临床表现为寒湿症状。素来有脾胃积热或阴虚火旺者容易热化，临床表现为湿热症状。因临床的症状不同，各项的指标水平也有差别，临床的观察也有很多报道。

1. 湿热证

湿热证多由炎症引起，可检测到某些炎症因子（如 IL-6、IL-8、TNF-α 等）。有热证的功能背景，在检测湿热证患者时证明血浆去甲肾上腺素、肾上腺素、多巴胺均升高，肾上腺皮质功能亢进。肾素-血管紧张素-醛固酮系统兴奋，所以尿排出量减少。

脾胃湿热证患者红细胞膜 Na^+-K^+-ATP 酶活性高，红细胞 ATP 含量增多、基础代谢率均升高，表明离子活动增强，水吸收增多，排出减少，有水盐代谢紊乱的症状[10]。脾胃湿热证胃粘膜的 AQP_4 升高，可能引起组织间隙和微血管的水进入胃腺细胞和其他细胞，导致局部水盐平衡紊乱，并参与炎症反应[11]。

急症重度呼吸综合征（SARS）患者肺部病变主要为肺泡腔内细颗粒样或泡状肺水肿，脱屑性肺炎以及机化性肺炎的表现，肺间质内小动脉有明显的结构改变。所以肺内有炎症，有水肿，有水盐代谢障碍。这是湿热证的表现[12]。

肾湿热证的肾炎患者肾组织活检证明，肾小球固有细胞增生及炎症细胞浸润，并伴随大量的炎性介质和细胞因子，可有血栓形成[13]。

湿热证有炎症反应，有局部的水肿表现，如侵犯到肾脏多见全身水肿。因此形成湿热证。

2. 寒湿证

此时是处于交感神经功能低下、副交感功能和 5-HT 系统功能增强的状态。因此血液循环减慢，酶的活性降低。中焦湿阻证大鼠模型的检查可见，红细胞膜 Na^+-K^+-ATP 酶活性与正常大鼠相比明显下降，提示钠钾泵活性的下降是体内水盐代谢障碍的重要原因之一[14]。

同样在观察湿阻证患者时也证明，患者免疫功能降低，尿木糖醇排泄率降低，红细胞膜 Na^+-K^+-ATP 酶活性低下，因此患者多有水肿[15]。

同样是水肿，因两类水湿证处于不同的功能状态，其中医治疗方法不完全相同。有些是利湿促进排出，有些是燥湿加利湿，既促进吸收又促进排出，这就是中医治疗湿证的特点。

五、湿与血瘀

1. 湿热与血瘀

中医认为内湿积聚，阻遏气机。因此气滞与湿阻，均可引起血行不畅。唐容川在《血论证》中强调："病水者，未尝不病血也"。《丹溪心法》指出："血受湿热，久必凝浊"。《医学入门》中提到"盖阳气无形，阴血有质，必湿热涩血，而后发为痈疽"。所以湿热证在不同阶段均可有瘀血证存在。近年来的现代研究发现，湿热证患者在病理发展过程中常出现瘀血变化。如消化性溃疡患者，当出现胃湿热证时，胃镜检查可见胃黏膜充血、水肿、炎性改变，溃疡形成。

脾胃湿热证患者在临床上表现出胃

脘痞闷、腹泻、舌苔厚腻的特点，而在血液流变学上以全血比黏度、血浆比黏度、纤维蛋白原升高和血细胞比容升高为特点，表现出浓、稠、凝的血液流变学特征[16]。

再如急性肝炎组织检查可见细胞肿胀、变性、坏死、肝血窦充血、肝内胆管有胆汁淤积等病理变化，这些也与瘀血有关。

肺湿热证的 SARS 患者，在发病急性期和治愈后不同时期均有凝血功能改变。患者血浆检测证明，急性期的凝血酶原时间，凝血活酶时间明显延长，纤维蛋白原含量极显著升高。所以在 SARS 发病急性期，大部分患者存在高纤维蛋白原血症，约 1/2 的患者，有凝血功能障碍，继发性纤溶亢进或重症患者可并发弥散性血管内凝血（DIC）[17]。

慢性肾病多是肾免疫反应性炎症所致。免疫反应可诱导血小板聚集，导致凝血系统功能的亢进，同时伴有凝血系统的异常，故可认为湿热与瘀血并存是肾免疫性疾病的主要特点。对临床慢性肾小球肾炎患者及肾病湿热模型实验研究显示，湿热与血液浓、稠、凝特性的关系密切[18]。

所以在各脏腑有湿热证者多伴有不同程度的血瘀表现。

2. 寒湿与血瘀

寒湿证是处于交感神经功能低下、副交感功能和 5-HT 系统功能增强状态。因此心率慢，血压低，血液循环缓慢，酶的活性降低，这些均使血液循环不通畅，加之有湿的存在，组织液循环不通畅，更易引起血瘀。

临床报道，阻塞性肺气肿患者 126 例，测定血液流变性、血脂载脂蛋白水平。结果：阻塞性肺气肿痰湿证以支气管炎型为主，其血液流变性明显异常，载脂蛋白 A1（ApoA1）、载脂蛋白 A1 与载脂蛋白 B（ApoA1/ApoB）比值明显降低；载脂蛋白 B（ApoB）明显增高。可见，阻塞性肺气肿痰湿证有血瘀证的趋势[19]。

通过近些年来的研究及临床的探讨，对于湿证的认识和治疗，有新的观点在发展。老中医教授根据长期的临床实践提出“湿瘀相关，因湿致瘀”的假说认为，湿虽属缠绵之邪，如在辨证中配用活血化瘀药，往往起到催化湿浊的作用，可增强疗效，故有因湿致瘀须活血、湿病活血能增效之观点。

所以湿热可化瘀，寒湿也可化瘀。寒湿是处于功能低下状态，常见气虚血瘀证，也因全身或局部组织器官的缺血、缺氧、血循环障碍可导致各组织器官水肿、血瘀、血栓形成，这些均是血瘀证表现。在湿证的治疗中，根据“六腑以通为顺”的原则，适当用活血化瘀，清除瘀滞，提高循环能力，有助水盐代谢恢复平衡，也减少血瘀现象[20]。

六、西医病中探讨中医湿证的诊断

在西医的不同系统的病中，有许多病被中医诊断为湿证。杨春波的报道中提到，从 18 家医院内科的临床初步调查，有 400 例湿热证[21]。其中涉及中医病 43 种，分属于 7 个系统；西医病 72 种，分属于 11 个系统，其例数按降序排列为慢性胃炎、十二指肠溃疡、急/慢性肝炎、慢性胆囊炎、肝胆结石、慢性气管炎、慢性肾炎、慢性结肠炎、高血压、胃溃疡、上呼吸道感染、糖尿病、肾盂肾炎、冠心病、类风湿性关节炎、慢性前列腺炎、急性阑尾炎、退行性关节病、神经官能症、风湿性心脏病、头痛、急性肾炎、肺结核、渗出性胸膜炎、风湿病、肝硬化、急性肠炎、急性胰腺炎、肠伤寒、尿毒症、肾结石、尿路感染等。其中主要为消化系统、呼吸系统、泌尿系统、心血管系统等疾病，可见湿热证在临床的广泛性。胃内的湿热、慢性肾炎的湿热、慢性肝炎产生湿热的原因，均与发生感染有关。从临床调查的400例，涉及炎变性疾病的计43个病种、407例种，分别占西医病种的59.7%，例种的80.8%，提示湿热证与炎变的关系密切，所以当有炎症时，极易影响肾的肾素-血管紧张素系统，因而影响尿的排出，出现水肿。所以湿热证是由热证而导致的水盐代谢障碍。

此外在慢性病中也有湿证，中医称为寒湿证，如慢性气管炎、慢性胃炎、慢性肝炎、肝硬化、慢性肾炎。在没有感染的情况下，如果有中医的湿证表现，应诊断为寒湿证。

因此，在西医的心血管、呼吸、消化、泌尿系统等疾病中均有不同程度的湿证表现，所以湿证在疾病中也广泛存在，只是表现的形式不同、程度不同，容易被忽视。西医水肿的诊断有它的指标，没有表现则不诊断为水肿，不加利尿药。但是以中医水湿的症状为依据则诊断为水湿证，加不同类型的利尿、利湿或燥湿药以除去多余的水分，调整水盐代谢，其效果往往比单纯西药的效果更好。这就是两种医学对水盐代谢紊乱的诊断和治疗的不同点，这是中医的特性。

第三节　功能状态与中医治疗方法及疗效

一、阳热-交感状态

当急性炎症或传染性疾病时，整体的功能提高，因致热因子的存在，出现炎症反应。此时人体是处于阳热-交感状态，也是形成中医热证的基本因素。同时，远曲小管对水的吸收增多，Na^{+}重吸收增多，排尿量减少，出现水盐代谢障碍。因受病原体侵犯的器官不同，可表现为炎性渗出形成局部性水肿，或者是全身性水盐代谢障碍引起全身性水肿。西医虽然不诊断有水肿，但多对水盐代谢进行调节，因此西医一般在住院时给以输液调整水盐平衡。中医的诊断和治疗与西医不完全相同。以下简单介绍几个病例以比较两者治疗效果。

1. 肺湿热证

临床报道77例SARS患者，早期属于湿热遏阻肺卫证，发展到中期，辨证为肺热蕴毒。西药组40例，用甲基氢化泼尼松、胸腺素（胸腺肽）、抗生素、利巴韦林等治疗。中西医组37例，在西药治疗基础治疗上加用中药汤剂[22]。

急性期，热毒袭肺型，治疗用非典1号：麻杏石甘汤为主。极期，湿毒壅肺型，治宜清化湿热、宣肺降逆，用非典2号方，包括黄芩、青蒿、丹参、郁金、苍术、白术、萆解、猪苓、茯苓、薏苡仁等加减。恢复期，多为气阴两虚型，治疗用益气养阴，化痰活血，利湿降浊法。以上的三期中药方以清热，燥湿或利湿，活血化瘀为主，不同时期侧重点不同。

结果：①激素用量：西医组用8.1±3.8日，中西医组用6.4±3.7日，后者使用天数少，总量也少。②疗效：胸片平均吸收时间显示，中西医结合组平均吸收16.12±8.18日，西医组18.14±8.12日。三周内肺部炎症全部吸收者中西医组占46.7%，对照组占24.2%。总有效率中西医组占93.8%，对照组占83.5%。因此除清热外祛湿有利于炎症吸收。

2. 脾胃湿热证

临床报道对60例脾胃湿热型慢性浅表性胃炎患者进行了治疗，患者胃黏膜组织中可见细胞因子，说明有炎症，治疗时有清热也有祛湿。中药治疗组：用苍术、黄连、栀子、延胡索、吴茱萸、干姜、砂仁、制半夏、白豆蔻、陈皮、炙甘草复方。对照组：给阿莫西林、替硝唑、丽珠得乐1包，联合服用。配合胃镜检查确定疗效。结果：治疗组总有效率80.0%，对照组总有效率60.0%。治疗组与对照组相比，差异有统计学意义[23]。治疗组疗效优于对照组。清热燥湿也有利于胃炎的吸收和治疗。

3. 肾湿热证

临床报道IgA肾病50例，中医辨证均为肝肾阴虚兼有湿热，对照组40例用双嘧达莫及免疫调节剂等药物治疗。合并高血压者加用贝那普利（洛汀新），水肿明显者给以双氢克尿噻，肾功能不全者可用包醛氧化淀粉，合并上呼吸道感染者予以抗生素治疗，符合肾病综合征者以标准疗程的激素治疗。中西药组：在西药治疗基础上加用丹芍汤（丹皮、白芍、茯苓、泽泻、旱莲草、女贞子、太子参、蝉衣、蒲公英、牛膝、甘草）。中药有清热解毒、活血化瘀、渗湿利水作用。治疗结果，中西药组：总有效率为70.00%；对照组：总有效率37.50%。中西药组疗效明显优于对照组[24]。

4. 阴虚型肝腹水

肝硬化腹水是因肝本身的慢性病变阻碍肝静脉回流而引起的腹水。因为肝血窦是体内通透性最高的毛细血管，肝血窦内压升高，使过多的液体滤出。门静脉高压时，胃肠道及其系膜区毛细血管流体静压增高，组织液生成也增加。形成腹水后压迫影响淋巴回流也使腹水增多，还有其他原因可使腹水增多。肝硬化的腹水是动态变化的，有40%～80%的腹水在1h内不断地与血液循环进行着交换，用抽腹水的方法治疗，有的患者抽出后症状减轻，水量逐渐减少，而有的在抽水后不久又恢复。用泻药排出水分后，有的患者腹水减少，也有些排出后又出现腹水。

用利尿药治疗可减少血容量，促进组织间隙、体腔中的水液向血管内移动以减少腹水。西医常用的利尿药如呋塞米（速尿），利尿的作用虽强，但容易造成电解质紊乱。如氢氯噻嗪（双氢克尿噻）利尿作用较强，但容易引起低血钾，可致血尿酸、血糖升高，并且降低肾小球滤过率，有肾功能不全患者慎用。

利尿也与功能状态有关，按中医的说法阴虚的患者单纯利尿效果并不好，西医也有难治的腹水病的临床报道。有阴虚症的患者，调整阴虚证再利尿效果较好。郝建梅报道90例[25]西医诊断为肝硬化腹水，均有慢性肝炎病史，并经B超确诊为肝硬化腹水的患者，经中医辨证属于肝肾阴虚。治疗方法：对照组口服或注射呋塞米、螺内酯（安体舒通）；静滴保肝药（阿拓莫兰）等保肝治疗，并根据病情予以间断输注白蛋白、鲜血浆等支持疗法。治疗组用中药甲苓饮，基本方：生龟板、生牡蛎、炙鳖甲、泽泻、猪苓、茯苓、生黄芪、白茅根、泽兰叶、车前子、麦冬、生地、白芍、鸡内金、阿胶等，所用为滋阴利水、清热散瘀药物。两组均3个月为1个疗程。对重症患者同样可加用上述支持疗法。在治疗前后分别对患者症状进行量化积分评定，并测体重、腹围，同时查患者肝功能[丙氨酸氨基转移酶（ALT）、总胆红素（TBil）、白蛋白（Alb）]、凝血酶原活动度（PTA）、血清肝纤维化指标[透明质酸（HA）、层粘连蛋白（LN）、胶原（Ⅳ-C）]、上腹部彩色B超（肝门静脉、脾厚度）。

结果发现中药治疗组体重、腹围比对

照组明显减少；肝功能（ALT、TBil、Alb）各项，中药组在治疗后比治疗前明显改善，差异有显著统计学意义（$P<0.01$）；对照组比较差。两组肝纤维化比较，中药治疗组的各项指标均明显降低并有统计学意义，而对照组不降低，有些略升高。两组的PTA变化不大。在脾厚度数值方面比较，差异不明显。两组患者治疗前后疗效的比较：治疗组60例，显效29例、有效23例、无效8例，总有效率86.7%；对照组30例，疗效分别为显效7例、有效15例、无效8例，总有效率73.3%，两组比较，中药治疗组优于对照组。

方中主药是清热利湿，缓解阴虚症状，促使利尿缓解腹水症状。当人体处于热的症状，如阴虚证时，饮入水较多地进入组织液，血液内渗透压不减，因此仍有渴感，肾的醛固酮、肾素、血管紧张素不减，不能利尿，水肿也不能消减。中医用滋阴药调节功能平衡，降低激素可缓解虚热症状，促使利尿药发挥作用。因此，中药组的疗效比单纯西药组更好，这说明调节功能平衡的重要性。

二、阴寒-副交感状态

慢性病患者，因长期消耗，处于交感神经功能低下、副交感功能增强、5-HT系统功能增强、内分泌系统功能低下、低代谢等功能状态，同时有水盐代谢紊乱。因受影响的脏腑不同，湿证的表现也不完全相同。

1. 肾气阳虚型

此型表现为腰腿沉重酸痛、畏寒肢冷、面足水肿、神疲乏力、舌胖齿痕、脉细无力。病理改变可表现为肾小球纤维化，肾间质损害。晚期肾小球肾炎肾皮质变薄。病变引起血尿、蛋白尿、肾小球滤过率下降，导致钠、水潴留；或者表现为水肿、高血压，严重时可致左心衰竭及高血压脑病。

钟伟强[26]研究80例慢性肾衰竭患者，对照组用监测和控制患者血压等方法治疗。治疗组在对照组治疗方案上加服尿毒清冲剂，由黄芪、党参、制何首乌、大黄、白术、茯苓、车前草、半夏、川芎、丹参等组成。观察患者总胆固醇（CHO）、三酰甘油（TG）、高密度脂蛋白胆固醇（HDL-C）、低密度脂蛋白胆固醇（LDL-C）、载脂蛋白A（APOA）和B（APOB）、血尿素氮（BUN）、血肌酐（Scr）和内生肌酐清除率。

结果：治疗组CHO、TG、LDL-C、BUN、Scr均比对照组有明显的降低（$P<0.01$），HDL-C、APOA、肌酐清除率有明显的升高（$P<0.01$）。尿毒清冲剂口服治疗时，可以明显改善患者的脂质代谢紊乱和肾功能，可以改善患者的临床症状，并可配合透析治疗，明显改善患者的生活质量。治疗组总有效率为92.5%，而对照组为67.5%，治疗组疗效显著高于对照组。患者治疗后，经6个月以上的随访，治疗组中有23例，肾功能保持稳定。

2. 特发性水肿

特发性水肿是指病因不明，以体重增加及全身水肿为特征的一组临床综合征。临床表现：多见于年轻妇女，面部和四肢出现水肿，以下肢凹陷性水肿最为显著，并无其他特殊不适；一般实验室检查，血浆中肾素活性增加，有继发性醛固酮增多。可有神经症状，如疲倦、头昏、头疼、焦虑、抑郁症、失眠、烦躁等；另有低血压，肥胖者居多，尿钠排泄减少。

女性因生理性变化，如月经周期、妊娠、分娩、授乳等，易发生周期性水肿。杜秋梅等观察了83例，均为女性，有反复发作的面部、手足发紧，腹部膨胀。身体下垂部位水肿，昼夜体重增减超过1～4kg。水肿往往呈周期性，且受体位、情绪、月经、气候及劳累等因素的影响。临床上约有1/2患者，除水肿外还伴随一些精神性症状（如情绪不稳、急躁易怒、多梦等），但无其他客观阳性体征。治疗组用消肿除胀方，包括枳壳、香附、大腹皮、天仙藤、泽兰、益母草、茯苓、炒白术、泽泻、黄芪、菟丝子、淫羊藿、仙茅、白芍、当归、柴胡。辨证加减：伴有肝郁气滞、血瘀、气虚者，阳虚者随证加减。对照组：用谷维素，维生素C，安体舒通等。两组治疗期间均停用其他药物，2周为1个疗程，共2个疗程。随访半年后统计远期疗效。疗效标准：痊愈为水肿全部消退，症状消失，随访6月无复发；显效为水肿消退，偶尔发作，症状轻微或基本消失；有效为水肿减轻，临床症状不同程度改善；无效为治疗前后水肿及临床症状无改善[27-29]。

两组近期疗效比较治疗组痊愈30例，显效15例，痊愈率为57.69%，总有效率为96.15%。对照组痊愈3例，痊愈率为9.68%，总有效率为67.74%。两组痊愈率、总有效率比较，均有显著性差异。两组远期疗效比较：治疗组痊愈27例，显效11例，痊愈率为51.92%，总有效率为88.46%。对照组显效3例，痊愈率为0%，总有效率为51.61%。两组痊愈率、总有效率比较，均有显著性差异。提示中药治疗组的近期、远期疗效均明显优于单纯西药组。

总之，在湿证的治疗中，首先清除病因，其次是清除阳热或阴寒功能背景对人体的影响，也就是调节寒热平衡，必要时用活血化瘀药清除瘀滞，疏通水盐代谢通道，用燥湿或利湿药物排出多余的水盐和代谢产物。此综合治疗效果有利于炎症的吸收，可缓解水湿停留症状，疗效强于单纯西药组。

第四节　器官、局部炎症与祛湿

一、器官炎症的吸收

炎症的病理前面已提到，有渗出液，周围有炎症细胞，急性者多为白细胞（中性粒细胞），慢性者多为淋巴细胞等，时间久可出现纤维蛋白，微血栓等。渗出的液体压迫周围组织，影响微循环，形成血栓，影响组织的新陈代谢。炎症的消除主要凭借完全溶解和完全吸收。

炎症的吸收，首先要使大分子变为小分子，进入毛细血管，在血液中运输，随尿排出。在炎症组织周围的血液循环受阻，体内的溶解物和外源性的特效药、溶解纤维组织的药等均不能接近，较多经过旁循环流走。在急性炎症时血液循环的力量还是比较强的，但溶解的少，肾脏排出的代谢产物也少。在热证状态下，肾素、血管紧张素、醛固酮增多，尿量少，溶解的产物更不易排出，因此也影响炎症的吸收。

西医治疗时在急性病用抗生素、抗病毒药，效果是很好的，能够清除病原体，阻止炎症的发展。用提高免疫的药物，有助于清除病原体。抗炎症主要是用激素类药物，激素有抗炎作用。

中医的治疗要区分人体平衡状态，即是偏热或是寒证，因为其选药是不同的。急性热证的患者首先要用清热解毒药，清除热证，清除部分病原体，提高免疫功能以清除更多的病原体。其次加用活血化瘀药清除瘀滞。中医认为湿热更容易化瘀，因湿邪本身停滞在某处，也影响血液运行而产生瘀滞，所以要溶解它，疏通它，使血液运行通畅。湿邪运行不畅出现瘀滞，可见尿少、水肿等，可用燥湿、利湿等方法清除湿邪。这些方法从现代医学的观点来看，均正确。因为病因清除后，炎症反应的病理变化仍存在。这些病理变化，大部分患者用西医的方药治疗后多可清除，但也有些不能清除。

2003 年中日友好等医院收治的 SARS 患者中，诊断为肺纤维化就有 61 例，说明短时间的湿热证也可出现纤维化，可见其病理变化之快。对有肺纤维化的患者用中药治疗，其中有 15 例是经西药治疗后的 SARS 患者，出现肺纤维化。临床主症为热退或低热，咳嗽、气短、汗出、乏力，而次症为胸闷、腹胀、纳差，大便干燥或不爽；舌质暗红或暗淡，苔白或薄黄微腻。中医辨证为肺脾气虚，湿热瘀毒未尽。健脾除湿之品加用益气生津之药，方为：西洋参，麦门冬，沙参，丹参，茯苓，扁豆，天花粉，薏苡仁，竹叶，五味子，败酱草，大青叶，水煎服。治疗结果：在 15 例患者中，胸片可见肺部阴影完全消失者 6 例（占 40%），残留少许条索状影者 6 例（占 40%），残留斑片状阴影者 3 例（占 20%），总体病情得到有效控制[30-31]。

以上说明，单纯西药治疗，病灶大部分可吸收或完全恢复，也有部分不能完全吸收，而转成纤维化，出现肺功能不全症状。而有纤维化的患者用中药方法治疗还能使 40%痊愈，另 40%又有进展，20%效果不好。说明中药的清热、祛湿、化瘀疗法，对炎症的恢复、纤维化的治疗有其独特的疗效，效果强于单纯西药组。当然中药治疗也不是万能的，仍有些病例不能治愈。如果在早期就加入中药治疗，也许肺纤维化的病例会更少。

二、局部炎症与祛湿

临床有一些局部炎症疾病用五苓散加减的药，祛湿消炎效果很好，因此对祛湿不仅仅是利尿，局部祛湿有消炎作用也很重要，局部炎症的治疗也应该有整体的调节观念。

1. 眼科

临床用五苓散类药可以广泛地治疗眼科疾病。如青光眼，中心性视网膜炎，视神经乳头炎，滤泡性结膜炎，慢性轴性视神经炎，夜盲症，假性近视，急性泪囊炎等。此外还有报道治疗巩膜炎、角膜炎、虹膜睫状体炎和视网膜水肿等。

李伟[32]报道了中心性浆液性脉络膜视网膜炎的治疗。本病是眼底疾病，造成脉络膜视网膜损害，视力下降。目前在西医方面认为，用激素治疗不但无效反而有害。随机选择 60 例，对照组用西药治疗，中药组以五苓散方为基础、健脾利湿方药治疗，组方为茯苓、白术、猪苓、泽泻、桂枝等水煎服，每日一剂。经一个月治疗，两组患者用荧光眼底造影确定疗效。中药组总有效率 93.5%，随访 42 例，复发 2 例。对照组总有效率 66.67%，随访 40 例，复发 8 例。

现代医学认为该病发病部位为视网膜色素上皮层或脉络膜，病因不清楚。眼底表现为黄斑区水肿、渗出，后极部网膜神经上皮层扁平脱离，致使中心视力直接受到损害。眼底病变改善得如何决定着视力的恢复。五苓散方以健脾利水、渗湿为主。辨证加减，兼以清热、活血化瘀、滋阴降火等治法，促使眼底黄斑区水肿、渗出液尽快消退、吸收，减轻眼底的损害，改善视力功能。结果说明临床疗效非常好。

2. 梅尼埃病

一女性患者，症状为头晕恶心，耳鸣，

不能坐立，经CT诊断显示大脑无病变，确诊为梅尼埃病。给予静滴甘露醇治疗，两日后头晕略缓解，但仍觉不适。中医检查：头晕伴旋转感，恶心呕吐，耳鸣，舌体胖，苔滑，脉滑濡。中医诊断眩晕，痰湿中阻型。给予五苓散加减。处方：白术、茯苓、泽泻、猪苓、桂枝、半夏、天麻、葛根、藿香、佩兰、姜黄、防风、益母草、黄芪，水煎服，服药第3剂后诸症已除，再以此方治疗1周，眩晕治愈，随访1年无复发[33]。

医学认为，本病是由于多种原因引起内耳淋巴液分泌过多，或吸收障碍引起内耳迷路积水、内淋巴系统膨胀高压所致。但是临床单纯利尿脱水剂治疗效果不佳。说明本方对内耳淋巴系统有较好的调节作用。也有人认为五苓散对血管运动中枢有一定的兴奋作用，可促进血液循环从而减少内淋巴的生成，消除膜迷路水肿。另有报道认为，本方能调节自主神经功能，可解除内耳毛细血管痉挛。故认为是治疗梅尼埃病的良方之一[34]。

3. 输卵管积水

一女性患者，双侧输卵管积水，进行抗菌消炎对症治疗，五日后，其他症已减轻，但是还觉小腹痛，如有气窜感，双侧压痛。面色虚浮、舌质边尖发青、苔白水滑、脉濡缓滑。证属于湿瘀互阻。治疗宜利水化湿，活血化瘀，行气止痛。方用白术、泽泻、猪苓、桂枝、茯苓、三七（冲服）、鸡血藤、益母草、红藤、三棱、香附、蒲公英、薏苡仁等，水煎服。连服5剂，诸症已除。又做B超显示双侧输卵管积水已消，为防止复发再以原方10剂以巩固疗效[34]。

西医认为本病多由经产生育过多，继发感染，以至输卵管充血水肿，治疗以抗菌、消炎对症处理。中医认为本病乃脾虚湿盛，用五苓散以利水化湿消除其水肿，更加益母草加大其利水、活血之功，通络、活血化瘀兼理气，结果收效显著。

4. 盆腔炎

盆腔积液大多由于急、慢性盆腔炎症造成的，浆液性渗出不能吸收，在体内慢慢积聚而成。在治疗上虽然大量使用抗生素或其他药物，治疗效果并不明显。临床表现有下腹坠痛（单侧或双侧），腰骶疼痛，间断性阴道排液，不孕等。

白春艳报道[35]盆腔炎合并盆腔积液的患者86例，随机分为两组，对照组42例，单纯用左氧氟沙星联合甲硝唑治疗；治疗组患者44例，联合应用活血补气祛湿汤（当归、黄芩、川芎、车前子、莪术、三棱、蒲公英、香附等），气虚加黄芪、党参。1个疗程7日，共5个疗程。疗效标准：显效为主要临床症状及体征消失或是显著减轻，复查后盆腔积液消失或是显著减少。有效为主要症状及体征均缓解，盆腔积液量减少。无效为症状及体征均未缓解或均加重，盆腔积液未减少，或是增加。结果：治疗组总有效率97.72%，对照组83.33%；复发率：对照组59.52%，治疗组9.09%，显著优于对照组患者，差异显著（$P<0.05$）。中药治疗通过活血化瘀、补气、燥湿利湿、解毒等治疗，有消炎的功效，效果显著。

5. 前列腺炎

患者症状为小便不畅、排尿费力，尿微黄，量少，少腹胀满难忍，口渴而不欲饮，舌苔白滑，脉沉细。用五苓散加味治疗。处方包括猪苓、茯苓、泽泻、白术、肉桂、乌药、车前子等，水煎服。服药后小便稍畅利，小腹胀满减轻。继续服药三剂，症状明显好转，共服9剂，诸证消失而痊愈[36]。

此外还有许多病症，如头痛，头重，脑水肿，脱发，闭经，便秘等，用祛湿的五苓散类的药物治疗也很有效。

第五节　五苓散类药物研究

一、单味药研究

五苓散：含有茯苓、猪苓、泽泻、白术、桂枝等。初步的药理作用分述如下：

1. 桂枝

有抑菌作用，桂枝对两株真菌——意大利青霉（Penicillium italicum）和指状青霉（Penicillium digitatum）有抑菌作用。实验证明，桂枝、桂皮、细辛、香薷、牡丹皮和青蒿6种提取物对这两株真菌均有较好的抑菌效果，其中桂枝的抑菌活性最强。桂枝挥发油的抗炎作用研究表明对二甲苯所致的耳郭肿胀、醋酸所致的毛细血管通透性亢进、角叉菜胶所致大鼠足肿胀和大肠杆菌内毒素（LPS）所致大鼠急性肺炎都有明显的抑制作用。因此桂枝有抑菌消炎作用[37-38]。

2. 猪苓

有利尿作用，通过肾髓质降低对 AQP_2 的表达，产生利尿活性。猪苓促进 Na^+，K^+，Cl^- 离子的排出而利尿。也有抗尿路感染、抗炎的作用[39]。

3. 茯苓

茯苓除有利水、渗湿作用外还有抗肿瘤、抗肝硬化、消除尿石作用，茯苓可增加细胞内钾离子含量，通过 Na^+-K^+-ATP酶活性完成离子交换的[40]。

4. 白术

属于甘微苦温，有燥湿、补脾、止泻作用。常用于肝硬化腹水的治疗。经研究报道，白术对腹膜孔有调节作用。用计算机图像处理方法观察，发现白术和党参有显著的开大腹膜孔的功能，并增加腹膜孔开放的数目，分布密度也明显增高。腹膜孔是腹膜腔内物质转运的主要通道，腹水的转运与腹膜孔的吸收功能有密切关系。由于白术和党参能较强地调控腹膜孔，故用于腹水的治疗很是有效[41-42]。

5. 关苍术

性甘温，有燥湿、除痰、逐瘀的作用，在湿证中常用除湿，与利湿药配合应用。研究证明，关苍术的抗炎作用可能与它增强肾上腺皮质激素的分泌，抑制PGS的合成与释放有关，关苍术对炎症介质有直接对抗作用，从而降低毛细血管通透性。促进炎症吸收。另外关苍术还可增加血清超氧化物歧化酶（SOD）的含量，从而抑制氧自由基引起的细胞和组织的炎症损伤[43]。

6. 泽泻

泽泻经过提取后可获得多种成分，其中泽泻醇B（alisol B）和泽泻醇A-24-乙酸酯（alisol A-24-acetate）有利尿作用。在大鼠皮下注射泽泻醇B，可使尿量增加，注射泽泻醇A-24-乙酸酯后使尿内钠含量增多，所以上述两种提取物是泽泻的利尿主要成分[44]。

7. 车前子

车前有叶用成分，其种子为车前子。车前有清热利尿，渗湿通淋，明目，祛痰，泻肝，降压等作用。现代药理学研究证明，车前主要药理活性：有利尿作用，通过抑制肾 Na^{+}-K^{+}-ATP 酶活性使离子排出；镇咳平喘、祛痰作用，有对抗组胺、乙酰胆碱所致的气管平滑肌收缩作用，使支气管舒张有利排痰；有抗菌抗炎作用，可以明显抑制由甲醛或右旋糖酐引起的炎性水肿；还有一定的抗肿瘤活性作用[45]。

二、五苓散方剂研究

1. 临床应用

日本的汉方医家矢数道明，用五苓散治疗长期顽固性头痛、偏头痛、三叉神经痛、头重、关节痛、尿频、夜尿、瘙痒、梅尼埃病等病证均取得很好疗效，其中常用于三叉神经痛。根据在三叉神经痛患者的手术中，可见受压迫处的三叉神经水肿，因此认为使用利尿剂的代表方五苓散是很适当的，有局部促吸收水肿的作用。

2. 利尿研究

五苓散的利尿作用对健康人作用不明显，对水排泄障碍的人有效。与西药具有同样或更强的利尿作用。它使全部肾血流量增加，这可能是利尿效果好的原因之一。日本的科学家研究表明，五苓散和西药利尿药，虽然都明显地从尿中排出电解质，但中药组对全身的水分分布、细胞外液及各脏器中的电解质（细胞内液）基本上没有影响。茵陈五苓散组，比对照组尿量增加率提高，但基本上不影响尿中电解质浓度。由此推测，茵陈五苓散的利尿作用，影响钠转运系统的较少，而主要作用于水输送系统。

在研究中也发现，五苓散去桂皮后，利尿作用减弱，在五苓散组成生药中，仅桂皮就能使尿量增加，但均无显著性差异[46]。

以上说明，五苓散在调节水盐代谢，在炎症形成和治疗中起很重要作用。

第六节　水湿的治疗

水盐代谢紊乱在发病中是个很重要的方面，中西医均很重视，在治疗上两医学的方法和药物有很大差别，各有所长。

一、西医治疗

西医对急性炎症的治疗重点在清除病因（病毒，细菌及其他病原体），常用的药物有抗生素、免疫调节剂等。清除炎症多考虑激素类药物，研究证明糖皮质激素具有抑制炎性渗出、白细胞浸润和炎症介质释放的作用，因而具有很强的抗炎作用，有水肿者用利尿药排出多余的水液。

1. 水盐代谢的一般调节

水盐代谢障碍在许多疾病中，不作重点治疗，但是在急性病中常规的输液即解决了水盐代谢紊乱的问题。再加以针对当时的病情给以适当的处理，如退热，吸氧，输液，镇静，保肝，去黄疸，调节胃肠运动，抗凝等适当处理缓解症状。利尿药是有针对性的，如肾病，有水肿等给以适当的利尿药物治疗，药量适当可防止大量盐类丢失。

西医对水盐代谢的诊断也有很多方法，如对患者记录每日水的出入量，血内钾、钠离子含量，皮下水肿情况等，在此基础上治疗的方法也很深入、准确，效果明显。西药的利尿剂多是针对靶点的、有针对性的单体药，如调节肾素-血管紧张素系统和抗利尿激素系统功能等药来增加尿量。辅助的方法如抽腹水，抽胸腔积液，抽关节腔积液等，对缓解症状十分有利。脱水的治疗：主要是根据血液钠、钾的情况适当补充盐水，西医的措施很是及时有效的。尽管如此，有些病用上述方法还不能消肿，而用中药却很有效。这些说明在西医的治疗中还有忽略的地方。

2. 利尿药

利尿药有很多种，针对各环节起利尿作用，如溶质性利尿药、氢氯噻嗪类利尿药、呋塞米、醛固酮抑制药与拮抗药等，各类药物在西医书内均能查到，此处不多介绍。

二、中医治疗

中医认为水湿是个很难治的病，正如《中藏经》所言："百病难疗者，莫出于水也。"因此，自古至今利水消肿中药始终是临床医生极为重视的药物之一。中医有很多方法排出多余的水液。

1. 中医湿证的治疗

（1）汗法

主要目的是降温、散寒、解表，排出部分水湿。多采用辛味发散之药，如羌活、防风、麻黄、桂枝等。这些药多含挥发油，有局部刺激兴奋作用；也可刺激中枢兴奋，加强呼吸，提高血液循环，使皮肤血管扩张，促进汗腺分泌，排出水液。此法对缓解头痛、身痛等外感症状非常有效，但出汗不宜过多，防止丢失水液。

（2）利湿法

主要是针对湿邪居于下焦、中焦。常见症状有小便短少、水肿、身重乏力、食少便溏等症。常选茯苓、泽泻、猪苓、木通、茵陈等。根据病情，如淡渗利湿，清热利湿，活血利湿，温阳利湿，或滋阴利湿等，适当选药。这类药物的研究证明，有些药能转运 Na^+，增强 Na^+-K^+-ATP 酶活性，发挥降压作用等促进肾排尿。

（3）燥湿法

燥湿主要是针对寒湿内停、脾阳困阻失运的治法。常见症状：脘腹胀满、头身困重、大便稀溏、舌苔白腻等证。常选用白豆蔻、砂仁、半夏、干姜、附子、苍术等辛温香燥药物。另有研究证明，陈皮、干姜、细辛、桂枝、半夏、苍术、白术等药有兴奋交感神经或局部激动 β 肾上腺素受体的作用，促进 Na^+ 转运，活化 Na^+-K^+-ATP 酶而吸收水液，协助局部消肿。

（4）化湿法

针对湿邪居于中焦、上焦，肺失疏布、脾失运化的现象可采用的方法。患者表现有头重如裹、周身困重、倦怠乏力、舌苔白润、脉濡等症状。结合患者当时状态采用解表化湿，清热化湿，健脾化湿，行气化湿，温阳化湿等法。多用芳香化湿药，如杏仁、白豆蔻、藿香、佩兰、陈皮等。

（5）泻下方法

泻下法用于清除脾胃热邪，患者有纳呆、腹胀满、便秘等，用泻下法清除宿食方法。当然泻下时要带走较多的水液，一般的泻下法重点在清除肠内积物，但有些病在特殊状态下可用于祛湿以缓解症状。常用的泻下药有芒硝、大黄、番泻叶、火麻仁、甘遂、牵牛子等。目前应用和研究较多的是大承气汤，用于腹水、肺炎的治疗等。

2. 利用正常排水通路和吸收通路治疗水肿

（1）泻下法

大承气汤含有大黄等寒凉性药，能促进胃肠蠕动，增强推进功能。它是通过直接刺激肠壁收缩、直接增加肠道平滑肌的电兴奋性，可以阻止平滑肌细胞内 Ca^{2+} 内流，使肠蠕动增加排出大肠内堆积的粪便。同时，也带走大量水液，减少循环水量，以利组织液的吸收，从而减少其他脏器的水液量。

例如，对有肺水肿症状的患者，根据肺与大肠相表里的理论对肺炎症用泻下法治疗，因排出大量水液缓解肺内的水肿情况，或减轻肺炎的症状，有的治疗效果很好。再如对肝硬化腹水患者，用泻下药促进腹泻，排出大量水液以减轻腹水，有的患者腹水减少，症状缓解。但应用时应该慎重，一般虚证患者应慎重应用。

（2）燥湿法

燥湿法很有中医特色。根据中药的现代研究已知，燥湿药可在局部抑制渗出，促进离子转移而吸收水液，同时加利尿药将代谢产物和多余的水排出体外。中医将燥湿和利湿药同时用，起协同作用，可能是促进炎症吸收，特别是局部炎症吸收的好方法。例如三叉神经炎，眼部、内耳的局部水肿，能促进局部吸收并排出，可能是取得疗效的重要因素之一。

3. 祛湿须有整体功能的配合

水湿是个静态的液体，它在局部起很大作用，渗出增多时形成炎症，吸收水分而运走时可减少炎症。它的运行须有推动力、顺畅的通道，才能起作用。因此须有整体平衡的内环境，过热促进炎症渗出，过寒推动力减弱，出现水湿、血液瘀滞。因此，治疗时需调节整体寒热平衡，活血化瘀清除沿途瘀滞，才能促进吸收和运输。

例如前面提到的，肝腹水同时伴有阴虚证的患者单纯用利尿药消肿的效果不好。再如烧伤患者多有烦渴症状，单纯输液也易引起水肿。阴虚证是处于交感和肾上腺皮质系统功能增强的状态，同时肾素-血管紧张素的水平也提高，自然影响水盐的排出，血浆渗透液压增高，因此常引起中枢性的烦渴症状。滋阴药属于寒凉范畴，对上述有一定抑制和调节作用，同时对中枢和其他系统也可调节，其综合结果可起到消除烦渴，减少饮水量，促进利尿，进而消肿。所以中医治法中有清热利湿、温阳利湿、健脾利湿等，均是结合人体的功能状态综合治疗的方法，可获较好的疗效。

水盐代谢紊乱引起水肿，中、西医均很重视，治疗的方法也多选用利尿去水方药，这些均是共性。中、西医均把出现水肿作为明确的诊断。但中医也根据其他症状来诊断，如早期的头重如裹，神疲乏力，腿沉重，咳稀痰，舌胖有齿痕等，中医均将上述作为有湿证的症状，而用祛湿药施治，症状可缓解。因此，这些症状值得作为水潴留的早期参考症状。

治疗方法有多种多样，西医的急救措施很可取，能抢救生命非常重要，中医应该掌握。在慢性的水肿治疗方法，中医有独特之处。中药有利湿、燥湿两类。燥湿药可促进局部水液吸收，是对局部炎症吸收的好方法，再借利湿药将代谢产物随尿液排出，对眼、内耳的局部水肿有促进吸收、消炎作用。

中药的祛湿效果与整体功能状态有关。肝腹水用利尿药有一定消肿作用，如果患者伴有阴虚证（人体内交感功能增强），用利尿药效果不一定满意。而用滋阴药清除阴虚证后，尿量增多腹水可很快减少。值得一提的是，“利尿”也要调节整体功能平衡，这是中医的特性。

参考文献

1. 王树人. 病理生理学. 四川大学出版社，2004.
2. 冯琼，王俊平. 水通道蛋白在消化系统表达与调节的研究进展. 医学综述，2007，13（17）：1295-1297.
3. 丁新民，段蕴铀. 肺泡内水肿液清除及其干预机制的研究进展. 国际呼吸杂志，2006，26（7）：546-550.
4. 朱蕾. 体液代谢的平衡与紊乱. 人民卫生出版

社，2011.
5. 周光，周铭心. 燥证的思维发展与创新. 上海中医药杂志，2007，41（5）：11-14.
6. 唐瑜之. 析痰饮水湿异同及其临床意义. 光明中医，2006，21（5）：9-11.
7. 白玉昊，时银英. 浅谈内湿证治. 宁夏医学院学报，2001，23（2）：141-142.
8. 刘时觉. 阴阳燥湿论. 中国中医基础医学杂志，1999，5（4）：14-17.
9. 王国卿，封丽芳，夏作理，等. 脑内物质的淋巴引流芋艻细胞微环境. 中国微循环，2005，9（3）：215-218.
10. 周燕萍，胡作为，吕文亮. 温病湿热证本质研究新进展. 湖北中医学院学报，2004，6（1）：49-51.
11. 翁晓红. 脾胃湿热证实质研究新进展. 福建中医学院学报，2005，15（3）：46-49.
12. 国家SARS防治紧急科技行动北京组. SARS患者T细胞和免疫球蛋白动态变化研究. 中华医学杂志，2003，83（12）：1014-1015.
13. 孙世竹，孙伟. 慢性原发性肾小球疾病“肾虚湿瘀”病理探析. 北京中医，2005，24（6）：346-349.
14. 黄秀深，赵燕，张力华，等. 中焦湿阻证大鼠红细胞膜 Na^+-K^+-ATP 酶活性研究. 成都中医药大学学报，2000，23（4）：23-24.
15. 王斌，严灿. 湿阻证患者免疫调节功能改变的临床研究. 新中医，2005，37（8）：15-18.
16. 陆宇平，王长洪. 慢性胃病脾胃湿热证研究进展. 中国中西医结合消化杂志，2005，13（3）：207-210.
17. 王建中，袁家颖，普程伟，等. 传染性非典型肺炎患者凝血功能的变化. 中华检验医学杂志2004，27（8）：499-501.
18. 孙世竹，孙伟. 慢性原发性肾小球疾病“肾虚湿瘀”病理探析. 北京中医，2005，24（6）：347-349.
19. 罗凤鸣，郑玉琼，潘涛，等. 慢性阻塞性肺气肿痰湿证与非痰湿证血液流变学、血脂代谢研究. 中医研究，2001，14（4）：25-28.
20. 范佳林，张诗军. “因湿致瘀”理论研究进展. 深圳中西医结合杂志，2008，（5）：317-320.
21. 杨春波，黄可成，肖丽春，等. 脾胃湿热证的临床研究——附400例资料分析. 中医杂志，1994，35（7）：426-429.
22. 赵春惠，李秀惠，张可，等. 77例SARS患者中西医结合治疗随机对照研究. 中国中西医结合急救杂志，2003，10（4）：197-199.
23. 董洪娟，徐小明，王晓娟，等. 慢性浅表性胃炎湿热中阻证60例临床观察. 黑龙江中医药，2010，（1）：10-13.
24. 伍新林，李俊彪，刘奔流，等. 丹芍汤治疗阴虚湿热型IgA肾病的临床研究. 中药材，2003，26（11）：844-846.
25. 郝建梅，陈香妮. 甲苓饮治疗阴虚型肝硬化腹水的临床研究. 中西医结合肝病杂志，2008，18（2）：68-70.
26. 钟伟强，刘冠贤，黄仲良，等. 尿毒清对慢性肾衰竭脂质代谢紊乱及肾功能的影响. 中国中西医结合肾病杂志，2004，5（8）：458-459.
27. 王晓慧. 特发性水肿的可能发病机理及治疗. 科技咨询导报，2007，（16）：152.
28. 任红旗，胡伟新. 周期性特发性水肿研究进展. 国外医学泌尿系统分册，2005，25（5）：713-716.
29. 杜秋梅. 消肿除胀方治疗特发性水肿52例. 新中医，2007，33（4）：59-60.
30. 张纾难，孙瑞华，段军，等. SARS所致肺纤维化的临床特点分析. 中国中西医结合杂志，2004，24（7）：604-606.
31. 郭利平，马融，刘新桥，等. SARS患者恢复期的中医药疗效分析. 天津中医药，2003，20（4）：12-14.
32. 李伟. 五苓散加减治疗中心性浆液性脉络膜视网膜炎的临床研究. 世界中医药学会联合会第二届眼科年会中华中医药学会第十次中医. 中西医结合眼科学术大会论文汇编. 2011，157-158.
33. 康明. 五苓散新用. 内蒙古中医药，2011，（9）：50。
34. 涂建中. 五苓散研究三十年回顾. 云南中医杂志，1988，9（5）：42-46.
35. 白春艳，王建. 活血补气祛湿汤治疗盆腔炎合并盆腔积液42例. 陕西中医，2012，33（11）：1450-1453.
36. 张振廷，张极. 浅谈五苓散在杂病上的应用. 牡丹江医学院学报，1980，（02）：10-11.
37. 万春鹏，周梦娇，刘洋，等. 桂枝抑制柑橘采后两种病原菌活性物质研究. 江西农业大学学报，2014，36（2）：319-325.
38. 徐世军，沈映君，解宇环，等. 桂枝挥发油的抗炎作用研究. 中药新药与临床药理，2007，18（3）：186-189.
39. 李思明，曾星. 猪苓药材特性及在泌尿系统疾病中应用研究. 时珍国医国药，2012，23（4）：829-830.
40. 张秀明. 茯苓药理作用研究概况. 中药材，2001，24（6）：446-448.
41. 刘思贞，邵玉芹，祝希娴. 白术药理研究新进展. 时珍国医国药，1999，10（8）：634-635.
42. 李继承，吕志莲，石光和，等. 腹膜孔的药物调节和计算机图像处理. 中国医学科学院学报，1996，18（3）：219-220.
43. 李英姬，朴惠善. 关苍术的研究进展. 中国野生植物资源，21（1）：12-14.
44. 尹仁杰，吴继洲. 泽泻的研究进展. 医药导报，2003，22（5）：295-297.
45. 刘贤旺，张寿文，黄慧莲. 车前研究进展. 中药材，2001，24（8）：612-614.
46. 张晓阳，刘士敬. 研究近十年日本对五苓散研究概况. 中医药信息，1990，（5）：33-35.

第十章　血瘀证与血栓病

血液及其循环功能的正常是维持基本生命体征的基础。当某些因素影响血液循环功能时，如出现瘀滞或血栓，甚至影响微循环的功能，可导致局部组织血液供应减少或中断，局部组织功能下降或消失。中医对血液循环的瘀滞诊断为血瘀证，主要通过一系列的症状作为诊断依据，如依据口唇青紫，舌瘀点，其他部位的瘀斑与瘀点以及舌苔，脉象等来诊断。中西医结合研究表明，在出现青紫之前即已有血瘀存在。从急性病和慢性病的病理变化可见，急性病虽然以充血、渗出为主，但有些病已有细胞坏死，增生，充血，小静脉血栓，出血，这些都是血液瘀滞的现象。根据重症急性呼吸综合征（SARS）病的治疗经验，血瘀甚至肺纤维化在发病后 5～10 天即可出现。慢性病有血瘀的诊断更多些。因此早期就用活血化瘀药清除运输通道的血栓、瘀血，以保证信息传递，保证正常细胞新陈代谢功能等，可能效果更好。

中医血瘀症的诊断涵盖从水湿到肿瘤的全过程，本章集中讨论单纯由血液和循环引起的血瘀证，其他部分以后分章讨论。

第一节　血液与循环的生理功能

正常的血液循环是在神经-内分泌的调节下，保持一定的动力，通畅的管道和正常的血液成分，才能保持正常的组织细胞的新陈代谢功能。

一、神经对血液循环的调节

自主神经对心脏血管保持正常的推动力，调控是很重要的。交感神经兴奋使心收缩力增强，心排血量增多，外周血管收缩使外周阻力加大，保持血压维持在一定的高度，因而保证器官的血量供应。相反副交感神经系统兴奋，使心率减慢心排血量减少，则血压下降，血流缓慢，器官的血量供应减少。如血流过于缓慢是产生血液瘀滞的重要原因之一。肾上腺皮质激素保持血管的紧张度，保持对儿茶酚胺的敏感度，有利于交感神经对血管的调节。

疾病处于阳热-交感状态下，交感兴奋时，细胞因子增多，炎症反应强，凝血酶的活性增强，形成血瘀的机会增多。慢性病时，整体交感神经功能低下，副交感神经功能增强，则心率缓慢，外周阻力降低血压偏低，易使血流缓慢，血小板容易集聚，形成血栓的机会也增多，中医多诊断为气虚血瘀证。

二、微循环

正常的微循环在上一章已讨论。在疾

病状态时许多内脏微循环通过直接的或反射性的因素均受到影响。例如慢性病毒性肝炎中，由于肝组织内炎症、坏死、血管病变，引起肝窦塌陷、阻塞导致肝血液瘀滞、细胞供血不足。轻度患者肝微循环障碍在乙肝早期即已发生，血流缓慢、瘀滞，肝窦瘀血出现血栓，重度乙肝患者肝窦内血细胞聚集形成血栓，而至重度肝炎尤其是肝硬化时更为明显。

冠心病患者心率偏低，心脏收缩时间延长，心排血量减少，外周阻力增高，左室射血时间缩短，每分钟输出量明显降低。因此中医诊断为心气虚，因心脏的推动能力减弱，血流缓慢，影响微循环功能而出现血瘀，使血液内还原血红蛋白增多而出现临床可见的瘀斑、口唇青紫等，诊断为血瘀证[1]。

三、血液凝固机制，血栓形成

血液有自身的凝固机制，保持血液不流失。血液凝固机制有三个基本过程，即凝血酶复合物的形成，它激活凝血酶原成为凝血酶，而凝血酶促使纤维蛋白原变为纤维蛋白，纤维蛋白交织成网，将血细胞网络在内使血液凝固。

当血管内皮细胞损伤严重时，内皮下层、中层胶原纤维裸露，激活血小板，活化的血小板释放组织因子，从而激活凝血系统，可以形成血栓而阻碍微循环。在心脏血栓见于心内膜炎的病变瓣膜上和心肌梗死区的心内膜。在动脉，血栓多发生在动脉粥样硬化斑块溃疡的部位或见于动脉炎，静脉内膜炎也常合并血栓形成。高血压时因血液动力造成内皮损伤而形成血栓。当患者处于缺氧、休克、败血症和细菌内毒素等原因可引起全身广泛的内皮损伤，激活凝血过程，造成弥散性血管内凝血（DIC），严重者可导致死亡。

四、血小板

血小板是从骨髓成熟的巨噬细胞细胞质裂解脱落下来的小块胞质，它是血管止血的重要成分。血小板具有黏附、释放、聚集的生理特性。当血管内皮损伤露出皮下组织，释放组织因子，使血小板被激活，或者肥大细胞、中性粒细胞、单核巨噬细胞等也可激活它。激活的血小板，与损伤的组织黏附并释放出血小板因子 4（PF_4），血小板互相黏附集聚增多，并活化凝血因子而使局部血液凝固，形成血栓。

在疾病状态下，由病因刺激损伤内皮细胞，炎症反应等均可激活血小板的功能。动脉中血流速度较快（如高血压），损伤血管内皮，暴露胶原，释放组织因子，也可引发凝血机制，使血小板活化聚集形成血栓。在血流速度较慢的静脉中，局部形成的凝血酶激活血小板使血小板聚集，也可形成血栓。因此在多种疾病状态下多可形成血栓，影响血液循环而出现血瘀证。血小板活化时释放的 5 -羟色胺（5-HT）、血栓素 A_2（TXA_2）、儿茶酚胺等可引起血管收缩、血流量减少，造成血液循环和微循环障碍及相应器官和组织缺血，使症状加重。

五、抗凝系统

体内在正常状态下也有部分血液凝固，体内有抗凝系统来防止或溶解血栓，保持正常的血液流动性。常见的组织型纤溶酶原激活物（t-PA，将纤溶酶原转化成纤溶酶）有促纤维溶解作用，是对抗血栓形成的重要物质。但是也有相反作用的物质，即纤溶酶原激活抑制剂（PAI），它可抑制前者的活性（减少对纤维的溶解）促进纤维化。正常时两者的作用是平衡的，以保持器官的正常功能。一旦某些病因使其作用失衡，容易引起多种疾病。如组织型纤溶酶原激活物活性下降，则溶解减少，促进血管内凝血、血栓形成和动脉硬化等疾病的发生和发展。

第二节 中医血瘀证理论

血瘀证早在《内经》中就有类似血瘀名称记载，如“留血”“积血”“蓄血”等单纯血液停留的描述。后世的书内进一步有“恶血”“污血”“癥瘕积聚”“石瘕”等名称，都是对血液性质的描述。很明确地说，就是“瘀，积血也”。

一、血瘀证的寒、热

血瘀也有因寒而引起或因热而引起的。中医认为人体气、血、津液正常时全身运行不已，受病因的影响可出现停滞。气停滞不行则为气滞；津液停滞不行则为饮；湿、痰；血停滞不行则为血瘀。因此血瘀证可因气虚、气滞、寒凝、火热等原因，导致血行不畅而血瘀。

《内经》中有很多篇提到血受寒凝而病，如《灵枢·痈疽篇》提到：“寒邪客于经络之中，则血泣，血泣则不通”。《素问·举痛论》提到：“人之五藏卒痛，……经脉流行不止，环周不休，寒气入经而稽迟，泣而不行，客于脉外则血少，客于脉中则气不通，故卒然而痛”等等。所以阴寒而引起气滞、血瘀、疼痛。

因热致瘀也可出现血瘀证，张仲景在《伤寒论》中提到“阳明证，其人喜忘者，必有蓄血也”“发热七、八日至六、七日不大便者，有瘀血也”“太阳病不解、热结膀胱，其人如狂，血自下”“伤寒有热，少腹满……为有血也”。因此，因热致瘀也见于多个脏腑证，其表现多属热证。《医林改错·积块论》中概括地指出，“血受寒则凝结成块，血受热则煎熬成块”，所以血瘀证有寒证也有热证，因此在治疗时应调节寒热平衡。

二、血瘀证的诊断

关于血瘀证的临床表现，在《伤寒杂病论》中总结出几点。血瘀证致病特点，包括有疼痛、肿块、面目黧黑、肌肤甲错、唇舌青紫、口舌干燥、腹胀满、黄疸、小便自利、大便黑时溏等[2]。这些为后来的诊断提供很好的依据。

近些年的研究也发现血瘀证影响的范围很广。中医提出五脏的病证，如心、肝、脾、肺、肾均可有血瘀证。从西医的疾病来看，有人统计许多系统均可涉及血瘀证，如心血管、消化、呼吸、泌尿、血液、免疫、代谢等系统疾病均有血瘀症状。该证也常出现在妇产科，儿科，眼科，骨科，外科等专科的疾病中。

根据前人的总结及现代临床的观察，对于血瘀证的临床表现或诊断，可将邓奕辉等[3]提出以下症状作为诊断依据：心血瘀证之主要表现在心前区刺痛、舌质紫暗，有瘀斑、瘀点，口唇紫暗；肝血瘀症状主要为胁下肿块、刺痛、蜘蛛痣、潮热、出血、舌质紫暗等；脾胃血瘀证表现为胃脘痛、痞满、吐血、便血；肾血瘀证常见固定腰痛如针刺、口干、饮水不欲下咽、面色晦暗、舌质紫暗、肌肤甲错，或有瘀点、瘀斑、水肿久治不愈、尿血等。这些症状均可作为血瘀证诊断的参考。

1986年召开全国性的及1988国际会议制订有关血瘀证诊断标准[4]。血瘀证诊断参考标准：①舌紫暗或有瘀斑、瘀点；②典型涩脉或无脉；③痛有定处；④瘀血腹证；⑤症积；⑥离经之血（出血或外伤瘀血）；⑦皮肤黏膜瘀斑，脉络异常；⑧痛经伴色黑有血块，或闭经；⑨肌肤甲错；⑩偏瘫麻木；⑪瘀血狂躁。⑫理化检查具有血液循环瘀滞表现。具有以上任何一项可诊断为血瘀证，有关兼证应注意整体辨证。以上诊断标准多秉承中医的诊断标准，并加入血液流变性的客观指标。

以上的症状只是可见、可感觉或可摸到的症状，较实际血瘀出现的时间晚。从血液瘀滞的角度看，一些微观的检查也已证明有血液瘀滞的现象，如多种急性和慢性病的早期病理检查已有血管扩张、充血、瘀血、小血栓等存在，此时可能局限在受侵犯的器官，或范围尚小未影响到大的循环，在体表尚无可见的症状，但已有血液瘀滞。因此在疾病发展过程中应多参考有关血液变化的指标，早期诊断，早期治疗，可起到预防疾病进展的目的。

第三节　血瘀证现代研究

血液流动不顺畅而淤滞，进而形成血栓，由血栓或淤滞带来的系列症状，被中医诊断为血瘀证。各种疾病在发生和发展过程中均可影响血液循环（血液循环的动力、循环的管道、血液成分等）而造成淤滞。近些年来关于血瘀证的研究很多，而且牵涉的范围很广，这不奇怪，因为血液和毛细血管无处不在，否则组织细胞就无法生存。因此，与血瘀有关的现代研究自然很多，此处仅就引起血液淤滞的问题简单讨论几个问题。

一、炎症与血瘀

由于病原体的作用多引起热证，发生整体的反应，如交感神经功能增强，引起广泛的血管收缩，因此损伤血管内皮，而引起内皮细胞的反应。内皮素释放增多使血管进一步收缩，随后血管舒张，渗出液增多而出现炎症反应。

炎症反应使组织细胞发生不同程度的损伤或局部缺血、缺氧，使皮下胶原组织裸露，释放组织因子启动了外源性血液的凝固机制，使血小板黏附、释放、集聚而形成血栓。炎症时炎症因子增多，损伤内皮细胞也可加速凝血过程，血管内皮细胞是参与人体的炎症反应及免疫应答的重要调节细胞[5]，下面将讨论。

炎症时，由于炎性因子的增多也促发血液凝固。如C反应蛋白（CRP）本身可以促进单核细胞释放组织因子，组织因子加强局部血栓的形成。CRP水平高者，炎症局部释放的某些血管收缩因子较多或血栓形成过程中血小板释放的血栓素A_2较多；血清白细胞介素-6（IL-6）形成免疫复合物也相应增多，通过经典和旁路途径大量激活补体，引起炎症反应和靶细胞损伤。TNF-α能促进内皮细胞黏附白细胞，刺激内皮细胞分泌炎性介质，激活凝血系统，抑制纤溶，增加炎性渗出及氧自由基的产生，促进单核巨噬细胞释放IL-1、IL-6和IL-8等。

黏附分子具有广泛而重要的生物学功能，参与细胞的信号转导与活化，细胞的伸展和移动，以及细胞的生长及分化、炎症、血栓形成、肿瘤转移、创伤急救等一系列重要生理和病理过程。目前相关研究多集中在细胞间黏附分子-1（ICAM-1）和血管细胞黏附因子-1（VCAM-1）；后者是介导白细胞向血管内皮附壁游走和向内膜下浸润的主要炎症递质之一，引导白细胞或淋巴细胞穿过血管壁进入组织，发挥炎症性损伤作用[6]。

因此在炎症反应发生后，触发凝血机制的内源和外源启动系统，因此可促进血液凝固，再加以血液流变性的改变，微循环障碍，形成血栓的机会较多，也很危险。

二、血管内皮细胞与血瘀

血管内皮细胞具有强大的免疫功能，是抵御侵入人体的病原微生物的第一道防线，它能清除病原体。血管内皮细胞在炎性介质作用下使细胞被激活，也可释放多种激素，有内分泌的功能。它们在维持血液流动状态、调节血管张力、调节组织物质交换、防止血小板聚集和血栓形成等方面有很重要的作用。同时还可释放一氧化氮（NO），内皮素（ET），肾素-血管紧张素系统（RAS）相关物质，白细胞介素和抗凝-促凝相关物质等。

1. 神经调节

交感神经兴奋使血管收缩，持续的收缩有损害内皮细胞的作用，引起局部缺血、缺氧，使内皮素释放增多而使血管进一步收缩，内皮损害更大。

副交感神经释放乙酰胆碱，通过 M、N 受体作用于器官上，其作用与交感神经相反。但是有些器官没有副交感神经支配。近些年来证明，有些非神经性乙酰胆碱（NNAs）存在于许多器官和细胞，并有很大作用。许多非神经性细胞（如上皮细胞、血管内皮细胞、角质化细胞、免疫细胞、胚胎干细胞、肿瘤细胞等）均可合成乙酰胆碱，通过自分泌或旁分泌途径释放发挥作用，其合成、转运、清除方式上都和神经性乙酰胆碱（ACh）相似。神经递质 ACh 的合成主要依赖于 AChE 和乙酰辅酶 A（AcCoA），而非神经性 ACh 的合成主要依靠线粒体内的肉毒碱乙酰胆碱转移酶（CarAT），但淋巴细胞 ACh 的合成方式更接近于神经细胞。血管内皮细胞可以独立合成 ACh。ACh 激活内皮细胞上 M 受体，引起一氧化氮（NO）和前列环素（PGI_2）的释放，导致血管舒张反应。大血管以释放 NO 为主，小血管以前列环素为主。这种舒张效应有赖于内皮细胞的完整存在。

激活血管内皮细胞乙酰胆碱靶标可以对抗血栓形成，其可能的分子机制是通过促进内皮细胞释放组织纤溶酶原激活物（t-PA）和抑制由内皮细胞合成并释放的纤溶酶原激活物抑制物（PAI-1）的活性，间接激活纤溶系统，发挥抗血栓作用；还可抑制血栓形成中激活的内皮细胞释放血栓素 A_2（TXA_2），并促进内皮细胞释放 PGI_2[7-8]。

所以交感和副交感在血管内皮细胞上也起协调作用，即交感有破坏内皮细胞、起促凝反应作用，副交感有拮抗血栓形成作用，所以调节平衡有助于保护血管内皮细胞。

2. 血管内皮细胞调节血管张力

血管内皮细胞具有调节血管通透性和血管张力的功能。血管内皮细胞通过其收缩性来调节血管壁通透性，控制血液中的物质的通透，起选择性通透屏障的作用。其中主要的血管收缩因子是内皮素（ET）、血管紧张素、血栓素等。内皮素-1 由血管内皮细胞分泌，是强效的血管收缩物质，能促进平滑肌细胞收缩和增殖；血栓素 A_2（TXA_2）经血小板内代谢生成，具有血管收缩、促血小板聚集、促进平滑肌细胞增生作用。血管舒张因子有一氧化氮（NO）和前列环素（PGI_2）以及内皮细胞超极化因子等。一氧化氮：具有舒张血管、抑制血小板黏附、抑制血管平滑肌细胞增生的作用；PGⅠ$_2$有血管舒展作用；超极化因子有舒张血管平滑肌细胞的作用，与细胞膜的超极化有关[9-10]。生理情况下，血管内皮细胞释放的舒、缩血管因子保持着动态平衡，以维持正常的血管张力。

3. 调节促凝与抗凝平衡

血管内皮细胞分泌的物质有促凝物，例如组织纤溶酶原激活物（t-PA），促使纤溶酶原转化为纤溶酶，加速纤溶蛋白溶解，防止血栓形成。另外有抗凝物，纤溶酶原激活物抑制物1（PAI-I），有对抗t-PA作用，抑制纤维蛋白溶解，促进血栓形成和止血。在生理情况下，内皮细胞以抗凝物质的分泌占优势，以保持血液的流动状态，防止血栓形成。

血管内皮细胞的功能很多，与血瘀的形成的关联，不外乎血栓的形成和抑制血栓的溶解。前者作用强时，则血栓形成，使血瘀加重，后者作用强则血栓溶解，症状缓解。血瘀证是个整体的变化，内皮细胞在其中起一部分重要作用。

4. 缺氧影响血管内皮细胞功能

内皮细胞受到损伤刺激后会改变其功能，引起异常反应而致病。早期缺氧可以刺激血管内皮细胞分泌活性物质代偿缺氧，随着缺氧时间延长，细胞受损加重，引起内皮细胞的激活，使黏附分子及血管内皮生长因子（VEGF）等增多。黏附分子增加可加强细胞间的黏附，同时缺氧可诱发炎症反应，增加白细胞黏附分子的表达，促进细胞的黏附，加重内皮细胞的损伤。缺氧时间延长可引起细胞凋亡。肾素-血管紧张素系统（RAS）激活后使血管更加收缩而缺氧，而一氧化氮减少，导致血管舒张与收缩因子的平衡失调，促凝血与抗凝血介质间的平衡失调，从而加重内皮损伤[11]。

从以上可见，人体由各种因素引起的交感神经兴奋，进而引起广泛的血管收缩，在生理情况下是维持生命的需要。在病理情况下，过强的兴奋或长时间的兴奋使血管收缩，对许多内皮细胞功能的影响是十分严重的，而且带来广泛的破坏以及其他后作用，这点提醒我们在治病过程中如何消除所带来的后续的影响也十分重要。

三、血液流变学与血瘀

液体在血管内流动研究得较早，而血液这个成分较多又有黏性的物质，其流动更有自身特性，例如有关细胞聚集、轴流的问题等，均属于流变性特性的研究范畴。血液流变学作为独立的一门学科是近数十年的事。1958年Coplely提出血液流变学（Hemorheology）这个名称。近30年来随着对血液流变学的研究证明它与微循环及临床许多疾病有关，如心血管病、脑出血等。

中医的血瘀证研究与血液流变学的关系更为密切。正常人各种血细胞的数量以及血浆的蛋白质的种类和数量都是相对稳定的，因此保持一定的黏度、血流速度。在疾病的影响下，血细胞的量或性质改变，或者血浆中蛋白质的种类或量的变化均可影响血液的黏度以及流速。血液流变学的研究范围包括血液流量、流速、流态、血液凝固性，血液中有形成分及血管变形性与弹性、微循环、微血管血液流变性等方面。其中对血液流变性的检测引起关注。

血浆内有许多大分子物质，例如血浆胆固醇、三酰甘油、脂蛋白、IgG、IgA、血清黏蛋白、γ-球蛋白，纤维蛋白原等。正常时这些物质是有一定的含量，维持一定的黏度，如果某一种或数种增多，导致血浆黏度增高影响血液运行。而红细胞之间相互排斥力减弱，呈聚集状态，红细胞电泳速度变慢，红细胞变形能力下降，血液瘀滞或者血小板聚集性增强，这些均使全血黏度增加。血液黏度增高常可导致循环减慢，微循环障碍，氧的运输量减少而引起缺血、缺氧等。临床中，肺源性心脏病、充血性心力衰竭、烧伤、创伤、卒中、急性心肌梗死、血栓闭塞性脉管炎、高脂血症、多发性骨髓瘤、肿瘤、感染等多有血液高黏滞性增高的表现。血液黏滞性降低也见于许多疾病，如出血、贫血、尿毒症、肝硬化腹水、晚期肿瘤、急性白血病及妇女妊娠期、月经期等[12-13]。

健康人一生中，血液流变学参数的变化较小。在某些特殊情况下，尚无临床症状之时，如果出现某些血液流变学指标的异常，说明血液的运行已受到影响，或流速缓慢，或局部瘀滞，可为某些疾病提供警示信息。临床上可为中医诊断血瘀证之前的预警症状。

四、微循环与血瘀

微循环是物质交换和运输的重要部位。其结构是由微动脉、毛细血管前括约肌、真毛细血管、动静脉短路、微静脉等组成的。收缩性较强的微动脉与小动脉一起合称为阻力血管。毛细血管前括约肌控制毛细血管网的血流量。毛细血管是物质交换部位。微静脉有完整的平滑肌，有收缩功能，可控制微循环的回血量。后微静脉通透性较强，对许多细胞因子有反应而引起扩张，通透性增强，是炎性渗出，组织水肿，神经血管性水肿的重要反应部位。如果微循环障碍则引起内环境紊乱、信息调控障碍、物质交换异常，对细胞的功能和结构均有影响。

微循环受多种因素影响，如血液的流速，心脏的收缩力等。冠心病患者由于心脏的收缩无力，血流速度缓慢而造成血液的黏度过高引起血瘀。再者受血管的外周阻力的影响，如热证早期，交感兴奋使大量血管收缩，使微循环血量减少，如果持续时间较长或某些病理因素使小动脉持续收缩，则微循环血流持续减少，造成血液瘀积。再者血液成分改变，出现高黏滞状态，血流缓慢也容易出现瘀滞。因为器官不同，出现的微循环障碍不同，其影响的形式、程度也不同，则器官出现的症状也不同。

1. 肺微循环

肺循环来自肺动脉和体循环的支气管动脉，两者之间有吻合支。如果有肺血栓形成，气管动脉的吻合支可供应一定量的血液缓解缺血。肺有“滤器”之称，全身血液均要通过肺，而肺的小动脉是一个盲端的终动脉，由此分支的毛细血管，几乎互成直角，突然变细然后变成毛细血管；这样的细小动脉，容易使血液中的异物和栓子在此停滞而影响血流。缺氧是很重要的刺激，缺氧可导致肺部细动脉痉挛，肺动脉压力增高，使肺毛细血管通透性增加。间断缺氧 15min 后，完全恢复功能需数小时。如连续缺氧，两天后可见肺动脉压稳步上升，同时结构也有改变；有的 8 周后仍不能恢复，这些均可引起肺微循环障碍。

肺泡间质内有许多细胞，包括成纤维细胞（FB），平滑肌细胞及血管周细胞等。另有单核巨噬细胞，淋巴细胞以及极少量的肥大细胞等。病理条件下，成纤维细胞（FB）可受多种因素影响，有大量细胞因子的刺激，如转化生长因子-β（TGF-β）作用，会使 FB 不断地增殖和转型为肌成纤维细胞（MB）。MB 能够分泌大量的细胞外基质（ECM）等促进肺纤维化[14-15]。

2. 肝微循环

肝的结构特殊，可以将肝腺泡看作肝微循环一个单位，其中包括肝窦的微血管、胆管、淋巴管。肝血液来自门细静脉与肝细动脉，经各种分支流入肝窦，再经肝窦汇入中央静脉流出。肝窦内流速缓慢，比较稳定。

肝细胞表面与内皮细胞之间称为窦周隙或狄氏腔（Disse space）。窦周隙内含有网状纤维和肝星状细胞（HSC），肝纤维化时 HSC 增加，HSC 结构类似成纤维细胞，可产生大量胶原纤维。肝内血液循环障碍和生态系统紊乱是肝硬化的重要病理特征。肝硬化患者中至少 70%有肝静脉机化血栓。

肝有丰富的交感及副交感神经丛，来自内脏交感神经及迷走神经的分支和部分膈神经分支。神经纤维随血管分支入肝，纤维分支穿入管壁内终止于平滑肌细胞，调节血管运动及肝的血流，肝实质内有单胺类神经终末支，分布在肝细胞中。5-羟色胺可影响肝血窦内皮孔窗的变化及内皮细胞功能的改变。刺激交感神经或给予拟肾上腺素药，肝内血管收缩，血流量减少，门静脉压升高。刺激副交感神经或给予拟胆碱药，肝血管也有收缩和扩张变化，但对门静脉影响小，所以交感的兴奋使肝血流量少，血流缓慢而容易引起血瘀，是肝血流量调节的重要神经[16]。

当肝炎患者进行肝穿刺检查后可见，慢性乙型肝炎时肝脏微循环以肝窦腔狭窄者占 86.52%。轻度慢性乙型肝炎时也见肝细胞肿胀，肝窦腔狭窄。重度慢性乙型肝炎肝窦被胶原纤维充填，严重者肝窦腔闭塞、消失。患者肝窦腔内可见微血栓，轻度、中度、重度患者的微血栓形成率分别为 32.5%、36.36%和 57.14%。个别患者还见到中央静脉内有微血栓形成。另外，15 例肝功能正常的患者，发现其中 11 例肝窦腔内有红细胞聚集，2 例肝窦腔内微血栓形成，10 例肝窦腔狭窄，2 例在门小静脉内可见微血栓形成，说明这些患者同样存在肝微循环障碍，血液瘀滞现象，只是用现在的肝功能检测方法还没有显现而已。

超微结构观察发现，狄氏腔内亦出现胶原纤维沉积（13/53）。随病变加重，腔内胶原纤维沉积率增加。狄氏腔内肝细胞微绒毛减少，严重者腔被贮脂细胞和增生的胶原纤维充填，使肝细胞窦表面与肝窦腔之间的距离明显增宽。在电镜下还可见肝窦腔内的红细胞[17]。肝微循环的淤滞影响肝细胞的功能，同时也影响肝静脉回流，出现门静脉高压，引起腹水。

所有这些说明肝炎无论轻重，均有血液瘀滞，随病情加重血瘀增加。所以，那些血液瘀滞的地方，药物根本进不去，单纯靠保肝养肝药物治疗，效果较微，中医的活血化瘀及其他方法，是值得重点考虑的治疗方法。

3. 肾微循环

肾的血液来自两部分。其一是肾小球的入球小动脉，在内分支形成毛细血管网，汇集后经出球小动脉输出，称为一个肾小体，是生成原尿的部位。其二是管周毛细血管网（PTC），维持肾小管和间质细胞氧和营养物质供给的血管，是维持肾小管对水盐重吸收的部位。任何病因使 PTC 减少将导致因缺血而引起的慢性小管间质损害。肾急性缺血使微血管网结构受损，肾小管间质缺氧性损伤是肾间质纤维化的重要因素。肾脏微血管病变不仅是肾小球硬化和肾间质纤维化的伴随现象，还可能是肾纤维化的始动因素。

肾小球毛细血管小叶的中央部分由系膜细胞和系膜基质组成。系膜细胞内含有肌动蛋白和肌球蛋白，具有收缩功能，系膜细胞可产生多种细胞外基质（ECM），参与肾小球基膜的修复和更新。正常情况下系膜细胞处于静息状态，当有炎症刺激时，产生转化生长因子-β（TGF-β）、血小板源生长因子（PDGF）而活化系膜细胞，使其表达 α-平滑肌肌动蛋白（α-SMA），并分泌大量 ECM 和细胞因子，这种表型转化能促进肾小球硬化的发生和发展。

以上的西医研究可见，其诱发的原因在于炎症，在于各种原因引起的微循环障碍导致缺氧，因而激活各种巨噬细胞而引起后续的系列变化。因此消炎、疏通循环通道、避免血液瘀滞很重要。更应注意的是，由全身性疾病引起的交感神经兴奋性疾病，随后引起肾血管收缩而带来的血管内皮的功能失调以及其后续的变化，临床上应警惕因为忽略这种影响将会带来许多问题。

五、动脉硬化、动脉粥样硬化

1993 年 Ross 提出动脉硬化（AS）发病机制的“内皮损伤反应假说”很受重视。正常的动脉内膜表面是光滑的上皮细胞，在病理因素（如高血脂、氧自由基、吸烟、高血流切应力等）刺激下发生内皮功能异常。出现血管张力调节障碍和黏附分子的表达异常等均可引起血管中膜的平滑肌增殖，平滑肌向内膜处移动，使管壁中层增厚。动物实验证明血管平滑肌的增殖是动脉硬化的早期病理特征。平滑肌有本身增殖，也有来自骨髓细胞的，等等。在动物研究中发现，骨髓前体细胞可以渗透进入动脉硬化内膜并在体内进行分化。平滑肌的肌层增厚使管腔狭窄，影响血液流通[18]。

有研究者认为，氧化型低密度脂蛋白起到主导作用，它能损伤血管内皮、刺激平滑肌细胞增殖、致血管壁细胞凋亡等。血脂等通过受损部位进入动脉管壁内，成为肌源性泡沫细胞，分泌胶原纤维和弹力纤维，形成纤维帽，逐渐发展成突出内膜表面的斑块，甚至发生钙化改变，使动脉管壁逐渐变厚、变硬，从而失去应有的弹性，发生动脉硬化的改变，使管腔变窄，供血逐渐减少。斑块有时可脱落形成栓塞。所以动脉粥样硬化是多种心脑血管疾病的共同病理基础。在早期，斑块很小，血液供应变化不大，大多数患者几乎没有任何临床症状，因此应随时检查其发展状况[19-20]。

六、血栓闭塞性脉管炎

血栓闭塞性脉管炎（TAO）是一种累及血管的炎症性、闭塞性的慢性病变，主要侵犯四肢远端的中小动静脉，尤其是下肢血管，进而引起患肢远侧缺血性病变，该病又被称为 Buerger 病。其病理变化主要是病变血管的血栓形成和机化，好发于男性青壮年，绝大多数有吸烟史，患肢常伴有游走性血栓性浅静脉炎。病因仍不清楚，目前认为是多种因素综合影响的结果。例如免疫因素，TAO 活动期患者的细胞免疫功能低下，特别是 T 淋巴细胞亚群失调。各种免疫球蛋白（IgM、IgG、IgA）均提高，血清中各种抗体的含量升高，因此免疫复合物（CIC）含量增高。免疫复合物的沉着是局部产生炎症反应的刺激物，加重炎症反应带来的栓塞。近年来发现 TAO 患者有抗磷脂蛋白抗体（APA），它们可以改变内皮细胞、血小板功能，容易使患者形成血栓。此外血管内皮细胞黏附因子表达上调，能引起淋巴细胞和血小板的黏附聚集，引起管壁损伤，而导致血栓的形成。患者如果有感染或受到新感染可增强血管壁炎症反应和内膜增生，使管腔狭窄而形成血栓。此外与遗传的因素或生活习惯影响有关，如吸烟，饮食等均可诱发血栓的形成，影响血液通畅，临床可有血瘀证的表现[21]。

七、肝血流图研究

器官的血液流通是否通畅与其血流量或血流速度有关，朱科伦等用测量血流图的方法反映器官的血流量以判断是否有血瘀证。肝血流图的原理是，通过一对电极把微弱的高频电流输往肝，由于肝内血流量变化，会引起电阻改变，因而也引起高频电流有强弱变化，这变化经血流图仪，转换成波形后，对肝内血流量进行半定量物理检测，通过收缩波时间与舒张波时间比值的异常反映了肝内动脉血充盈的速度变异，来测量患者血流的变化。选择293例肝病患者（包括急性黄疸肝炎、无黄疸肝炎、慢性迁延型和活动型肝炎、肝硬化、肝癌等）。对照组：选448例健康人。症状有舌质紫色或舌边有紫纹、紫斑、紫点等；或涩脉、肝病、肝大、脾大，面色暗晦、蜘蛛痣、肝掌等七个症状体征中有其中任何四个症状者诊断为血瘀证。根据收缩波的记录（单位：Ω）男性健康人 0.122±0.003，急性肝炎 0.081±0.004，慢性肝炎 0.083±0.003，肝硬化 0.057±0.004，肝癌 0.04±0.003。阻力大则欧姆小，说明肝病越严重血流量越少，血瘀证更明显。

“肝血瘀指数”是一个判别“肝郁血瘀”程度的函数。如果函数值大于临界，表示有“肝郁血瘀”存在。肝血瘀指数检测的结果：平均百分数中，男性健康人为 59±8，慢性肝炎 99±13，肝硬化 108±15，肝癌 341±108。女性的变化趋势与上述一致，只是数值略低。

由此看来，从炎症开始即有不同程度的血流减少，血液瘀滞。在随后发展的各阶段的病理变化中血流逐渐减少，也即血液瘀滞加重，癌症最严重。当然这种方法不是定量，只是根据不同病种比较其相对量的变化关系，很有诊断和参考意义。也说明疾病状态下，无论是急性或慢性均可影响血液循环，均可有血瘀现象，适当的考虑活血化瘀也是必要的[22]。

引起血瘀证的方面很广，无论是神经，微循环，血液性质，血管的问题均可影响或引起血液的凝固或瘀滞，形成血瘀证。由于人体的自衡力，大部分可以调整恢复，而超出能力的疾病均伴有血液循环障碍，就需要药物治疗，因此中医的复方中多含有不同程度的活血化瘀药，有防瘀和治瘀的意义。

第四节　血瘀证的中西医治疗比较

从中西医的血瘀证研究来看，对多数的血瘀证中医给以活血化瘀药治疗，而西医采用的是溶栓药治疗。对于一些疑难病症，用中药治疗加些活血化瘀等药能使症状缓解，提高生存质量延长寿命，或者为其他药物治疗提供很好的内在环境，从而有助于治疗。因此，医生对活血化瘀药的作用有很大的关注度。以下将讨论，某些病或证用中药加活血化瘀药治疗与西药的疗效所进行的比较。

一、热性血瘀证

1. 温病与血瘀

急性的感染性疾病，有典型症状者被中医诊断为温病，如 SARS 病。发展过程中有炎性因子的增多，免疫功能的变化。在温病发展的全过程中血瘀也是一个重要的病理变化。实验研究证明，温病气分证，确实存在着微观血瘀，这与肿瘤坏死因子-α（TNF-α）和其他因子所导致的炎症有关，到营分证阶段更为明显。其循环和血液流变性各项指标的变化随卫气营血证候的演变递增，血瘀的症状也加重。

在热性病或急性的炎症疾病中，最常见的是弥散性血管内凝血（DIC），它是急症中最难治的一种与凝血有关的疾病。防治DIC是多种疾病一个共同的、基本的中间环节。在致病因素作用下，DIC早期发病过程中因血管内皮损伤，促凝物质在血中增加，纤溶系统活性降低，血液处于高凝状态，有微血栓形成。微循环障碍影响器官功能，同时也消耗血小板和凝血因子。继发纤维蛋白溶解，引起出血，最终导致循环衰竭和内脏功能衰竭。因此疾病的发展过程中的治疗，早期是抗凝，晚期是促凝[23-24]。

西医的治疗早期用肝素，现在用低分子肝素较好，肝素是治疗本病的有效药物。此外用血小板聚集抑制剂、凝血因子、抗纤溶药物、肾上腺皮质激素等药物。

中药治疗也有很多报道，邢迎红报道了[25]弥散性血管内凝血（DIC）患者52例，其中39例采用中西医结合方法治疗。西医治疗组（对照组）：用抗感染药，补充相应的凝血物质及血容量，各种支持疗法。中西医治疗组：在西医治疗基础上加中药神农33号（血府逐瘀汤加减）：包括桃仁、红花、川芎、赤芍、当归、生地、柴胡、枳壳、桔梗、牛膝等。治疗结果显示，中西医治疗组血小板增多（治前：4.251±2.16，治后：12.36±4.12，单位：$\times 10^{11}$/L）、凝血酶原时间缩短（治前：34.32±23.15，治后：24.15±16.35，单位：s）、部分凝血活酶生成时间缩短（治前：83.26±45.31，治后：37.69±22.34，单位：s）、D-二聚体量减少（治前：1832.25±561.78，治后：786.42±5，单位：g/L）、纤维蛋白原量增多（治前：1.02±0.56，治后：1.92±0.67）。与对照组相比均有明显的差异，并有统计学意义。52例患者中存活率，中西医治疗组：79.49%，对照组：53.85%；死亡率，中西医治疗组：20.51%，对照组：46.15%。

由此可见活血化瘀中药确实能明显改善受损微血管功能，恢复凝血机制，缓解临床症状和体征，效果优于对照组，具有活血而不伤血、止血而不留瘀的作用。

2. 脑血瘀证

脑血瘀证可因急性脑出血引起，也可因局部血管收缩、血栓、压迫等形成局部缺血而成脑梗死。脑出血是因脑动脉破裂形成血肿压迫组织，随后在血肿的周边出现水肿，水肿是脑出血早期引起神经功能恶化及后期预后不良的重要因素。缺血性脑梗死，病因较复杂，无论是血栓或是其他类型栓子均可致血管栓塞而缺血，随后脑组织损伤产生系列反应。两种缺血，重度者均可使损伤的中心区细胞在1～6h内坏死而且不可逆。中心区外的边缘带（即半暗区），因缺血后血流量减少，代谢受到不同程度损害，脑细胞呈凋亡状态，如在3～6h后仍不改善，也会死亡。因此早期或超早期治疗，可挽救半暗区细胞的逆转。

西医的治疗，对出血性梗死抢救及时，效果快。例如控制血压、止血治疗，早期手术治疗，控制脑水肿，控制炎性反应，抑制凝血酶等均很有效。如耽搁时间未及时施治，栓塞已经形成者也需要清除血栓，恢复那些尚能恢复的神经功能。在出血后或脑梗死的治疗加上中药的治疗效果也更好。

学者报道[26]急性期脑梗死的中医治疗，入选的200例急性脑梗死患者，随机分成对照组和治疗组，每组100例。对照组采用低分子肝素等常规治疗；治疗组在对照组的基础上加用桃红四物汤（桃仁、红花、当归、川芎、生地、赤芍）治疗。在治疗前及治疗后第4日、8日、10日、14日做临床疗效评价。神经功能缺损评分标准：基本痊愈，神经功能缺损评分减少91%～100%，病残程度0级；显著进步，神经功能缺损评分减少46%～90%，病残程度

1级～3级；进步，神经功能缺损评分减少18%～45%；无变化，神经功能缺损评分减少或增加在18%以内；恶化，神经功能缺损评分增加在18%以下。

治疗14日后，神经功能缺损评分：对照组11.3±8.8，治疗组5.2±3.62。疗效：治疗组总有效率为96%，对照组为63%，治疗组明显优于对照组（$P<0.05$）。因此，桃红四物汤合用低分子肝素，治疗急性期脑梗死，可明显改善患者神经功能，疗效优于常规治疗。

临床学者观察了卒中急性期[27]，风痰瘀血痹阻脉络型的治疗效果。急性期患者122例，对照组60例，中西医组62例。对照组的基础治疗用阿司匹林生理盐水加胞磷胆碱静脉滴注，对症处理包括对血压、颅内高压、脑水肿、合并感染及发热等的处理。中西医组基础治疗用灯盏细辛注射液，在常规治疗的基础上加服化痰祛瘀汤：胆南星、生水蛭（冲服）、竹茹、法半夏、生白术、天麻、葛根、赤芍、酒大黄等。疗程均为14日。观察治疗前后主要症状的改变，并对患者临床神经功能缺损评分进行比较；选择不同时间点检测D-二聚体（DD）、抗凝血酶Ⅲ（AT-Ⅲ）、同型半胱氨酸（tHcy）、血浆蛋白C（PC）、血浆蛋白S（PS）、血栓调节蛋白（TM）、血浆组织型纤溶酶原激活物（t-PA）及血浆组织型纤溶酶原激活物抑制物（PAI）等8项指标。

中西医组治疗后血浆PS升高（治前：23.11±4.40μg/L，治后：24.57±5.22μg/L）、PC升高（治前：3.81±1.12μg/L，治后：4.26±1.27μg/L），其中两组治疗后PC水平较治疗前均升高，中西医组优于对照组。血浆TM水平两组治疗前后差异不大。t-PA、PAI值比较：两组治疗后t-PA值均较治疗前提高（治疗组：治前10.06±3.78；治后：11.49±4.29），差异有统计学意义，但两组间比较差异无统计学意义。两组治疗后PAI值均较治疗前降低（治疗组：治前31.6±12.42mg/L；治后24.36±11.00mg/L），两组均降低，均有统计学意义，治疗组的效果更好。

t-PA的血液含量升高，PAI降低，能直接反映纤溶系统功能，说明该方的活血化瘀药有溶解血栓或有一定防止血栓进展的作用。

3. 心血瘀证

临床学者报道71例确诊为心肌缺血，且中医辨证属气虚血瘀证患者。对照组：对症治疗，并口服单硝酸异山梨酯每日3次。治疗组：在对照组治疗基础上加用通心络胶囊由人参、水蛭、全蝎、土鳖虫、蜈蚣、蝉蜕、赤芍、降香、乳香、檀香、酸枣仁、冰片等组成，有益气活血、化瘀通络功能。4周为1个疗程，共观察1个疗程。观察血液流变性指标，包括血浆比黏度、高切变率、低切变率、血浆比黏度、血细胞比容、纤维蛋白原等。

治疗结果：对照组各项指标在治疗前，后比较变化不大。中西医组高切、低切变率下降，血浆比黏度（单位：mpa·s）降低（治前：1.87±0.50，治后：1.67±0.42），血细胞比容（单位：L/L）减少（治前：0.74±0.02，治后：0.45±0.03），纤维蛋白原（单位：g/L）减少（治前：4.32±1.16，治后：3.79±1.10）。与治疗前相比和与对照组治疗后相比，均有统计学意义[28]。

冠心病治疗时要区分寒热证，心绞痛属于热结血瘀证时，用加味栀子大黄汤清热比单纯西药效果更好，血液流变性有很大的改变。而诊断为气虚血瘀证的冠心病，用人参、水蛭、全蝎、土鳖虫等和活血化瘀药效果更好，对血流变性也有很大改进。

二、寒凝血瘀

1. 血栓闭塞性脉管炎

血栓闭塞性脉管炎也有因寒致瘀的表现。

临床学者报道 80 例患者，属于寒凝血瘀，气虚血瘀证。临床特点为：肢体先有发凉、怕冷、麻木、间歇性跛行及皮肤营养障碍，严重时肢端剧痛，形成溃疡、坏疽。中药治疗组用破栓复脉方，成分为桃仁、红花、赤芍、水蛭、蜈蚣、全蝎、黄芪、当归、土茯苓、川牛膝、延胡索、郁金、柴胡。对照组给脉络宁注射液。观察治疗前后足背动脉血管内径、血流速度及血流量变化。

测量足背动脉血管内径，结果足背动脉内径比治疗前略窄些，而足背动脉血流速度加快，约快 1 倍，而血流量也增多 1 倍。与本组治疗前比较，或与对照组治疗后比较均有统计学意义。治疗组总有效率 96.25%，对照组 61.25%。因此中药治疗组的效果优于对照组[29]。

2. 寒凝血瘀证痛经

人体受寒后引起局部血液循环障碍甚至疼痛，中医称为寒凝血瘀。临床学者曾对种植水稻区 226 名青年妇女进行普查[30]。下水田者痛经的发病率为 62.1%，不下水田者该发病率为 45.5%；经期下水田者该发病率为 68.8%，非经期下水田者该发病率为 39.0%。另外有人对接触低温和冷水的 200 名女工进行了一次调查，结果其月经病的发病率高达 57.5%，而未从事此项工作的女性月经病的发病率为 27.5%。因此寒冷刺激引起妇女的痛经病的发病率升高。常见症状有小腹冷痛，或绞痛，或刺痛，拒按，温暖后痛减。月经量少、错后、闭经、有血块，血块排出后疼痛减弱。

临床研究证明，寒凝血瘀证痛经时，血清 5-羟色胺（5-HT）明显升高，β-内啡肽（β-EP）含量明显低于正常组，同时患者血中内皮素（ET）含量明显升高，一氧化氮（NO）含量明显降低。研究证明月经病寒凝血瘀证的发生是由于血管收缩功能紊乱，卵巢供血减少，内分泌失调，雌激素分泌减少等因素有关。加减温经汤（温经汤：吴茱萸、当归、芍药、川芎、党参、桂枝、阿胶、半夏、麦冬、丹皮、生姜、甘草），有温经祛瘀作用，疗效很好[31]。

有学者探讨通痹化瘀汤对寒凝血瘀型急性冠脉综合征（ACS）的临床疗效[32]。将 147 例诊断为 ACS 患者，中医辨证为寒凝血瘀证患者，随机分为治疗组 80 例，对照组 67 例。西药组给予西医综合治疗：包括心电监护、吸氧、镇静、抗缺血治疗、抗凝治疗、抗血小板聚集治疗、血管重建治疗；控制多重危险因子（如持续控制高血压、高血糖等）。中西医治疗组在西医综合治疗的基础上加服通痹化瘀汤，方药组成：丹参、葛根、瓜蒌、薤白、泽泻、川芎、白术、白芍、当归、茯苓、细辛、水蛭。每日 1 剂，连用 10 日为 1 个疗程。治疗结果以心电图进行比较，治疗组有效率为 60.0%，对照组为 40.2%，两组比较差异有统计学意义。从总的疗效来看，治疗组总有效率为 93.7%，对照组为 77.6%，两组总有效率比较差异有统计学意义。在西医治疗手段很完全的基础上，加上中药能更进一步提高疗效，说明中药的抗凝作用更胜一筹。

第五节　血瘀证治疗

血液循环是保证组织新陈代谢的基本运输通路，保证其通畅是治疗的根本。当人体受病因刺激后，从炎症反应，到后来的纤维组织增生，最后硬化等病理反应，无论是哪一个阶段均有物质淤积在组织内，压迫周围的血管、神经和其他组织细胞，影响其正常的代谢过程。因此必须清除这些物质，才能保证细胞的新陈代谢，也才能恢复组织的正常功能，完全治愈。所以清除阻塞物是治疗的重要措施之一。

首先要清除病因，其次清除炎症组织，这些在前面已经讨论。在清除多种病理变化的方法中下一章也将讨论。在清除血栓的治疗中，西药也有很多，而且很有效。例如肝素的作用就非常好。中医用活血化瘀药物清除血液瘀滞也有其特性。

一、西医对炎症和血栓的治疗

1. 对炎症的治疗

西医的治疗首先是清除病因，多用抗生素等类药物很是有效，上面已提到。在消炎的治疗重点用激素类药物，如可的松等类，以及免疫调节药。其他的对症和支持疗法：氧疗，营养支持，脏器保护治疗，伴随症状的转变随时处理。例如急性传染病的治疗等前面已有论述。

2. 对血栓的治疗

西医主要是有血栓或与其相关的疾病，例如血栓静脉炎、脑血栓、肺栓塞等均是血液凝固形成血栓而引起的疾病才用抗栓药治疗。西医对血栓的治疗可概括为抗凝和促溶两个方面。

（1）抗凝的有肝素，华法林，双香豆乙酯，蚓激酶，鱼精蛋白等十多种，这些药主要在人体血凝过程中的多个环节上产生抗凝作用。

（2）抗血小板类药：如阿司匹林，噻氯匹定，氯吡格雷等十五六种药。抑制血小板凝聚而抗凝。

（3）溶栓药：有链激酶，尿激酶，重组的组织型纤溶酶元激活酶等十余种。促进体内纤溶系统活化，成为纤溶酶，使纤维蛋白溶解，化解血栓。

（4）去纤维蛋白酶：去纤酶、降纤酶等有溶解血浆内纤维蛋白和纤维蛋白原作用。这些药的溶栓作用很强，效果很好，但用时要慎重。

在各环节均有针对性的药物治疗，效果快而好。但是西医在没有血栓的诊断时不轻易使用，以避免再出血而不易止血或出血过多等病态发生。

二、中医的治疗

中医治疗包括多方面，其中血瘀证的治疗是很重要的方面之一。

1. 活血化瘀法

在血瘀的治疗中，活血化瘀药是选择的重点。活血化瘀药分为温热性、平和性、寒凉性三类。温热性的有川芎、乳香、玄胡、姜黄、莪术、鸡血藤、红花、五灵脂、降香、泽兰、月季花、刘寄奴、干漆；平和性的有没药、三棱、桃仁、牛膝、水蛭、自然铜、王不留行、苏木；寒凉性的有郁金、丹参、虎杖、益母草、穿山甲、蟅虫、虻虫、凌霄花。总体来看温性药多些。

活血化瘀药的配伍，考虑临床患者寒热比较夹杂，故夹杂应用有兼顾寒热之作用。血瘀证之治疗应注重寒热药物的配伍运用。过用寒凉性药易寒遏血凝，过用温热性药易耗血动血。药物的配伍也有一定斟酌，通常有寒热配、热平配、寒平配等，但不用寒凉、温热、平平互配。例如泽兰配益母草、红花配桃仁、姜黄配郁金、乳香配没药、三棱配莪术、王不留行配穿山甲、水蛭配虻虫、五灵脂配蒲黄等。以上八对活血药的配对法在许多成药中可见。例如四物汤、温经汤即有此类配法。此外也可考虑在热证中用温药或寒证中用凉药。因为热证中少佐温药，能促进血液运行，利于疏散、畅通瘀滞，防止凉药凝阻血行，而且温热也可散郁结之热。寒证中少佐以凉药，既可防温药过热耗血动血，又可透散郁热。所以要防止因过寒或过热带来影响[33-34]。

2. 活血化瘀药的药理作用

（1）抑制炎症

炎症有红、热、肿、痛等症状，有些活血化瘀药能扩张血管、加速血流、降低毛细血管通透性，减少炎性渗出和促进炎性渗出的吸收，因此使炎症很快消肿，止痛。此外，还能通过影响免疫系统等方面而达到抗感染及抗炎目的。活血化瘀药丹参酮、红花、莪术油等均有抑制炎症作用[35]。

（2）改善微循环

实验研究证明，许多活血化瘀方药都具有改善微循环的作用，如丹参、川芎、浦黄、红花、当归、益母草等。活血化瘀药有扩张血管的作用，因此也能扩大毛细血管口径，增加微循环的流速和流量。中药能解除微循环的痉挛，使循环内红细胞变形能力增强，降低血黏度和血流阻力使微循环加速。此外降低毛细血管通透性，减少微血管周围的渗血和降低微循环阻力，增加血流量，以改善微循环[36]。

活血化瘀药对体内多处微循环均有改善作用，不少单位观察了中药对动物微循环的影响，如肺、气管（用通脉灵）、心肌（用丹参、益母草）、肠系膜（用冠Ⅱ号、益母草、郁金）、皮肤（用通脉灵）、脑膜（用丹参、川芎）等，均有改善微循环作用。当然各种药作用强度并不一致，例如用肾上腺素引起小鼠微循环障碍后，观察近 20 种活血化瘀药的作用差别证明，红花、莪术、刘寄奴、玄胡、五灵脂的作用最强，其次为川芎、益母草、丹皮、没药、山楂、苏木；再次为当归、乳香，而丹参、大黄、桃仁、郁金、三棱、赤芍较差。说明药物不同，瘀证所处的脏腑不同以及其他因素，均可影响药物作用的效果。

（3）抗血液凝固

血栓形成是引起血瘀的重要因素。在溶栓中溶解纤维蛋白也很重要，实验证明红花、当归、五灵脂、薤白、赤芍、丹参、甘草、木香、大腹皮、陈皮、青皮、厚朴等均有很强的溶解纤维蛋白的作用。血小板的集聚是血栓形成的重要开始。有些中药有抑制血小板聚集作用。如丹参、蒲黄、当归、血竭、葛根、益母草，均有抗血小板聚集作用。川芎嗪、丹参、血竭、葛根等主要抑制二磷酸腺苷（ADP）诱导的血小板聚集。通过增加血小板内环磷酸腺苷（cAMP）的水平，抑制血小板内血栓素 A_2（TXA_2）类物质生成抑制集聚。血竭还能增加血小板电泳速度而使血小板解聚。

血栓形成是由血管损伤凝血开始启动凝血机制。活血化瘀药可通过抑制凝血因子Ⅱ、Ⅻ、Ⅹ活性而抑制内、外源性凝血途径，延长凝血酶时间、凝血酶原时间和凝血活酶的时间，具有显著抗凝血作用。用水蛭注射液的研究证明能明显溶解体外血栓、纤维蛋白平板和全血凝块，延长凝血酶时间和凝血酶原时间，表明水蛭注射液具有较强的抗血栓和抗凝血作用[36]。

（4）调整血液流变性

血液流变学的研究包括血液黏度、血浆黏度、红细胞变形性、红细胞聚集、白细胞黏附、血小板功能、血凝状态等。血液黏度是衡量血液在血管内产生流动摩擦力或流动阻力的指标。主要影响因素有：血细胞比容、红细胞聚集性、红细胞变形性、血小板的凝聚性和黏附性等。其中血细胞比容对血液黏度影响最大。因此，提高红细胞变形能力和降低红细胞聚集性，可降低血液全血黏度，从而达到改善血液流变性以控制血栓形成。

实验研究结果表明，白芍总苷可显著抑制血细胞比容，改善血瘀大鼠的血液流变性，抑制血栓形成。三七总皂苷有降低全血黏度、血浆黏度、血细胞比容、红细胞聚集指数和血小板凝聚率。此外还有很多降低黏附作用的药，依次顺序为川芎、红花、赤芍、五灵脂、没药、血竭、丹皮、穿山甲、元胡、桃仁、蒲黄、当归。大黄无此作用[37]。

活血化瘀药有改善血液流变性的作用，因此改善血瘀证的症状。

（5）活血化瘀药的其他作用

除上述的作用外，还能镇痛，治疗肿瘤，抑制组织异常增生，清除瘢痕组织，调节免疫功能等作用，将在后几章内讨论。

血液的功能是很重要的，它能从肺、消化道吸收氧气和营养物质，送到组织，细胞附近，又能将排泄物运输到需要的地方排出。因此只要有细胞的地方就一时也不能缺少血液。事实上在人体内多种变化均可影响它，凡是影响神经，心血管的推动力，血液性质，血管的通畅等因素均可影响血液的运行，因此血瘀也是个常见病。

西医在诊断明确有血栓后采用溶栓药物。而在疾病的不同阶段主要选用有关靶点药治疗，不轻易用溶栓药物，防止影响血液凝固。

中医的治疗有其独特之处，例如有血瘀证，或慢性病器官纤维化、硬化、肿瘤等，当出现血瘀症状时，甚至血瘀证不明显时，除调节寒热平衡及其他治疗外，均用活血化瘀药治疗，清除瘀滞。活血化瘀药可以把瘀积的物质溶解成小分子，同时用祛湿药调节水盐的运动，将代谢产物带进毛细血管吸收，经肾排出。中药方中往往活血化瘀与祛湿药同时使用。因此中药的清除血栓等作用也是多种药的综合作用结果。没有各环节的协助，血块是不易吸收排出的。

西药的溶栓效果也很好，但有些病例疗效却不如中药。中药的活血化瘀药也不比西药的肝素等效果强，可能中药的辅助药物在起协助作用。因此在治疗血瘀证时，清除病因，调节寒热平衡，活血、祛湿药共用可能是较合理的和提高疗效的治疗方法。

也许有人认为这些是个别例子，但是中药的辅助作用确实都是值得注意、研究的。它是中医治疗的特色，也是西医应该引用的方面。

参考文献

1. 马民，陈利国. 血瘀证及活血化瘀疗法客观化研究综述. 中医要通报，2002，1（3）：45-51.
2. 安丽. 中医瘀血的宏观与微观之研究. 中医研究，1996，9（5）：38-40.
3. 邓奕辉，李定祥. 五脏血瘀证候特征探讨. 湖南中医药大学学报，2008，28（3）：10-14.
4. 王殿俊. 血瘀证临床及实验研究进展. 微循环技术杂志，1995，（1）：34-38.
5. 米宁，高允生. 血管内皮细胞的功能与损伤机制的研究进展. 泰山医学院学报，2011，32（10）：790-792.
6. 马晓娟，殷惠军. 陈可冀血瘀证与炎症相关性的研究进展. 中国中西医结合杂志，2007，27（7）：669-672.
7. 葛徐林，汪海. 非神经性乙酰胆碱系统的结构和功能特征. 中国药理学通报，2009；25（6）：712-714.
8. 陈冬梅，慕邵峰，汪海，等. 激活血管内皮细胞乙酰胆碱作用靶标的抗血栓作用及其分子机制. 中国药理学通报，2002，18（5）：527-531.
9. 丁春荣，孙兆贵，李洁，等. 血管内皮细胞与血瘀证关系研究. 东中医药大学学报，2006，30（6）：499-501.
10. 封珊，王智勇. 内皮素1在急性呼吸窘迫综合征炎症反应中的作用. 国际呼吸杂志，2008，28（23）：1468-1472.
11. 郝晓娟，朱旅云. 血管内皮细胞功能的影响因素及其研究进展. 医学综述，2012，18（20）：3371-3374.
12. 翁维良. 血液流变学的临床意义与存在问题的探讨. 中国微循环，2002，6（1）：5-10.
13. 时晶，田金洲，王永炎，等. 血瘀证的生物学基础研究. 中华中医药杂志（原中国医药学报），2006，21（6）：363-371.
14. 薛全福. 肺血管结构和功能特点与肺循环障碍的关系. 生理科学，1987，7（4）：222-227.
15. 曹思佑，陈质庵. 肺微循环障碍. 国外医学（儿科学分册），1982，（2）：80-84.
16. 吴志全，夏景林，年双健. 正常肝脏微循环及研究进展. 中国微循环，1999，3（1）：10-12.
17. 朱菊人，都等华. 慢性乙型肝炎肝脏微循环障碍的临床研究. 医学研究通讯，2004，33（5）：4-6.
18. 郝绍江，侯玉立，张俊玲. 动脉硬化与凝血机制关系的研究进展. 中国医疗前沿，2010，5（21）：19-20.
19. 邱雅慧. 血管内皮细胞的功能以及损伤修复与动脉粥样硬化. 中国组织工程研究与临床康复，2007，11（10）：1927-1933.
20. 李丹，李玉洁，杨庆. 血管内皮功能障碍与动脉粥样硬化研究进展. 中国实验方剂学杂志，2012，18（8）：272-276.
21. 唐博，罗文军. 血栓闭塞性脉管炎发病机制的研究进展. 国外医学外科学分册，2004，31（5）：295-299.
22. 朱科伦，赖建红，马佩球，等. 肝血流图对肝病“血瘀”的初步探讨（摘要）. 中西医结合杂志，1985（4）：256-274.
23. 林培政，葛文华. 温病实验研究概况. 新中医 2003，33（5）：74-76
24. 朱平. 温病热毒血瘀证研究现状. 湖北中医学院学报，2001，3（2）：53-55.
25. 邢迎红，徐杰，崔克亮，等. 中西医结合治疗弥散性血管内凝血疗效观察. 中国中西医结合急救杂志，2002，9（1）：51-53.
26. 吴金祥，王德江. 桃红四物汤联合低分子肝素治疗急性期脑梗死疗效观察. 中西医结合心脑血管病杂志，2012，10（2）：165-166.
27. 曹锐，朱宏勋，胡文忠，等. 化痰祛瘀汤对中风病急性期风痰瘀血痹阻脉络型患者血管内皮细胞及凝血-纤溶系统作用的临床研究. 北京中医药 2010，29（1）：7-10.
28. 顾健霞，杨帆，邵正斌，等. 通心络胶囊治疗心肌缺血气虚血瘀证 41 例临床观察. 中医药临床杂志，2010，22（12）：1047-1048.
29. 孔庆瑞，徐学军. 破栓复脉方治疗血栓闭塞性脉管炎 80 例临床观察. 河北中医，2009，31（5）：651-652.
30. 成秀梅，杜惠兰，李丹，等. 寒凝血瘀证动物模型的创建. 中国中医基础医学杂志，2005，11（8）：604-608.
31. 韩耀巍，王学岭. 寒凝血瘀证实验及临床研究近况. 天津中医药大学学报，2009，28（3）：167-168.
32. 闫谊，任旭爱，李欢，等. 通痹化瘀汤治疗寒凝血瘀型 ACS 临床疗效观察. 世界中西医结合杂志，2013，8（3）：267-269.
33. 马速. 活血药寒热温凉特点初探. 中国中西医结合杂志，1994，增刊 405-406.
34. 李立. 寒热并调—谈活血化瘀法的临床配伍. 陕西中医，2001，22（4）：228-229.
35. 殷玉杰，李林. 活血化瘀方药的研究与运用进展. 内蒙古中医药，2001，（3）：39-41.
36. 刘文杰，其淑玲. 血瘀证实质和活血化瘀药物作用机理的研究. 中医药通报，2003，2（1）：2-8.
37. 陈晨，刘倩，高华. 活血化瘀药药理作用研究进展. 中国药事，2011，25（6）：603-605.

第十一章　症瘕积聚与纤维化和硬化

西医对器官纤维化发生机制的研究已从过去病理组织学水平，发展到现在细胞和分子生物学水平。不同组织和器官纤维化的具体发生机制有些差别，但也有许多共性或相似的规律，因此西医的研究和选药也有相似之处，其发展规律可概括如下：病因→炎症反应→局部组织的变质、渗出→成纤维细胞增生→产生胶原纤维→纤维化→硬化。这一过程，通过中西医结合研究证明，是与中医的从热证到寒证的变化过程中，功能和病理变化一致的。从这点来说，中医、西医是有共性的。但在治疗中，各有特点。

这一过程中，炎症、血瘀的疾病已讨论过。后面的过程发展得很慢，多为慢性病，发展过程中受许多因素影响，在这个过程中有些促进其发展，也有拮抗因素阻止其发展。这些过程西医有许多理论的研究而且也有许多药物的研究，重点是靶点药物治疗，很有效，但副作用也不少。

中医的治疗也有其特点，中医没有纤维化的概念，只是归属于症瘕积聚一类，因此治疗上重点在活血化瘀、清除瘀滞，使循环等路径通畅，其疗效也很满意，甚至有的疗效很突出，值得讨论。

第一节　西医对器官纤维化和硬化的论述

当损伤因子持续存在时，可激活体内各种炎症细胞，其中最重要的是巨噬细胞。活化的巨噬细胞可释放各种生物活性物质，促进成纤维细胞的生成并产生大量胶原纤维，使组织器官发生纤维化、硬化。

一、神经的影响

1. 交感神经作用[1]

（1）肺纤维化

肺纤维化表现在肺部的组织变化，是在整体变化的影响下出现的结果。在肺硬化时中枢内神经递质也有变化。实验研究用平阳霉素在大鼠复制肺纤维化模型，并用中药方在制模的第2天给药，观察不同方剂的预防疗效。中药方有肾气丸，瓜蒌薤白汤（全瓜蒌、薤白），麦门冬汤（麦冬、制半夏、生甘草、生晒参）等。用药7天后取脑测定神经递质等，包括去甲肾上腺素（NE）、多巴胺（DA）、5-羟色胺（5-HT）的含量。结果：模型组的脑组织NE含量高于正常组，DA降低，5-HT变化不大。纤维化使中枢交感神经兴奋增强。治疗后各复方对递质的影响：麦门冬汤，使NE下降；瓜蒌薤白汤、肾气丸对NE影响变化不大。5-HT：上面三个方均使5-HT升高，说明处于肺纤维化的状态，中枢内神经递质也有改变，寒凉性药有抑制交感神经、提高 5-HT 的作用，说明交感神经功能提高有促进纤维化的作用，因此在治疗时不能忽视对神经功能的调节。

（2）肝纤维化

肝内分布有大量的自主神经纤维，其中约 80%为交感神经神经，末梢释放神经递质儿茶酚胺，作用于肝内细胞，调控其功能变化。研究表明在去除交感神经状态下可使急性细胞毒性肝损伤的程度减轻。肝星状细胞的活化是纤维化的开始，交感神经递质对肝星状细胞增殖有促进作用。医学家研究证明，交感神经递质 NE 对肝星状细胞（HSC）生长的调节作用，用原代培养的 HSC 培养 48h 后加入 NE，则 HSC 增殖明显增加。培养基中加入 α 受体抑制药，哌唑嗪（PRZ）或者 β 受体抑制药普萘洛尔（PRL）后，均可抑制增殖使 HSC 数量下降 20%。此外 HSC 可以合成和释放 NE，因为 HSC 可以合成酪氨酸羟化酶和多巴胺-β-羟化酶，又可以表达多种肾上腺素能亚型受体。说明交感神经通过 NE 可促进 HSC 的增殖。也表明肝炎患者在有热证表现时，治疗应降低交感神经的功能有防止纤维化发展的作用[2]。

（3）肾纤维化

肾脏的血管与肾单位仅有交感神经的支配[3]，而迷走神经的副交感神经纤维只分布于肾盂和输尿管的平滑肌。交感神经对于肾循环、肾小管对水和溶质转运，以及肾内分泌的调节等均有重要影响。肾缺血是导致交感神经激活的重要始动机制。

此外，肾缺血会激活肾素-血管紧张素系统，进而影响肾的排水排钠功能引起水肿。研究表明血管紧张素Ⅱ可与延髓后区的血管紧张素Ⅱ受体结合，直接与心血管控制中心相连接，而兴奋交感中枢。血管紧张素Ⅱ可促交感神经对去甲肾上腺素的释放，抑制其在突触前的重吸收，增加 NE 的局部作用。交感神经活性的过度增高，可以直接导致肾损伤、高血压与心血管并发症。

儿茶酚胺可引起血管平滑肌细胞收缩，参与血管硬化与器官缺血的发生。慢性肾病（CKD）的交感神经的激活，在肾损伤的早期就已发生，在肾功能减退直至肾衰竭的过程中一直存在。因为肾缺血是导致交感神经激活的重要始动机制。交感神经传入信号可能产生于供氧减少所致的局部腺苷堆积。局部腺苷增多将兴奋交感神经，使传入信号增多，并扩大至其他区域影响血液循环。

因此在肾病的发展过程中，用中药清热解毒，调节自主神经的平衡就很重要。

（4）细胞因子与交感神经

肝星状细胞（HSC）的活化是各种慢性肝病肝纤维化的中心环节，其中转化生长因子-β_1（TGF-β_1）对 HSC 活化过程起关键性的调节作用。一些细胞因子［如 IL-1β、IL-6、IL-8、肿瘤坏死因子-α（TNF-α）等］、细胞黏附分子、组织因子及诱生型一氧化氮合酶等，它们基因的异常表达容易引起炎症性疾病。而这些因子的表达的启动与 NFκB 的活化有关。NFκB（nuclear factors）是一种多功能的核转录激活因子，首先从 B 淋巴细胞核提取物中检测到的，它是一种能与免疫球蛋白 κ 轻链基因增强子 κB 序列特异结合的核蛋白因子，称为 NFκB。NFκB 存在于许多类型的细胞中，在肝细胞、内皮细胞和星状细胞中，正常时是静息状态。NE 作用肝细胞后可迅速使细胞内的 NFκB 活化，并随时间延长逐渐增强。活化的 NFκB 对靶基因启动其转录和调控作用，起加强作用。因此交感兴奋可促进 HSC 活化，TGF-β_1 增多，肝细胞内 NFκB 活化，使炎症或纤维化加剧，因此用清热药或类似的抑制交感神经活动药物及时治疗是必要的[4]。

2. 副交感神经作用

副交感神经系统分泌的递质主要是乙酰胆碱（ACh）。科学家的研究发现，ACh可以显著提高肝星状细胞（HSCs）的增殖能力并能诱导这些细胞胶原基因的表达。有研究表明ACh对HSCs增殖的影响部分是通过其与烟碱型乙酰胆碱受体（nAChRs）的直接作用而介导的。培养的细胞经过nAChRs拮抗剂美卡拉明的预处理后，ACh的作用可被完全阻断。也有研究证明nAChRs促效剂可增加皮肤创伤愈合时的胶原形成。由此可见，副交感神经兴奋也有促进胶原生成的作用。

二、转化生长因子（TGF-β）

TGF-β是淋巴细胞、血小板、巨噬细胞等分泌的蛋白多肽，有$TGF-\beta_1$，$TGF-\beta_2$，$TGF-\beta_3$亚型，其中$TGF-\beta_1$有生物活性。$TGF-\beta_1$的受体在体内分布很广，肝中含量最高。在正常内环境中，$TGF-\beta_1$的活性低，当肝实质受到损伤后，肝Kupffer细胞、血小板等可释放大量的TGF-β，过量TGF-β1的表达可促进HSC激活。在HSC活化后，TGF-β有促进ECM产生细胞，表达α-平滑肌肌动蛋白（α-SMA），使其活化转变为肌成纤维细胞（MFB），后者能合成和分泌大量胶原等细胞外基质（ECM）成分，其中主要包括Ⅰ型胶原、Ⅲ型胶原和Ⅳ型胶原。ECM降解的减少也是引起胶原过渡积聚的重要环节，TGF-β通过抑制降解酶（如基质金属蛋白酶，纤溶酶原激活物）的活性，减少ECM的降解能力，使胶原物质积聚增多加速纤维化。所以TGF-β在各种纤维化疾病发生中被公认是器官纤维化治疗的靶标。当然TGF-β在各种纤维化疾病发生中所起重要作用不是孤立的，还有其他细胞因子协同作用，如血小板源生长因子（PDGF）、IL-1和碱性成纤维细胞生长因子（bFGF）等也参与。

三、结缔组织生长因子（CTGF）

结缔组织生长因子是近年发现的一种新的致纤维化生长因子，分子量为36～38kDa，它与TGF-β的关系密切，可能TGF-β的生物学作用由CTGF介导而发生。CTGF能刺激Ⅰ，Ⅲ型胶原，纤连蛋白（FN）等的合成，在皮肤、肾、肝、心脏、肺和胰腺中有过度的表达，进而促进各类器官的纤维化。

四、肌成纤维细胞

肌成纤维细胞（MFB）是由成纤维细胞活化后转变而来的。在正常情况下成纤维细胞处于静息状态。当成纤维细胞受到刺激后，从静息型转化为增殖而活化，活化的成纤维细胞发生功能和表型改变，转变为肌成纤维细胞。MFB兼有成纤维细胞和平滑肌细胞的功能和结构特征，它能表达α-平滑肌肌动蛋白（α-SMA）。α-SMA是一组平滑肌细胞样的细胞，它是MFB活跃的标志性抗原。MFB有分泌细胞因子、趋化因子、生长因子、ECM和蛋白酶作用。MFB还可有多种与它相似的细胞在其他器官内，如肾间质细胞、肺间质成纤维细胞、细支气管周围的外膜成纤维细胞、心脏成纤维细胞、胰腺星状细胞等，有和它相似的作用。因此在各个器官均可产生MFB，在一定的条件下可促使器官纤维化。因为MFB的出现是纤维化进程的关键步骤，但是否发展为纤维化，这与人体的病因、内外环境等多种因素的影响决定其发展。

五、细胞外基质（ECM）

细胞外基质是在个体发育过程中由细胞合成并分泌到细胞外的生物大分子所构

成的动态网状结构，决定组织的结构与形态，对细胞起着支持作用。如果被破坏，则组织形态将改变，正如肝硬化的组织结构能变形一样。ECM 维持组织的内环境，在 ECM 内有小分子水溶性物质、气体分子和代谢产物通过，有利于物质交换，并调节局部水盐代谢，影响组织的通透性和渗透压，使不同种的细胞通过 ECM 连接在一起，形成相应的组织和器官的联系。ECM 是维持细胞生理活动的微环境，不仅在细胞与细胞之间起机械支撑和连接作用，还是细胞与细胞之间信号转导的通路，在组织创伤、修复和纤维化形成等过程中也起重要作用。当组织损伤时，组织中的凝血因子成份被暴露使血小板激活，出现血小板凝集，促进血液凝固。因此当环境被破坏，如血栓形成，组织缺血、缺氧，使炎性因子增多等激活细胞外基质细胞，引起胶原合成增多而沉积时，细胞外基质的正常功能被破坏，因而出现血栓，如果胶原沉积，进而器官纤维化以致硬化。

ECM 主要由胶原蛋白（有 17 种，如Ⅰ、Ⅱ、Ⅲ等型），蛋白聚糖，糖胺聚糖、糖蛋白和弹性蛋白等物质组成。当胶原沉积过多时，ECM 内有一套促凝和抗凝系统调节，一类是丝氨酸蛋白酶类，其中以纤溶酶原激活物（PAs）和纤溶酶原激活物抑制物（PAIs）最重要；另一类是基质金属蛋白酶类（MMPs）和金属蛋白酶组织抑制物（TIMPs）。每一对是互相拮抗的，正常时两者是平衡的，只有失去平衡，特别是抑制酶的增强，才有促进纤维化的危险性[5]。

六、器官纤维化的逆转

对如何使已纤维化的器官停止进展，溶解纤维向正常转化是医学界的最大希望，也正在努力研究和探讨，希望能找到促使纤维化逆转的方法和药物。西医在这方面早已开展工作，例如已有研究证明，内皮素 A 型受体拮抗剂和己酮可可碱可以抑制 HSC 的活化，这就减少了纤维化的启动机会。

有关器官纤维化逆转方面的研究，主要涉及提高胶原降解酶（MMPS）的活性、抑制胶原降解酶抑制物的活性等方面。对肝纤维化逆转的研究最多。研究证明，肝纤维化能够逆转并恢复到组织学正常的肝，但这种逆转的分子机制尚未完全阐明。关于肝间质胶原酶，其中 MMP-1（间质胶原酶）/MMP-13（胶原酶-3）可能在破坏纤维组织、使纤维化肝恢复至正常肝的过程中起重要作用，它们的基因表达可能是纤维化逆转的关键步骤。如何保护和提高这些酶的作用也有大量的研究进行着。

还有人在老龄大鼠肾小球硬化的研究中证明，用高剂量的氯沙坦（losartan）治疗老龄鼠 6 个月，不仅能明显改善老龄鼠肾功能，减缓肾小球硬化的进展，而且能逆转肾小球硬化的过程。另外认为氯沙坦减慢肾小球硬化进展和逆转硬化过程的机制，可能与氯沙坦抑制 PAI-1 表达有关。在许多研究中证明，肾小管间质纤维化是可以逆转的，心肌纤维化和胰腺纤维化都可能发生逆转[6]。使器官纤维化逆转是个很困难的研究工作，不是短时间能明确机制并研究出有效药物的，但是世界各国工作都在努力研究，相信会有新的进展。

第二节 中医的现代研究

中医没有纤维化硬化的诊断，只提到血瘀、包块、癥瘕等。近些年的现代研究，对脏腑的纤维化，根据西医诊断、中医辨证后，用中药治疗也积累很多治疗的经验并有大量的报道。

早期肝硬化多诊断为肝气郁结，气机不畅，水湿集聚，故可用柴胡疏肝散合胃苓汤加减。肝病日久传脾，脾气虚衰，腹水增多，以扶脾利水，养血和肝为主。

肝硬化延至晚期，病由肝脾传肾，肾气大伤，腹水严重等。以温补脾肾，温阳化气，化瘀泻浊，祛湿利水之品治疗。肺纤维化也是按中医辨证施治，可分为气滞血瘀，肺络失通型，热毒壅肺型，肺阴不足型，肺气虚衰，痰瘀阻肺等型。发展到肾，诊断为肺肾亏虚型，以补肺益肾治疗。从以上的诊断治疗可见，中医的诊断主要是阴阳、气血的平衡失调状态，以及寒湿、血瘀等的诊断。治疗仍以调节寒热平衡，祛湿，重点是活血化瘀为主，但从这些还看不出对纤维化治疗的具体作用。

当然活血化瘀药的种类很多，药的作用也很复杂，有很多问题还不清楚。但是很多纤维化的疾病，用中药、西药同时治疗比较时，中药复方对纤维化患者能缓解其功能和病理变化甚至可延长寿命。因此中医中药在这些病中起什么作用是值得研究的。以下仅从几个方面探讨中医、中药对纤维化、硬化的功能和病理变化的可能治疗作用和影响。

一、阳热-交感状态的影响

1. 炎症与纤维化

病因刺激引起急性炎症反应，中医多诊断为热证，因此有阳热-交感的功能背景，也就是处于交感神经功能提高、副交感神经功能降低的状态。由于炎症反应引起内皮细胞损伤，血栓形成引起血瘀、炎症因子的产生，如果继续发展引起后面一系列病理变化，以致器官纤维化，硬化等结果。因此在病理发展的各个阶段，有病因存在，有炎症存在，有交感功能增强的状态存在，这些均是引起病理发展的潜在原因。治疗时要首先清除病因，并要清除阳热证功能背景，使整体恢复平衡，这些在前面几章已经讨论。

在炎症的同时也可促进其他因素发展而引发纤维化，其种类很多。在热证时有明显的尿量减少症状，这与肾素的增多有关，它不仅影响尿量，还促进纤维化。

2. 肾素-血管紧张素系统[7]

肾素-血管紧张素系统是对肾的重要调节激素，在热证存在时更容易激活该系统的活动。近年研究发现心、肝、肺、肾、脑和皮肤等多种组织器官也能合成肾素-血管紧张素系统（RAS）的全部或大部分成分，称为局部（组织型）RAS。RAS主要组分包括肾素（REN）、血管紧张素原（AGTN）、血管紧张素Ⅰ转化酶（ACE）、血管紧张素Ⅰ（AT-1）、血管紧张素Ⅱ（AT-Ⅱ）及其Ⅰ型受体（AT1R）和Ⅱ型受体（AT2R）等。由肝细胞产生的AGTN在肾素的作用下转化为血管紧张素Ⅰ，继而在ACE的作用下转化为AT-Ⅱ。ACE是RAS的关键酶，主要由血管内皮细胞产生，此酶还在肺泡巨噬细胞和其他组织的血管内皮细胞，组织细胞和上皮细胞内存在，因此它有局部合成的可能性。

研究证明，局部 RAS 可能参与了组织器官纤维化、结构重构过程等，如心肌梗死后纤维化、肝纤维化、肾纤维化、肺纤维化、皮肤纤维化等的纤维化过程。

因此有热证或炎症的状态下，应清除病因，也清除热证的功能背景，因而降低 RAS 合成以及其他有关炎症因子的影响，可防止器官纤维化和进一步发展。

二、血瘀与纤维化

中医诊断血瘀证主要根据外在表现，如有口唇青紫，面色晦暗，胁下肿块，蜘蛛痣等。这些症状的轻重也可反映出器官纤维化的轻重。王宝珍报道了 135 例慢性乙型肝炎，将肝纤维化的患者分为血瘀组和非血瘀组，研究肝血瘀证与病理纤维化分期及血清纤维化指标的关系。

患者血瘀症状表现有胁肋刺痛、胁下积块、面色晦暗、肝掌蜘蛛痣、舌质黯或有瘀点、瘀斑等，凡具有 2 项或以上血瘀症状者，列为血瘀证；并按血瘀症状程度分为 S_0（非血瘀证组），S_1（轻度血瘀），S_2，S_3，S_4（重度血瘀）。例如 S_1 组：肋刺痛偶尔发生、胁下积块质软、面色略晦暗、舌质稍暗色淡红、肝掌偶见蜘蛛痣。S_4 组：胁肋刺痛每日多于 4h、胁下积块质硬，面、额、眼眶发青无光泽，舌质紫黯，肝掌蜘蛛痣多于 6 个。S_2，S_3 等介于其间。测定患者血清透明质酸（HA）、层粘连蛋白（LN）、Ⅲ型胶原 N 端肽（PⅢ NP）、Ⅳ型胶原（Ⅳ-C）等。

不同纤维化分期之间血清 HA、Ⅳ-C，PⅢ NP 的含量随症状加重而增多或严重。而 LN 含量从多减少，中间有波动。所以约有 88% 的慢性乙型肝炎肝纤维化患者，有不同程度的血清纤维化指标变化。有明显外在症状表现的血瘀组患者，肝纤维化指标也明显重于对照组，而随症状加重[8]。所以临床上有血瘀症状表现的，其轻重可反映肝纤维化程度。

以上说明用中医的方法诊断纤维化患者已经有血瘀证的，其诊断结果是确切的，按这些指证治疗是有效的。但这些指证出现比较晚，目前的血清检查指标，病理检查，均证明器官纤维化的发生得更早，因此现代研究已发展了对血瘀证的诊断方法。沈吉云[9]的报道中提到，肝纤维化患者，中医诊断为肝血瘀证，临床检查可见血液流变学变化，如血黏度增高，血细胞比容增高，肝血流图波型、波幅及比值明显降低，说明血流量减少。舌尖微循环微血管扩张及血流量减少，甲皱微循环微血管畸形等，均有益于早发现、早治疗。

肝组织学检查中也可见到大量细胞外基质沉积于窦周间隙内。尤其是间质性胶原沉积增加，使肝窦毛细血管化，增加了肝弥散屏障，使肝细胞营养、代谢交换受限。严重者肝组织病理出现坏死、桥形坏死、界板被破坏以及纤维组织增生或形成假小叶。这样对血液的运行更加不畅，产生瘀滞。门静脉循环障碍，导致门脉高压，所以从病理检查也证明肝纤维化伴有血瘀的现象。

肾纤维化也有血瘀存在。孙世竹报道[10]的肾纤维化患者，如免疫反应性炎症有热也有湿，中医归属于湿热证。免疫反应可诱导血小板聚集，导致凝血系统功能的亢进，故湿热与瘀血并存。患者的检查可见血黏滞度较高，肾血管微循环血流缓慢，局部炎症反复不愈，使逐步发生肾间质纤维化，甚者肾小球硬化。因此瘀血贯穿于慢性肾病、肾纤维化的所有阶段。有人统计，在整个慢性肾病的病程中，兼有不同程度的瘀血阻络的占 98%，有纤维化或硬化的患者多半与血液瘀滞共存。因此在纤维化的治疗中，用活血化瘀药清除血液瘀滞是必然的趋势。

血瘀在各器官的纤维化均可出现。中医在治疗纤维化病时多用活血化瘀药，它不仅可疏通局部血液循环，使肝脾血流量增加，还可抑制（阻断）肝内纤维组织的增生。同样可溶解部分已形成的纤维组织，重吸收，能有效缓解或稳定病理状态的发展。有关活血化瘀药药理以及对纤维化的治疗将在后面讨论。

三、纤维化逆转研究

纤维化是个逐渐演进的慢性过程，早期症状不甚明显，当有症状而求医时多已纤维化。如何使纤维化逆转是个世界医学问题。西医很早就开始研究，认为人类肝纤维化是可逆转的，如原发性胆汁性肝硬化、自身免疫性肝炎等。此外人体有恢复或消除纤维化的能力，例如实验性胆道阻塞造成大鼠肝纤维化，出现胆管增殖及门静脉性肝纤维化，伴有Ⅰ、Ⅳ型胶原 mRNA 表达增加。停止胆管结扎（胆管与空肠再吻合）门静脉性纤维化显著吸收，Ⅰ、Ⅳ型胶原 mRNA 的表达也测不出等，说明它可以自己恢复。再如大鼠腹腔注射四氯化碳 4 周，在脉管之间形成大量胶原桥形、肝纤维化，停止注射，4 周后恢复正常。病理分析显示胶原纤维基质显著降解，肝结构恢复正常。这些说明去掉刺激后，在一定程度上机体靠自身调节平衡能力，可恢复到平衡状态，过度的损伤则需靠药物的调整。西医有许多药物治疗此处不多作论述[11]。

中医中药是否能逆转肝纤维化及肝硬化，近些年来也有许多科学家在研究，主要是根据西医的指标进行衡量，已有许多报道。

1. 中医辨证

中医对纤维化的辨证没有什么特殊方法，根据肝炎后肝纤维化发展的时期不同可诊断为湿热蕴结，热毒瘀结，肝郁脾虚，气滞血瘀，气阴两虚，肝肾阴虚，脾肾两虚，脾肾阳虚等。全过程来说是由热证到寒证，因此各种证型皆有，到晚期应以寒证更多些。

证型与各纤维化的指标关系也有人研究并报道。临床把 131 例患者分为 6 种证型（肝郁脾虚，湿热蕴结，气滞血瘀，水湿内停，脾肾阳虚，肝肾阴虚），对肝硬化患者进行了血清有关指标的研究。选择层粘连蛋白（LN），透明质酸（HA），Ⅲ型胶原 N 端肽（PⅢNP），β-乙酰葡萄糖酐酶（NAG）等，这些纤维化的指标进行检测。结果显示，6 个组的 4 项纤维化指标均较正常组增高，其结果可见，在各证型中，4 项指标的变化，以肝郁脾虚型为最低，而血瘀型最高。HA、LN 以脾肾阳虚、肝肾阴虚型为最高。PⅢNP 以气滞血瘀型为最高，NAG 以肝肾阴虚型为高。在整个发展过程中，肝郁脾虚型的各项指标比较低，随发展而加重，阴虚型、血瘀型、阳虚型各指标的含量均有提高。所以对于纤维化的诊断，中医虽然还是根据原来的辨证方法，但是经过现代的研究发现，各证型与各生化的指标还是有一定关系。证型不断改变，生化指标也在增多，因此用证型的诊断对病的发展程度的判断还是有参考价值[12-13]。

2. 肝纤维化的逆转

用 CCl_4 制造大鼠肝纤维化模型，用中药纤Ⅰ号方，包括丹参、当归、莪术、三棱、鳖甲等煎剂灌胃治疗 42 日，并设正常对照组。检测病理学指标、肝纤维化血清学指标、肝组织Ⅰ、Ⅲ型胶原的免疫组化，以及肝组织肿瘤因子（生长转化 TGF）-β mRNA 表达量的变化。结果：肝组织病理学以及血清学指标与对照组相比有统计学意义，同时实验也表明治疗组能够明显减少肝组织Ⅰ、Ⅲ型胶原以及 $TGF\text{-}\beta_1$ 区 mRNA 的表达量。因此抗纤Ⅰ号具有逆转肝纤维化的作用，其作用机制可能是通过下调 TGF-β mRNA，抑制Ⅰ、Ⅲ型胶原的合成而减轻肝纤维化[14]。

再如王继报道[15]，用四氯化碳（CCl_4）法复制大鼠肝纤维化模型。分别予以活血、益气、软坚药小方进行治疗，并与抑肝纤复方进行比较。中药抑肝纤由黄芪、白术、丹参、川芎、鳖甲、牡蛎、柴胡等多味中药组方。活血方由丹参、川芎组成；益气方由黄芪、白术组成；软坚方由鳖甲、牡蛎组成。实验结束后检查肝组织病理形态学改变；并测定肝组织匀浆羟脯氨酸（hyp）含量；肝组织转化生长因子 β_1（TGF-β_1）、Ⅰ型纤溶酶原激活物抑制物（PAI-1）在肝内的表达及定位；并用多媒体彩色病理图文分析系统对肝组织 TGF-β、PAI-1 和胶原纤维进行图像半定量分析。结果发现抑肝纤方、活血方、益气方对大鼠的病理学变化均有明显改善，肝组织 hyp 含量、胶原纤维面密度及肝组织 TGF-β_1、PAl-1 蛋白表达量均较模型组明显下降；软坚方对各项指标变化不明显，各治疗组的组间比较亦有显著性差异。抑肝纤复方具有各小复方的作用，其效果也优于各小复方，具有促大鼠肝纤维化逆转的综合优势。

3. 肾纤维化逆转

实验研究，用肾纤维化大鼠模型给予化瘀解毒汤治疗，对肾组织形态有明显改善，可抑制 TGF-β mRNA 的表达，减少血浆血管紧张素Ⅱ的生成，且 FN、Ⅰ型胶原、Ⅱ型胶原、Ⅳ型胶原的面积均显著降低。推测可能通过抑制 TGF-β_1 分泌，从而抑制肾成纤维细胞分裂增殖，达到减少细胞外基质（ECM）合成，增加其降解，防止纤维化的效果。肾纤维化模型鼠喂大黄蟅虫丸后，能降低肾组织 TGF-β mRNA 含量，抑制慢性肾衰竭大鼠肾脏的纤维增生，改善局部血流，控制肾间质炎性细胞浸润，改善细胞免疫功能，减轻肾间质的继发病变[16-17]。

4. 肺纤维化逆转

肺纤维化的诊断，中医辨证是气滞血瘀，热毒壅肺型，肺阴不足型，肺气虚衰型，肺肾亏虚型，与一般的肾的辨证没什么不同，反映不出纤维化的内容。有人用肺纤维化动物模型，用参、龙煎剂（黄芪、沙参、当归、川芎、熟地、地龙、甘草等）治疗后，可降解 ECM。其作用环节可能是在肺纤维化发展过程中抑制 TIMP-1 在肺内的异常高的表达，从而减轻了 TIMP-1 对 MMPs 的抑制，相对提高 MMPs 的活性，使纤维化期 MMPs/TIMPs 比例失衡得以恢复，起到降解 ECM 的作用。

也有人用博来霉素制造大鼠肺纤维化模型并研究，观察转化生长因子-β（TGF-β），结缔组织生长因子（CTGF），Smad3 蛋白的表达指标，Smad3 蛋白在调控 TGF-β 在介导 ECM 沉积的过程中起重要作用，所以有促纤维化作用。造模第 14 日后各项指标明显增加，经化瘀理肺方（丹参、半夏、当归、水蛭、黄芪、补骨脂、薏苡仁、鱼腥草、地龙组成，）治疗后，这些蛋白的表达明显减少，其作用机制可能与减少 TGF-β、CTGF、Smad3 蛋白的表达有关[18]。

各器官的纤维化过程近似，因此在促进逆转的作用点也相似。一般多从几个方面入手。如控制由病因引起的纤维化，如病原体引起，从中医的观点首先应该是清除由病原引起的热证功能背景。其次抑制细胞外基质细胞的活化（如肝星状细胞，肾的系膜细胞，肺的肺泡成纤维细胞，心脏的原始间充质细胞等），再有抑制细胞外基质的生成，最后促进纤维降解酶的活性增强或降低抑制性酶的活性。根据这些方面来看，中医的治疗效果是肯定的，治疗机制也基本符合西医的理论。由于阻止了有关阶段的功能变化而达到逆转目的。中药的单味药有作用，而复方的综合作用大于单味药，这也是事实，是个应该进一步研究的大问题。

第三节　中西医治疗效果比较

中医虽然没有治疗纤维化、硬化的特效药，但是血瘀、包块引起血液不流通因而引起疼痛。因此中医主要是根据外在的症状进行治疗，一定要使血液流通、经络通畅，也就是遵循“通则不痛，痛则不通”的原则，采用活血化瘀、疏经通络的方法治疗。以下介绍各种器官纤维化的治疗，在同一个条件下用西药、中药治疗，进行疗效的比较。

一、肺脏的治疗

1. 炎症早期干预

中医的治疗方法主要用活血化瘀药防止纤维化。当然，在炎症早期，对于用活血化瘀药较好的时机，尚有不同看法。目前只有SARS病的早期纤维化比较明确，因此也较多的从SARS讨论。自SARS传播以来，发现其纤维化的发生速度较快，有3天，5天，10天不等。患者的其他症状均已消退，纤维化仍可进行。一般认为，发病2周后病毒抗原已被患者免疫反应清除，但病毒对肺部附近组织的影响，如白细胞黏附、移动及渗出等仍在继续，细胞黏附分子可直接调节肺成纤维细胞。因此，约有7%～8%的SARS康复者仍有较明显的肺纤维化。所以治疗时单纯清除病因不完全，还要清除由病因引起的病理变化[19]。

刘保延整理了有关SARS病的早期中药干预的资料。选择2003年4月—6月，参与中西医结合治疗的SARS患者研究并评价其临床疗效。确诊为SARS的404例，收集到的1852张X光胸片进行分析。最终分析的有361例，X光胸片共1561张。SARS胸片用计分方法计分：高密度影（与纵隔密度影相似）代表炎症发展的高峰期，计3分；低密度影（与肺门密度影相似）代表渗出病变，为炎症的早期或吸收期改变，计2分；索条影代表炎症的超早期或不完全吸收后改变，计1分。总积分最高为38分，最低为0分。由计算机程序自动生成胸片总积分[20]。发病7日内用中药干预治疗，比较其胸片积分数。结果如下：

总人群　西医组：总积分6.39±6.48，中西医结合组：总积分4.40±4.97，$P<0.001$

普通型　西医组：4.59±5.22，中西医结合组：3.99±4.67，$P<0.12$

重型　西医组：9.14±7.24，中西医结合组：5.30±5.48（X±S），$P<0.034$

结果证明，发病7日以内，早期中西医结合干预治疗对SARS肺部炎症吸收疗效明显优于西医组，特别是对重型患者效果更为显著；普通型差一些，总体来说较单纯西医治疗是有显著性差异的。因此证实了早期用活血化瘀药介入SARS治疗的必要性。

2. 已纤维化的治疗效果

对SARS患者治愈后出现肺纤维化者进行中药治疗。确诊患者有15例，胸片可见两肺纹理增多，两肺中下肺叶小片状阴影或纤维条索状。按临床辨证分型，对症施治。气虚血瘀型：以益气活血法治疗；药物组成是太子参、黄芪、丹参、赤芍、三棱、白术、茯苓。气虚血瘀兼肾虚型：

以益气活血、滋补肝肾法治疗；药物组成是益气活血药加上枸杞子、何首乌、牛膝、桑寄生。气虚血瘀兼风痰阻络型：以益气活血、祛风通络法治疗；药物组成是益气活血药加羌活、秦艽、威灵仙。气虚血瘀兼肝郁型：以益气活血、疏肝理气法治疗；药物组成是益气活血药加柴胡、郁金、枳壳。水煎服，疗程 20 日[21]。

肺功能的检查包括：肺活量（VC），用力肺活量（FVC），用力呼气容积（FEVI），第一秒用力肺活量占用力肺活量百分率（FEVI/FVC），最大呼气流量（PEFR），最大呼气中段流量（$MMEF_{L/S}$），50%、25% 肺活量位的最大呼气流量（V_{50}、V_{25}）。采用配对 t 检验的方法与治疗前相比，$P<0.005$ 认为具有显著性差异。结果显示，肺活量（L）（治疗前：2.14±1.22，治疗后：2.48±0.74）；用力肺活量（L）（治疗前 2.06±0.58，治疗后 2.37±0.42）；最大呼气流量（L/S）（治疗前 4.43±2.14，治疗后 6.23±2.42），其肺功能有很大改善。胸片检查治疗前双侧阴影占 60%，治疗后占 20%，均有明显改善，所以增加通气量。

以上说明，活血化瘀药有清除肺纤维的作用，所以肺功能及胸片均有明显改善，其他肺功能检查结果等也均有改进。

二、肝纤维化治疗

1. 纤维化与中医证型

中医对纤维化的辨证有很多研究及文献分析。有人收集了近 30 年来国内公开报道的研究肝硬化中医辨证分型文献，共 5283 例，归类为 17 种证型。总体看有脾虚湿盛证，脾肾阳虚证，脾肾阳虚加血瘀证，血瘀湿阻加气阴两虚证，肝肾阴虚加血瘀证，气滞血瘀证，气滞湿阻加血瘀证。

也有人统计中药治疗肝硬化论文 38 篇、共计 3800 余病例的临床报道资料，发现气滞血瘀与气虚血瘀为主要证型，分别占 27%与 23%。以上肝硬化的辨证可归纳为：热、阴虚、寒、气滞、气虚、阳虚等的平衡失调，加上水湿，血瘀的混杂型[22]。总的趋势是从热到寒，以寒为主，气虚、阳虚、血瘀是总趋势。从血液的检查可见，慢性病常有血瘀证出现，血液中的细胞外基质的成分（如 HA、PC-Ⅲ、LN、IV-C、TIMP-1 等）含量均比其他证型的含量要多，因此器官纤维化、硬化的患者，有血液瘀滞的现象是多见的。

2. 治疗与功能状态关系

（1）人体观察

吴嘉庚报道，血清Ⅲ型前胶原（Pc-Ⅲ）能反映肝纤维化的程度。观察 37 例肝硬化患者，临床表现分为 3 型：肝郁脾虚型、气滞血瘀型、热郁血瘀型，共同测定血清中 Pc-Ⅲ的含量。结果显示，健康组：62.26±20.14μg/L，其他组均有升高，而热郁血瘀组更高达 215.52±47.76μg/L，说明人体有热和血瘀时，纤维化的指标升高更明显。用抗纤方（柴胡、白芍、枳壳、黄芪、白术、鳖甲、赤芍、丹参、甘草）为主治疗并随证加减。肝郁气滞，加香附、佛手片等；胁痛明显者酌加延胡索、金铃子、九香虫、制香附等；脾不健运者酌加豆蔻、陈皮、谷芽、麦芽、鸡内金、党参、茯苓等；腹水尿少者酌加马鞭草、车前子等；郁热者酌加广郁金、水牛角、羚羊角片等；湿热者酌加制半夏、茯苓、薏苡仁等；阴虚者酌加石斛、枸杞子等；衄血明显者去赤芍、丹参酌加槐花、参三七粉等。以上是均给活血化瘀药，随证不同而加减。治疗后观察血清 Pc-Ⅲ（x±s，μg/L）的变化。

肝硬化	治疗前	171.98±55.03	治疗后	129.72±44.57
肝郁脾虚		130.84±38.22		100.73±16.40
气滞血瘀		164.57±46.49		123.15±37.63
热郁血瘀		215.52±47.76		162.08±5017

在肝硬化中Pc-Ⅲ水平均明显高于对照组。治疗后，热郁血瘀组的药物既清热又化瘀，效果最好（差值为53.44），气滞血瘀理气化瘀效果也很好（差值为41.42），肝郁脾虚治疗效果尚可（差值为30.11），而混合的不分证型者差值42.26，各有特色。说明中药在不分证型时的治疗也有一定疗效，而针对证型调整，如热郁血瘀型的调整效果会更好。所以对不同患者进行寒热、气血调整加活血化瘀药，其疗效会更显著[23]。

（2）单纯消灭病原体的缺憾

赖展少等[24]观察慢性乙型肝炎患者188例，选择94例进行观察。中西医组：用单磷酸阿糖腺苷注射液静脉滴注，共治疗6个月。同时用疏肝退黄汤（柴胡、栀子、法半夏，茵陈蒿、白花蛇舌草、丹参、赤芍，大黄，半枝莲、虎杖）治疗。对照组：仅用单磷酸阿糖腺苷，用法、剂量和时间同治疗组，共治疗6个月。

两组治疗前后HBeAg和HBV-DNA转阴比较显示，中西医组：治疗后转阴率73.25%，对照组为71.42%，两组比较无显著性差异，说明本组中药的清除病毒作用不强。单磷酸阿糖腺苷是人工合成的嘌呤核苷类化合物，作用机制为抑制病毒DNA的合成，从而抑制DNA病毒的复制。但从肝功能的改善来看：两组在治疗后与治疗前相比均有下降，并有统计学意义。治疗后的两组比较见表11-1。

表11-1　治疗后两组肝功能比较

	胆红素 μmol/L	ALT（IU/L）	AN（ng/L）	LN（ng/L）	CIV（ng/L）
对照组治疗后	18.40 ±9.20＊＊	76.70 ±18.20＊＊	117.30 ±45.40＊＊	98.25 ±33.70＊＊	127.35 ±40.35＊＊
中西医治疗后	14.60 ±2.50＊＊	37.20 ±10.20＊＊△	54.42 ±15.20＊＊△△	62.20 ±15.30＊＊△	64.60 ±35.40＊＊△△

注：与治疗前比较，＊＊$P<0.01$；与对照组治疗后比较△$P<0.05$，△△$P<0.01$；ALT，血清谷丙转氨酶（ALT）；AN，透明质酸；LN，层粘连蛋白；CIV，Ⅳ型胶原

结合中药后，对病毒的作用没有增强，改善临床症状、退黄、改善肝功能的作用却强于单纯西药组，其下降程度与对照组比较具有显著性差异。因此，单纯用消灭病毒药，对清除病因很有效，但是对于排出黄疸、清除胶原纤维的沉积和防治纤维化、改善临床症状方面，中药则更胜一筹。

（3）中药治疗对病理的改善

杨大国报道20例患者，经肝穿活检诊断为慢性活动性肝炎伴有纤维化或肝炎后肝硬化。西医诊断为急性乙型黄疸性肝炎，慢性乙型迁延性肝炎，慢性乙型活动性肝炎。第一次肝穿时中医辨证为血瘀证伴脾虚证10例，伴肝胆湿热证6例，伴肝郁证3例，伴肝阴虚证1例。治疗方法：以赤芍、丹参、葛根为基本方，根据兼证加方药。以血瘀证为主，用赤芍、丹参、葛根。兼有脾虚证：加六君子汤，平胃散；湿热证，加龙胆泻肝汤；肝郁证，加柴胡疏肝散；肝阴虚证加一贯煎。每日1剂，3个月为1个疗程，单一中药治疗。其他辅助用药限于维生素C及葡醛内酯（肝泰乐），如

果血浆白蛋白低于35g/L者，加用肝安干糖浆1袋，1日2次，3个月一个疗程。

治疗结果：治疗前11例患者均有碎屑样坏死，治后有5例消失（45.5%）。治前9例有桥形坏死，治后7例消失（77.8%）。治前11例均有Ⅱ度纤维化（小叶间形成纤维隔），治后10例的纤维化减轻至Ⅰ度（门管区扩大）。治疗前后比较，肝纤维组织减少的有效率为90.9%。

治疗前后的组织学改变，其中9例肝炎后肝硬化中8例的肝假小叶消失（88.8%），恢复至Ⅱ度纤维化阶段（小叶间纤维隔阶段）。虽然点灶状坏死均有减轻，但碎屑样坏死及桥形坏死的改善却不明显。因此说明赤芍、丹参能改善肝脏微循环、降低门脉压、促进肝纤维吸收。纤维组织完全吸收者为40%，其余均达到显效标准，其抗纤维化作用明显优于对照组药物（秋水仙碱）[25]。以上结果提示，中药有逆转纤维化的作用，对肝硬化作用缓慢，疗程需更长的时间。

三、肾纤维化治疗

肾纤维化的辨证也主要包括脾肾气虚，脾肾阳虚，气阴两虚，肝肾阴虚，阴阳两虚。同时伴有湿浊、湿热、瘀血、水气等，其中，伴有瘀血的最多。钟宏琳[26]报道慢性肾衰竭（CRF）38例，包括有慢性肾小球肾炎、良性肾小动脉硬化症、糖尿病肾病、狼疮性肾炎与多囊肾，处于慢性肾病3期、4期的患者。对照组中38例，病种与前相似。治疗方法：两组均有一般支持疗法以及抗感染等治疗。中西医组：在上述治疗基础上加用补肾活血排毒方，包括生黄芪、太子参、熟地黄、枸杞子、炒当归、益母草、山药、山茱萸、茯苓、半边莲、川芎、大黄、牛膝等药，共治疗观察3个月。以补益药为主，辅以活血化瘀药、清热药、利水渗湿药。结果显示，中西医组：治疗后纤连蛋白（FN）升高；层粘连蛋白（LN）（μg/L），治疗前为124.32±17.53，治疗后为90.87±27.52；Ⅳ型胶原（Ⅳ-C）（μg/L），治疗前70.31±11.42，治疗后43.53±9.74；PC-Ⅲ（μg/L），治疗前147.58±15.28，治疗后130.25±20.36。因此治疗后患者PC-Ⅲ、Ⅳ-C、LN显著降低，提高FN含量，对肾组织纤维化有明显减轻作用，从而使肾衰竭进程延缓。治疗组总有效率为81.58%，对照组为55.26%。两者有明显的差异。

中药对溶栓酶的作用也很有效。李强报道[27]，用阿霉素致肾小球硬化大鼠，给以尿毒灵治疗，主要成分为大黄、黄芪、三七、淫羊藿等，治疗后，测量大鼠肾小球基质金属蛋白（MMP）-9 mRNA、基质金属蛋白酶组织抑制物（TIMP）-1 mRNA表达量比较（x±s），结果见表11-2。

表11-2　MMP-9 mRNA、TIMP-1 mRNA表达比较（x±s）

	模型组	西药组	中药中剂量组
MMP-9 mRNA	0.0458±0.00443	0.0667±0.00601*	0.0802±0.00661**
TIMP-1 mRNA	0.0865±0.01083	0.0680±0.00791*	0.0461±0.00941**

注：*，与模型组比较，$P<0.05$；**，与西药组比较，$P<0.05$

治疗后两组均表现为MMP-9 mRNA升高，TIMP-1 mRNA降低，中药组比西药组更明显，有明显的统计学意义。MMP-9最主要的功能是降解细胞外基质中的主要成分胶原Ⅳ，而在硬化的肾小球内也主要是胶原Ⅳ。TIMPs是导致细胞外基质降解活性下降的重要物质。尿毒灵可通过下调肾小球TIMP-1 mRNA基因的表达及上调肾小球 MMP-9 mRNA 基因的表达，促进肾小球细胞外基质降解，从而达到延缓肾小球硬化作用。

慢性肾脏病（CKD）全球的发病率逐年增长。据美国肾病数据显示，1980 年该发病率比以前增长 4 倍。我国自 21 世纪以来进行肾替代治疗的人数也增长。进行肾透析患者每年的病死率约 22%，透析 5 年，生存概率仅为 34%。用中药治疗能改善肾纤维化及功能可提高生存率，这是很重要的治疗方法，应注意推广。

第四节 中西医药物治疗

器官的纤维化有其器官的特性也有其共性，其影响因素和过程有相似之处。因此在治疗无非是抗炎症（抵抗细胞因子），抑制 ECM 外产生细胞的活化，抑制 ECM 的产生和促进溶解，抑制细胞凋亡。西医的治疗药物多围绕这些方面起不同作用。

一、西医治疗药物

各器官的纤维化有共同的治疗方法和药物，当然也因各器官的特点有其特性。

1. 肺纤维化治疗

炎症的治疗有其共性，除用一般的抗生素，如大环内酯类抗生素（红霉素、阿奇霉素），抗病毒药等感染以外，也多用激素、免疫抑制剂（如硫唑嘌呤、环磷酰胺）等。

抗纤维化药：秋水仙碱，γ-干扰素（IFN-γ），吡啡尼酮（PD），血管紧张素转化酶抑制药等。氧化剂和抗氧化剂：如 N-乙酰半胱氨酸（NAC），氨溴索等以及维生素 E 等。调节细胞因子失衡药物：转化生长因子-β（TGF-β）及其特异抑制剂，白细胞介素（IL）及其特异抑制剂，内皮素受体拮抗剂，核因子-κB 酪氨酸激酶阻滞剂等[28]。

2. 肝纤维化

目前临床上应用的治疗药物有熊去氧胆酸（UDCA）、α-干扰素、磷脂酰胆碱（PPC）等，这些药物可改善肝纤维化、抑制肝纤维化的形成。但是，作用和疗效还不很突出。此外也从多方面研究其他的药物，如抑制 HSC 活化，促进其凋亡，抑制 ECM 合成及分泌，促进 ECM 降解，这些都是将来研究和发展的方向[29]。

3. 肾纤维化的治疗

抗凋亡药物：曲尼司特。细胞因子抗体及抑制剂，如 TGF-β 的抗体、TGF-β 反义寡核苷酸等有减轻纤维化作用。血管紧张素转化酶抑制药、AngⅡ受体拮抗剂可减轻肾纤维化。抗纤维化细胞因子：IFN-γ 是经典的抗纤维化因子，还有其他等等[30]。

二、中医抗纤维化的治疗

中医的复方应用很多年，有效是肯定的，但是到底是什么在起作用还不清楚，自然引起对单味药研究的兴趣。肾纤维化是慢性肾病进展到终末期肾衰竭的共同路径，是各种肾病慢性变的主要病理学表现之一。近年来对抗肾纤维化作用机制的中医药进行了大量研究，并有大量报道。贾秀琴查阅了1996～2005年国内公开发表的文献，在269篇中药拮抗肾纤维化的报道中，中药复方236个，共使用中药201味，使用次数在35次以上的中药有15味。

抗肾纤维化最常用的中药多具有益气健脾、活血化瘀、清热解毒、利湿等功效，反映出肾纤维化是由多种因素致病，而非单一因素所致，治疗上也非单纯的活血化瘀药所能解决的。

作者将抗肾纤维化最常用中药，按使用次数及频率，从多起递减排列，其顺序为黄芪，丹参，茯苓，益母草，大黄，当归，党参，生地，泽泻，川芎，白花蛇舌草，山药，白术，山萸，甘草等。其归类按使用百分率的顺序（20%～8%）降序排列为补气，补阳，补血，补阴，解表祛风，平肝熄风，活血化瘀，止血，理气，清热，利水，渗湿，收涩，其他等。说明在以往的研究成果中，活血化瘀药很重要，但是补气、温阳或清热、滋阴以及祛湿等药也不可少，所以其疗效是综合作用的结果，这就是中医治疗的特点[31]。

从病理变化来看，肺、肝、肾的纤维化过程是近似的。活血化瘀药对各纤维化器官的治疗机制也是近似的。那么每一单味药起什么作用，是个令人感兴趣的问题。以下介绍在肺、肾、肝纤维化治疗中，常用的几个单味药的作用，以了解中药的作用机制。

1. 单味药的作用

有医学家报道，葛根素、川芎嗪、三七总皂苷、红景天等抑制或减少胶原物质的产生，有清除体内自由基作用；昆布、黄芪等提取物有抗氧化作用及抑制脂肪酸合成酶（Fas）、调节金属蛋白酶（MMPS）和金属蛋白酶抑制因子（TIMP-1）之间平衡的作用；姜黄素，有抗炎、抗氧化、抗纤维化作用，诱导肌成纤维细胞的凋亡；红花注射液，改善肺间质的血液循环，解除肺毛细血管痉挛，减少渗出，降低血液黏度及肺动脉高压，升高动脉血氧分压等改善循环作用。

也有报道，中药某些提取物有治疗肝纤维化作用。在中药的提取和研究中也发现，氧化苦参碱，苦杏仁苷，柴胡皂甙，白藜芦醇，胡黄连素，银杏叶提取物，槲皮素，甘草甜素，榄香烯等提取物，主要是抑制肝星状细胞向肌成纤维细胞转化，抑制活化的HSC增殖，清除氧自由基、改善肝脏微循环，抑制细胞间黏附分子-1 mRNA表达等。也可防止ECM外细胞活化，纤维组织产生，防止胶原的生成，抑制TIMP-1的形成促进胶原的分解。抑制NF-κB的转录，可促进细胞外基质（ECM）的降解[32-33]。

（1）肝纤维化

在肝纤维化的治疗中有关单味药的作用也有人综合评述[34]。例如，丹参能够明显减少肝内胶原和层粘连蛋白，抑制储脂细胞转化为成纤维细胞，增加胶原酶活性，促进Ⅳ胶原降解，减少肝内胶原沉积，并能刺激已形成的肝纤维化组织重新吸收和降解。减少Ⅰ型、Ⅲ型前胶原和TIMP-1的表达，增加基质金属蛋白酶-13的表达。

另外，研究发现苦参可降低谷丙转氨酶（ALT），总胆红素（TBil）及血清肝纤维化的指标，升高A/C比值，改善肝功能，减轻和抑制肝纤维化。苦参素可以通过降低血清中的ALT、AST、TBA及GGT等来保护肝细胞、改善肝功能；通过减轻肝细胞变性坏死，抑制结缔组织增生；减少胶原的表达，减轻肝的病理改变；抑制成纤维细胞增殖及Ⅰ型胶原合成而起到抗肝纤维化作用。这些对肝纤维化均有良好的预防与治疗作用。

三七总皂苷能明显改善肝纤维化大鼠的肝功能，降低血清PCⅢ、HA含量，使肝组织羟脯氨酸明显下降，明显减轻储脂细胞增生及胶原的沉积。三七预防肝纤维化的作用，可能是通过抑制肝脏炎症，促进白蛋白合成及胶原分解，减少胶原合成而实现的。

还有，大黄提取的大黄素能明显抑制肝星状细胞胶原、透明质酸、层粘连蛋白的合成，有明显的抗肝纤维化作用。川芎及其提取物川芎嗪对 CCl_4 诱导的肝纤维化大鼠模型，能明显抑制其肝星状细胞的增殖与活化，有良好的抗纤维化作用。

此外，冬虫夏草、汉防己、三棱、莪术、桃仁、红花、赤芍、泽兰等也有抗纤维化作用。中药的某些成分，如甘草甜素、大黄酸、五仁醇、灯盏、细辛黄酮等均在试验中被证实有不同程度的抗肝纤维化的作用。

（2）肾纤维化

有人总结了肾纤维化的单味药研究，例如，大黄素能抑制人肾的成纤维细胞的增殖和 IL-6 的产生，减缓肾纤维化进程。川芎、当归均减少平滑肌肌动蛋白（α-SMA）阳性表达，抑制纤维细胞的转化，可抑制肾间质纤维化的形成和发展。丹参能下调 TGF-β_1 mRNA 及蛋白表达，减少 α-SMA 表达及Ⅰ型胶原沉积，下调白细胞介素 6（IL-6），减少Ⅳ型胶原分泌。莪术则通过影响高凝状态促进 ECM 降解，影响 TGF-β 等细胞因子的产生，防止或减少 ECM 过度积聚而改善肾功能。三七总苷（PNS）可促进成纤维细胞凋亡，减少成纤维细胞生存数量，抗肾间质纤维化。红花改善肾功能，肾小管上皮细胞超微结构损伤明显减轻。水蛭能减少尿蛋白，降低 TNF-α，尿素（BUN），肌酐（Scr）的含量[35]。

通过以上对肺、肝、肾纤维化的研究可见，选择的药均是近似的，也就是说，中药对各脏腑的纤维化均可治疗，也是因为纤维化在各器官的病理变化过程是类似的，有其横向发展的特性。因此，用药均有共性。

中医在纤维化病的治疗中除调节整体功能外，强调用活血化瘀药以清除瘀滞。从药理研究来看，活血化瘀药的作用的确很重要。纤维化是组织自炎症反应发展后病理变化的延续。在病理检查中炎症细胞浸润，ECM 外细胞活跃，纤维组织增生等。在不同阶段仍不同程度地出现血液瘀滞、小血栓，血管腔狭窄，血流不畅。在器官纤维化的周边有血液瘀滞，微循环不通畅影响物质交换，治疗靶点药也无法接近组织细胞。

活血化瘀药可扩张血管，溶解周围的小血栓使周围的组织细胞恢复功能，使溶栓药物能够接近纤维组织，有利于缓解纤维化的进程，改善被纤维化组织的周围环境，这也是很重要的作用。除此之外，活血化瘀药本身也参与各环节的抑制纤维化的过程，这就更能促进纤维化逆转。因此，中药在治疗纤维化疾病还是很有发展前途的。

2. 复方的整体功能调节

纤维化、硬化是个慢性病，往往经过几年或更长的慢性疾病发展过程。因此其功能状态经常在改变，在外因进犯、病原体感染时可有热证的表现。因为炎症反应，细胞因子等的增多有促进纤维化作用。消耗使整体的神经-内分泌功能消耗障碍使整体抵抗能力降低，血液循环瘀滞使纤维化加重。中医的诊断随症而变，随证用药加减，这就是复方的特点。

中药复方也有许多研究，如补气通肺汤，养肺活血汤，肺纤康等多用于治疗肺纤维化，这些基本上是在老的血府逐瘀汤的基础上加减。这些方中的药多是寒热并用、补泻兼顾，重点在活血化瘀。常用的活血药有丹参、当归、川芎、桃仁、红花、赤芍、三七等。这些单味药的去纤维化作用前面已提到，加上整体调节药辅助，其治疗作用就更全面。

这些复方多是在纤维化动物模型上观

察，作用有提高超氧化物歧化酶（SOD）活性，降低脂质过氧化，减轻氧自由基损伤，抑制胶原［透明质酸（HA）和层粘连蛋白（LN）等］沉积。这些复方，有减轻炎症反应、改善血液微循环，降低毛细血管通透性，抑制结缔组织代谢等，均有不同程度的改善肺纤维化的作用[36].

中西医治疗各复方中均根据病情选用温阳、补气或清热、解毒，以调节整体的功能平衡。虽然均用活血化瘀药，而对证的效果要比不对证的效果更好。要化瘀就必须清除溶解的代谢产物，因此调节水盐代谢，疏通细胞、组织液、血管之间的通道有利于营养和排泄物的交换，这些也是配合活血化瘀不可缺少的药物，在上述应用的复方中也有燥湿或利湿药，协助活血化瘀药，使水液畅通，这也是必要的。

第五节　讨论

一、理论指导治法

器官纤维化在慢性病是常见的，在SARS病的流行期间发现，急性病中也有发生，而且很快，有的在发病后5、6天即可发现，因此器官纤维化病对人的威胁很快也很大。西医近些年的研究很深入，从炎症反应开始，细胞因子的作用，细胞外基质细胞的激活，肌成纤维细胞的活化，胶原蛋白的形成，沉积，纤维化，硬化，各阶段有关的靶点及对其有效的药物均有研究，已在临床较多地应用。

中医没有纤维化的诊断以及针对纤维化的药物，中医是从患者的外在表现认识疾病的。因此调节功能恢复平衡是治疗的特点。此外中医还有它特殊的理论，即周身的功能均要循环不已，如气、血、津液、经络等运行的径路必须通畅，否则将要出现病症，所以提出“通则不痛，痛则不通”的原理。因此凡是牵涉到血瘀、包块、肿物、疼痛等，均以疏通为主要治疗方法，其中疏通气血是最重要的。因此，活血化瘀是首选的治疗方法。

二、器官纤维化、硬化与血瘀

器官的纤维化使组织受压迫，阻塞微循环的流动和交换，这是肯定的。在纤维化的周边总是有微血栓存在，血流缓慢造成低氧、缺血的内环境，形成一些细胞因子激活的环境。一旦胶原形成，有一定的积累、沉积后，治疗药物就很难进入，无法溶解胶原纤维，则纤维化不断扩大。如果此时给以药物溶解周边的小血栓，增强血液循环，带走血栓溶解的产物及代谢产物，改善周围的内环境，对防止纤维化的进展有很重要的治疗意义。因此，在器官纤维化的同时仍有血液瘀滞存在，此时用活血化瘀药是正确的，是有利的。

三、活血化瘀药对纤维化、硬化的治疗

从西医的病理变化来看活血化瘀似乎并无大用。但从病例的检查表明，从炎症发展到纤维化的各阶段似乎都与血液循环不畅有关，而血液循环不畅对纤维化的发展和治疗均有影响。活血化瘀药的作用，

能扩张血管、溶栓，促进排出代谢产物，缓解内环境，自然可缓解纤维化的发展。

近些年来通过动物实验还证明，活血化瘀药也不仅仅是溶解血栓，不同的活血化瘀药，作用不同。有的抑制细胞外基质细胞的活化，有的抑制 TGF-1，还有的抑制胶原的形成，或调节基质金属蛋白酶组织抑制物（TIMPs）和基质金属蛋白酶之间的平衡，也有的提高 MMPs 酶的活性，增加胶原的分解等。活血化瘀药可推开淤积通道的物质，接近纤维蛋白后又可直接溶解，这可能是它难得的有利方面，这些作用可能是在纤维化治疗中能缩小纤维化范围，甚至逆转纤维化的原因之一。

四、复方药的作用

通过上面的几项病例介绍可见，单纯活血化瘀药可分解纤维成小的物质或溶解纤维蛋白等，这些溶解产物不能堆积，加祛湿药可促进代谢产物吸收而运输排出，同时液体的排除与当时的功能状态有关，因此符合中医理论及组成的复方应该含有调节寒、热功能平衡的活血化瘀和祛湿等药。

五、中西医结合治疗

西药单体的作用应该是肯定的，其药力强，选择性高，虽然用久多有副作用，但还是应该适当选用。因此中西医结合，将抗纤维化的西药与含有活血化瘀的复方药同时应用，既有活血药物打开通路，又有靶点药物直接溶纤维，其结果是既协调又互补，其治疗效果当然会更好。纤维化是个长期的，慢性发展的疾病。在发病的早期用结合的方法治疗，可能完全逆转；在进展过程中，用结合治疗可能部分溶解而延缓发展；在晚期用结合治疗可能缓解症状延长生命。因此，这是个不可忽视的治疗方案。

参考文献

1. 宋建平，李伟，李瑞琴，等.《金匮要略》不同方药对肺纤维化模型早期阶段（7 天）肺、脑组织 NE、DA、5-HT 含量的影响. 中华中医药杂志（原中国医药学报），2009，24（5）：568-570.
2. . 欧志涛，阳学风. 交感神经递质对肝星状细胞生物学特性的影响. 现代医药卫生，2009，25（21）：3282-3285.
3. 王锋，汪年松. 交感神经系统与慢性肾脏疾病. 中国中西医结合肾病杂志，2010，(1)：82-84.
4. 夏锋，何振平，王曙光，等. 交感神经递质去甲肾上腺素对肝细胞内核转录因子活化的调控. 实用临床医药杂志，2009，13（2）：4-13.
5. 于炜婷，薛伟明，王为，等. 特殊理化微环境的构建及其在生物医学领域的应用. 生命科学，2003，15（2）：104-108.
6. 李才. 器官纤维化基础与临床. 北京：人民卫生出版社，2003.
7. 王金胜，曾庆富. 局部肾素血管紧张素系统与器官纤维化. 国外医学·生理、病理科学与临床分册，2004，24（4）：367-369.
8. 王宝珍，刘成. 慢性乙型肝炎肝纤维化肝血瘀阻与病理关系的探讨. 中国中医药科技，2003，10（2）：63-66.
9. 沈吉云，李大斌，杨国平. 慢性肝病血瘀证诊断现状及问题 辽宁中医杂志 1998，25（2）：94-96
10. 孙世竹，孙伟. 慢性原发性肾小球疾病“肾虚湿瘀”病理探析. 北京中医，2005，24（6）：346-349.
11. 李东，李兵顺. 肝纤维化逆转研究近况. 实用肝脏病杂志，2003，6（1）：53-56.
12. 李生财，许晓立. 肝纤维化中医证治研究进展. 实用中医药杂志，2012，28（1）：63-65.
13. 朱方石，金实，汪悦，等. 肝硬化中医证型与肝纤维化指标相关性的研究. 辽宁中医杂志，2000，27（11）：481-482.
14. 朱冰，刘殿武，房文亮，等. 抗纤 I 号对实验性肝纤维化大鼠组织Ⅰ、Ⅲ型胶原及转移生长因子 β_1 mRNA 表达的影响. 中国中医基础医学杂志，2003，9（1）：21-23.

15. 王继，陈俊红，李兵顺，等. 活血、益气、软坚不同中医治则逆转大鼠肝纤维化的实验观察. 中国中医基础医学杂志，2006，12（6）：420-422.
16. 晏子友，皮持衡，高书亮，等. 化瘀解毒汤对转化生长因子 β1 及血管紧张素Ⅱ作用的研究. 江西中医学院学报，2002，14（2）：13-16.
17. 高峻钰，时振声. 大黄蟅虫丸治疗大鼠 CRF 的实验研究. 中国中医药科技，1998，5（2）：73-74.
18. 杨梁梓，张济州，吕路艳. 肺纤维化的研究进展. 云南中医中药杂志，2010，31（8）：74-76.
19. 刘红栓，李志军，李艺. 肺间质纤维化的中医药研究进展. 中国中医急症，2010，19（8）：1384-1387.
20. 刘保延，李平，翁维良，等. 中西医结合早期干预对 SARS 肺部炎症的影响. 天津中医药，2004，21（4）：268-270.
21. 魏葆琳，孙增涛，廉富，等. 益气活血法为主治疗 SARS 恢复期 15 例疗效分析. 天津中医药，2004，21（2）：116-117.
22. 刘成海，刘平，胡义扬. 中医药抗肝纤维化临床与基础研究进展. 世界科学技术—中医药现代化创新论坛，2007，9（2）：112-119.
23. 吴嘉庚，李夏玉. 抗纤方治疗肝硬变的临床研究. 新消化病学杂志，1997，5（5）：303-304.
24. 赖展少，曾庆利. 中西医结合治疗慢性乙型肝炎 94 例. 实用中医药杂志，2006，22（2）：94-95.
25. 杨大国，宋为云，王林，等. 活血养血中药为主逆转肝纤维化的组织学观察—附 20 例治疗前后肝穿活检结果分析. 中西医结合肝病杂志，1993，3（1）：3-6.
26. 钟宏琳，李德干，蒋翎，等. 肾活血排毒方延缓慢性肾功能衰竭患者肾衰竭进程的临床研究. 中国中医药信息杂志，2009，16（6）：17-19.
27. 李强，黄春林. 尿毒灵对肾小球硬化大鼠基质金属蛋白酶系统的影响. 福建中医药，2010，41（3）：47-49.
28. 柏媛，柴燕玲，张涛. 特发性肺纤维化的治疗研究进展. 临床肺科杂志，2009 年，14（11）：1507-1509.
29. 梁兵，欧阳钦. 肝纤维化的治疗进展. 昆明医学院学报，2007，（2B）：126-132.
30. 胡尧，张先觉，李又空. 肾纤维化的药物治疗进展. 长江大学学报（自科版）. 2013，10（3）：103-108.
31. 贾秀琴，李雪梅. 中药抗肾纤维化用药规律探析. 中国中西医结合肾病杂志，2006，7（12）：739-740.
32. 胡芳. 中药治疗肺纤维化研究进展. 医药导报，2011，30（11）：1471-1474.
33. 李爽，崔永康. 中药活性成分抗肝纤维化研究进展. 现代中西医结合杂志，2010，19（35）：4646-4647.
34. 李生财，许晓立. 肝纤维化中医证治研究进展. 实用中医药杂志，2012，28（1）：63-65.
35. 朱戎. 活血中药干预肾纤维化的实验研究进展. 江苏中医药，2005，26（6）：57-59.
36. 唐德才，王全权，陈海林，等. 中药治疗肺纤维化的研究近况. 时珍国医国药，2006，17（3）：424-426.

第十二章　包块与肿瘤

肿瘤在中医/西医均早有记载，西医的研究比较深入、明确，无论是从形态、病理结构、细胞或分子变化，均有详细的研究，治疗的方法也多种多样。近些年来由于新技术和药物的发展，有些肿瘤能治愈，有些控制转为稳定或延长寿命，治疗上均有很大发展。但也有许多因药物副作用，或各种原因仍无法控制，死亡率仍然很高。中医早在《灵枢》内即有“瘤”的记载，如肠瘤、肉瘤等症状的描述，但是对形态、结构等从无研究和描述。在治疗上中西医均有治疗方法，差别很大。西医以抗癌、杀灭癌细胞、切除等为主。中医的方法重点在散结、化瘀以及整体调节等。但是有些肿瘤，在某些阶段，在西医无法治疗时，用中药治疗后反比单纯西药效果好些。这里的奥秘值得研究。

第一节　西医对肿瘤的研究

一、肿瘤的发生

肿瘤是由癌基因的表达发展促成的，每个细胞内均有癌基因。在正常细胞中细胞癌基因对维持正常细胞的功能、控制细胞的生长和分化，在一定的阶段起着重要的作用。但是在致癌因子作用下，如化学、物理、生物因素等均可诱发，特别是遗传因素下更易诱发，使促癌基因功能紊乱，导致癌细胞无限的增殖，发展成为肿瘤。细胞内除癌基因外，还有抑癌基因，能抑制细胞增殖。在正常状态下，致癌和抑癌基因的作用保持平衡状态可以不发生癌症。所以在癌症的发病上，人体能经常保持机体的平衡状态也是重要的防癌和治癌的措施之一。

人体在某些病因的刺激下也有促进肿瘤发病的因素，例如在病原体感染引起的炎症（特别是病毒感染），长期的慢性炎症，免疫功能低下，以及放射线，化学物质的刺激下，均有致病的机会。如果促癌和抑癌的基因平衡失调，特别是抑癌基因功能减弱，则更有发作的机会。Rb 基因和 p53 基因属于抑癌基因，Rb 基因的缺失或失活会导致细胞周期紊乱，如膀胱癌、乳腺癌、肺癌等均与它有关系。p53 在调节细胞凋亡、细胞周期和 DNA 损伤修复中均有重要作用。p53 蛋白的半衰期很短，大约 20 分钟，是一个高度不稳定蛋白，在合成后不久即被降解。在目前检测过的所有人类肿瘤中，p53 是突变频率最高的。在肿瘤组织中广泛存在 p53 的突变，在人类散发的肿瘤中有 30%～50%的人，发生 p53 的基因突变。所以，p53 异常也易诱发肿瘤，因此调整 p53 的突变也是治疗肿瘤的方法之一[1]。

二、肿瘤的结构

肿瘤实质的形态是多种多样的，因为任何组织都可发生肿瘤。肿瘤的间质由原来的组织间质形成。胶原纤维为间质的主要成分，由胶原蛋白构成。一般分化好的肿瘤，纤维间质较粗厚，排列有序，与实质分界清楚。有的肿瘤的细胞形态、大小和排列与其起源组织具有相当的差异，形态上甚至接近幼稚的胚胎组织的模样，这类肿瘤通常为恶性。在间质中有浸润的细胞，淋巴细胞最多。有 B 淋巴细胞和 T 淋巴细胞。淋巴细胞在肿瘤间质中增多表示机体对瘤细胞有较强的防御性反应，患者预后较佳。间质中有巨噬细胞，其表面有许多受体，能与抗体或补体相结合，故吞噬能力较强。对瘤细胞的生长繁殖和转移起一定的控制作用，还有些可溶性物质，能促进瘤细胞溶解。因此认为能促使免疫增强的细胞有控制癌细胞发展的作用[2]。

胶原纤维作为支架，构成瘤细胞生长所必需的空间。间质中有一定量的血管，是肿瘤生长和发展中供应营养的重要管道。若肿瘤缺乏血管而营养不足，则影响肿瘤的增殖。反之，肿瘤一旦有血管长入，就会急剧发展。在早期瘤体内无血管生长，故瘤细胞的营养物摄取和废物的排出是通过简单的扩散作用而完成，所以肿瘤生长很慢。如果有血管生长则肿瘤发展较快并有转移的危险性。肿瘤组织诱导的血管生成是多因素调节的过程。人们在研究抑制血管生成的物质也是一种治疗的方法。目前已发现有 30 余种可抑制血管生长的物质，如血管内皮细胞生长因子（VEGF）、血管抑素、纤维蛋白生长因子等。VEGF 广泛表达于成纤维细胞、平滑肌细胞、内皮细胞及肿瘤细胞等多种细胞内，但其受体则仅存在于血管内皮细胞上，因此 VEGF 是一种高度特异性地作用于血管内皮细胞的因子。

已经证实肿瘤细胞能合成并周期性分泌 VEGF，所分泌的 VEGF 与血管内皮细胞上的 VEGF 受体结合，可促进肿瘤新生血管形成。如果在组织内 VEGF 量较高，能促使胃癌早期发生外周血的微转移。如果血浆的 VEGF 水平较高，能促使癌细胞在血中微动转移而形成转移灶。因此，抑制其生成或破坏其存在，来阻断血管生成，是治疗肿瘤的好方法。已有大量的有关内源性血管生成抑制因子研究，如蛋白-血管抑素、内皮抑素、血小板反应素-1、血小板因子-4 等均在研究。目前经研究，有些药已研制出，并已开始用于某些癌症的治疗[3]。

三、肿瘤细胞的周期活动

肿瘤细胞也与其他细胞一样有周期活动。即 G_1 期（DNA 合成前期）→ S 期（DNA 合成期）→ G_2 期（DNA 合成后期）→M 期（有丝分裂期），即按 G_1→S→G_2→M 的顺序移行。一个细胞增殖后分裂为两个细胞，有的立即进入下一次的增殖（如人的骨髓造血干细胞和消化道黏膜细胞），有的不再增殖或者成为休止的细胞（G_0 期），但仍保持有增殖的能力，（如肝细胞部分切除后，G_0 期细胞可再分裂增加肝细胞）。肿瘤细胞在 G_0 期受某些刺激影响下，可从 G_0 期再进入 G_1 期而开始增殖，如果肿瘤细胞的增殖失控，细胞数量可无限增加或永不停止，多见于恶性肿瘤。

在细胞周期的各期，都有蛋白质的合成。因此，任何能阻断蛋白质生物合成而抑制细胞生长的物质可以治疗肿瘤，如嘌呤霉素（G_1 期细胞的蛋白质合成的抑制剂），氨甲蝶呤，是 S 期的细胞抑制剂，秋水仙碱能干扰 M 期纺锤体的形成[2]。

在用药治疗时也不是一次或几次用药能完全将癌细胞杀灭的，G_0 期的细胞不易被杀灭，是潜在会发展的癌细胞，因此要多次、反复用药，当然，药用过多或过久，副作用也容易出现。

四、肿瘤与炎症

炎症反应过程中，炎症细胞产生多种细胞因子影响肿瘤的发生发展。这些细胞因子包括肿瘤坏死因子-α（TNF-α，促进肿瘤生长）、IL-6（促生长和抗凋亡）、IL-17（促炎症促肿瘤）、IL-12（抑制肿瘤）、IL-23（有促进和抑制的双向作用）、IL-10（抑制肿瘤发展，抗感染）和转化生长因子-β（TGF-β，抑肿瘤，抗感染），这些因子既有促进肿瘤发展的也有抑制其发展的，两者的作用达到平衡时可避免癌细胞的增殖，如果促进的综合作用增强则有发展的危险。

炎症可以引起组织增殖，但不一定导致癌症的产生，但是长时间炎症损伤刺激，即慢性炎症的刺激有可能导致肿瘤的发生。流行病学资料显示，高达20%的癌症与慢性感染有关。最常见的有，肠道癌症患者往往伴有炎症性肠道疾病，乙型和丙型肝炎病毒感染与肝细胞癌的发生相关，慢性幽门螺杆菌的感染普遍与胃癌的发生有关，革兰氏阴性幽门螺杆菌导致的胃癌等。

抑癌基因的突变或失活也易引起发病。例如p53突变也常见于慢性炎症性疾病，如类风湿性关节炎、炎性肠病。p53的转录失活在肿瘤形成过程中也起重要作用[4-5]。

五、肿瘤与免疫

人体内免疫系统起到监视、识别和破坏肿瘤细胞的作用。免疫系统的监视功能是体内的免疫活性细胞（主要为T细胞）等介导的免疫反应。胸腺是免疫系统的重要器官。淋巴细胞只有在胸腺内才能分化为具有免疫活性的T细胞。胸腺摘除动物和胸腺先天性发育不全者，肿瘤发生率也增高。有人测定随年龄增长肿瘤发生率随之增高可能与胸腺逐渐萎缩、胸腺素水平进行性下降的影响有关。各种使免疫功能下降的因素也对肿瘤发生有影响，如长期应用免疫抑制剂的器官移植者易发生肿瘤，大量化疗、放疗引起的免疫抑制可能在原有肿瘤被有效治疗的同时产生另一种肿瘤。因此，保护和提高免疫系统功能，对防癌和治癌均有很重要意义。抗肿瘤免疫应答包括细胞免疫和体液免疫两方面。其中细胞免疫更重要[6]。

1. T细胞免疫机制

对肿瘤的细胞免疫包括两种T细胞亚群的作用：$CD4^+$辅助T细胞，分泌淋巴因子，激活其他效应细胞产生炎症反应并介导其作用；另有$CD8^+$细胞毒性T细胞（CTL），也分泌淋巴因子，可直接溶解肿瘤细胞。CTL的杀伤机制通过两个途径：穿孔素能造成靶细胞膜的损伤和溶解，又可使肿瘤细胞凋亡。

2. NK细胞

NK细胞是淋巴细胞中一个特殊亚群，是不依赖胸腺、不依赖抗体或补体等辅助的直接杀伤肿瘤细胞，故称之为第三类淋巴细胞，为免疫监视的第一道防线。

3. 巨噬细胞

巨噬细胞（Mφ）在机体抗肿瘤中起重要作用，实验证明巨噬细胞作为抗原提呈细胞启动免疫反应，并作为潜在的效应细胞介导肿瘤细胞溶解。

4. 树突细胞和K细胞

其最大的特点能有效地刺激静息的T淋巴细胞诱发初次免疫应答，其他抗原提呈细胞则不具备此特性，细胞因子对树突细胞（DC）的分化成熟和抗原提呈功能具有重要的调节作用。

K细胞的细胞膜上存在抗体的Fc受体和补体C_3b受体。当抗肿瘤特异抗体IgG暴露出抗体分子的Fc段，K细胞被激活，可对肿瘤细胞有杀伤作用。

5. B细胞

作为免疫效应细胞，介导体液免疫，协助细胞免疫。B细胞产生的抗体，通过补体所介导的细胞毒作用与补体一起溶解肿瘤细胞。肿瘤的体液免疫是指B细胞及抗体依赖的杀伤作用。肿瘤患者血清中测出对肿瘤应答的抗体，因此想用相应肿瘤的抗体来杀伤肿瘤治疗癌症，但目前效果不大。

第二节 中医对肿瘤的论述

一、中医理论

早在殷墟出土的甲骨文中就有“瘤”的病名记载。《灵枢·刺节真邪篇》认为瘤的病因是“邪居其间，久而内着”，并初步将肿瘤分为筋瘤、肠瘤、脊瘤、肉瘤等。《山海经》始有抗瘿瘤的药物。元代以后，认识到正虚是发病的基础，与正虚邪侵，气机不宣，痰血搏结有关。在中医古籍中，与肿瘤有关的常见病名有：乳岩、噎隔、关格、肝积、积聚、癌瘤、瘦瘤、肾岩、石疽、黑疔等。中医学认为，任何疾病的产生都离不开内因和外因，内因主要是人体正气虚衰，脏腑失调，气血失和；外因是六淫之邪或疫疠。肿瘤的产生是在正气亏虚、脏腑虚弱的基础上，外邪与内生的病理产物相搏；其病因病机主要是气、血、痰、瘀、虚等形成各种临床症状，在肿瘤的诊断中常见的有以下四种：

1. 气滞血瘀

血瘀多伴气滞，久之则成肿块。《医林改错》中指出：“肝腹结块，必在形之血”，即多由血瘀所致。

2. 痰湿聚结

水湿不运，津液不布，为邪火熬灼，凝结为痰，“痰之为物，随气升降，无处不到”。古人有“凡人身上、中、下有块者，多是痰”的论述。

3. 邪毒郁热

外受毒邪入侵，内伤七情均能生火，火热伤气，烧灼脏腑，是为邪热火毒。毒蕴于内，日久必发。

4. 脏腑失调，气血亏虚

如明代张景岳说：“脾胃不足及虚弱失调的人，多有积聚之病”。

中医认为由于血瘀，痰湿，邪毒，脏腑失调的郁结而成块者，属于肿瘤病。

二、中医对肿瘤的治疗

中医对肿瘤的治疗也以患者的症状为依据，经过辨证，按证治疗。肿瘤是个慢性病，晚期患者多表现为正气虚衰，随瘤体进一步增大，则虚证、血瘀加重，因此多采用下列治法：

1. 扶正固本法

扶正固本法源于《内经》“阴平阳秘，精神乃治；阴阳离决，精气乃绝”和“形不足者，温之以气，精不足者，补之以味”等。中医在肿瘤防治方面重点在扶正。不仅对放疗、化疗有增效作用，缓解副作用，同时促进人体的免疫功能，常用的药有人参、黄芪、党参、白术、灵芝、山药、黄精等。实验证实有提高网状内皮系统的吞噬功能及脾杀菌能力的作用。

2. 理气化滞法

气为血帅，血为气母，气行则血行，气滞则血凝。当人体感受六淫之邪或内伤七情而引起气的功能失调时，则可出现气滞、气郁，进而导致血瘀，瘀积日久，便成肿块。治疗上当以理气化滞为主。常用理气化滞之法，其药物有柴胡、积壳、青皮、陈皮、乌药、木香等。

3. 活血化瘀法

《医林改错》所言之“肚腹结块，必有形之血”。气滞血瘀，日久不愈，形成肿块，是中医学中之癥瘕积聚的重要病因，也是形成肿瘤的机制之一。活血化瘀中药具有抗凝、溶纤与调节血液循环的作用，破坏癌栓周围血小板、纤维蛋白等血栓成分，有利于治疗药物进入瘤体而达到治疗目的。

4. 软坚散结法

肿瘤的形成，是由痰、瘀、毒互结而成。根据“坚者削之，结者散之，客者除之”的原则，治疗肿瘤常用软坚散结方法。常用药物有夏枯草、山慈姑、穿山甲、牡蛎、海藻、昆布等。

5. 清热解毒法

“热”与“毒”是恶性肿瘤的重要病因病理，热毒内蕴可形成肿瘤。热邪可由外入侵，也可由内而生，同时肿瘤自身也可生热成毒，所以清热解毒法在治疗癌瘤中起重要的作用。清热解毒药如金银花、穿心莲、鱼腥草、山豆根、白花蛇舌草和黄连等，均可促进网状内皮系统的吞噬功能。

第三节　中医肿瘤的现代研究及活血化瘀法的争议

肿瘤的发生与多种因素有关，是体内外因素综合作用的结果。

一、神经的影响

癌症患者可因癌细胞转移、浸润重要器官而死亡，而较多的临床癌症患者多在确诊后不久就发生了癌转移并迅速死亡。由此怀疑社会心理因素加速了肿瘤的恶化过程，也说明神经系统对肿瘤的发展有很大的影响。中枢直接对整体有兴奋和抑制的影响，自主神经既有中枢的作用，也对内脏有直接调控作用。在应激时，交感-肾上腺系统的兴奋将释放大量神经递质，如去甲肾上腺素（NE）、肾上腺素（A）。这些神经递质也可能作用于癌细胞，促进其生长和转移[7]。

近年来许多研究证实了，在肿瘤细胞上有多种神经递质受体的存在。

1. 交感神经系统

Hasegawa 等将黑色素瘤、纤维肉瘤细胞分别接种于雄性裸小鼠的足部，在不同的环境下饲养，观察结果表明在生存环境较恶劣的动物，其肿瘤生长速度最快，同时胸腺明显萎缩，生存环境良好的少数动物，肿瘤生长速度最慢，胸腺萎缩程度也最轻，若给予动物β受体阻滞药普萘洛尔，则能完全消除恶劣环境所致的肿瘤生长及胸腺萎缩的影响。再如小鼠被静脉注射结肠癌细胞后，给以不同强度的手术刺激，结果动物肺表面的肿瘤转移灶数目，随着手术应激的强度而增加，表明手术应激能促进肿瘤的转移。

近年来研究表明一些肿瘤细胞上存在着经典神经递质的受体，包括 α_1，β_2 受体等。Masur 等用流式细胞术证实，在 SW480 结肠癌细胞上能高表达β受体，如果给予 NE 可使癌细胞运动，运动细胞数量由原来的 25%（自发运动状态）可增加到 65%。这种促进运动的作用能被 β_1，β_2 受体阻滞药普萘洛尔所抑制，但却不受 β_1 受体阻滞药阿替洛尔的影响。而 β_2 受体的促运动作用是通过激活酪氨酸激酶的途径实现的。

上述研究结果均支持肾上腺素能神经递质有促进肿瘤的生长与转移的作用。

2. 多巴胺

多巴胺对肿瘤细胞迁移的影响类似于肾上腺素和去甲肾上腺素，它能显著性增强乳腺癌细胞的迁移活性。这种效应能被 D_2 受体特异性阻滞药所抑制，但不受β受体阻滞药的影响。

3. 乙酰胆碱

乙酰胆碱是胆碱能神经系统的神经递质，它可见于多种非神经性组织和器官，非神经性胆碱系统参与调节细胞的增生、分化、迁移、细胞间黏附和分泌等。有人观察到原发性和转移性黑色素瘤细胞上存在 M 胆碱受体，而正常的皮肤黑素细胞则没有。Sailer 等将毒蕈碱加入黑色素瘤细胞后 3～10min，观察到约 30%的黑色素瘤细胞突起出现收缩，而阿托品可取消此作用。也有人报道用持久性胆碱酯酶抑制剂可诱发大鼠乳腺癌，可能与乙酰胆碱的过度作用有关。推测乙酰胆碱对某些癌细胞也有促其发展恶化的作用。

4. γ-氨基丁酸

γ-氨基丁酸（γ-GABA）是神经系统中一种抑制性神经递质，GAB_{A}、和 GAB_{c}，是氯离子通道型受体，使膜超极化、降低细胞兴奋性，$GABA_B$ 是 G 蛋白偶联受体，引起突触前或突触后抑制。就肿瘤细胞而言，γ-氨基丁酸抑制去甲肾上腺素诱导的乳腺癌细胞、结肠癌细胞的迁移。也有报道 γ-氨基丁酸可增强基质金属蛋白酶（MMP）的表达，抑制乳腺癌、结肠癌和前列腺癌细胞的转移。去甲肾上腺素促进转移的作用与细胞内 cAMP 的增加有关，而 γ-氨基丁酸与其受体结合后，可抑制 cAMP 的升高，从而可阻断去甲肾上腺素的促进转移作用。

以上说明，在癌症发展到有热证表现时，用清热药减弱交感神经的功能，有防止或减弱癌转移的作用，在寒证时用温阳补气药有提高免疫功能作用，协助清除癌细胞。所以，在癌症治疗时，从神经的角度注意调节寒热平衡也很重要。

二、微环境与肿瘤

微环境[8]是指组织细胞间隙和其邻近的组织液及其内含物，其中主要由基质细胞和细胞外基质（ECM）组成，这些成分因组织细胞的特性而异。

当组织受到病因刺激而发病后，它的组织结构有改变，微环境也有相应的改变。以肝为例，肝炎有炎性细胞浸润、星状细胞的活化和增殖等。如果变为慢性炎症，则引起组织反复修复。细胞外基质的过度增生和沉积，引起肝纤维化和肝硬化。当病程进入肝硬化后，组织结构微环境的破坏，细胞的分化成熟受到抑制，增生信号的强烈刺激使肝处于异常的、高度增殖的状态。由于假小叶的形成，组织微环境中缺氧，间质中低pH值、低氧分压是肿瘤微环境中重要的特性，抑制NK细胞的细胞毒性，使肿瘤细胞有机会生存和增殖。这一微环境的改变促使了肝癌的发生。

癌症发生后，微环境中有成纤维细胞、转化生长因子（TGF-β）、肿瘤相关巨噬细胞、趋化因子及其受体、凝血酶等。其中，成纤维细胞通过促进肿瘤血管生成有助于癌瘤的发展、促进癌细胞与细胞外基质黏附，有助于肿瘤细胞的转移。TGF-β是由巨噬细胞、间质细胞和肿瘤细胞产生，它能对抗血管内皮的紧密连接和黏附连接，破坏毛细血管壁完整性，导致毛细血管通透性增加，肿瘤细胞容易从血管中游出进入器官组织中形成种植转移。趋化因子及其受体促进肿瘤细胞的迁移。所以，肿瘤转移与肿瘤微环境也有密切的关系。

在微环境中经常接收信号，包括有抑制的信号和增殖的信号。外界增殖信号的增多是造成微环境失调的原因之一。例如在组织慢性损伤时，受损和坏死细胞释放的信号分子，激活信号通路，使癌细胞处于持续性激活的状态，不断地增殖和分化，所以在肿瘤的发生过程中不断有新感染发生炎症，或旧炎症持续存在，可成为增殖信号而促进肿瘤发展。肿瘤微环境是一个复杂的综合系统。这种特性对于肿瘤的增殖、侵袭、迁移、黏附能力及新生血管的形成具有重要影响。改变这些特异的微环境可能抑制肿瘤的恶性表型或阻止肿瘤的迁移。因此适当的改善肿瘤的微环境有助于对肿瘤的预防和治疗[9-10]。

三、血瘀证与肿瘤

肿瘤是个长期消耗性疾病，特别是晚期多处于整体功能低下，以虚寒、气虚、血瘀为主。根据统计，以肺癌为例，Ⅲ期的肺癌，血瘀证比例占32.26%，Ⅳ期肺癌患者中血瘀证占67.74%，晚期患者中普遍存在血瘀证，说明有血瘀证的患者随着肿瘤的进展而增加。恶性肿瘤患者的血瘀检查主要发现是血液流变学呈高黏滞血症。凝血机制异常患者血小板增多，抗凝血功能减弱，使血液处于高凝状态。恶性肿瘤患者常继发血小板增多，在100例血小板增多患者中恶性肿瘤占36%。在136例肺癌患者中，有32.6%患者出现血小板增多，其中以Ⅲ～Ⅳ期患者发生率为多，分别占39.3%和32.7%，肿瘤患者血小板量的改变就促成了其高凝状态的形成。

血液黏度越高，其发生肿瘤转移的概率就可能越高，因为肿瘤组织分泌一些肿瘤因子使肿瘤患者的血液处于高凝状态，而高凝状态为游离的癌细胞在小血管中着床以及侵入其他组织形成转移创造了条件。由于血液黏度增高，血流变慢，使肿瘤细胞有更多的机会接触血管，易与血管壁黏附而不被冲走，形成癌栓。

晚期肿瘤患者血细胞比容明显减低，这是因为肿瘤细胞迅速增殖需要消耗患者体内大量的红细胞，造成癌性贫血和营养不良；另外，其纤维蛋白原也增高，易促发血栓形成。包绕癌细胞在内的微血栓会使癌细胞难以被化学药物、免疫活性细胞所杀灭，最终导致转移的形成。因此推论，血瘀证时血液黏度增高是恶性肿瘤转移的重要内在因素[11]。

因此中医选用活血化瘀法治疗，改善微循环，减轻血液黏度，可以防止肿瘤发展与转移，有利于免疫细胞接近，应该是有理论根据和实用意义的。

四、活血化瘀药对肿瘤的作用

肿瘤细胞从原发灶，经过血路或淋巴通路被带到其他脏器，这个过程就是转移。肿瘤转移包括原发瘤扩展浸润，肿瘤细胞脱落，进入血循环的肿瘤细胞在其生理所属的脏器及环境部位中生存和繁殖，形成肿瘤的转移灶。肿瘤微环境有特殊的变化，如外周循环障碍，血液流变性呈高黏滞血症，组织内血液供应不平衡，低氧，间质压力升高、营养物质缺乏，这种环境有利于肿瘤生长与转移[12]。

1. 活血化瘀治疗的应用

活血化瘀法在治疗肿瘤中也有很好的疗效，其作用机制也很重要，例如有直接或间接抑杀肿瘤细胞、抑制肿瘤癌基因表达和DNA合成的作用，如三棱、莪术、三七等。改善肿瘤患者微循环障碍和降低血液黏度有利于抗癌药接近癌细胞、起杀伤作用。增强人体免疫功能如提高人体红细胞免疫功能、增强NK细胞的活性可杀伤癌细胞。对放疗、化疗具有减毒增效作用，如减轻早期放射性肺炎的炎症反应，延缓放射性肺纤维化的进展等。

从活血化瘀方药对人体血液循环的影响的研究报道来看，活血化瘀药对恶性肿瘤的转移有抑制作用。因为血瘀状态为癌栓的形成提供了可能。癌栓是癌细胞、聚集的血小板和纤维蛋白组成的复合物，而癌栓的形成又为肿瘤细胞的转移、着床提供了必不可少的条件。由此可以看出，恶性肿瘤患者血液黏滞状态与肿瘤的转移关系极为密切。活血化瘀能降低血小板黏附聚集，增加纤维蛋白的溶解，增加血流量，改善血液循环及人体的高血黏状态，使肿瘤细胞处于免疫细胞及抗癌药物的控制之下，被自然杀伤、灭活的机会更大。

因此，活血化瘀通过改善恶性肿瘤的血液高黏状态，防止癌栓的形成，起到杀伤肿瘤细胞、抗恶性肿瘤转移的作用[13]。

2. 活血化瘀法治疗肿瘤的学术争议

在80年代初，李学汤等首次报告丹参、赤芍等活血化瘀药有促进肿瘤转移作用。韩俊庆等报道用活血化瘀药治疗鼻咽癌血行转移率为对照组的2.67倍。毕良妍等对300余例临床辨证为血瘀证型的各种恶性肿瘤采取活血化瘀法治疗，或在西医放疗、化疗的基础上配合活血化瘀法治疗，经统计学处理后发现，其肿瘤转移的发生率明显高于未采用活血化瘀法治疗的患者（$P<0.01$），提出活血化瘀法不宜应用于恶性肿瘤的临床治疗，即使在其他治疗方法的基础上配合应用也应慎重[14]。

另有观点认为，活血化瘀药会导致癌肿局部血瘀证的化散，易化癌毒向他处扩散过程，促进了肿瘤的转移。同时活血药改善局部微循环，为肿瘤的生长提供了更丰富的血液供应，部分活血药还有抑制免疫功能的作用，最终促进肿瘤的发展。

但有些实验结果是不能忽视的，如李氏等运用基因芯片筛选及后续聚合酶链式反应确认，发现益气活血药能上调大鼠萎缩性胃炎癌前病变组织中热休克蛋白HSP70的表达，起到促进黏膜修复、抑制恶化的作用，并认为HSP70及其相关基因是益气活血药的可能作用靶点。张氏等研究发现，丹参酮ⅡA对高转移人巨细胞肺癌PGCL3的黏附具有抑制作用，并抑制其在体外的侵袭行为[15]。

说明活血化瘀药在临床或研究中的结果是有矛盾的，在不同癌症，发展的不同时期或不同的人体所起的作用结果不完全一致。

3. 活血化瘀法治疗的探索

活血化瘀药的应用也应根据整体状态综合治疗，不宜单方、单味药大量应用，因此今后的应用也应从多方面改进。

（1）整体调整适量应用

对瘀血内存的证候多用益气活血法，在放疗、化疗治疗后，中晚期肿瘤辨证有气虚血瘀证存在者多选择益气药为主的方，如黄芪、人参、白术、茯苓、薏苡仁等。徐氏等研究发现，对气血双亏并有血瘀证的胃癌患者，应予以益气活血法治疗。但是增加其中活血药的比例时，胃癌转移率明显增加，特别在血小板数量及聚集率明显下降、凝血时间明显延长及纤维蛋白原降解产物升高时，此时更应提高益气药的比例。在有血瘀证出现气滞不畅的证候时，宜选用理气活血法，可以选择的理气药有香附、乌药、延胡索、降香等。在使用活血化瘀药的同时，增加一些具有攻伐能力的解毒药物，可起到抑制肿瘤细胞增殖、阻止其复发和转移的作用。

（2）选用适宜的活血化瘀药

因活血化瘀力量的强弱及其特点不同，应酌情选用。活血化瘀药可分为养血活血药（当归、赤芍、丹参等）、行气活血药（川芎、延胡索、郁金等）、活血化瘀药（桃仁、红花、苏木、赤芍等）、破瘀散结药（三棱、莪术、水蛭、穿山甲等）、清热化瘀药（大黄、牡丹皮、虎杖等）、祛瘀止痛药（乳香、没药、血竭、郁金等）。根据病情选用，否则将带来不良的后果。

以上说明，肿瘤的微环境存在瘀血的现象，对癌症的稳定、转移有利，但对癌症的治疗，对癌细胞的杀伤是个阻碍。因此活血化瘀药的用药问题不是能不能用，而是如何应用是适宜的。可能要多种药并用，如既清除瘀滞又伴随杀伤较强的药物，对于接近、杀灭癌细胞，也许更有效。如何改进是应该深入研究的问题。

第四节　西医对肿瘤的治疗

西医对肿瘤的治疗主要采用手术及药物治疗。

一、西医的治疗

1. 化学疗法

重点在于杀伤癌细胞，如阻止 DNA 合成，阻止有丝分裂，干扰转录过程，阻止蛋白质合成、抑制间质血管的形成等达到杀伤癌细胞的目的。这种方法把癌细胞消灭在发生之前是非常好的，由于肿瘤细胞是从正常细胞转化而来的，药物在杀死肿瘤细胞的同时，也可能对正常细胞有杀灭作用，从而产生毒性作用，目前的靶向治疗很有前途。

2. 放射治疗

用 X 射线照射杀伤癌细胞。这些疗法也因损伤正常的细胞而引起许多副作用，如对胃肠功能、骨髓、血细胞的损伤，这些均是相当致命的伤害。

3. 外科手术切除法

这是目前常用的方法也是必要的，大块的肿瘤也无法用药溶解，在可以切除的病例中尽量切除以防止扩散。

4. 生物治疗

一种新兴的、具有显著疗效的肿瘤治疗模式，是一种自身免疫抗癌的新型治疗方法。它是运用生物技术和生物制剂对从患者体内采集的免疫细胞进行体外培养和扩增后回输到患者体内的方法，来激发、增强人体自身免疫功能，从而达到治疗肿瘤的目的。肿瘤生物治疗是继手术、放疗和化疗之后的第四大肿瘤治疗技术。

二、常用抗肿瘤药物

1. 烷化剂

氮芥、美法仑（苯丙氨酸氮芥）、苯丁酸氮芥、氮甲、环磷酸胺、邻脂苯芥（抗瘤新芥）、甲氧芳芥、异芳芥（抗瘤氨酸）、塞替派、卡莫司汀、甘磷酸芥、美法仑、司莫司汀、六甲蜜胺、多潘等等。

2. 抗代谢药

氨甲蝶呤、巯嘌呤、硫鸟嘌呤、溶癌呤、阿糖胞苷、替加氟、优福定、羟基脲等。

3. 抗肿瘤抗生素

丝裂霉素、放线菌素 D、博来霉素、普卡霉素、柔红霉素、平阳霉素、阿克拉霉素。

4. 抗肿瘤植物药

长春碱、长春新碱、秋裂胺、三尖杉碱、长春地辛、长春瑞滨、紫杉醇、香菇多糖等。

5. 抗肿瘤激素

福美坦、氨鲁米特、甲羟孕酮、泼尼松、雌激素、黄体酮、丙酸睾酮等。

6. 其他抗肿瘤药

门冬酸胺酶、顺铂、去甲斑螯素、昂丹司琼、美司钠、环孢素、干扰素、亚叶酸钙、维 A 酸等。

当然还有很多，此处只是提出几个方面，详细的在西医书中均可查到。

第五节　中西医疗效比较

中医对癌症的病因、结构、功能等并不了解，凭临床症状，四诊的方法可以得出诊断，并选方用药。西医在了解致癌基因的功能、变化规律以及其影响因素研究出多种药物和治疗方法。在同一种癌症患者的治疗上似乎没有可比性，但其治疗结果恰好相反。以下结合几个病例的治疗结果对其疗效进行比较。也许有人认为这些病例只是很少的一部分或者是巧合的病例，但无论如何还是有些真实情况可以参考。

一、纯中药治疗

从中医的诊断方法，对早期的癌症无法诊断，如有包块出现也都是晚期，目前早期的癌症很少找中医治疗，晚期或不愿手术的才找中医，因此纯中药治疗的报道文章比较少。

李真喜报道[18]了 5 例晚期肾癌患者，患者有腰痛，血尿，可触及腰部肿物。经 B 超、CT 诊断肾肿瘤后未用手术方法切除。患者属于肾癌Ⅲ期 2 例，Ⅳ期 3 例。治疗方法：肾癌方，组成：黄芪、白术、鹿角霜、鳖甲、菟丝子、女贞子、莪术、田七、赤芍、全蝎、大黄、生甘草。加减法：肿物巨大硬实者加三棱、穿山甲。有腹水者去鳖甲，加大腹皮、半边莲。寒湿重者去女贞子，加用台乌、益智仁等。结果可见，临床症状：5 例腰痛有 4 例消失，1 例减轻；3 例血尿均消失，4 例贫血得到改善，体重也增加；2 例腹水经治疗后腹水减少。客观指标：1 例病灶明显缩小（肿瘤直径从>10cm 缩小至 3cm），3 例病灶稳定，1 例病灶增大（肿瘤从 6.0cm～8.0cm 增大至 9.0cm）。生存时间：以治疗日期算起，生存半年以下 1 例，1 年 3 个月 2 例，2 年 1 例，生存 6 年 1 例。

典型病例，发现患者右肾肿瘤如拳头大，约 10cm×10cm，与十二指肠粘连，分离后发现肿瘤与下腔静脉紧密粘连，因肿瘤局部较坚硬无法分离而关腹。后到中医科治疗。辨证为脾肾两虚。处方：黄芪、白术，鹿角霜、鳖甲、菟丝子、台乌，莪术、赤芍、全蝎、益智仁、鸡内金、田七末、大黄。每日 1 剂，服药 1 月后症状明显减轻。原方去益智仁、台乌、加女贞子、枸杞子。连服 6 个月后，B 超复查示右肾肿物缩小至 4cm×4cm。此后每 6 个月复查 B 超或 CT 1 次，均提示肿瘤继续缩小。随访 6 年，患者健在，并能从事家务劳动。

二、中西医结合治疗

1. 肺癌

马纯政等[19] 2004 年报道 58 例患者，包括肺腺癌、肺鳞癌、小细胞肺癌。所有患者均经组织病理学、细胞病理学、CT、B 超或彩超等检查证实。58 例患者，对照组：单纯用疗维适冻干粉针剂（一种免疫制剂）结合对症治疗等。中西医组：疗维适冻干粉针剂加中药（痰湿蕴肺基本方，包括陈皮、瓜蒌、半夏、薤白、葶苈子、茯苓、杏仁、甘草、白术、红枣）；阴虚毒热证基本方，包括沙参、麦冬、玉竹、甘草、天花粉、桑叶、金银花、野菊花、蒲公英、紫花地丁、天葵、生地黄、仙鹤草；气滞血瘀证基本方，包括桃仁、红花、延胡索、牡丹皮、香附、仙鹤草、川芎、当归、赤芍；气阴两虚证，包括党参、麦冬、五味子、生黄芪、白术、百合、贝母、杏仁、仙灵脾。

两组治疗 2 个月后，结果：①免疫指标，治疗组治疗前后对比 $CD3^+$、$CD4^+$、$CD4^+/CD8^+$、NK 细胞、IL-2 均升高（$P<0.01$），$CD8^+$ 下降（$P<0.01$）；对照组治疗后与治疗前相比较，$CD3^+$、$CD4^+$、$CD4^+/CD8^+$、NK 细胞、IL-2 活性亦升高（$P<0.05$），$CD8^+$ 水平下降。但治疗组的各项水平比对照组更高（$P<0.01$），差异显著；$CD8^+$ 水平无显著性差异。②疗效比较，治疗组部分缓解（PR）18%，进展（P）：11%，缓解率（RR）：31.03%；对照组，PR 4%，P：16%，RR：7.84%。两组比较有显著差异 $P<0.01$。

以上结果说明，中药与疗维适冻干粉针剂结合应用，较单用疗维适冻干粉针剂更能明显提高人体的免疫功能，促进对肿瘤的细胞免疫功能，从而杀伤瘤细胞，对肿瘤起到治疗作用。

2. 肝癌

张成阳等报道[20]晚期不能手术肝癌患者 34 例，分为两组，所有患者根据病史、体征，甲胎蛋白（AFP）、B 超、CT 或肝活组织检查证实是肝癌。治疗前肿瘤直径平均为 60±15.2mm，AFP 平均为 500±14μg/L，合并肺转移 2 例，合并腹水 4 例。

治疗方法：对照组（14 例）使用常规保肝及对症处理。治疗组（20 例），口服丹桃芪芩汤（丹参、桃仁、黄芪、黄芩、猪苓、茯苓、沙参、延胡索、陈皮），每日 1 剂口服。同时腹腔灌注化疗。

结果：甲胎蛋白（AFP）降低时反应对癌细胞增殖有抑制作用（数据见下表）。

甲胎蛋白量：

中西组：治疗前为 600±15.2μg/L 治疗后为 100±8.6μg/L（$P<0.05$）。

对照组：治疗前为 590±7.1μg/L，治疗后为 580±10.2μg/L（$P>0.05$）。

肿瘤大小：

治疗组：治疗前　50±6.2mm，治疗后减小到 23±3.1mm（$P<0.05$）。

对照组：治疗前　（48±5.1）mm，治疗后为（40±3.2）mm（$P>0.05$）。

两组比较差异有显著性（$P<0.05$）。

疗效：完全缓解（CR），部分缓解（PR），无变化（NC），进展（PD）。

治疗组：PR　6 例（30%），NC 10 例（41%），PD 4 例（20%）。

对照组：PR　1 例（7%），NC　3 例（21%），PD 10 例（72%）。

两组比较差异有显著性（$P<0.05$）。

口服丹桃花芪芩汤联合腹腔灌注化疗治疗晚期肝癌，在降低 AFP、缩小肿瘤、延长生存期等方面均比对照组有明显效果，该方法简便，有效率高，对于不能手术的晚期肝癌患者，不失为综合治疗方法之一。

三、化疗加中药

熊燕子等报道[21] 64 例肺癌患者，临床分期：Ⅱ期 3 例，Ⅲ期 9 例，Ⅳ期 20 例；细胞学分类：鳞癌 19 例，腺癌 9 例，未分化癌 4 例；随机分为对照组、治疗组，32 例。治疗方法：两组对症支持疗法相同。对照组化疗应用长春瑞滨 25mg，顺铂 25mg。28 天为 1 个周期，2 个周期后评定疗效。治疗组：在对照组的基础上加服中药，处方：黄芪、全瓜蒌、茯苓、半夏、枳壳、浙贝母、夏枯草、皂角刺、穿山甲、莪术、重楼、杏仁、山楂、甘草随证加减。

疗效标准分显效，有效，无效等。症状变化也按评分计算，分为好转，稳定，恶化等。结果：症状的缓解方面，恶性呕吐症状对照组缓解率 93.8%，治疗组缓解率 75%，有所降低。白细胞计数方面，对照组受抑制的占 93.8%，治疗组占 71.0%。血小板计数方面，对照组受抑制的占 87.5%，治疗组占 65.6%。结果与对照组比，$P<0.01$。疗效比较，对照组 CR：2%，治疗组：CR：5%。总有效率比较，对照组：34.4%，治疗组：53.1%。虽然在症状缓解指标上略低于对照组，但在减少化疗副反应、升高白细胞、保护骨髓功能、改善症状和提高生活质量上，中西医组疗效优于对照组。

四、手术结合中药及化疗

韩子敏等报道[22]肾癌经肾切除后有转移性肾癌的患者 36 例，经细胞或病理学诊断确诊。分为两组，每组各 18 例。

治疗方法　对照组：采用白细胞介素 2（IL-2）、干扰素（IFN）及氟尿嘧啶（5-Fu）联合治疗。28 日为 1 个周期，共 3 个周期以上。治疗组：免疫化疗方案基础上加黄芪注射液、川芎嗪注射液。

疗效评定　①完全缓解（CR）：病变完全消失并维持 4 周以上；②部分缓解（PR）：肿瘤病灶最大垂直两径乘积，缩小≥50%，并维持 4 周以上；③好转（MR）：肿瘤缩小≥25%，但<50%；④稳定（SD）：肿瘤缩小或增大<25%；⑤发展（PD）：肿瘤增大≥25%或出现新病灶。肿瘤大小由 CT 或核磁共振判断。

两组患者疗效比较 治疗组 18 例，其中 CR 4 例（22.2%），PR 5 例（27.8%），SD 8 例，PD 1 例，有效率（CR+PR）50%，进展率（PD）5.6%；对照组 18 例，其中 CR 2 例（11.1%），PR 4 例（22.2%），SD 7 例，PD 5 例，有效率 33.3%，进展率 27.8%。两组有效率、进展率比较，有统计学差异（$P<0.05$）。

肾细胞癌除手术治疗有效外，一般认为对放疗及化疗不敏感，生物化疗仍不尽人意。加中药黄芪、川芎嗪治疗效果优于单纯化疗组。

从以上看，单纯用中药、中西药合用、

中药加化疗、中药加化疗和手术等治疗，均有疗效高于单纯西药组的报告，当然，这些效果好的占总数的百分率尚无人统计，但是有的患者疗效好，这是肯定的。

第六节　特殊病的中医治疗

除肿瘤疾病外，对于西医治疗来说还有一些难治性疾病，病因不清，病理变化多样，中医也尝试采用辩证的方法进行治疗，其结果与癌症的治疗结果很相似，有的有效，有的缓解，有的延长寿命，而辨证、用药与一般中医证的辨证、用药均很类似，因此也是个值得讨论的问题。

一、硬皮病

硬皮病是以皮肤，血管和内脏器官的纤维化为特征的结缔组织病，可以是局部的或全身的病变。该病是个治疗棘手的疾病，病因尚不清楚。系统性硬化病（SSc）病理变化：有广泛的血管病变，多见于小动脉、微细动脉、毛细血管等。因血管内皮与成纤维细胞增生，使血管腔狭窄，血流阻滞。此外胶原增生，使皮肤纤维化。西医治疗主要是用改善循环药物、激素治疗，免疫药物以及对症治疗，目前尚无很好的办法。

中医认为硬皮病属皮痹、皮痹疽、皮痿、血痹等范畴，多见虚证，属虚寒，阳虚，血瘀等。中医治疗，可分期并结合证型治疗。

李广瑞等将硬皮病分为3期论治：①水肿期：治宜清热解毒、活血化瘀为主。②硬化期：用温肾健脾、散寒通络、活血软坚法。③萎缩期：用补益肝肾、益气养血法。说明在病发展的各阶段，有病理变化，同时有整体功能变化，所以早期清热，中期温补散寒活血化瘀，晚期补肾养血[23]。

此外还有分型治疗：

1. 寒湿痹阻证

局限型硬皮病及系统性硬化病初期，症见皮肤肿胀坚硬，触之不温，畏寒肢冷，关节疼痛，遇寒加重，舌淡或黯，苔薄白，脉沉缓或迟。患者素体阳虚，气血不足，又遇风寒湿邪外侵，导致经络阻隔，气血凝滞，营卫不和，肌肤失荣受损而致。治宜散寒除湿，温经通络，佐以活血养血之品。医生对30例系统性硬皮病患者给予口服软皮片（桂皮、五加皮、桃仁、红花、牡蛎、黄芪、当归、姜皮、火麻仁、海桐皮等）治疗，并与31例口服积雪苷片患者进行疗效对照。2个疗程后，皮肤硬度积分比较，对照组：治前2.3±0.7，治后2.0±0.6；治疗组：治前2.4±0.7，治后1.1±0.5；治疗组：总有效率为96.77%，明显高于对照组73.33%[24]。

2. 脾肾阳虚证

本证多见于系统性硬化病后期，病情迁延，脏腑功能失调，出现一系列“虚损”的临床表现。此期的患者常见：皮肤坚硬，逐渐萎缩，口唇缩小，表情淡漠，肌肉消瘦，关节冷痛，屈伸不利，胸闷气短，纳差便溏，遗精阳痿或月经紊乱；舌淡胖有齿痕，苔白，脉沉细无力。用甘平类药温肾健脾，益气养血。临床医生用补肺健脾法（黄芪、党参、山药、茯苓、炒白术、丹参、积雪草、桑白皮、桂枝、五味子、麻黄）治疗系统性硬化病患者31例。对照组：给予西医常规治疗，有肺纤维化者早期予以糖皮质激素治疗，有食管、胃扩张或僵硬者给予胃动力药。结果以皮肤积分作比较，对照组：治前 41.35±3.60，治后 40.59±3.49；治疗组：治前 40.93±3.66，治后 34.65±3.78。治疗组：总有效率达 90.3%，对照组 70.8%，中药组治疗效果更好[25]。

3. 瘀血阻络证

血瘀虽为病理产物，但它几乎见于疾病的整个过程。尤其是疾病后期，血瘀较明显。谢宇峰等报道[26]局限性硬化病 127 例患者病程平均 3.1 年；127 例患者中，除 4 例 50 岁以上患者合并内脏病变外，其余患者心电图、胸片、腹部 B 超、肝肾功能均正常，有 37 例红细胞沉降率（血沉）增快，23 例免疫球蛋白值升高。以益气软皮丸（黄芪、党参、白术、红花、当归、桂枝、川芎、熟地等）口服，每个疗程 3 个月。住院患者配合使用软皮酊外治。软皮酊由红花、川芎、艾叶、花椒、黄芪、马钱子、大黄、细辛、当归、透骨草、桂枝、樟脑等药物组成，用酒精浸泡，在纱布上敷于病变处，外用宽频治疗仪照射，每天两次。治疗结果为：痊愈 104 例，显效 16 例，有效 7 例，总有效率 100%，用药时间最短 51 天，最长 16 个月，平均 10.3 个月。

二、瘢痕

临床上皮肤瘢痕增生可分两个类型，一为增生性瘢痕，该瘢痕局限于原发损伤处，再者是瘢痕疙瘩，瘢痕呈侵袭性生长，累及周围正常皮肤。组织学特点为大量成纤维细胞过度增生，凋亡受抑制，细胞外胶原基质中胶原纤维、蛋白多糖、糖蛋白等过量沉积。这些使皮肤瘢痕增生。

西医治疗一般采用综合疗法，小的瘢痕，多在皮损内注射糖皮质激素。较大瘢痕可选择手术切除治疗，并配合其他方法，如硅凝胶、加压疗法、放射、冷冻、激光等酌情选用。

吴忠廉等用中西医结合的方法治疗 138 例。瘢痕高出皮面可先手术切除，西药用平阳霉素注射剂，沿皮损基底部进针，注入瘢痕中部后加压。2 周 1 次，2 次为 1 疗程。中药以理气活血，软坚散结为主，复原活血汤：当归、川芎、桃仁、红花、丹参、丁公藤、柴胡、枳壳、穿山甲、䗪虫、牡蛎、贝母加减。连服 10～30 天。疗效标准：痊愈（痛痒消失，瘢痕疙瘩完全软化变平，随访 1 年无复发）22 例；显效（症状消失或显著减轻，瘢痕疙瘩基本软化变平，随访 1 年无逆转）85 例；有效（症状消失或减轻，完成治疗后随访 1 年无逆转）31 例；无效（症状无变化，完成治疗后二年内又复发）0 例。随访后 1 年内有效率为 100%，2 年有效率为 91.8%，3 年有效率为 91.5%，4.5 年后有效率 85.6%。总有效率 85.6%。活血化瘀药对瘢痕疙瘩、硬皮病等能软化、促进吸收、缓解症状，说明中药对这类病变有明显的治疗或缓解的作用[27]。

三、红斑狼疮

系统性红斑狼疮（SLE）是由遗传、性激素与环境等因素相互作用引起人体免疫调节功能紊乱，造成以免疫复合物形成为特征的免疫性炎症反应。病变部位在全身结缔组织，累及多个器官、组织。西医的治疗主要选用激素等综合性治疗，提高存活率可达十年以上，但许多药物不良反应明显，停药后病情易复发。中医认为是热盛，阳虚，血瘀。其诊断多为热毒炽盛、阴虚内热、瘀热痹阻、脾肾阳虚、气血两虚等型。

医学家等报道 306 例，含有轻、中、

重型患者，用清热解毒为主、辅以凉血祛风和活血化瘀的狼疮丸（金银花、连翘、丹参、赤芍、蒲公英、白鲜皮、桃仁、红花、蜈蚣等组成）。对照组用激素治疗。疗效判定标准，显效：各系统症状体征消失，实验室检查恢复正常，两年以上无复发；有效：症状体征好转，实验室检查有改善，经1年观察病情无反复；无效：症状体征无好转，实验室检查无改变，甚而加重或死亡。结果，总有效率：激素组达74%，中药组85.0%，中药加激素组92%。说明单纯中药效果比单纯激素效果好，而激素加中药效果更好。

另有对30例红斑狼疮患者进行治疗。中医诊断为热毒炽盛证，结合组是用泼尼松和化斑解毒饮（由水牛角、生地黄、黄芪、金银花、白芍、丹皮、川黄连、玄参、蚤休、当归、甘草组成）治疗。西医组单纯用泼尼松来做对照，结果治疗组总有效率89.9%，对照组76.6%[28-30]。结合组的疗效还是优于单纯西药组。

综上所述，红斑狼疮大多患者用皮质类固醇等西药治疗，有很多副作用不能完全治愈。少数病情轻者单纯用中药治疗也有效，与西药结合治疗总有效率在85%～92%。说明中医药治疗SLE确有疗效。中西医结合治疗效果更好。中医药治疗能缓解主症，还可以改善临床症状，减少激素的副作用，有利于激素的撤减。

四、白血病

白血病是血液系统恶性肿瘤，西医目前主要采用化疗的方法，化疗时药物杀伤无选择性，在杀伤白血病细胞同时也杀伤正常骨髓造血细胞，以致外周血的白细胞、红细胞、血小板下降，并且易产生耐药性，导致死亡率增高。中医药可调整患者整体功能以缓解症状，减少化疗毒副作用。

三氧化二砷（As_2O_3）的疗效：近年来研究证明As_2O_3在治疗白血病上很有效，但是加服中药后仍能提高疗效。刘欣报道[31]22例确诊为急性早幼粒细胞白血病患者，其中治疗组12例，对照组10例，对照组：用三氧化二砷（As_2O_3）＋全反式维甲酸（ATRA）双诱导治疗，治疗组在行双诱导治疗的基础上辅助以中医药治疗（以健脾和胃，降逆止呕，佐以益气养血法，药用：半夏、厚朴、陈皮、竹茹、鸡内金、焦山楂、麦芽、党参、黄芪、当归、阿胶等），并于治疗前后行血常规、骨髓涂片检查及临床症状评估。结果：经28天治疗后，两组患者的指标均较前改善，其中血红蛋白（Hb）、白细胞计数（WBC）和血小板浓度这三项，对照组升高，中西药组升高更明显。外周血早幼粒细胞（%）：对照组，治疗前0.19±0.05，治疗后0.10±0.10；中西医组，治疗前0.20±0.07，治疗后0.03±0.05。骨髓早幼粒细胞（%）：对照组，治疗前0.52±0.12，治疗后0.29±0.33；治疗组，治疗前0.53±0.11，治疗后0.09±0.12。加中药后早幼粒细胞均明显降低，均有统计学意义。总有效率高达91.6%。对照组总有效率80%。因此用As_2O_3后的疗效就已经比单纯西药的疗效增加，而在此基础上（As_2O_3＋ATRA双诱导）加用中药复方治疗急性早幼粒细胞白血病的效果比对照组更好，同时改善患者症状，整体疗效满意。

如果单纯用中医药联合化疗治疗也可治疗白血病，并减少化疗毒副作用，提高化疗的临床疗效，逆转白血病多耐药性，提高患者的生存质量，这点在临床的研究也得到证明。马武开等[32]将36例急性白血病患者随机分为两组，西药组用化疗加支持疗法。中医诊断为热毒炽盛型，中西医结合组在化疗的同时，加服中药解毒化瘀方：山慈姑、青黛、蚤休、虎杖、补骨脂、莪术、川芎、丹参等。有气虚，阴虚，血虚等随证加减。毒副作用的观察包括临床和体征，以及相关的辅助检查如肝功能、肾功能、心电图、骨髓细胞学检查、血常规及尿便常规等。结果，患者平均发热天数：中药组为 9.44±6.127 天，对照组为 14.17±7.49 天，两组相比具有显著性差异。毒副作用及并发症，分为四级，如果以总例数来看，胃肠道反应：对照组有 15 例，中药组有 12 例；黏膜病变：对照组有 10 例，中药组 5 例；肝肾功能异常：对照组 9 例，中药组 3 例；神经异常：对照组有 3 例，中药组有 1 例；骨髓抑制程度：中药组均低于西药组（查 WBC，Hb，PLT 等均高于西药组）。所以中西医结合治疗在胃肠道反应、黏膜病变、肝肾功能异常及骨髓抑制、平均发热天数等毒副反应均明显低于单用西药化疗组，说明单纯用中药复方在治疗白血病上也很有效，同时在减轻化疗毒副反应，改善患者化疗期间生活质量等方面均有较大优势。

五、白塞综合征

白塞综合征是原因不明的一组症候群，涉及的范围较大，常见眼、口腔、阴部反复发作的溃疡性病变。本病多见于青壮年，以男性为多见。该病的发病在有关的研究表明，与免疫功能、遗传等因素，纤溶系统、微循环系统障碍，以及病毒、细菌、结核、梅毒等感染，微量元素缺乏等有关。白塞综合征的治疗方面，因其病因不明，目前尚无根治疗法。西医常用的是激素疗法，糖皮质激素可迅速有效地控制和减轻症状，延迟复发。由于该病是慢性病且容易复发，虽用小剂量的激素，长期应用也易引起不良反应[33]。

近年来用中药治疗取得很好的疗效，中西医结合治疗效果更好。

1. 单纯中药治疗

中医诊断认为是湿、热、毒、瘀互结，并贯穿于疾病的始终。如病程延长，缠绵过久则成虚实夹杂状态。临床医学家治疗白塞综合征 36 例，症状有口腔溃疡 36 例，眼结膜炎或虹膜睫状体炎及角膜溃疡等眼损害者共 15 例，外阴溃疡 28 例，皮肤结节红斑及毛囊炎 24 例，关节痛 12 例，发热 11 例，轻度贫血 8 例。中度证属湿热毒邪留恋，病久则气阴损伤。基本方：当归、生地黄、黄芩、玄参、天冬、麦冬、七叶一枝花、黄柏、黄连、赤芍、黄芪、金银花、蒲公英、西洋参等。治疗 15 日为一疗程，连续服用 1～3 个疗程后进行疗效评定。治疗期间，原来服用皮质激素的可逐步减量撤除。结果 36 例中，病情得到控制的 19 例，好转 14 例，无效 3 例，总有效率为 91.17%。

此外对 23 例白塞综合征进行治疗，患者以关节炎症状为主，诊断为湿邪阻滞，郁而化热，湿热流注关节。以除湿活血法治疗，药用忍冬藤、豨莶草、丹皮、丁公藤、清风藤、土茯苓、玄参、赤芍、木防己、苦参。热加重，痛加重者随证加减，久治不愈加全蝎、地龙、土鳖虫等，每日 1 剂，水煎服，连服 2 个月，每周停用 1 天。结果治愈 13 例（56.15%），有效 8 例（34.8%），无效 2 例（8.7%），总有效率为 91.3%[34-35]。

2. 中西医结合治疗

蒋希勇[36]采用中西医结合方法治疗白塞综合征 15 例（A 组），并与单用激素加环磷酰胺治疗 6 例（B 组）进行疗效比较。A 组活动期用腥母汤随证加减。药用益母草、鱼腥草、野菊花、银花、大黄、泽兰、赤芍、川芎、夏枯草、黄柏、甘草。慢性期用腥母汤合四君子汤加减。每天 1 剂。结果 A 组痊愈 13 例，占 86.7%；有效 2

例，占13.3%；总有效率100%。B组痊愈3例，占50.0%；有效1例，占16.7%；无效2例，占33.3%；总有效率66.7%。

侯平等[37]，用中西医结合法治疗白塞综合征患者，对照组仅用氨甲蝶呤，治疗30例。中西治疗组，共治疗32例。中药为通塞脉片（当归、牛膝、玄参、甘草、金银花等）治疗，治疗前后测定两组免疫指标比较。治疗组：a_2-球蛋白（a_2-G）、r-球蛋白（r-G）、免疫球蛋白（Ig）和补体C_3均比治疗前有改善（$P<0.01$），而对照组中r-G、IgG和IgM及补体C_3与治疗前比较，无明显改善。

治疗后两组临床症状比较，治疗2周后，按治疗后症状减轻的病例数比较，分别为①口腔溃疡愈合：治疗组22/32例，对照组6/30例；②外阴溃疡愈合：治疗组18/22例，对照组3/19例；③针刺反应转阴：治疗组16/24例，对照组4/23例；④结节性红斑治愈：治疗组19/28例；对照组4/24例；⑤假性毛囊炎治愈：治疗组20/23例，对照组2/21例；结和治疗组还有症状的例数明显减少。两组比较，有显著性差异（$P<0.05$），治疗组疗效优于对照组。

治疗前后两组外周血小板计数比较，用药前，外周血小板均高于300×10^9/L的例数，治疗组有28例，对照组有25例；治疗2周后均下降。治疗组：有20例恢复到正常，对照组：4例恢复正常。用药4周后，治疗组：27例降至正常范围，而对照组仅有7例降至正常范围。两组疗效比较，对照组：30例，治愈15例（50.0%），好转10例（33.3%），无效5例（16.7%），总有效率为83.3%。中西组：30例，治愈18例（60.0%），好转11例（36.7%），无效1例（3.3%），总有效率为96.7%。两组有显著性差异（$P<0.05$），治疗组优于对照组。

对于以上难治性疾病，西医没有特效药，有些用激素治疗有效，但不能长期用。单纯中药治疗有效，而中西医结合效果更好，其治疗机制值得深入研究。

第七节　中医对癌症、难治病的治疗与讨论

本章中提到的一些疾病病因、发病机理复杂，西医治疗存在一定的局限性，但如加入中医中药干预，中西医结合治疗可达到更好的疗效。

一、中医对肿瘤的治疗

肿瘤在早期症状不明显，也很少找中医治疗，到晚期多已处于正气亏虚、脏腑虚弱的状态。癌的诊断随病情的发展诊断也不同。如肺癌的诊断有阴虚内热、阴虚毒热，气血两虚、阴阳两虚、肺肾两虚，气滞血瘀、痰湿瘀阻。肝癌、肾癌也是如此。其他病的诊断也类似。硬皮病多见寒湿；白血病、红斑狼疮多见热毒；瘢痕，白塞综合征寒热皆见。因此从诊断来看与其他病的诊断无大区别。均可归纳为阴阳，寒热，气血平衡失调，血瘀，湿滞等。

因此，这类病的治疗也可概括为四个方面：调节阴阳、寒热、气血平衡，活血化瘀，调节水湿，调节脾胃和其他脏腑功能。

癌的微环境比较特殊，因为癌细胞的增生，胶原的沉积，血液瘀滞，造成微环

境的低氧、缺血，代谢产物堆积，血液黏滞性增高，血液与细胞之间的物质交换受很大影响。癌细胞生长缓慢，但癌细胞很容易黏附血管壁而运动，也就是癌转移。

中医治疗主要是用活血化瘀药，其目的在于溶解、化解、清除瘀滞。从活血化瘀药的研究来看，有正确的一面。溶解组织周围的淤积物，使组织的代谢产物其他物质得以排出，血液内抑癌、抗癌的药物和免疫细胞等能进入或接近癌组织有抗癌作用。在临床的报道中，治疗有效，包括肿瘤缩小、症状减轻、延长寿命。近代的研究证明，活血化瘀药有直接抑制作用：如莪术、丹参有抑制癌细胞核酸代谢；茜草根可抑制蛋白质合成；苦杏仁、丹参有抑制癌细胞呼吸、糖酵解作用；莪术油使子宫颈癌局部小淋巴细胞增多，增强肿瘤细胞免疫抗原性作用。因此活血化瘀药除去有上述功能外还有对癌症的直接作用。

但也有报道经活血化瘀后，转移率高于用西药组，这也是事实。近年来趋向于选用适当的活血化瘀药（分清寒热、柔和性的药等），报道有效的也有例数，看来值得深入研究。

既能用活血化瘀药清除瘀滞，打开药物接近癌细胞的通路，又能运进有直接杀灭瘤体的药物，对游动或要流出的癌细胞能直接杀伤或防止转移，以达到治疗的目的。这种治疗，中西医结合是个好方法，用中药开路，用西药的靶点药重点杀灭，加上中药的整体调节药缓冲西药的副作用，这种对癌症的治疗将会是个很好的开端。

二、中药对肿瘤病的调节作用

肿瘤是个慢性病、消耗病，因此调节阴阳、寒热、气血、水湿平衡是很重要的。肿瘤往往继发感染，产生细胞致炎因子引起炎症反应，同时也引起整体的神经，特别是交感神经的兴奋促进炎症反应，炎症在适宜的环境下可刺激癌细胞的表达，促进癌细胞的增生分化，所以清热治疗很重要。

大部分癌症患者因长期消耗处于寒证状态，免疫功能低下，血液循环缓慢血压低下，药物治疗很难接近癌细胞，在临床的治疗中，有些患者只加黄芪和川芎即增强疗效，黄芪不仅是提高免疫功能，它还有对神经和内分泌的调节功能。活血化瘀药有促进癌转移的作用，而有的临床观察用复方提高整体功能，如用人参、黄芪、白术等加活血化瘀药反而使肿瘤减小，缓解症状，延长寿命。因此在用活血化瘀药治疗肿瘤的同时，并用整体调节寒热平衡的药是不可缺少的。要清除血瘀、血栓、纤维组织等，这些溶解的产物均需排出体外。所以调节水盐代谢也是重要方面。总体看来，用黄芪，党参等提高整体功能，活血化瘀清除循环障碍，调节水盐代谢促进吸收和排出代谢产物，是治疗肿瘤的重要辅助环节。

三、其他难治病

其他几个病也有纤维组织或结缔组织增生、血循环瘀滞等因素的存在。中药是个复合方剂，其中活血化瘀成分很重要，在肿块的周围溶解血栓、扩张血管，溶解部分纤维蛋白，吸收和排除部分代谢产物，对缓解硬皮、瘢痕等局部的硬度有明显的吸收和软化功能，因此在这些难治病中也需疏通淤滞，使血脉畅通。此外，如硬皮病的寒湿，红斑狼疮的热毒，白塞综合征等的寒热变化均是在局部病理变化的基础上有寒热平衡的紊乱，两者是互相影响的。需要在寒热调节的同时加局部的祛湿，化瘀的综合治疗才能有效。

因此中医在各种治疗法中，如何杀灭癌细胞，如何使硬皮软化，以及各种病的治疗机制不十分清楚，但是通过调整阴阳、寒热、气血的平衡，提高机体自身的调节平衡能力，提高免疫功能是有一定缓解和治疗作用。这些不能不认为中医的调节治疗是维持生命的基本方药。不论什么病因，小病可治好，大病可稳定，难治病可延长寿命。所以清除病因很重要，维持生命更重要。治病不救命的方法是不可取的。

参考文献

1. 范维珂．现代肿瘤学基础．北京：人民卫生出版社，2005.
2. 江希明．肿瘤生物学．杭州：浙江科学技术出版社．1990.
3. 吴万桂，袁捷，林惠华．肿瘤抗血管生成治疗的研究进展．中国肿瘤临床与康复，2010，17（1）：76-78.
4. 郝希山．肿瘤学．北京：人民卫生出版社，2010．60.
5. 李桂源．现代肿瘤学基础．北京：科学出版社，2011．190.
6. 宋世能．肿瘤基础理论．上海：上海医科大学出版社，2000．298.
7. 吴凤英，欧周罗，邵志敏．经典神经递质与肿瘤转移．国外医学肿瘤学分册，2005，32（9）：678-681.
8. 刘志强，梁廷波．组织微环境和干细胞分化在肝癌发生机制中的作用．中国实用外科杂志，2008，28（8）：672.
9. 王倩荣，刘文超．肿瘤微环境与肿瘤转移．中国肿瘤生物治疗杂志，2011，18（5）：569-573.
10. 郜明，吴家明，陆茵，等．肿瘤微环境与肿瘤的恶变．癌变，畸变，突变，2008，20（5）：412-417.
11. 郭强中，李云英．血瘀证研究进展．辽宁中医药大学学报，2012，14（8）：45-49.
12. 陶飞，王军，桑晓文，等．试述活血化瘀法与肿瘤的转移．实用中医药杂志，2007，23（10）：668-669.
13. 张国荣，齐元富．活血化瘀法治疗恶性肿瘤作用机制探讨．山西中医，2010，26（5）：61-64.
14. 毕良妍，杨秀婷．姜家康活血化瘀法不宜应用于恶性肿瘤的临床治疗．中医药学报，1997，（2）：5-8.
15. 王辉，孙桂芝．肿瘤血瘀证与活血化瘀研究现状．中国中医药信息杂志，2012，19（6）：107-109.
16. 冯利．简明中西医结合肿瘤病学．北京：科学技术文献出版社，2008.
17. 罗荣城．肿瘤综合诊疗新进展．北京：人民军医出版社，2006，270.
18. 李真喜，陈春永．中医治疗晚期肾癌的体会（附 5 例分析）．实用医学杂志，1995，11（12）：832-833.
19. 马纯政，李艳丽，柏龙，等．中西医结合治疗晚期肺癌 58 例．中医研究，2004，17（6）：20-21.
20. 张成阳．中西医结合治疗晚期肝癌疗效观察．现代肿瘤医学，2003，11（5）：380-381.
21. 熊燕子．中西医结合治疗中晚期肺癌 32 例疗效观察．湖南中医杂志，2006；22（3）：15-17.
22. 韩子敏，王巧凤，高福音，等．黄芪与川芎嗪注射液加免疫化学治疗转移性肾癌的临床．中国中西医结合肾病杂志，2005，6（8）：481-482.
23. 徐强，戈海青，张红姗．硬皮病中医治疗概况．新中医，2012，44（11）：112-115.
24. 李广瑞，欧阳恒，杨志波，等．软皮片治疗系统性硬皮病的疗效观察．中国中西医结合皮肤性病学杂志，2010，9（2）：113-114.
25. 高祥福．补肺健脾法治疗硬皮病 31 例临床研究．浙江中医杂志，2008，5（43）：258-259.
26. 谢宇峰，谢宇霞，蔡光先，等．益气软皮丸治疗系统性硬皮病 186 例疗效观察．中国中医药信息杂志，2010，1（17）：76-79.
27. 吴忠廉，江沁．中西医结合治疗瘢痕疙瘩 138 例．湖北中医杂志，2012，34（6）：39.
28. 关彤，张明英．中医药治疗系统性红斑狼疮的优势探讨．中医杂志，2011，52（3）：197-198.
29. 王仲英．狼疮丸治疗 SLE 的临床与实验研究．中西医结合杂志，1989，9（8）：465-468.
30. 郑少平，王行宽．化斑解毒饮治疗系统性红斑狼疮热毒炽盛证的临床研究．中国中医药科技，2000，7（1）：3-5.
31. 刘欣，刘宝文，王萍．中药辅助 As_2O_3＋AT-RA 双诱导治疗急性早幼粒细胞白血病 4 周的疗效观察．辽宁中医杂志，2010，37（12）：

2402-2404.
32. 马武开，张惠臣．中华复方防治急性白血病化疗毒副作用探讨．江西中医药，2007，38（1）：42-43.
33. 陈伏宇．中医治疗白塞病进展．实用中医药杂志，2005，21（10）：641-642.
34. 李德伟．加味当归六黄汤治疗白塞病 36 例观察．实用中医药杂志，2001，17（3）：31-33.
35. 闫汝茂．除湿活血法治疗白塞病性关节炎 23 例．实用中医药杂志，，1999，15（1）：191-193.
36. 蒋希勇．中西医结合治疗白塞病 15 例．四川中医，2000，18（12）：21-22.
37. 侯平，鲁静，赵丽娟，等．中西医结合治疗白塞病 32 例．中国中西医结合杂志，1997，17（7）：438-439.

第四篇　诊断——病证结合

本篇提纲

第十三章　诊断——病证结合

病证结合也是中医古代提出的方法。早期中医也是以治病为主，秦汉时期，《黄帝内经》中就提出了石瘕、蕈、疔等病名，并对它们做了专题论述。我国现存最早的医方《五十二病方》就记载了103种疾病，该书基本上是以病论治。东汉名医张仲景第一次完善病证结合治疗理论体系，在其著作《伤寒论》中，大部分章节都被命名为某某病脉证并治，在《金匮要略》中就记载了狐惑、百合病、肠痈、肺痈等约70多种病名。两部著作中隐含着“据病言证，究证言法，法随证立，方证相应”的思路。如《金匮要略·百合狐惑阴阳毒病脉证并治第三》记载了诊疗百合病的辨病、辨证、析症、立法和处方5项完整部分。此后在明清时期，温病学派鼎盛，也是病证结合理论发展的高峰时期。其中，叶天士提出的卫气营血辨证以及吴鞠通所言三焦辨证，都是基于整体病机之上的细化辨证，为辨病、辨证、治疗创立了诊疗大法[1]。

当然古代的“病”仍然是根据症状的描述，和现代的“病”的概念仍有些差别。当代的学者较多的讨论西医的病（病理变化的诊断）与中医辨证（症状的诊断）的结合。病证结合是诊断问题也是治疗问题，两者密切相关。病证结合的诊断必然带来治疗方法的扩展和疗效的增大，这是中医、西医的共性。此章较多的讨论与诊断有关的问题。

第一节　中、西医诊断特点

中医诊断侧重在功能变化的外在表现，认为“有诸内必形诸外”，没有深入体内的观察。中医古代由于各种原因，如社会环境、哲学思想等影响，不能对人体解剖，因此只能从外在的表现进行推测，因而没有病理的诊断。事实上，发病后的机体内，均包括功能和病理的两种变化，这是统一的。

中医的诊断依据是四诊，其中的望、闻、切只占少部分，主要是根据症状来诊断。中医对症状描述的最详细。中医的辨证随疾病的发展而诊断，早期偏热，晚期偏寒。因此同一种病，有多种辨证，此处列出部分系统疾病的辨证，以便了解这些症状都反映了哪些功能。

一、中医辨证简介

表 13-1　部分系统疾病的辨证

系统疾病	辨证
1. 呼吸系统	
(1) SARS	邪袭肺卫、疫毒壅肺、肺闭喘憋、气阴两虚、痰瘀阻络证。
(2) 肺炎	细菌感染、分为外寒内饮型、肺热壅盛型、痰湿内盛型、脾肾阳虚型。
(3) 慢性阻塞性肺疾病，急性加重期	实证为主：血瘀证、痰热蕴肺证、表寒肺热证、痰湿阻肺证。
(4) 慢性阻塞性肺疾病缓解期	实证为：血瘀证、痰热蕴肺证、痰湿阻肺证、肺气虚证、脾气虚证、肾阳虚证。
2. 脏	
(1) 慢性乙肝炎	肝郁脾虚、肝胆湿热、肝肾阴虚、脾肾阳虚、瘀血阻络。
(2) 肝硬化	肝郁脾虚、水湿内阻、湿热蕴结、肝肾阴虚、瘀血阻络、脾肾阳虚。
(3) 肝癌	气滞血瘀、气阴两虚、气血两虚、气虚血瘀、肝瘀脾虚、肝肾阴虚、脾肾阳虚、湿瘀搏结。
3. 肠胃	
(1) 溃疡病	肝气犯胃、寒热错杂、瘀血阻络、胃阴不足等。
(2) 伤寒副伤寒病	风热侵犯肺卫、湿阻气营、血热妄行、气阴两亏。
(3) 慢性萎缩性胃炎	浊毒内蕴、肝胃不和、脾胃虚弱证、脾胃湿热、胃络瘀阻、胃阴不足。
4. 肾	
(1) 慢性肾炎	肺肾气虚、脾肾阳虚、肝肾阴虚、气阴两虚型、脾肾气虚、肺肾阴虚、阴阳两虚。
(2) 慢性肾小球肾炎	肺肾气虚、气阴两虚、肝肾阴虚、脾肾阳虚、湿热壅盛、血瘀、湿浊中阻。
5. 心脏	
冠心病	心血瘀阻，气阴两虚、寒凝心脉、痰浊壅塞、心肾阴虚、心阳虚证，虚衰证，痰浊闭阻，血瘀证，痰湿证
6. 脑	
卒中	痰瘀证，肝阳暴亢、风火上扰、风痰瘀血、痰热腑实、风痰上扰、气虚血瘀，阴虚风动、痰热内闭心窍、元气败脱。

通过以上的辨证列表可见，中医的诊断自古至今仍然是根据临床表现的症状来诊断，治疗，而效果仍然是很好。这一结果说明几个问题。

1. 中医的辨证

从上面的辨证可以总结出，中医辨证包括病因：如风、寒、邪、疫等；功能平衡：在阳热的表现为疫毒、痰热、湿热、阴虚、浊毒等；阴寒表现：阳虚、寒凝、气虚、血虚、阴阳两虚等。病理变化的外在表现，为痰浊、血瘀、痰、湿、湿瘀等。所以中医的诊断包括病因、病位、功能平衡状态，血瘀、水湿的分布。这种诊断决定中医的治则、治法、选方用药。

2. 病症有同样证型

人体不论什么病因引起的疾病，如果影响到整体，均有相似的症状，均可做出相似的诊断。总体表现为阳热-交感证、阴寒-副交感证、平和证。不仅中医辨证如此，西医的病，根据其症状也可用中医辨证，这在第二章的讨论已经证实。

选择五位中医教授主编的中西医结合的书中，按中医诊断法辨证。确定在1427个辨证中，热证占55.10%，平和型占7.43%，寒证型占38.47%。而西医的实用内科学，根据其症状的描述，做出中医诊断。也可分为热证，寒证，平和型三大类型。其中热证的占多数（53.74%），平和型，（26.81%），寒证（19.45%）比热证少些。所以根据症状来诊断是中、西医的共性。

3. 中医根据症状诊断

症状是机体发生功能和病理改变的外在表现，尽管不是很精确或数字化，但是客观存在，几千年来不变，因此这些指标是可靠的，它反映发病时的整体变化、时间的先后、发展的顺序，以及牵涉的器官从强到弱以至衰竭的全过程。而病理诊断是不能随时反映的，是个不可忽视的诊断方法，因此能流传几千年不衰。至于如何掌握，如何科学化，这是进一步研究的问题，但是不能丢弃。

二、西医的诊断

西医的病理生理学家认为发病后体内发生一系列病理过程，这一过程是指存在于不同疾病中共同的、具有内在联系的功能、代谢和形态结构的异常变化，也就是在异常状态下的功能变化和病理变化。在各种病因，如病原体刺激后首先引起局部组织损伤而变质，使血管内皮损伤释放内皮素，引起血管收缩，进而血管舒张，大量血管内液渗出。因趋化作用，使炎性细胞集聚，形成炎症反应。如果病原不能清除或反复感染使病情进一步发展则成为慢性病。慢性病的器官，由于炎症等反应可激活静息状态的细胞外基质产生细胞，并转化为肌成纤维细胞。肌成纤维细胞合成大量胶原等细胞外基质（ECM），同时ECM降解减少，可导致器官纤维化，进一步发展而导致硬化，这是急性病向慢性病发展中病理变化的共同规律。因此，各阶段的病理变化，包括在各种疾病的诊断之中，但不一定是当时的情况，只供参考。中医没有病理研究，自从中、西医结合后，大多数“证”的研究中均有病理观察及研究，证明与西医研究的结果基本一致。

在疾病发生、发展过程中，功能变化和病理变化是互相影响的。在急性期，机体的神经-内分泌-免疫功能提高，组织多见急性的炎症反应。当病因被清除，机体的抗炎能力很强以及药物的帮助，渗出的炎症可完全吸收而恢复。如果病因难去，或抗病能力减弱，机体消耗过度而短期内不易恢复，则出现整体的神经-内分泌-免疫功能低下，病理变化也随之发展，出现组织坏死，增生，纤维化，硬化，癌变等。这种功能和病理变化发展过程，在中医、西医都是一致的。因此整体功能过高或过低均可影响病理变化，调节功能状态的水平也可改善病理反应，并促进病理恢复。这些是共性，中西医均在调节功能平衡，只是各自的提法和所用的方药不同，当然其结果各有优缺点。

第二节　病、证的传变

中医很早就注意到脏腑之间的影响，如《素问·玉机真脏论》说：“五脏相通，移皆有次。”在病理学上，中医学也认为是相互影响的，如《素问·玉机真脏论》又提到：“五脏有病，则各传其所胜。”。因了解其传变的规律与治病防病有很大关系。《金匮要略》说：“夫治未病者，见肝之病，知肝传脾，当先实脾。”，所以，了解脏腑之间的传变规律及其机制对防止疾病的发展非常重要。

一、病-证的纵向和横向传变

1. 病-证的纵向发展

疾病是受神经-内分泌-免疫系统的综合调控，受内外环境变化的影响因而经常改变功能状态，从强到弱，同时影响多个器官系统功能。因为证可以传变，证可纵行发展，在第一章寒、热证研究中已介绍，自热证向寒证发展的过程，同时神经-内分泌的功能也随证的变化而改变。早期的热证可向虚热证、虚证、正常发展。如果疾病不愈可向虚寒、寒证、阳虚、厥阴等发展。这种发展过程在每个脏腑均很近似。因此温阳散寒的药均可在各种脏腑的寒证中应用，这可能就是异病同治的证型的基础。

证的发展可随时诊断：范洪对163例呼吸道感染热病的诊断进行研究。在疾病的发展过程中，每3～7日辨证1次，直至痰液细菌培养结果为阴性为止。早期可表现为寒内饮型，进一步演变为肺热壅盛型，再到痰湿内盛型，也可发展到脾肾阳虚型。这一辨证说明，中医的辨证可反映出患者当时的功能平衡状态，早期功能反应缓慢，体温受刺激后反而下降，随后机体反应增强而出现热证，随后痰量增多，时间久，整体功能下降和消耗，表现为阳虚。这种辨证为随时调整用药提供及时的信息。早期因有热，功能提高，应该清热，用寒凉药。晚期出现寒证应温阳，补虚促使恢复抵抗能力。这就是通过症状，及时诊断治疗的最大特点，而不是清除病因，用抗生素治疗的单一疗法，这就是中医辨证治疗的优点。

同样，疾病的病理变化也随疾病的发展而纵向发展，如炎症，可向渗出、坏死、增生等发展，随后可有纤维组织增多，纤维化，硬化，甚者癌变等。所以，在肺、肝、肾等脏腑，均可在不同的时期出现上述的某个阶段的病理改变。因此西医的治疗也根据不同阶段，选用不同的单体或靶点药治疗，所以西医治疗在某些情况下也有随证而治，当然它与中医的随证加减不完全相同，各有特点[2-3]。

2. 病-证的横向发展

同一种证可出现在不同的脏腑，如湿热证可有肺湿热，肾湿热证，肝湿热证。这是因为热证是个整体的功能变化，如果水湿在不同的脏器淤积，就可出现湿热证，因此均可用清热祛湿的中药复方治疗。西医的疾病也有横向发展，如炎症，可出现在肺炎、阑尾炎、肾炎、脑炎等，而纤维化可出现在肺纤维化、肝纤维化、肾纤维化等。所以病理变化也有横向发展。

这些，整体功能和病理变化的横向和纵向发展的特性，为中医的特殊治疗，例如同病异治和异病同治，打下内部可行性的基础。

二、中、西医的脏腑传变

1. 中医证的脏腑传变

中医的脏腑辨证，在不同的人或在疾病发展的不同阶段，其辨证往往同时有其他脏腑证的共存。黄建华调研了1200例住院患者的病案资料，发现中医证型分布涉及2～4个脏腑的患者比例为92.33%。其中413例冠心病心力衰竭患者，证型分布，涉及心脏的占100%，涉及两脏以上的占97.8%，涉及三脏以上的占39.5%，涉及四脏以上的占5.8%、涉及五脏的占2.2%，看来单一证型的较少。

又如卒中患者痰瘀证：其诊断有肺热壅盛型、脾肾阳虚型；慢阻肺疾病急性加重期：可辨证为痰热蕴肺证、痰湿阻肺证、脾气虚证、肾阳虚证。慢性乙肝炎：肝胆湿热型可转化为肝肾阴虚型、肝郁脾虚型、脾肾阳虚型。慢性肾炎：肝肾阴虚、脾肾气虚、肾阳虚衰、脾肾阳虚等。所以在病发展的过程中，影响了其他脏腑的功能而出现几个脏的同时存在的症状[4]。

2. 西医病的传变

这里是指某一个器官功能急性或慢性损害后导致另一个器官功能受损害的现象。

（1）心肾综合征（CRS）

心脏或肾在急性感染性疾病时，交感神经系统兴奋，同时提高神经激素系统功能，如肾素-血管紧张素-醛固酮系统、内皮缩血管肽系统等被激活，使血管收缩，血管内皮系统紊乱，此时不但损害心血管系统，而且损害肾功能。

（2）心肺的影响

慢性肺疾病患者心率常有变异，动态心电图显示有异常，可能是自主神经功能存在持续性障碍。

（3）胆心综合征

常见于胆道手术时由于牵扯胆囊，或探查胆道时所引起的心率减慢、血压下降甚至心搏骤停等现象。它是建立在反射弧基础上的，是因胆囊壁内感觉神经纤维受刺激传入信号，经副交感纤维传出到心脏的反射过程。

（4）肝胃的影响

选70例急性肝炎患者，采用美国PI 12导联动态心电记录仪，记录心率变化以反映自主神经的功能变化，探讨急性肝炎患者胃动力异常的病理机制。结果发现急性肝炎患者交感神经功能提高，迷走神经功能减弱，餐前与餐后功能表现不同，主要是交感神经功能亢进，迷走神经功能减弱，这可能是急性肝炎患者胃动力障碍，食欲不佳的机制之一。这或许也是中医的肝脾不和的机制[5]。

（5）肝肾综合征

肝肾综合征（HRS）是严重肝病患者发生的功能性急性肾衰竭。虽然肝硬化不是HRS的唯一原因，但HRS最常发生于肝硬化腹水患者。因为患者有腹水后内脏小动脉极度扩张造成的动脉循环充盈不足，结果肾的低灌注激活肾素-血管紧张素和交感神经系统，不仅使肾血管收缩，也可能引起上、下肢血管的收缩，从而引起肾功能严重减退，或急性肾衰竭[6]。

（6）肺肾综合征

如肺功能受损影响呼吸时，由于缺氧等反射性地通过交感神经使肾血管收缩，肾血流减少，肾也可受损。动物实验发现，使大鼠通气障碍4h之后，肾血流量比正常组减少40%。此外因自身免疫性疾病，肺、肾可共同受累。肺泡毛细血管内血液与肺泡内气体交换时须经过6层结构的膜；血液流经肾血管球毛细血管时血浆成分滤入肾小囊腔，经过3层结构的膜，由于肺和肾的膜性结构存在交叉反应抗原，故在一

些免疫性疾病如 Goodpasture 综合征、Wegener 肉芽肿、系统性红斑狼疮、多发性血管炎等病，肺肾常常共同受累。所以肺有病可引起继发性肾损伤。本病的病理变化仅限于肺和肾。患者肺部出现症状常先于肾损害，死因主要为肺大量出血、肾功能衰竭[7]。

以上说明，当一个脏器受病因刺激后，除了器官本身的功能和病理变化外，同时影响其他的系统或器官的功能。容易受影响的器官在临床可表现出症状，这是个早期诊断的指标，也是早期给予预防性治疗的信号，中医往往在复方中加上一两味有关的药就可起到治疗和预防的作用。这是个值得注意和采纳的方法。有些器官受累但症状不明显容易忽略，所以，中医的脏腑传变的理论和西医的临床所见，应引起高度的重视，多考虑其影响的可能性，并应给予必要的预防性的治疗和检查。

第三节 脏腑传变对肾的影响

近些年来，由于对肾病的检查方法增多以及透析治疗的患者增多，人们对肾病的发病引起注意。慢性肾脏病（CKD）是指肾损伤或肾小球滤过率（GFR）小于 60ml/(min·1.73m^2)，持续 3 个月，肾损伤包括血、尿成分异常或影像学检查异常等。秦雯等[8]对于肾病发病诱因及全球发病率进行了报道。

自 1980 年来，美国终末期肾病（ESRD）发病率逐年提高，至 2002 年美国 ESRD 达 333/百万人口（pmp），几乎是 1980 年的 4 倍。1999 年西欧各国肾替代治疗（RRT）发生率为 117.1pmp。日本 RRT 的患者以每年 7%的速度递增，1999 年的发生率为 248.5pmp。

我国 1999 年新进入透析治疗的肾功能衰竭（CRF）年发病率为 15.3pmp。至 2002 年，上海的 ESRD 人数已达到 174pmp，而全国各地分别为 95～185pmp。由此可见，我国 ESRD 的发病率和患病率也在增多，但都明显低于美国、欧洲和日本。第三次国家健康和营养调查（NHANEs Ⅲ）更显示，在美国，8 000 000 人存在明显的肾功能减退［GFR＜60ml/(min·1.73m^2)］。说明美国患病率仍在增加。

原发性肾病的发生原因不清，与多种因素有关，免疫反应造成肾组织损伤是其中主要发病机制。继发性肾病多与高血压、糖尿病等疾病有关。

一、肾病的诊断

中医对肾的诊断主要根据症状，从脏腑本身的传变规律来看，心可传脾，传肾；肺传脾，传肾；肝传脾，传肾；因此各脏腑的病均可影响脾胃，最后影响肾。中医主要根据出现有关的症状而判断。肾的辨证主要有肾阴虚，肾虚水泛，肾气不固，肾阳虚证等。在中医的辨证中，心、肝、脾、肺等脏腑病，随病情的发展，最后均牵涉到肾。如心肾不交，脾肾阳虚，肝肾阴虚，肺炎发展到最后也可出现脾肾阳虚等证。至于病理变化，通过中西医结合的研究和西医研究已有很多认知，各种病的传变对肾的危害性很大。

二、慢性肾炎的研究

慢性肾病在中医常见的诊断为肺肾气虚、脾肾气虚、脾肾阳虚、肝肾阴虚、气阴两虚型，也可同时伴有水湿、湿热、血瘀、湿浊等诊断。这些证均有内分泌、生化指标、肾功能、病理变化等的改变，已有大量研究。霍亚平等报道[9]结果如下：

1. 甲状腺功能变化　肾阳虚型患者，血清 T_3 低于正常范围例数，占 79.48%；T_4 低于正常范围，占 20.52%。肾阴虚型的 T_3、T_4 均在正常范围。但 T_3、T_4 含量明显高于肾阳虚组，慢性肾衰的阳虚组，甲状腺功能低下。这些与寒、热证的研究结果一致。

2. 肾功能指标　血内生肌酐清除率，以气虚型最差，阴虚型次之。以血肌酐、24h 尿蛋白定量、血 β_2-M、尿 β_2-M、尿 IgG 等指标比较，以肾气虚型明显高于阴虚型，提示气虚型患者的肾功能损害最重，而阴虚型最轻，各型的轻重程度如下：阴虚＜气阴两虚＜阳虚＜气虚。

3. 组织病理变化　肾的活组织检查，脾气虚多见轻微病变，脾肾阳虚多见膜性肾病与硬化性肾炎，肝肾阴虚、气阴两虚均以系膜性肾炎多见。

4. 肾 B 超检查　脾气虚、气阴两虚均未见肾脏长度缩小及肾窦与肾面积的比值增大；脾肾阳虚、肝肾阴虚可见到长度缩小（各 2 例），均有肾窦与肾面积的比值增大；脾气虚未见回声增强，其余三型均有回声增强。

因此，肾气虚时虽然肾功能受影响较大，但没有病理的改变，属于最轻型；而阴虚多见炎症，阳虚多见纤维化，硬化。因此在早期由于神经或其他的影响，对肾功能影响为主，此时多表现为肾气虚证。因此如有症状出现，功能紊乱突出，病理变化不大者，及时治疗可能阻止肾脏病变的发生和发展。

三、肾的神经调节

肾是个神经支配很丰富的脏器，有神经直接的调控，也有内分泌的影响，肾对贫血、低氧很敏感，因此其他器官的发病均很容易影响肾脏的功能。

1. 中枢交感神经

肾病受多种因素影响，其中交感神经的影响很是重要。下丘脑室旁核（PVN）是调整交感神经传出的中枢部位，高级中枢是受兴奋和抑制的递质双重影响。中枢的兴奋性传出信号可使交感神经兴奋，使血管收缩引起肾的反应。γ-氨基丁酸（GABA）是抑制性中枢神经递质。此外，脑室周围结构前脑是血管紧张素（17）[Ang（17）]的敏感区，是 Ang（17）AT_1 受体的高度密集的区域，对循环中的 Ang（17）有感受和反应作用。所以交感神经兴奋引起肾的肾素-血管紧张素系统活化，它也是引起中枢交感兴奋的重要因素。当然中枢内还有其他兴奋性和抑制性递质共同调节[10]。

2. 交感神经低级中枢

低级中枢是自胸髓第一节段到腰髓第三节段的灰质侧角内发出，在脊髓旁形成交感神经干。脊神经自第一胸神经到第三腰神经（T_1～L_3）的神经内与交感神经干的灰交通支和白交通支相通，在第 2，3，4 骶神经（S_{2-4}）的前根内与交感神经干的灰交通支相通。

现有的研究也比较一致的认为，整个椎间盘周边的神经支配以交感神经为主。痛觉神经纤维也是通过交感神经通路到达腰椎间盘的。

神经解剖学研究发现，腰椎前方的一些直径较小的伤害性神经纤维直接进入交感干。刺激腰交感干的轴突，能兴奋脊髓后角侧方的大部分支配腰部引起腰痛的体感神经元。在清醒的时候刺激人腰交感链或交通支，能引发下腰痛感觉，一些病例可引起臀部和腿部疼痛[11]。

因此，各种因素引起交感神经兴奋，能兴奋脊髓后角引起腰痛的体感神经元产生腰腿痛的症状，也标志着肾的交感神经也被兴奋，肾血管功能受影响，就能带来肾的功能改变。正如中医对热症诊断的症状中有“尿短赤”的症状甚者有腰酸腿痛的症状。说明，热症影响了肾的排泄等功能。所以有腰腿感觉的症状，提示肾功能受影响，这是个很好的对肾病进行诊断的早期信号。

四、多种病是肾病发生的诱因

如急性传染病，各个器官的急性炎症，以及各种使交感神经兴奋的疾病，均可通过交感神经影响肾的功能。在交感神经生兴奋时，肾的血管收缩，肾因缺血、低氧而引起肾血流量减少，导致肾组织内腺苷的聚积，肾传入神经信号增加，引起交感神经高度兴奋。再因，肾缺血缺氧还可激活肾素-血管紧张素系统，其中 Ang（17）可直接作用于延脑的头端延髓腹外侧区内的 Ang（17）AT_1，直接影响血管调节中枢而激活交感神经系统。更进一步使肾血管收缩，肾血压升高。慢性肾衰竭时，交感神经兴奋性增高是加速肾功能恶化及心血管并发症的一个主要因素[12]。

在中医诊断中，对肾的诊断，包括有腰酸腿痛，疲乏无力，尿短赤，尿痛，月经紊乱，阳痿早泄等症状，再结合寒热、气血进行辨证。这些症状的出现，提示肾脏的功能受影响。因此只要有全身性的交感神经兴奋或各器官的炎症或刺激外传均可引起肾交感神经的兴奋，影响肾脏的功能。所以在各种疾病之后要特别关注肾功能，生殖系统功能的恢复，以防止疾病的延续。

从总的趋势来看，无论中医、西医均认为一个脏器的疾病同时可影响其他器官功能紊乱或者发病，这是共性。其中，心脏疾病影响的范围较广，可有心肺，心肝，心与消化道，心肾等疾病，这可能与血液循环的影响有关。脾胃（消化系统）容易受各脏器疾病的影响，如肺脾，肝脾的症状。而肾更容易受其他脏器疾病以及整体的疾病的影响。中医的诊断借症状判断，某一症状的出现也许用西医的方法检查不出什么结果，但它是一个信号。正像发热时伴有尿短赤的症状，说明已经影响肾功能和尿的排出，血液内肌酐也增多。

在上述的肾功能研究也看出，肾的诊断有肾气虚，脾肾阴虚，肾阳虚等。在肾功能研究可见，肾气虚可有各种中医的症状，而尿的排出功能最严重，但在病理，B超等检查最轻，这些可能是早期功能性紊乱所致（如交感神经使肾血管收缩），用中药调节可很快恢复。如拖延不治可能导致发展。

证的传变与神经-内分泌-免疫系统的功能变化有关。当机体受内外环境变化影响，病因的刺激，以及器官的特性，均可引发证的传变，因此及早调节整体功能平衡，可能有预防疾病发展或传变的功效。

第四节 同病异治，异病同治

同病异治，异病同治是中医的早期理论。其辨证和治疗方法也沿用至今。

一、同病异治，异病同治的理论渊源

《素问·五常政大论》曾明确提出“同病异治”，在治疗上提出“西北之气，散而寒之；东南之气，收而温之，所谓同病异治也”。这里指出，同属外感病，在使用药物治疗时，由于地方气候的不同，其发病的病因、病机、症状有别，所以必须根据药性之寒、温，效用散与收，确定不同的治疗原则。对“异病同治”，一直到汉代·张仲景《伤寒杂病论》也没有明确提出“异病同治”的概念，但在病证结合的辨证治疗方法和具体方药的运用上已经充分体现了“异病同治”的精神，尤其在《金匮要略》中体现得更为充分，可以说“异病同治”导源于《伤寒杂病论》。对于《金匮要略》中对“异病同治”精神的体现，有学者将其归纳为：不同疾病，同一病因，同一病机，同一病位，所以治法相同。主要因为不同疾病在其自身发展过程中出现了病位相同、病因同源、病机吻合便可采用相同的治法[13]。

二、同病异治，异病同治的临床应用

1. 中医对异病同治的临床引用

“异病同治”是不同的疾病，可用同一种方药治疗。异病同治的基础是证同治亦同，证是决定治疗的关键。例如肝胆湿热证，病位在肝胆，病性为湿热，病机为肝胆湿热；其他的肺湿热，肾湿热，均可用祛湿热的方药治疗，可获得同样或较好的疗效。

再如六味地黄丸（以六味地黄汤加减为主方）可治疗内、外、妇、儿、男、五官等20多个科别的435种疾病。按临床报导频率排序的前列，病种分别为慢性肾炎、肾病综合征、糖尿病、男性不育症、高血压、更年期综合征、消渴、蛋白尿、女性不孕症、口疮、慢性肾衰竭、系统性红斑狼疮、眩晕、中风等，有如此之多的病可用六味地黄丸。是因为它们有一个共同的病理基础就是肾阴虚证，而六味地黄汤主要是治疗阴虚证的。所以，“证同”是决定选择同一方药的基本条件[14]。

2. 西医也有异病同治的报道

西医的病理诊断，实际量也不多，病理变化的主要表现为炎症、渗出、组织坏死、增生，进一步则见纤维组织增生、纤维化、硬化、癌变等。每一类病理变化可因经历的时间不同，参与的细胞不同，组织变化的程度不同而有差别，但是其变化仍有相似的规律，其量也不会太多。这些病理变化可出现在任何组织，出现在疾病发展的某个阶段，任何病因刺激后，疾病发展到相应的阶段，均可出现类似的病理变化。如炎症疾病，无论是肺炎、肾炎、肠炎等，抗生素总是首选药以清除病因。此外像器官的纤维化病，因其形成，结构等病理过程近似，在阻止其发展的药物也近似。如己酮可可碱有促进胶原降解作用，所以，在肝纤维化，肺纤维化，肾纤维化均可应用。此外像秋水仙碱、糖皮质激素、环磷酰胺、细胞因子拮抗剂（IFN-γ）、苏拉明等，也多应用。虽然在不同的器官，有着近似的病理变化，可用同类的药物。当然，这些只能说是近似，与中医的治则不完全相同。

三、同病异治的临床应用

1. 中医的同病异治

同病异治是指同一病证，可因人、因

时、因地的不同，或由于病情的发展，病型的差异，病机的变化，以及用药过程中正邪消长等差异，治疗时应根据不同的情况，采取不同的治法。

根据现代研究，同病异治与人体功能状态有关，对同一种刺激有不同的反应。在寒热研究中已提到，热症患者因交感功能增强，反应迅速，用寒凉清热药治疗，而寒证患者因功能低下，反应缓慢，治疗上用温经散寒药提高整体功能。匡调元[15]的文章提到，冠心病患者在选方时有多种方药，有人用血府逐瘀汤或补阳还五汤治愈心血瘀阻型的冠心病（血瘀为主），而用归脾汤或补中益气汤或黄芪桂枝五物汤治愈四肢无力、气短懒言之气血不足的冠心病（心气血虚）。用金匮肾气丸或真武汤治愈四肢欠温、遇冷加剧之肾阳不振者（肾阳虚型）；有人用参苏饮治愈胃纳不佳、胸闷不舒、白色黏痰之气虚痰滞者；有人用消毒五圣汤治愈烦热易怒、怒则发作、口干不饮、舌质红边有瘀点、苔黄之郁热内蕴兼瘀阻心包的冠心病。此因证型不同选药也不同。

再如功能性子宫出血病，有人用一贯煎或六味地黄丸为主治愈舌红、少苔、乏津、舌尖有瘀点、脉细涩者；或用少腹逐瘀汤或血府逐瘀汤治愈面色不泽、枯晦、胁痛、舌暗紫之血室瘀结者；有人用当归四逆汤治愈面色晦暗、畏寒肢冷、大便溏稀之肾阳不足、冲任不固者；有人用桂枝加龙骨牡蛎汤治愈面色苍白、语声细微、腰酸乏力、舌淡苔白、脉细，虚寒，血不归经者；有人用槐角丸治愈食欲不振、舌苔黄腻、脉滑数之湿热蕴蒸者。

分析以上各例同是功能性子宫出血，但由于体质不同，临床证型不同，病机不同，因此必须同病异治才能获效。

2. 西医也有同病异治

西医的疾病诊断注重患者共同的病理基础，当然也考虑年龄、性别、的差异。一般来说对诊断的病用同类的药治疗。近些年来分子生物学的发展，多选择在病理过程中靶点相关的药，效果较好，如针对某些因子，对纤维化选用某些因子阻断剂，或某些受体阻滞药等。所以对同样的纤维化选用不同的靶点药物治疗，效果也很好。当然，这些只能说是有点类似，与中医的同病异治的重点在功能状态不同，证型不同的区别还有距离。

疾病是在发展变化中的，中医辨证是随疾病的发展而辨证，因而一个病可有不同的辨证。不同器官的病有相似的功能和病理变化，功能变化和病理变化均可纵行发展和横行发展。因此不同的器官可有相似的证出现，这种情况即是异病同治的基础。由于人体有个体差异，同时功能状态随内外环境的变化而改变。对同一种刺激的反应不完全相同，因此即使是同病，引发病后的证型不同，治疗方法也不同，这就是同病异治的机理。两种治法均符合辨病与辨证相结合的治疗原则。

四、异病同治的药物选择

近些年来对异病同治有许多研究，根据1952～2001年间的文献检索有关逍遥散文献属于平和药，文献中有712篇，其中涉及的病种也很多，例如，有精神、神经、心血管、消化、呼吸、泌尿、内分泌、眼科、皮肤科、儿科等多系统疾病。这充分体现了中医“异病同治”的治疗方法，证是出现在各个系统，只要是功能状态相同就可产生同样的证型，也可用同类的药物治疗。郭盛楠等对近20年来异病同治的治疗药物进行统计。以“异病同治”为关键词，检索了中国期刊全文数据库（CNKI）1992年1月～2012年11月收录的相关文献550篇。

报道中所用复方主要属于：①提高阳、

热、气的一类，如补中益气汤（24篇），肾气丸（16），当归四逆汤（10），归脾汤（9）；②清热类：龙胆泻肝汤（10）；③和解类：逍遥散（13），小柴胡汤（7），四逆散（7）；④活血类：血府逐瘀汤（12），补阳还五汤（8）。以上多是大方向的调节，如温补的提高功能方面，降解的清热方面。更多的是平和方面，不影响整体功能水平，以及活血、祛湿等，对有器官特色的药并不多。

每一类方治疗的病种也很多。如补中益气汤可治疗亚临床型甲状腺功能减退症、非感染性尿道综合征和耳鸣等。虽然病证不同，但其症状、舌、脉反映相同，临床疗效较好。现代常运用补中益气汤治疗各个系统的肌肉弛缓性疾病，如子宫脱垂、胃、肝、脾、肾等内脏下垂、脱肛、重症肌无力以及肠蠕动弛缓引起的虚性便秘等[16-17]。活血化瘀法治疗脑血肿、鼻衄、头痛和膝部水肿。均获得满意效果。逍遥散方在多系统疾病中被广泛应用，已如上述。这种平和的药，对各种轻度平衡失调的病均可用，影响较小。

以上研究结果提示：

（1）同病异治：说明人体功能状态不同，同一种病因刺激后，反应不同，证的表现不同，不能用同一种药物治疗，中医用辨证施治，这是中医的优点。

（2）异病同治：说明人体受不同病因刺激后，机体的反应大致近似，功能变化有整体的规律，病理变化也有近似的规律，在各器官的变化有器官特点的功能和病理改变，因此在各器官发病后，如果诊断时有近似的证或病理改变，可能用同样的复方，或同样的西药或单体治疗，则为异病同治。

辨病是西医的特点，辨证是中医的特点，当前能把辨病和辨证结合起来，说明中医和西医均看出对方的优点和自己的不足，这是中西医结合的盛况。

第五节　病证结合的诊断

一、病证结合诊断特点

有关诊断方法的优缺点，前面已有很多讨论。但是在临床上还是很不容易跳出这个误区。专科多限于局部诊断，综合科只顾整体诊断而忽略局部，这是应该避免的。山西罗国钧先生报告的病例很有启发[18]。他曾治疗过这样一个病例，以下按其原文记录：“有一中年女性患者，双目红赤1周多，曾在某医院眼科治疗无效，同时伴有牙龈肿痛，左颌下及颜面部肿胀，咽喉肿痛，扁桃腺肿大，头昏头痛，血压较高，失眠多梦，记忆力减退，口干口苦，少腹疼痛，月经紊乱，食欲不振，嗳气，胃痛，时时叹息。患者先后经眼科、口腔科、外科、内科、耳鼻喉科、神经科、妇产科医师检查，诊断为急性结膜炎、扁桃体炎、齿龈炎、蜂窝组织炎、高血压、神经衰弱、慢性盆腔炎、月经不调等，处治方法不一，患者无所适从。根据证候表现，应用中医理论进行分析，认为症状虽多，而病因病机主要是肝郁化火，治以清肝泻火、理气解郁法，方取龙胆泻肝汤之意，药用龙胆草、夏枯草、栀子、木通、黄芩、生地、柴胡、白芍、银花、连翘、木贼、蒲公英等。服药3剂，眼睛充血明显减轻，牙痛、咽痛缓解。原方稍加化裁，继服6

剂，眼病痊愈，牙痛及面部肿胀消失，血压正常。尔后以原方去龙胆草、木贼、蒲公英，加养血健脾安神之品，调治5个多月，诸症痊愈”。

从医学发展上来说，医学分出几个不同的专一科室，对各科病的研究、发展是有很多好处，先进的眼科，耳鼻喉科，牙科等技术均不是综合科所能代替的。但是对各科的医生也应该有整体观念，除本科的症状外也应关心整体功能的状态可能对各科的影响，如果能建议如何调节整体功能，或建议到那一专科去治效果更好。同样，如果你用中医的方法治疗一个病症，有些效果，但不彻底或效果不理想，可能是局部的变化过强，改用西医的单体，药效强，加强局限作用，也许效果会更好。

因此，单纯的辨病，辨证，对一些大病均有局限性。所以，病证结合或宏观与微观结合的诊断，才是正确的选择。

二、辨证与辅助检查结合

在临床诊断中采用宏观和微观的结合很重要。能结合辅助检查方法就更精确。

近些年来中医的许多证均进行了结合的现代研究，也发现了许多与证有关的特异性指标，特别是有关寒热的研究。中医的寒热辨证只从症状判断，因人不同误差较大。特别是虚热，真寒假热很难正确判断。在中西医结合研究中，发现有很多指标可以反映寒热的变化。

以往的研究已知，实热证多见儿茶酚胺增多，副交感受抑制，5-HT减少；虚热证甲状腺功能增强，儿茶酚胺也增多；寒证时儿茶酚胺减少，副交感功能增强，5-HT增多；真寒假热证时儿茶酚胺变化不大，而5-HT增多，胆碱酯酶增强比较多见。如果能选择简单的测量方法进行测量，例如测量尿内或血内NE，胆碱酯酶活性，5-HT、T_3含量，或其他的什么指标。则对寒证、热证患者诊断，根据其寒热的程度来确定寒热的虚实，真寒假热等，有助于大夫特别是西医大夫的明确诊断，有利于转科，选方，用药，明确的治疗。这样将功能状态诊断或者是中医的阴寒、阳热平衡的诊断的科学化、临床化，推广西医大夫的临床应用，开辟一个新的方便的诊断方法。

诊断在医学中是个关键的环节，没有正确的诊断就没有正确的治疗。诊断是选方用药的依据，治疗是对疾病的清除，恢复健康的保证。中医、西医均有自己的诊断方法，理论依据，疗效结果的验证。中医辨证方法延续了几千年至今，西医的诊断方法也延续了几百年，均有一定的疗效，能够治疗一些病，延缓了一些人的生命，应该说是有效的。但是，与今天中西医结合的研究和治疗效果来比较，可看出还有很多不足。双方均突出了自己熟悉的一面而忽略了自己不熟悉或不知到的另一面。因此，病-证结合的诊断是中、西医的共性，是互相学习、补充、结合、完善的发展方向。

参考文献

1. 马捷，李峰，宋月晗. 病证结合理论的研究与思考. 河北中医，2013，35（1）：112-113.
2. 李振英，张性贤. 再论“证”与病理过程的相关关系. 辽宁中医杂志，2002，29（2）：73-76.
3. 范洪，侯英荣，郑晓丽. 163例细菌感染性呼吸系统疾病的中医证型演变规律研究. 中医研究，2006，19（2）：24-27.
4. 黄建华. 中医证候研究的两个深层次问题. 上海医药，2014，35（3）：19-21.
5. 王宁，常丽丽，张静，急性肝炎患者自主神经功能变化的研究. 中华临床医师杂志（电子版）2013，7（7）：2956-2858.
6. 张兴田，蔡中起. 肝肾综合征研究进展. 临床肝胆病杂志，2007，23（2）：147-148.
7. 蒋莉萍，李洋，于兰. 肺-肾环路与肺-肾综合

征. 新中医，2014，46（1）：3-6
8. 秦雯，陈楠，慢性肾脏病的全球流行状况. 国外医学（内科学分册），2006，33（2）：81-84.
9. 霍亚平，刘冬岩，张剑宇. 慢性肾炎中医证型的现代研究. 基础医学杂志，2003，9（6）：401～403.
10. 刘希秀，冉兵. 下丘脑室旁核对肾脏交感神经兴奋性的影响及机制. 医学综述，2008，14（19）：2899-2901.
11. 彭宝淦，侯树勋. 交感神经在腰椎间盘的分布和盘源性下腰痛的神经传导通路. 颈腰痛杂志，2001，22（3）：247-248.
12. 王质刚，马青，郭王. 从肾脏角度认识全身炎症反应综合征. 内科急危重症杂志，2000，6（1）：51-53.
13. 关静，李峰，宋月晗. "异病同治"的理论探讨. 中国中医基础医学杂志，2006，12（9）：650-651.
14. 张东伟，牛建昭，陈家旭，等. 异病同治理论在中医研究中应用的思考. 世界科学技术一中医药现代化，2003，5（6）：16-21.
15. 匡调元. 同病、异治与异病同治机理探讨. 中医药通报，2003，2（1）21-23.
16. 郭盛楠，姜丝竹，朱文浩. 近二十年异病同治常用方剂文献研究缕析. 首都医药. 2014，3月（下）23-24.
17. 郭盛楠，周莉，朱文浩. 近 20 年异病同治相关研究述评. 中国中医药信息杂志. 2014，21（6）：129-131.
18. 罗国钧. 博采众长重在实践. 山西中医，2000，16（4）：39-40.

第五篇　中西医治疗的特点

本篇提纲

第十四章　中药复方特点

中药与中医一样有几千年的历史。中药又称为天然药物，可分为动物性药、矿物、植物药等。早在汉朝的《神农本草经》记载有365种，明朝李时珍的《本草纲目》记载有1892种药。目前中药已有5000余种，常用的也只有500余种，其中以植物性药为主，约占81.8%，动物性药占11.8%，矿物性药占6.4%。中药是个复杂的复合体，根据研究证明它含有糖类、氨基酸、蛋白质、油质、蜡、酶、苷类、色素、生物碱、维生素、有机酸、鞣酸、无机盐、挥发油等成分。中药分为寒、凉、平、温、热等五性，又可概括为寒凉和温热两类。温热性药除有上述的共性外还有各药的特性。如含有生物活性物质，激素性物质，芳香挥发性物质可促使汗腺分泌。寒凉性药也有各自的特性，因含有生物碱较多，蒽醌类的有致泻作用，还有皂苷元等。对发热患者可解热降温，有抑制中枢、镇静、抑制病原体，降血压等作用。

中医的治疗原则主要是消除病因，如《素问・阴阳应象大论》提到，“治病必求其本”，“本”是指疾病的原因。“标”乃外在的表现。扶正祛邪是提高体内的抗病能力祛除外邪。西医的治疗中，其重点也在消灭病原，这点中西医是一致的。在治则中，中医有正治法，如“寒则热之，热则寒之”，“虚则补之，实则泻之”，此法是调节寒热平衡。反治法，如“塞因塞用，通因通用，寒因寒用，热因热用”，此因寒证、热证有真假之分，应正确辨证和调整使机体恢复到真正的平衡状态。因受外环境的影响，用药时可因时、因地、因人调整方剂，使机体在各种状态下，均能恢复到功能平衡状态。

第一节　寒凉、温热药的早期研究

中医的治则主要是遵循“寒则热之，热则寒之”，“虚则补之，实则泻之”的原则。从中西医结合的观点来说就是调节神经、内分泌、免疫等功能的平衡。功能提高时偏热，功能降低时偏寒，寒凉和温热药可以对应调节使其保持平衡，所以寒凉、温热药的作用机制的研究将是重点。寒凉和温热药的研究比较早，70年代时侧重在神经递质的研究，并有许多研究报道，近些年来的工作更为深入。

对中枢神经递质的调节

1. 早期的研究

早期临床寒证、热证患者的观察证明，热证时由于病因的作用下，使中枢功能提高，是神经、内分泌、免疫系统活动增强的时期。中枢功能提高，包括交感神经系统、垂体肾上腺皮质系统、内分泌系统等的整体提高，早期免疫功能也增强。

寒证时是中枢功能降低的状态，包括交感神经系统、垂体-肾上腺皮质系统、内分泌系统等的整体功能降低，而副交感神经系统以及 5-HT 系统功能增强。

中医的治疗是根据治疗原则，即“寒则热之，热则寒之”的原则，用寒凉和温热性药进行调节。在许多实验也证明其作用更多的是调节中枢的神经递质含量来改变整体的功能状态。

本课题小组在 80 年代，用寒凉和温热性药做了系列的研究工作。用温热性药，如附子、干姜汤或党参、黄芪汤；寒凉性药，用知母、石膏汤或黄连、黄芩、黄柏汤等灌喂正常大鼠，两组寒凉和温热药方有一致的结果，只是程度不同。两组药对中枢、周缘的神经递质，对神经-内分泌-免疫系统功能均有影响，各项结果总结见表 14-1，14-2。

表 14-1 寒药、热药对大鼠各系统功能的影响

项目	寒药	热药	项目	寒药	热药
中枢功能			TSH		
兴奋	↓	↑	血清	↓	↑
抑制	↑	↓	垂体	↑	↑
交感神经系统	↓	↑	孕酮	↓	↑
DβH	↓	↑	LH 血清	↓	↑
脑内	↓	↑	垂体	↑	↑
血	↓	↑	肾上腺皮质素		
肾上腺内	↓	↑	肾上腺内	↑	↑
尿 E	↓	↑	尿内	↓	↑
NE	↓	↑	耗氧量	↓	↑
DA	↓	↑	AENE%	↓	↑
Na^+-K^+-ATP 酶活性	↓	↑	NK 活性	↓	↓

注：DβH：多巴胺-β-羟化酶；E，肾上腺素；NE，去甲肾上腺素；DA，多巴胺；TSH，促甲状腺素；LH，促黄体素；AENE%：酸性非特异性脂酶阳性率

NK：自然杀伤细胞

表 14-2 寒凉和温热药对脑，内脏，尿内去皿肾上腺素（NE）、5-羟色胺（5-HT）含量的影响

项目	寒药		热药	
	NE	5-HT	NE	5-HT
脑	—	↑	↑	—
肺	↓	↑	↑	—
胃-十二指肠	—↓	↑	↑	—↓
大肠	↓	↑	↑	—↓
尿	↓	↑	↑	↓

摘自参考文献 1～11.

从以上的结果来看，寒凉药方可抑制交感神经功能，降低整体的去甲肾上腺素（NE）含量，提高整体的5-羟色胺（5-HT）含量。寒凉性药降低内分泌系统功能，包括促甲状腺激素（TSH），黄体生成素（LH），孕酮，肾上腺皮质激素等；使垂体甲状腺系统功能降低，血浆内四碘甲腺原氨酸（T_4）和三碘甲腺原氨酸（T_3）的含量降低，能量代谢降低，体温偏低；降低酶的活性，降低免疫功能等。因此在热证患者用寒凉药可使整体功能恢复到正常水平。寒证患者用温热药可提高中枢及整体的NE递质含量，降低内脏5-HT的含量。使上述激素含量提高，有兴奋内分泌腺的作用。代谢加快，使体温恢复，性激素的含量也恢复正常的动情周期。但对免疫功能，特别是NK细胞的活性均有抑制作用。

总之，从早期的临床观察和动物实验中可以看出，温热药有提高整体的神经-内分泌-免疫功能作用。寒凉药有降低整体的上述系统功能作用，两类药的调节可恢复整体功能保持平衡。

第二节　中药对神经内分泌免疫的调节

一、中枢神经递质的调节

中医证的研究发现，它不仅是周缘的神经内分泌的改变，重要的是对各种证中枢内神经递质也有相应的调节。

1. 虚寒和虚热证大鼠的脑神经递质变化

寒热研究组[12]用三黄汤（芩连柏）和附子、干姜、肉桂汤制成虚寒和虚热证模型，测量大鼠脑神经递质含量，并观察治疗后的变化，结果见表14-3，14-4。

表14-3　虚寒证与虚热证大鼠脑内多巴胺（DA）、5-HT含量变化（μg/g）

		对照	热证	寒证
NE	间脑区	0.420±0.024	0.529±0.028*	0.456±0.021
5-HT	间脑区	0.699±0.019	0.693±0.027	0.805±0.032*

注：与模型组比较，*，$P<0.05$

表14-4　虚寒、虚热证模型用药治疗后脑内递质含量的变化（μg/g，X=X±SE）

		对照组	虚热证（寒药治）	虚寒证（热药治）
NE	间脑区	0.588±0.034	0.624±0.039	0.625±0.024
5-HT	间脑区	1.003±0.081	1.223±0.047	0.857±0.061

说明虚热证时，间脑区NE递质含量升高，中枢偏兴奋。虚寒证时5-HT升高，偏抑制。虚热证用寒凉药治疗后使5-HT明显增多，提高抑制作用。虚寒证用

温热药治疗后略提高 NE 含量，而 5-HT 含量明显减少，使抑制作用减弱。虽然从统计学来看变化不大，但周缘的神经内分泌等均有明显影响。因此寒凉或温热药均可调节中枢的 NE，5-HT 递质含量，热药使 NE 提高，5-HT 降低；寒凉药使 5-HT 升高，调节中枢的兴奋和抑制的平衡状态。

2. 中药对各证中枢神经递质调节

（1）发热

正常大鼠给于酵母后引起发热，对照组只给盐水。白桦树皮具有消炎、镇咳作用，同时白桦提取物具有较强的解热、降温作用[13]。发热鼠用白桦提取液治疗，研究对中枢递质影响。结果见表 14-5。

表 14-5　大鼠发热治疗后下丘脑 NE、DA、5-HT 神经递质变化

组别	n	NE ng/mg	DA ng/mg	5-HT 含量 ng/mg
正常对照组	10	1.121±0.19	0.589±0.108	3.628±0.194
模型组	10	1.659±0.54	1.026±0.094	4.726±0.921
给药组	10	0.994±0.79**	0.791±0.151*	1.935±0.40**

注：与模型组比较，*，$P<0.05$，**，$P<0.01$

本实验结果表明，酵母致大鼠发热中枢的递质 NE，DA，5-HT 均增多。白桦提取物的解热作用，通过降低中枢发热介质而起到降温作用。

（2）肝气郁结

张惠云报道[14]，用捆绑法制作肝气郁证模型，用中药经前舒颗粒治疗，方组成：白芍、当归、柴胡、白术、牡丹皮、香附、陈皮、郁金、砂仁、人参、甘草等。测定模型大鼠下丘脑中去甲肾上腺素（NE）、肾上腺素（E）、多巴胺（DA）及 5-羟色胺（5-HT）神经递质含量（10^{-9} g/g，湿重）。结果：

NE　正常组：1245.13±68.36，
　　模型组：849.13±83.36 *，
　　治疗后：1390.01±228.58△△。
5-HT　正常组：1001.42±91.08，
　　模型组：2312.71±236.37 *，
　　治疗后：1943.80±184.46 * △△。

注：与正常组相比，*：$P<0.01$；与模型组相比，△△：$P<0.01$

大鼠处于肝气郁状态时，中枢的 5-HT 增多，NE 降低，抑制作用占优势。用中药治疗后，提高 NE 含量，降低 5-HT 含量，提高中枢的兴奋状态，缓解气郁症状。所以中药的作用重点在对中枢的调节，提高了中枢的兴奋性而改变了症状。

（3）慢性应激的变化

慢性应激模型大鼠脑内神经递质有很大变化。模型大鼠下丘脑 NE 含量升高，5-羟吲哚乙酸（5-HIAA）和 5-HT 降低，与对照组比有明显差别。给与加味四逆散（柴胡、枳实、甘草、白芍、石菖蒲）后，模型组下丘脑 NE 含量降低，而 5-HIAA 和 5-HT 升高。加味四逆散有调节中枢神经递质的作用。所以中药对证的治疗，其中调节中枢递质使恢复平衡是很重要的治疗作用之一[15]。

（4）老龄中枢变化

人类随着增龄，尿内 5-HT 排出量增多，NE 减少，脑内也是如此，因此在老年时中枢的抑制占优势。老龄动物实验研究也证明有同样变化。姚建平用老龄大鼠研究海马内神经递质变化[16]，老年大鼠对照组：海马组织5-HT含量明显升高，NE含量明显降低，血清皮质酮（CORT）含量也显著增高（$P<0.05$）；给老年大鼠偏热药右归丸（熟地、山萸肉、山药、枸杞子、菟丝子、鹿角胶、杜仲、当归、肉桂、附子）治疗后，大鼠海马组织5-HT含量明显下降（$P<0.05$），NE含量明显升高（$P<0.05$），血清CORT含量显著降低（$P<0.05$）。提示中药右归丸类温热性药可以提高老年人中枢的兴奋性，提高记忆，延缓衰老。

二、周缘神经内分泌的调节

寒热研究组于1979年[1]报道了有关临床寒证、热证患者的治疗过程中，神经-内分泌的变化。湿热证为急性胰腺炎，诊断为肝郁气滞，湿热中阻，治疗用大柴胡汤加减。寒证多为脾胃虚寒患者，用温热药治疗。连续三天留24小时尿，测量下列指标。结果见表14-6。

表14-6 寒证、热证患者入院后尿内CAs，17-OHCS，5-HIAA，5-HT等含量变化（μg/24h）

组别		A	NE	DA	17-OHCS	5-HIAA	5-HT
正常组		16.12 ±2.22	29.37 ±5.06	100.33 ±17.48	6.20 ±1.01	2.26 ±0.16	0.78 ±0.063
湿热组	治疗1日	46.06 ±4.75	32.85 ±4.41	175.53 ±21.44	7.85 ±1.55	1.80 ±0.38	0.74 ±0.13
	治疗2日	16.16 ±3.57	25.68 ±5.56	126.30 ±30.34	5.29 ±2.19	1.33 ±0.26	0.92 ±0.42
	治疗3日	9.47 ±1.68	22.12 ±4.43	101.85 ±32.46	0.73 ±0.93	1.00 ±0.25	0.82 ±0.16
寒证组	治疗1日	10.30 ±2.72	15.54 ±1.41	110.11 ±20.09	2.87 ±0.49	1.82 ±0.34	0.83 ±0.10
	治疗2日	22.72 ±4.67	21.58 ±5.15	153.35 ±67.36	5.11 ±1.38	2.79 ±0.54	1.18 ±0.14
	治疗3日	11.06 ±3.82	21.73 ±6.09	116.55 ±29.24	5.31 ±3.63	5.00 ±1.57	1.03 ±0.11

注：A，肾上腺素；NE，去甲肾上腺素；DA，多巴胺；17-OHCS，17-羟皮质类固醇；5-HIAA，5-羟吲哚乙酸；5-HT，5-羟色胺

上述患者结果只有三天记录，其变化可能不明显，但已看出变化的趋势。结果说明热证时，交感神经，肾上腺皮质系统兴奋，因而儿茶酚胺，17-0HCS排出量增多，而5-HT系统变化不大。当用寒凉性药治疗时，交感神经和肾上腺皮质的功能逐渐被抑制，而5-HT系统降解减少，渐渐增多。寒证时儿茶酚胺受抑制而5-HT略高。用温热药治疗后，交感神经和肾上腺皮质的功能逐渐提高，而5-HT虽开始略有提高但随后开始下降，时间长也会提高。因此根据中医治则，寒则热之、热则寒之的治疗，可以恢复整体的，神经-内分泌功能到平衡状态，并调动自身的调节平衡能力。

三、免疫功能调节

在热证初期，免疫功能可随之增强，但在热证极期和寒证状态下均使功能降低，特别是NK细胞的话性降低。由此可见，免疫功能对内环境变化很敏感，只有恢复功能的平衡时，才能发挥更大的作用。

中药对免疫功能有提高作用有大量报道：如1990年在美国旧金山世界艾滋病国际大会上，旧金山艾滋病防治中心的T. Sankary等提出用一种称为anginlyc的中草药提取液治疗一组艾滋病患者，治疗后核壳蛋白P24及$CD4^+$淋巴细胞恢复正常。这种提取液是一种免疫增强剂，主要有当归、人参、女贞子组成。药理学研究表明，众多的补气、补肾、活血化瘀及清热解毒中药都有不同程度、不同方面的免疫调节作用[17]。因此中药不仅是抑制免功能，在一定的状态下有提高或恢复免疫功能作用。

第三节　中药对神经可塑性的影响

有关神经可塑性理论在第三章已讨论过，对神经可塑性的研究大致可分几类，如神经发育可塑性、活动依赖性可塑性、损伤后可塑性以及移植后可塑性。目前在损伤性可塑性的研究较多。中药对神经可塑性有很大的促进作用。

临床研究最多的是脑外伤、脑出血、梗死等，或手术后的血液再灌注等。一般选用生长相关蛋白（GAP-43），突触素（SYN）表达的影响及溴脱氧尿嘧啶核苷（BrdU）等研究的指标，以判定药物治疗的效果及机制。其中生长相关蛋白（GAP-43），与神经发育、轴突再生、突触重建密切相关。SYN是一种位于突触前囊泡膜上的钙结合蛋白，参与神经突触结构的发育，调节突触的可塑性。BrdU是一种DNA前体胸腺嘧啶核苷类似物，通过竞争机制掺入细胞分裂S期细胞单链DNA核苷酸序列，它掺入的强度与干细胞增殖强度相关。关于这方面的研究也有许多报道。中药的作用有多种，在促进可塑性方面，有些与上述功能相关。

1. 三七

呙登俊等报道[18]用大鼠制成脑缺血模型，并用三七治疗。发现缺血后大鼠出现左前肢瘫痪，三七组恢复情况优于对照组；再灌注后GAP-43表达水平逐渐上升，三七组高于对照组（$P<0.05$）。缺血再灌注后map-2表达水平降低，再灌注后上升，三七组在相应时间点高于对照组（$P<0.05$），但低于假手术组。因此中药三七治疗后，使局灶性脑缺血周围区神经元有结构重塑，加速功能恢复的作用。

2. 参芎滴丸

马岱朝[19]观察脑缺血动物模型，大鼠给以参芎滴丸（黄芪、丹参、川芎等的提取物组成）治疗后，模型组细胞坏死最为明显，并可见核固缩、碎裂，而中药组细胞坏死较模型组轻。中药组脑内损伤区周围GAP-43及SYN显著增加；脑内损伤区对BrdU的摄取，中药组脑内损伤区周围BrdU标记反应比模型组显著增加。因此，参芎滴丸能够上调脑损伤修复过程中神经元突起生长相关蛋白的表达及内源性神经干细胞的增殖与分化，从而促进缺血损伤后的神经可塑性。

3. 益气活血药

库宇等[20]的研究证明，大鼠制成大脑动脉栓塞模型，用益气活血药（黄芪、当归、川芎、三七、蜈蚣），活血药组（川芎、当归、三七、蜈蚣）、益气药组（黄芪）观察其疗效。再灌注后分别检测缺血半暗带的，突触素，SYP，生长相关蛋白GAP-43的表达。结果：GAP-43的表达，SYP，在模型组偏低，三组药治疗后均有提高，而用益气活血药复方的效果最好。有利于脑缺血后神经细胞轴突的再生以及突触的重塑，促进脑神经功能恢复。

此外，抑郁症是应激后对海马神经元的损伤，中药也能促进其神经的可塑性，以加速恢复功能。

4. 归脾汤

邹艳萍等[21]用慢性应激抑郁模型大鼠。给以归脾汤治疗（组成：白术、茯神、黄芪、龙眼肉、酸枣仁、人参、木香、甘草、当归、远志），以观察疗效。用药治疗后，对海马CA3区神经元数量：模型组为58.4±33.1，中药组提高到110.3±46.4，所以中药能保护海马神经元。组织学观察：对照组：大鼠海马CA3区神经元完整、边缘清晰、细胞排列整齐、紧密、密度较大、细胞层较多。模型组：大鼠海马CA3区神经元边缘不清，细胞层次减少，细胞间隙增大，排列疏松，甚至有大量细胞缺失。中药组大鼠海马CA3区神经元形态与对照组相似。

学习记忆行为：模型组逃避潜伏时间和所游过的距离与对照组相比显著延长，反映出大鼠的学习记忆能力显著下降。中药组大鼠的各项指标明显缩短与对照组接近，说明学习记忆能力有所恢复。

从以上四例可见，中药的补气，温阳，活血化瘀药均可不同程度的提高神经可塑性以促进恢复功能。当然其机制很复杂，除了提高神经可塑性外，还有整体的作用，局部活血和其他等综合作用的结果，这些还需进一步研究。

第四节　中药对基因的调节

中药可通过对基因表达的调节，来影响系统、器官、细胞的功能，并对整体进行调节。

一、神经系统

张丽萍等应用分子原位杂交技术观察草果知母汤对PTZ点燃癫痫大鼠脑内c-fos、c-jun的基因表达的影响，结果草果知母汤明显阻断c-fos、c-jun的表达，提示该药抗痫作用机制可能与其降低细胞内c-fos、c-jun的基因表达水平有关。

刘忞等探讨人参皂苷（Rg1）对神经系统的作用机制时，发现老年鼠c-fos基因和蛋白的表达明显降低，但给Rg1后出现明显增强效应，说明Rg1也可通过促进c-fos基因和蛋白的表达而起到促进智力和抗衰老的作用[22]。

二、内分泌

1. 肾上腺皮质素释放素（CRH）

钟历勇等的研究表明，肾阳虚大鼠下丘脑CRH mRNA显著抑制，补肾中药能够提高下丘脑CRH mRNA的表达量，使抑制的CRH mRNA水平在一定程度上得到恢复。

2. 促性腺素释放素（GnRH）

肾阳虚证大鼠的下丘脑室旁核CRH的mRNA表达受抑制，用补肾、健脾、活血三类复方，观察对大鼠下丘脑-垂体-肾上腺-胸腺（HPAT）轴及CRH mRNA表达的影响。发现唯有补肾药能提高下丘脑CRH mRNA表达量与提高HPAT轴对基因表达与调控功能，而其他两个方的作用不明显。也进一步说明了补肾中药的延缓衰老的机制。

三、免疫

中药对免疫调节主要通过影响重要细胞因子（IL-1，IL-2，IL-3，IL-6；TNF等）的基因表达调控机体的免疫反应。在中药药理研究中对人参、黄芪、青蒿、淫羊藿、银耳、灵芝等单味中药及复方四物汤、龟芪散、固真方等做过免疫调控方面的研究。有研究者发现，人参三醇皂苷（PTS）通过促进植物血凝素（PHA）活化淋巴细胞的蛋白质合成，而促进5种细胞因子（IL-1，IL-2，IL-3；BCGF，IFN-r）生成，从而推测PTS促进了各种细胞因子mRNA的表达。此后，他证明PTS可促进人淋巴细胞IL-1，IL-3，IL-6的基因表达，最终促进IL-1，IL-3，IL-6的分泌，因此显示出PTS对基因有调控效应。另外的研究表明淫羊藿苷（ICA）可促进淋巴细胞IL-3mRNA，IL-6mRNA的表达，其促进作用具有一定的剂量依赖性。四物汤可显著提高IL-6mRNA的表达水平，则使IL-6的分泌量增加，推测这是四物汤增强机体免疫的机制之一[23]。

四、凋亡

细胞凋亡作为细胞的一种基本生命现象，具有极其重要的生物学意义，因此，细胞凋亡同样是中医药研究的重要课题。已发现许多基因与细胞凋亡有关，这些基因按其作用机制可分为凋亡诱导基因和凋亡抑制基因两大类，凋亡诱导基因包括p53，c-myc，c-fos、c-jun，APO-1/fas，ced-3/ICE家族等，凋亡抑制基因有bcl-xl，reaper，hid等。中药对细胞凋亡影响的研究发现，某些中药可明显下调凋亡诱导基因的表达、上调凋亡抑制基因表达，起到调节凋亡进程的作用，从而保护神经细胞免受损伤。有人采用RT-PCR结合免疫组化方法研究丹参对鼠脑缺血再灌注后IL-1β转化酶（ICE）表达时发现，丹参可明显抑制皮质及海马内的ICE表达，表明丹参可能通过调节ICE，抑制神经元的凋亡，进而发挥治疗脑缺血的作用。

以上说明，中药通过对中枢神经递质的调节，对神经可塑性的调节，以及对基因功能的调节，可调节中枢功能状态，因而改变其反应性是有物质基础。

第五节　寒热药的其他功能及检测方法

寒热性药对热证和寒证的调节前面已经讲很多，近些年来采用新的方法，如基因表达变化，代谢组学的检测，对寒热药进行深入的研究，也有很多报道，此处介绍几个方面的工作。

一、寒热药对产热功能影响

赵海平报道昆明种小鼠对温度变化相对敏感，可耐受的温度范围为15～40℃。将小鼠分别给大黄或附子后证明，大黄能显著提高小鼠在高温区的总停留时间比例，因为体内产生的热量少，体温低。其机制之一是因降低小鼠肝组织Ca^{2+}-ATP酶活性，所以降低产生的热量；附子能显著提高小鼠在低温区的总停留时间比例，因为体内产生的热量高，体温高，对低温适应强，因为药物增强了小鼠肝组织Na^{+}，K^{+}-ATP酶、Mg^{2+}-ATP酶及Ca^{2+}-ATP酶活性，产热多的结果。因此说明附子有提高产热的功能[24-25]。

二、温热药抑制解偶联蛋白（UCP）表达促进代谢

解偶联蛋白（UCP）是一种质子转运蛋白，通过催化质子的跨线粒体内膜运输，降低线粒体内膜两侧的质子梯度，从而降低ATP生成，使产热增加。UCP-3在骨骼肌中表达水平最高。热性中药制附子、干姜、花椒和吴茱萸水提取物能明显降低大鼠UCP-3mRNA的表达，通过抑制UCP-3的表达，减少质子漏的产生，从而促进机体产生更多的ATP来促进代谢，满足能量的需要[26]。

三、肝的基因表达

用热性中药附子治疗虚寒证模型大鼠后，检测大鼠肝脏的基因表达谱。研究发现，附子主要通过调控刺激应答相关基因及氧化还原酶活性相关基因的表达，提高虚寒证模型大鼠对刺激的应答能力，并且促进脂肪酸、胆固醇及多种内源性、外源性物质的代谢[27]。

四、代谢组法测定

近代医药学研究证明，吴茱萸有镇痛、降血压、抗血栓、安神、抗菌等作用。张启云等[28]采用液相色谱和质谱联用技术，对灌服吴茱萸水提液的大鼠尿液内源性代谢产物进行全扫描，研究其代谢产物的变化。尿液经分析发现，给药后大鼠尿液中白细胞三烯、棕榈酰乙醇胺，二十二碳六烯酸、8（R）-氢过氧亚油酸和花生酸等代谢物含量发生明显变化。

已有研究证明，白细胞三烯具有抗炎活性，在尿液中的含量升高，表明吴茱萸具有抗炎作用；花生酸可预防心血管疾病的发生，尿液含量升高，表明吴茱萸具有降血压、抗血栓的作用；从能量代谢的角度分析，生物标记物2,32-二磷酸甘油酸/1,32-二磷酸甘油酸在尿液中的含量升高，表明吴茱萸具有加速机体能量代谢的作用。徐国良等[29]利用代谢组学分析方法研究黄连给药大鼠尿液的代谢物变化，大鼠灌胃黄连水提液，连续30日，结果：给药22日，黄连组与对照组大鼠尿样中发现了169

个生物标记物，其中可能的化合物为草酰乙酸、苹果酸、2-酮戊二酸、去甲肾上腺素、花生四烯酸、5-羟吲哚乙酸等物质，这与黄连抗炎、阻止儿茶酚胺的生物合成、抑制中枢神经、降低能量代谢的药理作用很一致。所以用代组学可以评价药物的药理作用。

五、寒热药对寒热体质调整作用

对寒、热体质大鼠体温及行为的差异也有很多研究。寒热体大鼠分别服用中药金匮肾气丸或知柏地黄丸 3 个月后发现它们的体温及行为的差异消失。给予热性体质大鼠黄连，而对寒性体质大鼠给附子灌胃，观察黄连对热性体质大鼠，附子对寒性体质大鼠足温的影响，发现中药附子能提高寒性体质大鼠体温，而黄连能调整热体质大鼠体温，说明动物的体质差异也可用中药调节[30]。

总体看来，中药对机体有多方面的调节作用，对神经递质的调节，改变神经可塑性，可改变中枢功能状态，可调节各层次的基因表达，调节代谢等多方面功能作用，通过这些对机体有整体调节作用是毫无疑虑的。

第六节　中药的双向调节作用与方证对应问题

中药是个复方成分，它有寒凉和温热之分，根据中医治则，应该是寒则热之，热则寒之。这样对应治疗效果会更好。

一、中药组方特点

中药的组合也不是随意拈来，为了防止药效过激，用正反组合方法：如阴阳合用，寒热并用、表里双解、功补兼施、润燥双解、活血治血双调等方法，以期达到发而不过散，收而不过敛，升而不过亢，降而不过沉，温而不过热，补而不过滞等疗效，其目的是保持平衡。如《内经》指出补阳当于阴中求阳，使阳得阴助而生化无穷。典型的如六味地黄汤，其中有三阴三阳，虽然滋阴，但不会过头。附桂地黄丸是补肾阳的，也有地黄，是避免过热，所以中药方重点是调节机体使恢复平衡。除了组成的复方外，单味药也是个小复方，其成分也多种多样。如人参对中枢神经有双向调节作用，人参含有中枢抑制与兴奋的两类成分。三七有凝血和抗凝的双向系统的调节功能，也就是既有活血散瘀而又有止血作用。经研究证明三七氨酸能提高肝中多种凝血因子的生成与活化从而有效地止血；而三七的人参三醇可使血小板内 cAMP 含量增加，减少血栓素 A_2（TXA_2）的生成，因而抗血栓形成。

整体的功能状态也可影响药物作用：机体受到刺激后其反应与机体的功能状态有关也与刺激的性质有关。药物的研究中发现，在功能降低的状态下，低浓度药有兴奋作用，随浓度增多而加强，高浓度的反而有抑制作用。针灸的治疗中低强度的捻转有补的作用而高强度的刺激有抑制作用。所以用药量要适度，要参考当时的功能状态才能获得预期的疗效。

二、方证对应

根据中医的治则，除了少数病用反治法外，一般多用正治法，即“寒则热之，热则寒之”“虚则补之，实则泻之”的原则。临床的观察也证明了这点。

1. 胃热证和胃寒证模型用药的方证效应

如陈艳芬报道，用制备的胃热证和胃寒证模型，选左金丸（偏寒）[黄连：吴茱萸（6∶1）]；反左金丸（偏热）[黄连∶吴茱萸（1∶6）] 治疗，观察治疗后胃黏膜的病理变化：大鼠处死后切腹取胃，测量黏膜损伤长度（mm）。结果：在胃热证模型上，反左金（偏热）治疗作用较差，未能防止胃黏膜损伤；模型组损伤指数为138.72±34.48有明显的病理变化。左金丸（偏寒），与热证对应，治疗后损伤指数为13.69±9.71，损伤抑制率达94.4%；组织检查：左金丸治疗后黏膜基本保护完好，部分上皮细胞轻度变性，黏液分泌少，固有层轻度充血。反左金丸（偏热）治疗后，黏膜损伤指数为114.69±21.36，损伤抑制率只有17.3%，黏膜损伤很明显，上皮细胞明显变性，部分溶解性坏死或凝固性坏死，所以胃热证用寒凉性药治疗效果比较好，这就是热则寒之的效果。

在胃寒证模型上，模型组损伤指数128.89±38.40，模型组黏膜损伤较重，黏膜固有层中度或重度充血，上皮中度变性、溶解性坏死等。左金丸（偏寒）治疗损伤指数为81.28±27.05，损伤抑制率为36.9%，上皮细胞变性、溶解，可见灶性凝固性坏死，黏膜固有层有充血，黏液分泌少。反左金丸（偏热）损伤指数26.44±11.76，损伤抑制率为79.5%。黏膜保护较好，仅部分患者可见胃黏膜及腺上皮细胞变性、溶解。所以偏胃寒的用偏热药治疗效果很好，这就是寒则热之的效果[31]。

从损伤指数比较和病理检测的结果都表明，左金丸药性偏寒，能显著防治胃热型的病理损伤。而反左金药性偏热，只能防治胃寒型的病理损伤。这种方证对应的实验研究，验证了“寒者热之，热者寒之”和“有是证用是方”的中医理论，同时也为中医治疗的辨证施治宗旨提供了科学实验依据。

2. 高血压治疗的方证效应

毕云[32]等选择2级高血压患者，辨证为阴虚阳亢证患者92例，其主症：眩晕、头痛、腰酸、膝软、五心烦热；次症：心悸、失眠、耳鸣、健忘、舌红少苔、脉弦细数。随机分为方证对应组（Ⅰ组）、方证不对应组（Ⅱ组）及安慰剂组（Ⅲ组）。中药方为平压1号合剂（偏寒）：为天麻钩藤饮，处方：天麻、钩藤、生石决明、栀子等。平压2号合剂：为半夏白术天麻汤（偏热），处方：制半夏、天麻、茯苓、橘红、白术等。平压3号合剂：为安慰剂。处方：大麦、苦味剂适量。治疗4周后观察患者的心电图、眼底检查、心脏彩超、血尿常规、24小时尿蛋白、肾功能、血脂、血糖等，比较治疗前后的变化情况。血压的治疗效果：方证对应组，收缩压自159.25±14.78mmHg降到121.47±11.24mmHg，舒张压自93.45±10.32mmHg，降到70.13±9.21mmHg；方证不对应组：收缩压自160.12±12.32mmHg降到149.29±8.82mmHg，舒张压自96.48±13.24mmHg降到89.26±14.43mmHg；安慰剂组：收缩压自159.25±11.36mmHg降到152.7±10.21mmHg，舒张压自92.45±10.21mmHg降到91.28±12.21mmHg。方证对应组（32例）：总有效率96.88%，方证不对应组（30例）：56.67%，安慰剂组（30例）：6.67%。因此方证对应组的疗效最好。3组治疗前后血常规、肝肾功能指标等无统计学意义。因此，中医传统治疗高血压病阴虚阳亢证的代表方剂是有效的，也就是方证对应效果更好。

以上说明，中药对整体功能调节的重要性，它调节神经、内分泌、免疫功能，使其恢复平衡，并保持在平衡的状态，同时调节神经、内分泌、免疫功能的基因表达，来促进或抑制各系统的功能。但用药应遵循中医的治则，即寒则热之，热则寒之的原则其效果更好。

当然也有人说，有些药不考虑证的状态，用药后也没有不良反应。这点可能与多种因素有关。例如，患者处于平和状态，药性偏离影响不是很显著，患者不太重视，而没有直接反映。再者，药物本身也有微寒、微热之分，副作用也易被患者忽略，或有其他因素影响而副作用的表现不太明显等。但是其影响不等于不存在，在疾病状态，或特殊的影响下，或者用药过久就可能表现出严重的副作用。有人归因于药不好，但是人体的功能状态受多种因素影响，时时在转变，因此用药与当时的功能状态是否相宜是应该考虑的问题。

三、西药与药性的关系

西药也有因药性的差异影响治疗效果的，临床研究观察到的，有以下的报道：

1. 大蒜素

对不同心绞痛疗效有差异。对痰浊偏寒、寒凝、气虚、阳虚的心绞痛者属于偏寒组，大蒜素治疗 10 日有效率为 100%。诊断为痰浊偏热、瘀血化热、阴虚者列入偏热组，其有效率为 45%，提示大蒜素性偏温，有温阳活血作用。再有，利血平对肝阳上亢、肝阳夹湿、肝肾阴虚、阴虚阳亢等热性证候的症状有效率分别为 90.06%，91.23%，83.64%，83.33%，对脾肾阳虚、脾胃虚寒、风痰阻络等寒性证候的症状有效率分别是 22.22%，0%，0%。提示利血平偏寒性，对热证患者效果较好。头孢拉定：临床应用发现对热证感染性疾病有效率为 98.7%，对寒证感染性疾病有效率仅 23.8%。因此它属于寒性药，对寒证感染患者使用头孢拉定容易增加二重感染。阿托品：属热性药，对急性胰腺炎等疗效极差，对于寒凝腹痛疗效很好[33]。

2. 青霉素

邹世昌报道[34]青霉素治疗咽喉痛、咳嗽、痰黄稠，治疗后症状消除，痰色转白，而又不出现大便硬结副作用，因此，青霉素便属于寒凉性药物；用四环素、土霉素后很容易出现大便硬结难解，特别是土霉素，因此这类的药性即属于温热性药物；红霉素用后易出现口苦、恶心、纳呆，这种副作用表现属于中医的湿热性质。西咪替丁、雷尼替丁等药用久易出现肾阳虚的表现，因此属于寒凉性药物。陈康黔报道[35]，钙通道阻滞药硝苯地平是“热性”的药物，而尼群地平、尼莫地平作用比较缓和些，可以认为是“温性”药，β-受体阻滞药倍他洛克，即酒石酸美托洛尔用药后，可发生脉缓肢冷、疲倦头晕等反应，其药性属于“凉性”。普萘洛尔（心得安）对 β_1 和 β_2 受体均可阻滞，可归为“寒性”。

因此，西药的选用，也可根据辨证来用药，以便减少副作用。在中西药结合治疗疾病时，注意两类药的药性在合用时是否需要相互协同或相互抵消，以便更切合病情，提高疗效。

3. 抗抑郁药的寒热性

抗抑郁药的西药也和中药一样，具有“寒热温凉”等的药性差别。从下面几种药的临床表现来探讨。

研究已证明，寒证时中枢、内脏、尿内 5-HT 含量增多，儿茶酚胺（CAs）降低或变化不大；热证时则相反。呈现寒象的阳虚者，尿中儿茶酚胺的排出量降低，阴虚者增高。因此可以认为；主要对去甲肾上腺素（NE）、多巴胺（DA）起对抗作用的抗抑郁药为“寒性药”；主要对 5-羟色胺（5-HT）起对抗作用的抗抑郁药为“热性药”。

另外根据患者的表现也可推测药物的偏热或偏寒性，如患者服药后出现口干、口苦、乏味、便秘、嗜睡、眩晕、心悸不安、多汗、视觉模糊等，考虑药物偏热。而患者出现恶心、厌食、头晕乏力等症，其药性可能偏“寒性”。临床常用的抗抑郁药可借此分辨其寒热性。

多虑平作用于人体后，表现为“热性”药物。阿米替林、丙咪嗪、麦普替林作用于人体后有类似的副反应，也可属于“热性”的药物。氯丙咪嗪服后虽然也表现出汗、口干、眩晕、视物模糊、排尿障碍等热象，但比阿米替林与多虑平要轻得多，故可认为是“凉性药”。因此根据现有的药物，可概括为两类：偏热性的有丙咪嗪，阿米替林，去甲丙咪嗪，去甲替林，普罗替林，去甲氯丙咪嗪，多虑平，麦普替林，氯苯甲异喹，丁氨苯丙酮；而偏寒凉性有吉密利定，氟苯氧丙胺，氟西汀，帕罗西汀，三唑酮，氯丙咪嗪等。这种寒热性的区分可供临床参考。

抗抑郁新药层出不穷，选择适合患者的药物很重要。除了以症状为参考标准外，还可参考患者尿中 MHPG（3-甲氧 4-羟苯乙二醇）含量，作为指标，也许还有其他的指标，有待进一步研究。应该参考患者当时的功能状态，选择偏寒或偏热药，能获得更好的疗效。

因此西药也不是中性，那些慢性病长期服用的药，本身可能有寒热药性的差别，人体的功能也不是长期不变的。因此长期服用的药也应随功能状态的变化而随之调证。

以上可见，无论中药，西药均有药性差别，机体对它的反应不同，因此中医的寒则热之，热则寒之的治则，西医也应该考虑。西医药物的副作用有药物本身引起的反应，可能也有因药性与中医证的矛盾而引起的症状反应。

第七节　中药复方的物质基础

一些学者曾经认为：中药复方含有多味中药，因而复方的作用应该是每味中药所含成分的综合效应，复方的效应物质基础就是复方所含的全成分。随着“血清药理学”的发展，对复方有效成分的认识也有新的发现，即服用复方后经吸收进入血液，这些经吸收入血的成分是否都是复方的物质基础呢？一些学者认为，服用复方后，有效成分经消化道、肠道菌群等的作用后，发生化学变化，有的直接排泄，有的被选择性的吸收，再经肝酶作用，进入血液的成分，都直接或间接的发挥功效，它们是复方的有效成分。另有学者认为，某些吸收入血检测到的成分，经过富集和提纯后需要加大到原来在血清中的浓度许多倍时，才具有与该复方相关的药理作用，这样的化学成分不应视为复方的有效成分，所以在血中检测到的化学成分不一定都是复方的有效成分。

中药复方在血中可检测到的成分一般含量均很低微，多为纳克级含量甚至更低。另外，中药复方的药效多很温和，一些复方需要较长时间才能表现其药理作用。同时复方各成分之间相互协同、拮抗，或间接作用于机体发挥作用，在验证其效应时可能会受到所选择的药理指标及实验方法等的限制，不能真正反映出它的作用。所以，中药复方的效应物质基础是服用复方后在体内（血、尿、胆汁、肠道内容物等）检测到的、对某一病证治疗有效的成分。它来源于复方本身所含成分以及药物与机体作用所产生的新成分，即不是复方全成分的机械综合，体内检测到的某个成分也不能完全代表复方效应的物质基础。有关这方面已有许多研究报道：

一、复方药和单味药提取物

1990年蒋莹等[37-38]在研究六味地黄汤时证明，三补药（山药、山茱萸、熟地）和三泻方（茯苓、泽泻、丹皮）的水提液和乙醇提取液进行扫描图谱分析，结果表明，全方的化学成分不等于单味药的化学成分之和。在薄层扫描图谱中全方内出现了单味药中没有的，而波长又不同的新峰，表明可能有新的成分产生，提示经煎煮后化学成分起了变化而产生了新物质。因此在煎煮过程中，或某种情况下，产生新的物质起治疗作用，这也是探讨新药的来源的重要方面。

因此复方中药内有本身的成分起作用，也可能因煎煮而产生新的成分起作用。药物进入身体后，有直接作用于器官系统影响功能，也可在中枢产生新的物质通过中枢调节整体功能。

二、中枢兴奋物质和抑制物质的研究

寒热研究组[39]用附子、干姜灌胃正常大鼠，对用热药大鼠脑进行提取，

对提取物研究证明，它有促进TSH，LH，ACTH的分泌，并有兴奋交感神经系统功能作用。在用三黄汤（黄连、黄柏、黄芩）灌喂正常大鼠后，将脑进行提取，也证明寒药大鼠脑内有抑制性物质存在，能抑制交感神经和TSH，LH，ACTH等功能。中药对整体的调节，通过对神经-内分泌-免疫的调节外，还在中枢形成兴奋或抑制性物质影响整体功能，参与寒、热证的形成并起到治疗的作用。

对于提取物质，无论是中枢的或是血液内的研究，其意义很重要，可借此了解一组方剂进入体内的真正参与的有效成分，并可阐明复方治病的机理。

三、血液内新物质

将银翘散灌喂大鼠后，检查血清内药物化学成分。发现进入血中的15个成分，其中有3个为新产生的代谢产物，其中一个成分是来自金银花中的绿原酸，12个成分为银翘散所含成分的原型。另外的研究也发现，将六味地黄丸进行血清药物化学研究，从血中发现了11个入血成分，其中4个为新产生的代谢产物，其中有一成分为地黄中所含成分的原型，其他两种药材可能是代谢产生的，7个成分为六味地黄丸所含成分的原型。中药成分可能在肠道菌群或体内酶的作用下或其他因素影响下发生代谢改变或合成新物质，因此复方进入体内的成分和作用就更为复杂[41]。

四、药物的吸收与功能状态的关系

用大鼠研究，分为对照组，给予蒸馏水；热证模型对照（用2,4-二硝基苯酚造模）给生理盐水。生理状态给药组：用生药栀子水提物混悬液灌胃；热证模型组给栀子水提物混悬液。各组大鼠肝门静脉取血，用高效液相层析（HPLC）分析。根据吸收峰的积分峰面积，对药物吸收量进行比较。结果显示大鼠在热证状态下吸收分的面积比生理状态下对栀子苷的吸收面积明显增大并有显著差异（$P<0.05$）；同时在热证状态下还有两个A、B特异性吸收

峰，表明药物在热证状态下的血清中发生了一定的代谢转化。由于栀子苷具有广泛的抗炎作用，故在热证状态下的大鼠，对栀子苷有显著的增量吸收是必然的。热证状态下血清中产生新的移行成分A、B峰，推测它们可能是栀子水提物在机体热证状态下产生的药源性代谢产物，而这些产物也很有可能在热证状态下，影响机体的生理功能，但其具体机制还有待进一步的研究[42]。

五、药物成分与微量元素

中药的研究在有效成分的分离提取中有多种成分，如生物碱、苷类、皂类、酮类等，早期对糖类、氨基酸、无机成分（微量元素）等的作用比较忽略。微量元素参与生物体内各种酶、激素、维生素、核酸等的合成和代谢，例如，锌、锰参与蛋白质的DNA，RNA的合成，镁参与ATP酶的激动剂，铬是胰岛素参与糖代谢和脂肪代谢过程中的必需元素。但是它与中药的有机成分的关系也是非常密切。有人通过实验发现对黄芩苷是有抗炎作用，而黄芩苷与锌结合的抗炎、抗变态反应作用均强于黄芩苷；芦丁对癌细胞无杀伤作用，CuSO4液对癌细胞仅有轻微杀伤作用，但芦丁铜（Ⅱ）配合物对癌的杀伤作用却非常强。说明药内的有机成分与微量元素结合可提高活性，增加疗效。所以中药或复方水溶性成分的疗效显著，因为微量元素多与有机成分以结合形式进入体内，自然疗效更好。配合物形成后，其理化性质与单体成分有明显区别，例如溶解度、熔点、亲脂性、立体构型等都发生改变，其药理活性增加，毒副作用降低。所以中药制剂的整体药理作用大于部分作用的总和[43]。

第八节　中药复方的作用特点

中药复方具有多点（靶点）、多系统、多层次的整体调节作用。

一、早期的研究

作者[44]曾在《温热药的治疗机理探讨》一文中曾提到复方的作用是多层次、多系统、多点（多方面）的整体调整作用。在党参、黄芪方的研究中证明是多层次的参加完成的。

多层次作用：参芪可提高交感神经中枢兴奋，中枢内NE递质合成和释放增多，对5-HT的合成和释放有抑制作用。使内脏的交感神经也兴奋，有加快心率、使心排血量增多，回心血量增多，内脏血管收缩，增加外周阻力，结果使血压升高促进循环。所以，这些涉及中枢神经、传出神经以及内分泌的靶腺，器官功能，酶活性，细胞的功能改变等。因此，复方通过不同的层次调节了循环系统功能。

多系统：另外的实验也证明，同样是参芪两味药，能促进LH释放，缩短动情周期；对脾胃虚寒患者有解痉止泻作用，调整脾胃功能；又能提高机体免疫功能，清除体内的病原体；又提高循环系统功能。说明两味的复方不仅治疗了血液循环疾病，同时也改善了生殖、消化、内分泌系统的功能。因此中药复方能同时调节多系统的功能，也就调节了整体的功能。

多点：对于一个致病因素可以从多方

面影响最终达到同一个杀毒的目的。例如黄连、黄柏、大黄、甘草的组方对金黄色葡萄球菌代谢的影响其作用的部位不同，黄柏抑制细菌DNA的合成，大黄抑制乳酸脱氢酶的活性，黄连抑制其呼吸和核酸的合成。一个成分的作用肯定不足，同时而多点的作用，会增强效力，最终达到消灭细菌的目的。

发热患者机体有许多系统发生紊乱。而知母、石膏或三黄汤等的作用可影响神经系统、内分泌系统而降温。同时也降低交感神经对消化系统的抑制作用而促进消化，并对生殖系统有月经周期提前的患者有调节作用，使其恢复正常。而每个系统不可能作用于一点，在不同系统不同器官不同部位多点的影响才能完成治疗作用。

二、复方的分析及研究

在桂枝汤的研究中证明它对体温有双向调节作用，在分离过程中，根据其作用的不同可分为A，B，C，D，E几个部分，各部分的作用不完全相同。有调节体温的，有对肠运动有双向调节的，有的能降压，有的分别影响细胞调节网络中的NE、DA、5-HT、AVP、NT、VIP等神经递质、神经肽，前列腺素等。所以是多因子、多种环节起着体温降低或升高的调节作用，当然机制尚不清楚。在桂枝中提取的桂皮酸和桂皮醛的结构相似，只是在侧链末端一个是羟基，一个是氢基，而有羟基者有升温作用，有氢基者有解热作用。而在药物发生作用时还有靶的受体、酶和细胞信号转导元件等。其中微小的结构都不同，起作用就可能一个是抑制而另一个是兴奋。

许多疾病的发生、发展往往涉及多病因、多基因、多发病机制，也涉及多个组织或细胞。较多系统功能均在改变，只靠单一靶点药可能缓解靶点的症状，要平衡整体的失调状态似乎是不可能的。而认为药物作用的靶点越少越专，特异性越高，不良反应越少。实际上临床用量越多，副作用越大，引起的其他症状也更多。而多靶点治疗可同时作用于疾病网络中的多个靶点，对各靶点的作用量可不必很多，但产生协同效应很大，使总效应大于各单个效应之和，多个成分放在一起，由于理化性质发生变化或者相互拮抗，往往不良反应也比较少[45-46]。

在如此多的成分中如何决定最后的作用与其总体的功能趋势有关，在多种药物成分中有的偏于兴奋占优势则其兴奋作用为主。如果总的趋势以抑制占优势则以抑制作用为主。尽管如此，其治疗效果仍决定于机体当时的功能状态，如果符合寒则热之，热则寒之的原则，自然获得应有的疗效。因此复方成分综合的趋势与当时的功能状态决定治疗的综合效果。

第九节 综合治疗

复方的作用除了成分多，作用点多，多点的综合效用好之外，也与总体的互相配合作用有关。例如活血化瘀药可溶解局部的蛋白类物质成小分子，但需要运走才能使局部炎症范围缩小。有炎症须有消炎药物，清除病原体，才能控制炎症不使扩大。这些药物不能接近炎症部位自然效果差些。下列的病例报道就可说明药物的配伍的重要性。

1. 脑血栓的治疗

韩东[47]用血栓形成大鼠动物模型，观察补阳还五汤总方、补气药及活血药对模型大鼠梗死面积、血管损伤半暗带面积及程度（VIP）、局部脑组织血流、血浆 t-PA（组织纤溶酶原激活剂）、PAI（纤溶酶原激活剂抑制物）活性及血浆 ET（内皮素）含量的影响。计算梗死灶（红染区）及 VIP（蓝染区）的范围（占右半脑的相对面积）。计算光照前后梗死周边大脑中动脉上游供血区（测量区）脑组织血流量下降率。结果如下：

梗死范围（%）	模型组：11.6±0.7	总方组：9.1±1.1＊＊＊
脑组织血流下降率（%）	模型组：0.721±0.040	总方组：0.584±0.132＊
血浆 t-PA 活性（IU/ml）	模型组：0.20±0.06	总方组：0.42±0.04＊＊＊
血浆 ET 含量（pg/ml）	模型组：152.5±18.4	总方组：126.6±16.6＊

注：与模型组比较，＊，$P<0.05$；＊＊，$P<0.01$；＊＊＊，$P<0.001$

从上结果看出，单纯用活血化瘀药和补气药也有上述效果，例如补气药及活血药均可缩小梗死面积，减轻血管损伤程度，改善梗死区上游供血区脑组织血流，抑制血浆 PAI 活性。活血药可显著降低血浆 ET 含量，补气药可显著地提高血浆 t-PA 活性，缩小血管损伤半暗区的范围，但均不如总方的效果。

所以，从总的趋势来看，补阳还五汤总方的作用效果最好且较全面。

2. 肿瘤的治疗

蔡宇[48]治疗肿瘤的报道：用瘤株 S180 肉瘤制备成细胞液，注入昆明种小鼠形成肿瘤，用消瘤饮治疗。消瘤饮组成：由黄芪、枸杞、白花蛇舌草、三七、拳参等组成，具有补气解毒抗癌作用。各拆方的组成：拆方组 1（补气为主）：黄芪等；拆方组 2（解毒为主）：白花蛇舌草等；拆方组 3（补气解毒活血为主）：黄芪、白花蛇舌草、三七等。消瘤饮及其拆方对 S180 小鼠的抑瘤作用，结果如下：

瘤重（g） 模型组：2.87±0.51，消瘤饮组：2.25±0.362

抑瘤率（%） 模型组：0，消瘤饮组：21.6

其他组各项也均有效，均介于两者之间，所以单纯的解毒、补气也有效，但是综合复方肿瘤消除的程度更大，抑制率更明显，抗癌的综合治疗效果最好[41]。

在治疗上用复方药，能调节阴阳、寒热、气血平衡，而这些平衡失调构成整体的功能背景。平衡失调影响炎症和癌瘤的治疗，沉积物质的存在影响血液运行，影响气机通畅，影响水液的宣发肃降排出，影响经络的流通，不利炎症的吸收和肿瘤的治疗。因此，活血化瘀和祛湿化浊的药是清除淤滞的共同的药物，再加消炎，补气药效果最好，这就是复方治疗的优点。

第十节　单体药物治疗

中药复方对许多病治疗效果很有效。 但是中药每味药有些什么成分，各成分起什么作用，哪些成分是最有效的，这是几千年也没有弄清楚的问题。开展中西医结合研究以来，对中药成分进行分离，提取，研究这是必然的，因为人们都想知道，到底是什么成分起主要作用。近些年来有许多研究报道。

一、单体及单体复合物的研究

目前从中药发现的创制药物有很多，如青蒿素、靛玉红、斑蝥胺、麻黄素、人参皂苷、穿心莲、黄连素、黄芩苷、芍药苷等。

在纤维化一章也提到，如调解和治疗肝纤维化的单味提取物有氧化苦参碱，苦杏仁苷，柴胡皂苷，白藜芦醇，胡黄连素，银杏叶提取物，槲皮素，甘草甜素，榄香烯等提取物，主要是有抑制肝星状细胞（HSC）向肌成纤维细胞转化的作用，抑制活化的 HSC 增殖；此外，三七总皂苷、大黄素、冬虫夏草、汉防己、三棱、莪术、桃仁、红花、赤芍、泽兰等也有抗纤维化作用。治疗肾纤维化的有大黄素、川芎、当归、丹参、莪术、三七总苷、红花、水蛭对肾纤维化均有治疗作用。当然到目前研究出的很多，不必一一列举。

关于单体的作用也有很多也有许多报道，如川芎有减轻心肌缺血的作用，川芎嗪增加狗的冠状动脉（冠脉）流量、降低冠脉阻力。红花苷可扩张冠脉流量，抑制体外血栓形成。丹参对心肌损伤有保护作用，降低心肌细胞凋亡。益母草能改善微循环、增加冠脉流量、减慢心率等等[49]。

用单体合用成小复方的作用也有研究。有人用银杏内酯，黄芩苷加川芎嗪合用，以雾化法吸入。对致敏豚鼠哮喘模型（用色甘酸钠）进行治疗。以组织胺对气道反应性的影响和治疗作对照。结果中药单体复方组对血和支气管肺泡灌洗液中嗜酸细胞计数和支气管肺泡灌洗液细胞总数均有明显减少，并有显著性差异（$P<0.01$）。气道炎症性的病理表现比模型组明显减轻。各组豚鼠血，嗜酸细胞计数和嗜酸细胞阳离子蛋白（EcP）、支气管肺泡灌洗液（BALF）细胞总数、嗜酸细胞计数等检测结果，以及结束后的病理改变等，均证明由银杏内酯、川芎嗪、黄芩苷等中药有效成分组成的复方吸入剂，有抗哮喘气道变应性炎症和气道高反应性的作用，结果缓解哮喘[50]。当然这种合用法与中药的复方作用还有差距。但也说明多体比单体效果好些。

二、单体药物的给药方法

单体的给药途径多以口服为主。但在癌症的治疗时如能使药物直接作用于癌症的部位，则药效会更好。已经采用的方法很多，多采用靶向给药方法。靶向给药系统（TDDS）是指运用特殊的药物载体或者给药技术将药物浓集于特定的组织或器官的部位或系统，从而起治疗作用。

目前有几种典型的靶向制剂：脂质体、静脉注射乳剂、微球、纳米粒等。靶向制剂经过静脉注射后，它在体内的分布首先取决于微粒粒子的大小。靶向制剂之所以具有特定器官的靶向性，主要由于微粒在机体内部受到物理和生理的作用而有选择地聚集于肝、脾、肺和淋巴等组织器官中，其中主要的是巨噬细胞吞噬的作用，单核-巨噬细胞系统对微粒的摄取主要由微粒吸附血液中的调理素（IgG、补体 C_3b 或纤维连接蛋白）和巨噬细胞上的有关受体完成的[51]。

靶向制剂的作用可提高药物对靶组织的指向性，降低药物与正常细胞的结合以减少对正常细胞的毒性，减少剂量，增加药物的生物利用度，提高药物的稳定性。

三、单体药应该注意的问题

因为机体内任何反应或反射过程均是在一系列的过程中实现的，例如儿茶酚胺的合成过程：酪氨酸→多巴→多巴胺→去甲肾上腺素→肾上腺素，其中还有许多酶和受体的参与。机体不是机器，是有反应的。不论是有利的或是伤害的刺激均会有反应，因此改变过程中的任何一个方面就会影响全过程，甚至于其他的过程的功能。如果阻断其中一环，它会影响皮质、海马、下丘脑、垂体、内脏器官等。因此这类的阻断药或兴奋药，对局部的症状得到缓解，对其他部位则失去平衡，这就是单体用药的难点。单体用药有其优点，作用快，针对性强，部位精确，疗效显著。但是单体用药量要适当，不能时间过长，否则调节了一个失衡的状态又引向另一些失衡的状态。所以，疾病的治疗要时刻调节保持整体功能的平衡，也就是不论是局部的、系统的、整体的，均应保持平衡，才能避免不必要的副作用。以下几个例子可看出其弊端。

1. 抑郁症

抑郁症是一种以情绪低落、兴趣减退和快感缺乏为主要症状的精神情感障碍性疾病。它的发病机制有多种假说，其中单胺类递质假说比较重视。假说认为，抑郁症患者中枢的去甲肾上腺素（NE）。肾素、5-羟色胺（5-HT）、多巴胺（DA）等单胺类递质的水平明显下降。多年来的研究证明，中枢缺乏 5-HT 可能会引起抑郁的作用更重要些。在治疗中多采用 5-HT 再摄取抑制剂（SSR-I），增强 5-HT 的作用，取得一定疗效。但是药物用的时间长或量多均可产生副作用，即出现 5-羟色胺综合征。表现为肌阵挛、震颤、肌张力增加、烦躁、易激惹、头痛（头晕）、失眠、神经过敏、恶心、呕吐、食欲下降、腹泻、腹胀、出汗、共济失调、发热、意识改变、躁狂、主动性减退、遗忘、反应迟钝等。这些单体药物只是在突触部位抑制降解而增加含量，可是它可牵涉到神经系统、内分泌、消化系统、循环系统等的功能的异常，同时出现多种症状[52]。这是一种有可能危及生命的不良药物反应。因为中枢神经系统的 5-HT 能神经元主要位于中缝核，他与海马等直接联系。腹侧分支可影响摄食、体温调节、偏头痛、呕吐和性行为等。下部脑桥和延髓脊上的神经元参与调节伤害感受和运动张力。在外周，5-HT 系统参与调节血管张力和胃肠运动。所以，用药只是考虑需要的一点而不及其余是危险的。

2. 帕金森的治疗

帕金森病（PD）也称为震颤麻痹，是中老年人中较为常见的神经系统退行性疾病。其主要的病理特征是患者的脑部黑质、蓝斑及迷走神经背核等处的色素细胞变性，多巴胺递质的合成受到障碍，DA 是纹状体的抑制性神经元，乙酰胆碱是纹状体的兴奋性神经递质，正常时两者处于动态平衡，患者因 DA 减少，乙酰胆碱作用相对增强，所以出现 DA 与 ACh 之间的平衡失调。临床中主要表现的症状有静止性震颤、运动迟缓、肌张力增高而出现肌强直和姿势步态异常、反射功能障碍，可伴有智能减退、行为情感异常、言语错乱等。

目前，治疗帕金森病主要是药物来调节两对递质的平衡。一是提高 DA 含量，二是抗胆碱能的作用。主要是用 L-DA 提高 DA 的含量或用 DA 受体激动剂，再者用抗胆碱能药物，如东莨菪碱等。抗胆碱能药物，用多时可能影响记忆功能，DA 的受体激动剂如培高利特、其副作用有恶心，呕吐，低血压，昏厥，便秘等[53]。

用中药治疗也有报道，通常中医的辨证为痰热动风、气滞血瘀、气血两虚、肝肾不足 4 个证型。分别用清化热痰、熄风潜阳之法。气滞血瘀治以血府逐瘀汤合天麻钩藤饮加减。气血两虚型多用以益气养血，熄风止颤法治疗，方用八珍汤合天麻钩藤饮加减；肝肾阴虚型，以培补肝肾之法，方选一贯煎和大补阴丸。治疗后均能缓解症状，减轻西药的副作用，减少西药用量，延缓疾病的进展，并可增强患者体质，增强抗病力，改善患者的非运动症状。这些中药如何调节 DA 和 ACh 的平衡，还是要进一步研究的问题，但是它能缓解对其他部位引起的副作用是肯定的。目前帕金森病缺乏特效的药物及治疗方法，单纯依靠中医或西医治疗效果欠佳，因此在西医治疗有效的同时加用中药消除副作用，还是可取得。这就是取长补短，弥补不足，能缓解症状——哪怕是短时间的缓解，也是重要的一步。

3. 血管紧张素转化酶（ACE）抑制剂

是现代治疗高血压与充血性心力衰竭的主要有效药物。近年研究还发现有抗心肌缺血，保护血管内皮细胞与纠正血脂紊乱和抗动脉硬化等作用。常用药有卡托普利、赖诺普利或依那普利、雷米普利等。副作用有血压降低，引起抑郁症、神经障碍，对骨髓抑制引起障碍性贫血，胃肠有恶心、呕吐、腹泻、便秘，对肾可引起急性肾功能不全等，这些都是很致命的副作用。如果与中医结合用药，也许效果更安全，更持久。

第十一节　药物不良反应

“是药三分毒”，这是中医早就提出的。中药内含有许多有毒性的成分也有记载。有许多重金属成分，如铅，砷，汞等。可是目前有些药仍在使用，这就是量的多少，证的需要。在适宜的情况下仍然可以治病。但有些无毒或毒性不大的，因用量或用的方法不当也可而引起不良反应就更应注意。

一、药物作用

中医用药几千年来积累的经验是通过口服、外用等方法。当然这些有其局限性。而目前用注射方法用药，是很大的改进，速度快，作用强，用于急救非常好，但也因经验不足带来许多问题甚而致死。因为中药的提取物也是个小复方，其药物作用也需重新探讨，重视改进、探索新的安全的方法还是必要的[54]。临床常见的反应有：

1. 过敏反应

包括全身过敏反应、皮肤损害、过敏性休克、药物热，表现为皮疹等。而与患者的机体状况有关，故过敏性体质的患者发生的倾向比较大。中成药多为复方制剂，且许多有效成分本身就是大分子，具较强的抗原性，进入体内易引起变态反应。

2. 肝肾功能损害

含关木通的药物占多数，如龙胆泻肝丸，有发生肾炎的报道。

3. 血液系统损害

如穿琥宁注射剂发生血液系统的不良反应，最为常见的发生血小板减少；血小板减少性紫癜也有报道。

二、用药方法

1. 注射剂

主要有双黄连、复方丹参、葛根素（普乐宁）等。中药注射剂多为复方制剂，其中的抗原、半抗原引起变态反应。如双黄连注射液、清开灵注射液，主要成分绿原酸、黄芩苷有抗菌抗病毒作用，却也有致敏原样作用。注射液微粒对人体造成的危害十分严重，微粒不能在体内代谢，可引发肉芽肿、肺水肿、静脉炎、血栓、组织坏死、过敏、热原和肿瘤样反应。

2. 服用过量

中成药在超正常剂量时，依然会引起不同程度的不良反应，如牛黄解毒丸，具有清热解毒功效，但过量服用仍然会导致中毒。且用药时间过长，则易使药物在体内发生蓄积中毒或者产生药物依赖性。

3. 日本柴胡舒肝散的应用

1990年日本厚生省[55]已经应用现代医学，对小柴胡汤用药学的再评价方法对其安全性和有效性进行确认。经过大量研究后，1994年对小柴胡汤改善肝病患者的肝功能障碍之功效予以认可。1995年小柴胡汤成了肝病不可缺少的治疗选药。患者全程治疗，例如，一患者连续三年服用。1996年3月，媒体披露，在两年内，有88名慢性肝炎患者因服用小柴胡汤而致间质性肺炎，更有10例死亡。这一事件是中药西用，对病而不辨证的必然结果。人体的功能状态不同，疾病发展过程中功能状态也在变化，中医的用药总是随证的变化而加减，才能正确的调整和治疗。因此，小柴胡汤不可能适用于所有肝病患者，也不可能适用于肝病患者病程的始终，因为肝病的患者，它的功能状态也不会整年不变，这是中西医用药的很大不同。西医的实验研究多是把动物置于同一条件下喂养，减少个体差异来实验，其结果只能反应该条件下的结果，不能代表自然条件下的变化的个体差异。虽然日本的实验观察研究很仔细、严谨，但它忽略了人体在自然环境下功能状态的变化引起的差异所带来的不同反应。

三、以病用药

1. 以病选药

何光明提到[56]，一个患“秋季腹泻”患儿，经某中医治疗10余日未愈，医生用板蓝根、大青叶之类，他认为秋季腹泻为轮状病毒感染，以抗病毒之板蓝根、大青叶等治疗清除病毒，但未能治愈。另一位中医辨为脾虚湿盛，选用苍术、云苓、车前子之类健脾祛湿之品，两剂而将其治愈。此即典型的以西医理论来使用中药的案例。

2. 以病定位，对号入座

男性患者咳嗽、咳痰伴喘息反复发作10余年，近期受风寒诱发，又增加寒热证3天。检查：听诊两肺可闻及痰鸣音及细湿啰音；实验室检查可见白细胞计数高；胸透可见两肺纹理增多、粗乱，两肺透亮度增强，下肺野可见片状模糊阴影，两侧横隔下降，肋膈角变钝。西医诊断：慢性支气管炎伴肺部感染、肺气肿。住院后在用抗生素静脉滴注的同时，考虑肺部感染，重用中药清热肃肺剂3天，虽然咳喘有减，但仍咳嗽，有痰鸣音，痰量很多，呈泡沫状，胸闷不舒，微有寒热，有汗不解，舌苔白滑腻，脉细滑。随后考虑，证属风邪袭表，寒饮内停，改用温化解表剂。服后寒热得解，喉中痰鸣显著减少，然舌苔仍浊腻，原方去五味子，加炒莱菔子，陈皮。继续调理1周后，患者两肺痰鸣音及啰音消失，X线复查：阴影有明显好转。

所以，在检查时有“肺系感染”，不加辨证即用清肺消炎，自然不愈，有炎症也要有辩证，才能选药，否则将误治[57]。

3. 舍证从病，中药西用

另有男性患者，有肝炎病史，因疲劳过度，自感肝区隐痛，纳差。实验室检查：ALT 126U/L，HBsAg（＋），抗 HBc（＋）。处方中使用了大量的“抗病毒”中药治疗，其症不仅未减，反增加痞满、便溏症状。改用健脾芳香化湿法，运脾化湿，振奋脾阳后，自觉症状基本消失。再以六君子汤加味调理巩固月余，复查肝功能正常，HBsAg（＋），抗 HBC（－）。

因此，中、西药均可引起不良反应，其原因可有不同，用西药应该与病结合，而用中药应该与中医的证结合，方能起到应有的效果。

参考文献

1. 梁月华，谢竹藩．寒热本质的初步研究．中华医学杂志，1979，59（12）：705-709.
2. 梁月华，钮淑兰，刘庚信，等．寒凉和温热药对中枢递质的影响．中西医结合杂志，1985；5（2）：82.
3. 梁月华．寒凉、温热药复方对大鼠生殖系统功能的影响．中药药理与临床，1985；0（0）：124.
4. 梁月华，王晶，谢竹藩，等．寒凉药与温热药对交感神经肾上腺及代谢功能的影响．北京医科大学学报，1987；19（1）：54-56.
5. 中医药国际学术会议论文集编辑委员会．一九八七年中医药国际学术会议论文集//梁月华，王晶．DβH 活性在虚寒、虚热证形成的作用．北京：中国学术出版社，1987，45
6. 梁月华，王传社，章云津，等．寒凉和温热药复方及知母对交感神经系统的作用与机制探讨．中药通报，1988，13（11）：48-50.
7. 梁月华，李薪萍，任红．寒证、热证时中枢、内脏、尿内儿茶酚胺及5-羟色胺的变化．中医杂志，1991；28（12）：38-40.
8. 扬鸿志，梁月华，任红．温热药（附子、干姜、肉桂）复方及小复方对交感神经系统、肾上腺、TSH、LH 等的影响．中国中药杂志，1992；17（11）：688-690.
9. 梁月华，金星，任红．三黄汤和知石汤对神经内分泌的影响．中药药理与临床，1993；9（1）：5-7.
10. 梁月华，扬鸿志，任红．参芪和附姜方对神经内分泌的影响．中西医结合杂志　基础理论研究特集，1993；Vol 13．272-275.
11. 宋辉，梁月华．温阳和补气药对虚寒证大鼠神经内分泌的影响．中国中药杂志，1997；22（3）：182-184.
12. 李良，梁月华．寒凉和温热药对大鼠脑、垂体和肾上腺内5-羟色胺及去甲肾上腺素神经元和纤维的影响．中国中药杂志，1999；24（6）：360-362.
13. 杜旭，江志君，刘晓谦，等．白桦提取物解热作用及对下丘脑组织中5-HT、NE、DA 含量影响的实验研究．中国中医基础医学杂志，2001，7（9）：29-30.
14. 张惠云，乔明琦，孙丽，等．肝气郁证模型大鼠下丘脑单胺类神经递质分析．中医杂志，2008，49（2）：150-152.
15. 谢忠礼，李杰，王兴华，等．加味四逆散对慢性应激模型大鼠下丘脑单胺类神经递质的影响．中国实验方剂学杂志，2008，14（1）：50-52.
16. 姚建平，金国琴，戴薇薇，等．右归丸对自然衰老大鼠海马5-HT、NE 含量与 HPA 轴活性作用的实验研究．中国中医基础医学杂志，2011，17（2）：177-179.
17. 胡研萍．中医药治疗艾滋病的免疫学研究．中国临床康复．2006，10（47）：127-129
18. 呙登俊，杨万同，田峻，等．中药三七对脑缺血再灌注损伤后神经可塑性的影响．中国康复，2003，18（3）：132-136.
19. 马岱朝，陈卫银，李红刚，等．参芎滴丸对大鼠脑缺血再灌注后神经可塑性的影响．中成药，2012，34（5）：814-818.
20. 库宇，郜峦．益气活血法对脑缺血再灌注损伤后神经可塑性影响的实验研究．世界中西医结合杂志，2013，8（2）：197-199.
21. 邹艳萍，黄芳，季颖，等．归脾汤对抑郁模型大鼠行为、学习记忆能力及海马 CA3 区神经元数量的影响. 光明中医，2006，21（5）：28-29.
22. 袁海峰，李玺. 中药对中枢神经细胞基因表达影响的研究进展. 中国中西医结合杂志，2003，23（6）：472-474.
23. 陈苏红，王小红，王升启. 中药影响细胞基因表达的研究进展. 中国中药杂志，2000，25（9）：515-517.
24. 殷玉婷，李晓婉，董杨. 中医药寒热本质的生物学基础研究进展. 中西医结合学报，2012，10（12）：1328-1335.
25. 赵海平，赵艳玲，王伽伯，等. 基于冷热板示差法的中药大黄和附子寒热药性差异的表征. 中国科学C辑：生命科学.2009，39（8）：803-808.
26. 黄丽萍，彭淑红，张甦，等. 热性中药对大鼠肝脏能量代谢相关因子的影响. 中国中药杂志.2010，35（11）：1470-1473.
27. 韩冰冰，王世军，张发艳，等. 基因芯片技术研究附子对虚寒证大鼠肝全基因表达谱的影响. 中国中药杂志，2012，37（4）：500-506.
28. 张启云，徐国良，马晓雪. 吴茱萸水提物给药大鼠尿液代谢组学研究. 中国中药杂志.2010，35（1）：99-102.
29. 徐国良，马晓雪，张启云等. 代谢组学评价黄连对大鼠药理作用的初步研究. 中国中药杂志，2009，34（14）：1845-1847.
30. 白筱璐，李兴平，胡竟一，等. 附子、黄连对寒热体质大鼠正常体温的影响. 中药药理与临床，2011，27（2）：98-100.
31. 陈艳芬，陈蔚文，李茹柳，等. 左金丸与反左金的方证对应实验研究. 广州中医药大学学报，2003，20（2）：133-135.
32. 毕云，梁晓英，熊丽娟，等. 2级高血压阴虚阳亢证方证对应临床研究. 中华中医药杂志（原中国医药学报），2008，23（12）：1095-1098.
33. 贾海忠. 论单体药物疗效的证型差异与西药辨证应用研究. 中西医结合学报，2003，1（1）：15-17.
34. 邹世昌. 也谈西药也有"寒热温凉"等药性. 中国中西医结合杂志，1998，18（1）：17-18.
35. 陈康黔. 试论西药也有"寒热温凉"等药性. 中国中西医结合杂志，1998，18（1）：17.
36. 施和勋，傅文农. 试论抗抑郁药的"寒热"药性. 浙江中西医结合杂志，2001，11（2）：90-92.
37. 吴建新，蒋莹. 六味地黄汤的化学研究（1）. 现代应用药学，1990；7（1）：16.
38. 朱丹妮，蒋莹. 六味地黄汤的化学（2）. 现代应用药学，1990；7（6）：10.
39. 梁月华，施天华，任红. 形成虚热证的中枢兴奋物质的研究. 中医杂志，1998，39（8）：493-494.
40. 金星，梁月华，任红. 三黄汤的一般药理作用及大鼠中枢提取物影响的研究. 中国中药杂志，1995；20（10）：630.
41. 谭玉柱，黄君梅，杨国政，等. 血清药物化学应用于中药复方的研究现状. 中药与临床，2011；2（2）：53-54.
42. 董婉茹，丁雅光，荆雷，等. 病理及生理状态下的栀子血清药物化学对比研究. 中草药，2011，42（11）：2270.
43. 刘文胜，罗维早，张志荣，等. 中药研究的新学说——中药配位化学. 华西药学杂志，2001，16（4）：293-294.
44. 梁月华. 温热药的治疗机理探讨. 中国中西医结合杂志，1998，18（5）305-306.
45. 姜廷良，霍海如. 重视中药多组分整合作用的研究. 世界科学技术-中医药现代化，2003，5（2）：1-4.
46. 楚世峰，张均田. 人参皂苷Rg1的多靶点作用和机制分析. 医学研究杂志，2010，39（5）：11-15.
47. 韩东，廖福龙，李文，等. 补阳还五汤及拆方对血栓形成大鼠梗塞灶、血管损伤半暗区、血浆t-PA、PAI活性及ET含量的影响. 中国实验方剂学杂志，2001，7（2）：21-24.
48. 蔡宇. 消瘤饮对肉瘤小鼠的抑瘤作用及对p53和PCNA表达影响. 中成药，2005，27（2）：234-235.
49. 倪明. 中药复方及单方单体防治急性心肌缺血的动物实验研究进展. 中医研究，2004，17（2）：56-58.
50. 董竞成，倪健，宫兆华，等. 中药单体复方防治支气管哮喘的实验研究. 中国中西医结合杂志，2004，24（8）：717-721.
51. 李学涛，田景振，张玉娟. 靶向制剂的研究进展．食品与药品，2006，8（02A）；13-17.
52. 欧红霞，陈平，傅强，等．使用5-羟色胺再摄取抑制剂150例患者的不良反应分析．中国新药与临床杂志，2002，21（12）：711-713.
53. 翟长皓，顾锡镇．帕金森病的中医治疗进展．光明中医，2009，24（1）：169-171.
54. 陈泽莲，管玫，唐尧，等．638例中成药药品不良反应文献分析．中国中西医结合杂志，2004，24（9）：853-855.
55. 贾谦．日本柴胡汤事件．药业纵横，2002；11（5）：38.
56. 何光明．浅谈西医学对中医临床思维的影响．中国中西医基础医学杂志，2010，16（5）：369.
57. 叶明珠．从病例谈中西医结合治疗的几个误区．安徽中医学院学报，1999，18（2）：29-30.

第十五章　中医的治疗方法

第一节　西医在疾病各过程的治疗概括

中、西医的治疗方法均很多，如按西医的诊断方法，两类医学无法比较。因此还是按照功能、病理变化过程来比较更容易一些。西医的治疗以清除病因为主，以及一般对症性治疗。

一、清除病因

急性炎症多由于病原体的作用引起的炎症反应，因此杀灭、抑制、清除病原体是主要的治疗方法。临床主要用抗生素等治疗细菌类，抗病毒药治疗病毒性疾病，其他类病因也用相应的对抗性药物，如治疗寄生虫、真菌等类也有相应的药物治疗，效果很快，很明确。

二、炎症治疗

西医在治疗炎症时，糖皮质激素一般是首选药物。糖皮质激素可抑制纤维蛋白溶酶活化因子（PA）的释放，阻止炎性细胞的浸润，减少中性粒细胞聚集作用的血栓素A。糖皮质激素可抑制免疫应答反应，抑制淋巴因子对炎症反应细胞的趋化能力。抗休克作用等等。

副作用：形成医源性皮质醇增多症，易发生颅内压增高、包膜下白内障、胰腺炎、无菌性骨坏死和膜炎。糖皮质激素撤退后使原有疾病出现反跳现象，此外如代谢紊乱，内分泌系统紊乱，如性激素，女性闭经、男性阳痿等；也有精神失常症状或溃疡病等。

其他抗炎药及介质拮抗剂，如对支气管性哮喘患者选用色甘酸钠；对其他炎症细胞（巨噬细胞、嗜酸性粒细胞、中性粒细胞、单核细胞）的介质释放也有抑制作用。此外有奈多罗米钠、酮替芬（噻哌酮）等，具有抗过敏、抗组胺及抑制肥大细胞的作用。副作用有胃肠道反应、倦怠、眩晕、嗜睡等。

H_1 受体拮抗剂，如氯雷他定、氯马斯汀（吡咯醇胺）等，有抗过敏，降低组胺引起的气道反应，减少炎性介质和增强 β_2 受体兴奋的作用。

三、血栓治疗

主要是抗凝和溶栓两方面。

1. 抗凝剂

常用的药物有（1）肝素：有抗凝血酶作用，可加速抗凝血酶Ⅲ（AT-Ⅲ）对凝血酶的中和；（2）口服抗凝剂：香豆素类及前二酮类，主要是抑制肝合成凝血因子等；（3）水蛭素。

2. 抗血小板药

常用药物有（1）阿司匹林：有抑制环

氧化酶；（2）双嘧达莫：抑制磷酸二酯酶；（3）噻氯匹定：抑制血小板膜纤维蛋白原受体；（4）苯磺唑酮；（5）前列环素；（6）血小板膜糖蛋白等。

3. 溶栓疗法

尿激酶、链激酶（SK）等，对纤维蛋白溶解作用。

4. 蛇毒类抗栓剂

包括①蝮蛇抗栓酶；②安克洛酶：蛇毒抗栓剂；③去纤酶。这些药适应证有急性心肌梗死、脑梗死、深静脉血栓形成、肺梗死等。其他如肝、肾、肠系膜静脉、视网膜中央静脉血栓形成等，只有在血栓形成时才用这类药物。

四、器官纤维化治疗

1. 肝纤维化治疗

主要从以下几个方面考虑：①减轻炎症和宿主免疫反应；②抑制 HSC 活化；③拮抗细胞因子的作用；④拮抗血小板源生长因子（PDGF）；⑤抑制胶原合成；⑥促进胶原降解等。常用的有肝细胞生长因子（HGF）：有逆转已形成的纤维化；内皮素受体拮抗剂 ET-1［抑制肝星状细胞（HSC）激活，有抗纤维化活性作用］；吡非尼酮［阻止甚至逆转细胞外基质（ECM）积聚］；抗氧化剂的己酮可可碱：它的抗纤维化是抑制 HSC 增殖、降低 ECM 成分，阻止 PDGF 介导 HSC 增殖，介导胶原降解。

2. 肾间质纤维化的治疗

常用药物：①血管紧张素转换酶抑制剂和受体拮抗剂：如伊那普利和氯沙坦等均能抑制 AngⅡ诱导的生物学效应，如抑制转化生长因子-β（TGF-β）的表达、抑制细胞增殖和减少 ECM 沉积；②己酮可可碱、吡非尼酮等，也有拮抗肾纤维化的作用。

3. 肺纤维化

常用的有糖皮质激素，环磷酰胺可抑制 B 和 T 淋巴细胞功能；硫唑嘌呤：抑制 B、T 淋巴细胞的细胞毒作用，抑制免疫球蛋白生成；氨甲蝶呤：通过抑制淋巴细胞的增生和中性粒细胞的趋化而对抗炎症反应。细胞因子拮抗剂：干扰素-γ（IFN-γ）是一种抗纤维化的细胞因子，能抑制巨噬细胞表达 IGF-1，抑制成纤维细胞增殖和胶原合成等。苏拉明是多种细胞因子的拮抗剂，包括 TGF-β，IGF-1，PDGF，EGF 和 FGF，阻断位置可能在配体结合水平。抗氧化剂：N-乙酸半胱氨酸是一种还原剂，由于分子中存在巯基，能够清除氧自由基。牛磺酸和烟酸，能减轻肺纤维化[1]。

五、肿瘤的治疗

抗肿瘤药物主要具有以下作用来阻止癌细胞的增殖。

1. 阻止 DNA 合成：如氨甲蝶呤，阿糖胞苷。

2. 破坏已生成的 DNA。

3. 阻止有丝分裂干扰转录过程，阻止 RNA 合成。

4. 利用细胞周期的特性选择性杀伤瘤细胞。

以上只是简单介绍药物的类别，在每类的药物均很多，此地不再列举，西药书可查到[1-2]。

第二节　中药治疗复方总观

中医的辨证都是根据六经辨证、八纲辨证等进行。中医的治则很多，如治病求本法：即清除病因，遵循急则治标，缓则治本的法则；正治法：寒则热之，热则寒之，虚则补之，实则泻之的法则；反治法：热因热用，寒因寒用，塞因塞用，通因通用；病治异同法则：同病异治，异病同治；扶正祛邪法；调理阴阳气血治疗法；三因治则：因时，因人，因地治则等。而治法也很丰富，如汗、吐、下、和、温、清、消、补、理气、活血化瘀、固涩、开窍等法。

中西医结合后，一般用西医的诊断加以中医辨证治则和治法，仍遵循中医的方法。选各章的处方包括炎症，血瘀，纤维化，硬化，肿瘤，特殊难治病等，不同系统，不同病因，不同病理变化，根据中医的治则，治法选方用药，中医的选方用药有无改变。

以下选几类病中应用的复方，即同一种病不同人或疾病的不同阶段，其组方略有不同，将方中用药归在一起，去掉重复的药，列表如下，以了解目前中医治疗用药的总趋势。

SARS：非典麻杏石甘汤为主，有1号方、2号、3号方。

寒凉药：生石膏、知母、黄芩、羚羊角粉、青蒿、黄连、蚕砂、全瓜蒌、贝母、败酱草。

温热药：西洋参、山萸肉，生黄芪。

活血药：郁金、丹参、赤芍、丹参。

水湿药：猪苓、茯苓、薏苡仁、川萆薢、苍术、旋覆花。

急性肺炎

寒凉药：桑叶、菊花、连翘、薄荷、桔梗、金银花、竹叶、牛蒡子、芦根。

温热药：柴胡、藿香、配兰、白术、黄芪、杏仁、甘草。

活血药：丹参、赤芍、川芎、红花、陈皮、当归、益母草。

水湿药：薏苡仁、滑石、寒水石、茯苓、茵陈、虎杖、金钱草，车前子。

黄疸性肝炎

寒凉药：水牛角、生大黄、柴胡。

温热药：黄芪、生甘草。

活血药：当归、益母草、丹参。

水湿药：茵陈、茯苓、白术。

抗纤维化

寒凉药：柴胡、白芍、枳壳、栀子、大黄、白花蛇舌草、半枝莲、枸杞子、葛根。

温热药：太子参、黄芪、白术、山茱萸、山药、淫羊藿、甘草。

活血药：鳖甲、赤芍、丹参、川芎、三七、桃仁、红花、当归、益母草、三棱。

水湿药：虎杖、茵陈蒿、茯苓、半边莲、葶苈子、法半夏、牛膝。

肿瘤

寒凉药：大黄、黄芩、桑叶、金银花、野菊花、蒲公英、紫花地丁、生地黄、枳壳、浙贝母、夏枯草、鳖甲、麦冬、五味子、百合、贝母、沙参、女贞子、菟丝子、薤白、全瓜蒌、穿山甲。

温热药：黄芪、党参、白术、香附、鹿角霜、甘草、红枣、杏仁、仙灵脾、乌药。

活血药：桃仁、红花、川芎、当归、赤芍、莪术、田七、丹参、全蝎。
水湿药：葶苈子、茯苓、沙参、麦冬、玉竹、猪苓、白术、陈皮、半夏、益智仁、天花粉、天葵。
其他：仙鹤草、延胡索、皂角刺、重楼、山楂。
以上只是部分药，只为了解用药趋势，调节各脏腑特效药也很多并未列入。

从上面用的药来看，无论是急性、慢性病（纤维化、癌症、难治证），其用药均可归类为：①清除病因；②调节整体阴阳、寒热、气血平衡；③活血化瘀；④调节水湿；⑤调节各脏腑的有关症状。用药也是一般常用的。只是活血化瘀药，随病种不同有轻重之分，如破血药则不是常用药。

因此，中医之所以能治疗各种疾病，与它遵守上述五项的治疗原则有关。以下集中讨论这五个方面的治疗。

第三节　清除病因

无论中医或西医在治疗疾病的过程中均需要清除病因、恢复整体功能的平衡、清除体内的炎症反应和物质的堆积，这些都是一致的，只是方法不同。

在病原体的作用下中医、西医均主张消灭和清除病原体，中医的治则中首先提出“治病必求其本”，所以消除病因是主要的。西医病因包括外因、内因。外因包括物理的、化学的、生物的（病毒，细菌，寄生虫等）、环境温度等变化以及社会、营养等因素。内因有：年龄变化，遗传因素（基因）等。中医的病因也分外因和内因。外因是六淫（风、寒、暑、湿、燥、火）等致病因素，是外环境的变化引起疾病的病因，此外有“疫疠”是指传染原性的病因，相当于细菌、病毒等。内因是先天性疾病以及七情引起的疾病。七情，是指喜、怒、忧、思、悲、恐、惊等情绪变化。

病因包括的内容不同，治疗的方法也不同。西医清除病原体的治疗重点在用抗生素、抗病毒药、以杀伤、抑制等方法清除之。西药清除病因的药物针对性强，作用快，效果好。也有些病原体如病毒的特性而不容易清除，用药时间长而产生毒副作用。中医的药物对细菌、病毒的作用不如西医强，也不快，但是也能消灭病原体。正如前面提到的，一个动物实验证明，用细菌感染的动物组，喂以长效磺胺后，动物体内的细菌数量很快减少，而中药组喂药后需要一段时间才能见到细菌数减少。说明中药的作用，直接作用在病原体的机制较弱或较少。但是对抗内毒素、抗自由基、抗炎，增强机体免疫功能，保护细胞器等作用较强，因此较多的是调动机体自身的免疫功能，提高迷走神经功能等增强抗菌、杀菌作用。因此，中药的消灭病原体的作用有药物直接作用，也可通过机体的自身抗病能力而消灭之。然而，机体的抗病能力随患者的功能状态而改变，如果患者交感高度兴奋反而抑制免疫功能，同时迷走神经过度减弱也减弱抗炎作用。反之处于寒证，迷走神经、5-HT神经系统高度兴奋也抑制免疫功能。因此没有适宜的稳定的功能状态，机体的抗病能力是不能发挥最大的作用的。在清除病因的治疗中，首选特异性较强的西药，再用中药调节整体功能使之趋于平衡状态，就更能发挥治疗的效果，同时可减少西药的副作用。

中医的病因还包括其他外因的影响。中医“怒伤肝”的机理，在病因一章已经讨论。对情绪影响的治疗，中医的疏肝解郁也很独特[4]，当然情绪除影响肝外对其他系统也有很大影响。此外对“寒”这个外因也很重视。中医因“寒”而引起的辨证也很多，如外感风寒、寒凝血瘀、风寒湿痹等。其治疗方法也很多，如解表散寒、温经散寒等。“湿”也是重要的病因，有内湿、外湿之分，外湿是一种外因，因环境的潮湿而引起的病。内湿引起的病很广，在下面将讨论。此外因燥引起的病也很受中、西医的重视。如外环境的燥热，在西北的环境也是重要治疗的病。内因的燥，中西医均有报道，西医的干燥综合征，中医的燥证在病因中也已讨论。

中医的治疗方法也有特点，对外因的治疗，中医多选用清热、散寒、祛湿、祛风、解暑、润燥、解毒等方法治疗以清除这些外因。

中西医对病因的侧重点不同，治疗的方法也各有特点，但是均注意清除病因是治疗的根本，这点是一致的。

第四节　调节整体功能平衡

调节整体功能平衡的重要性在本书的多章节已讨论过，并有治疗效果的验证，说明其重要性。它是中医诊断、治疗的核心部分。本章只是简单的归纳一下，以便重提它的重要性。

人体的功能可概括为阳热-交感型、平和型、阴寒-副交感型。这些功能状态是不稳定的，受内外环境的影响而有波动，在疾病状态下这种偏离加重，引起一系列症状，这种偏离可成为诱发疾病的内在原因。因此调节它有防病、抗病、治病的作用。

一、阳热-交感型

它构成一个整体功能提高的背景。在这个背景下表现为交感神经、内分泌系统，以及免疫系统功能提高或者增强的表现，而副交感神经系统、5-HT 系统功能呈现减弱等的状态。这样一个背景下，免疫活动初期增强，细胞因子释放增多，引起相关器官的炎症反应，引起体温调节中枢的反应而容易发烧，相继的器官活动增强。即使病原体被消灭，这些反应消失的速度与病原体的强度，作用时间，损伤的程度等有关，所以不是病原体被杀死或清除疾病就能痊愈。在交感神经持续增强的状态下，可促使病理变化的发展，如纤维化、硬化。

中医的治疗有清除病因的作用，寒凉清热解毒等药可清除病因，重点在恢复整体的功能平衡，增加自身调节能力，同时也恢复免疫功能增加抗病能力。

二、阴寒-副交感型

整体神经内分泌免疫系统功能低下，副交感神经系统功能增强，5-HT 系统功能也增强，整体处于抑制占优势的状态。因此血压低，循环缓慢，代谢低，能量供应较差，免疫功能低下，病原体不易清除，并容易诱发感染。这样的功能背景，整体功能不易恢复，病程延长，使机体能量消耗、耗竭、恶化。器官微循环阻塞，特效药不易进入，影响治疗效果。此时用温热药治疗可提高整体功能水平，提高整体的神经-内分泌-免疫功能水平，提高自身的调节平衡能力，改善微环境使循环，促进新陈代谢，促进器官功能的恢复。

因此，病态时，无论是阴寒的一面或阳热的一面，用药调节使其恢复平衡状态，是很重要的环节；也可使用各类单味药，单体药发挥作用的重要的内环境。

中枢功能状态是受内外环境的影响，药物的调节只是其中的一方面。外环境的影响可以很大，如工作劳累、紧张、情绪不稳、睡眠少等，均可提高中枢功能状态，使兴奋提高，遇刺激后均可产生强的反应。例如产生强的动作（打架），语言的强硬（吵架）等反常的现象。中医的养生之道能使人延年益寿，其中有肢体运动对机体的调节，而更重要的是心态平稳，使中枢的功能状态保持平衡，不产生异常反应也减少疾病的发生。

药物的调节也很重要，春秋季易患风寒感冒的人多处于阴寒-副交感状态，用温热药适当地调整有预防感冒作用。更年期阶段适当用滋阴药调节，降低中枢的阳热-交感状态可能预防或缓解更年综合征的发作。在疾病时用各种单体药有效，配合中药复方，调解寒、热功能背景，有加速治疗和恢复的作用。因此中药调节中枢功能状态的治疗是不容忽视的。

第五节　调节水盐代谢——水湿

病因刺激后引起的功能平衡失调，同时也使经络阻滞，这些均容易用药物调节的，但是引起的病理变化并不容易清除。这些病理变化有轻有重，轻的不影响主要器官功能的，不引起患者的感觉的往往被忽略。病变面积大的，累及重要器官功能的，则影响严重。西医对病理的描述很清楚而详细，中医没有病理变化的描述，但从外在表现可归纳为水湿、血瘀、癥瘕集聚，包块、肿瘤等。经络的本质可能尚不完全清除，但是，它与神经系统功能的关系更密切。调节神经系统功能也部分调解或疏通了经络的功能。根据前面复方的总结，在调节寒热平衡的同时，祛湿、活血化瘀是主要的治疗方面。

循环系统只是将物质运到器官的临近，而组织液是细胞直接摄取和排出的最近部位。所以，组织液是细胞生活的微环境，物质要经过血管膜、细胞膜，这个过程中的许多功能与水、离子的功能有关。组织液接受血液的氧气，营养物质和神经内分泌的信号供给细胞。同样微环境也接受细胞的代谢产物，CO_2 及合成物质，经组织液送入血液内。因此组织液直接影响细胞的功能，它是细胞生命的重要通路。在疾病状态下水肿是常见的变化，只是形式不同。局部的炎症属于局部水肿，器官功能障碍致水肿也是多种多样，如肺水肿影响到呼吸，肝代谢障碍多见黄疸，肾组织的影响多引起全身的水肿。

中、西医均很重视水盐代谢，水是不可缺少的液体，盐类是维持生命体征的重要物质。西医一直重视水盐的平衡，采用的方法很快很有效，如输液，输血，盐类补充等。中医主要是对水湿的调节和治疗。当炎症反应渗出液增多时，应该促进吸收，器官的局部水肿（如肺水肿）更应促进吸收，加快血液运输，促进肾排尿增多而排出体外，中、西医治法各有特点，此地讨论中医的治法。

一、调节水盐代谢

调节水盐代谢也要根据患者当时的功能状态而祛湿。因此中医对湿证的治疗，有清热利湿、芳香化湿、温阳化湿、苦温燥湿等，用药也有利湿、化湿和燥湿的差别，即在不同的功能状态下采用不同的方法。

在阳热-交感型，交感肾上腺系统功能增强，可出现口渴饮水增多，内脏器官血管收缩，肾素-血管加压素-醛固酮系统功能增强，血管加压素增多则排尿量减少。饮水多，排出量少容易引起水肿。因此单纯的利尿有时效果不甚明显，而在降低热证的因素利尿消肿作用才显现出。肺水肿时，中医多用燥湿药促进局部吸收，再经利湿药促进水液自尿内排出而消肿。

对阴寒-副交感型患者，必须提高其神经内分泌功能，促进血液循环，才能促进局部吸收，再用利湿药增加尿量排出水盐及代谢产物，减少水量以便消肿，因此通过整体调节来保持泌尿系统功能非常重要。

因此，对调节水盐平衡也需调节整体功能恢复平衡，再加祛湿药才能起作用。在一些器质性疾病中，细胞的周围能保持正常的代谢和传递功能，这些细胞群就有生命力，才有正常生活的可能。因此保持正常的组织液的量和功能也是保持生命中的重要环节之一。

二、常用药物

中医的祛湿方法有多种，如祛湿、渗湿、利湿、燥湿等，根据机体当时的特征选方用药很是有效。中医治法也很独特。用散法排除皮下组织水液，下法可排出消化道积水，甚至于能排除其他器官之积水，如治腹水也可用此法。燥湿药是属于温热药可促进局部组织吸收液体，如苍术、陈皮、丁香、草豆蔻、砂仁等；化湿是以芳香宣通气机之品除去水湿，利湿则是以利尿祛湿为主。因此不是在任何水肿状态下，用利尿药均可消肿。

祛湿药有寒热之分，有化湿、燥湿等。祛风湿的药物大都是辛温苦燥药，久服易伤阴；利湿药大多有直接利尿作用，祛湿药物的运用也必须适可而止。水液的转移也带动离子的交换，转输，当局部水肿或组织液达到平衡时，血管和细胞之间的运输也就畅通。

第六节　血瘀证的治疗

正常的血液循环是保持生命的重要运输通道。一组细胞或器官的循环终断后就很快死亡。对于一个病变的组织器官，如能很好地改善器官的血液供应，这个组织或器官就能生活一段时间。当然这种可能性与器官的重要性，阻断的多少和时间长短等等均有关系。说明在疾病状态下用各种方法和药物保持血液循环的正常运行就有保持生命的可能性。从西医的观点来看，保持正常的血液循环也保证了许多重要的功能，能参与维持生命的活动，如神经的、内分泌、循环等功能的恢复，就能维持一定时间的生命。人体的血管代偿性很强，局部的阻塞可以通过侧支循环而补充。如果是在不重要的地方被破坏，例如在脑内某处有颗子弹也可生活许多年。而在关键的部位如延髓的心血管，呼吸中枢阻断血液可立即死亡，所以保持、疏通循环系统的重要部位是非常重要的。

中医理论认为，对血液循环的推动与“气”有关，所以“气行血则行，气滞血凝”很重要。气是血液循环的推动力，气虚、气滞等均可引起血瘀证。再者因淤滞物的阻塞，如血栓、包块等的压迫等也可影响血液运行。

中医的治疗主要用活血化瘀药来溶解血栓，疏通血液，清除淤滞等。所以中医在多种病理变化中均有活血化瘀药，如血栓形成，器官纤维化、硬化，甚至肿瘤也用活血化瘀药，有些病例治疗效果很好，当然也存在问题。

血瘀证是指血液停滞或血流缓慢，西医也有类似疾病，如血栓静脉炎，脑血栓，肺栓塞等均是血液凝固形成血栓而引起的疾病。治疗是以溶解血栓的药物治疗，如肝素、尿激酶等溶解血栓。中医的血瘀证诊断很广泛，心、肝、脾、肺、肾均可有血瘀证。机体平衡失调也引起血瘀证，如气滞血瘀、气虚血瘀、寒凝血瘀、热邪致瘀、病久血瘀、外伤血瘀等。在急性病的早期也有血瘀证，如在SARS病的早期就有纤维组织增生和血液淤滞。

根据现代病理学对血瘀证的病理研究也认识到，其病理过程有局部缺血，循环障碍的瘀血，出血后的瘀血，组织增生及变性、炎症、溃疡、组织糜烂、局部水肿等病理变化。现代医学对血瘀证与活血化瘀的研究，很注意微循环功能障碍、血液流变学改变、血管内皮细胞功能异常等病理变化。对血瘀证的研究已有新的观点和新的治疗思路。

药理实验表明活血药对心血管、微循环、炎症、增生性病变、肿瘤细胞均有作用，并对血液流变性、机体免疫功能，机体反应性等也有不同程度的影响。因此，对不同病理过程采用不同性质的活血药物治疗，具有非常重要的意义。如对局部缺血、循环障碍的瘀血、出血后的瘀血主要用温热活血药有疏通循环作用。对组织增生及变性、肿瘤主要用平性活血药，有改善微环境，有利药物接近组织细胞，起溶解、抑癌作用。对炎症、溃疡、组织糜烂的多选用寒凉性活血化瘀药，既是清热，消炎又可促进吸收。临床运用还发现，温热活血药对心血管疾病、疼痛、风湿性疾病疗效好；平性活血药对外伤、肿瘤、皮肤疾病效果佳；而寒凉活血药则适用于治疗肝、胆、胃、肾疾病及炎症。因此，进一步研究弄清上述规律的原因，就能为活血药发展前景找到一条更新的捷径。

活血化瘀药性有寒、热、平之分，又可因药的作用大致分为和血药、活血药和破血药三类。破血类药物是指破血消瘀作用迅猛者，用时应慎重；活血化瘀类中药的作用机制主要在于活化血脉（改善心脑血管功能、血小板及凝血系统功能）、化其淤滞（抑制血小板聚集，抗血栓形成等）。

治法根据辨证而选定方药，可有温经活血，益气活血；清热化瘀，祛痰化瘀，滋阴活血，化湿活血，泻热逐淤，利水逐淤，破血下瘀。所以，用活血化瘀药时也要分清寒热、阴阳、气的虚实平衡状态来选方用药。

活血化瘀药的基本药理作用可以改善微循环，抑制和溶解血栓，改善血流动力学，抑制组织异常增生，抑制炎症，有镇痛作用等。但近些年来的研究发现，活血化瘀药还有其他作用，研究证明川芎嗪、三七总皂苷、红景天等抑制或减少胶原物质的产生，有清除体内自由基作用。三七总皂苷能明显降低血清PCⅢ、HA含量。丹参能够明显减少肝内胶原和层粘连蛋白，抑制成纤维细胞的形成，增加胶原酶活性，促进Ⅳ胶原降解，减少肝内胶原沉积。三棱、莪术、三七等在治疗肿瘤中有直接或间接的抑制或杀伤肿瘤细胞、抑制肿瘤癌基因和DNA的合成作用。

当然这些功能在纤维化和癌症治疗中起多少作用还需进一步研究，如与抗癌的西药同时应用可能有协同作用。

第七节　调节消化功能——脾胃

机体任何器官的功能之所以能正常的进行，是因为能量的支持，也就是营养物质的支持。必须有食物的摄入、消化、吸收提供能量来完成，而各种疾病多容易影响消化系统的功能。治病时要恢复并保持正常的消化功能，这是中、西医的共性。在慢性病中消化系统的疾病也很多，而且受各种疾病的影响。

中医的《中藏经》提到脾胃为“后天之本”。脾胃功能也有阴阳、寒热、气血之分。如脾胃的辨证有脾气虚，脾气下陷，脾阳虚，脾胃湿热，胃火炽盛的等。根据现代的研究，脾功能也涉及自主神经、内分泌功能，免疫功能，相应有病理改变。在治疗上慢性溃疡病常用香砂六君子汤；腹泻证用健脾益胃法，选用香砂六君子汤，参苓白术散，补中益气汤加减等，有效率可达91%。

有关脾胃的功能研究，治疗用药，已有大量篇幅报道，在此不做过多的讨论。仅强调一点，中药的复方中，无论是古典的，或现代复方中，均多多少少注意对脾胃功能的调理，在治疗的过程中均选用不伤害脾胃功能的药，如果已有脾胃症状均增加开胃健脾药以恢复其功能，因为脾胃功能的恢复是能量和物质的供应来源，是整体功能恢复所必需的。

以上几项治疗是中医不可缺少的方面。由于活血化瘀药在其他方面的应用也很广泛，下面略讨论纤维化、癌症等与活血化瘀的关系。

第八节　纤维化、硬化与癌瘤

中医没有纤维化、硬化的诊断，但是有癥瘕，包块是有实在之物，这些与西医的硬化、肿瘤有相似之处。实际上在器官的纤维化，硬化，癌变的发生上有多种原因，如基因的问题、炎症等。从西医观点讨论，这些病理变化与纤维蛋白有关，与胶原纤维有关，与癌细胞的分化等有关，与溶栓的治疗似乎关系不大。但是它们的病理变化中均与血液特性、血液循环淤滞等有关。特别是慢性病与血液、血管的关系更为密切。肝内血液循环障碍和血管系统紊乱是肝硬化的重要病理特征。肝硬化患者中至少70%的人有肝静脉机化血栓。

肾在急性缺血时，微血管网结构受损，肾小管间质缺氧性损伤是肾间质纤维化的重要诱因。肾微血管病变不仅是肾小球硬化和肾间质纤维化的伴随现象，而可能是肾纤维化的始动因素。同时也与各种原因引起的微循环障碍，缺氧激活各种巨噬细胞而引起一系列的变化有关。因此消炎、疏通循环通道是治疗和防止器官纤维化的重要方面。

肾小球硬化是一个渐进性的发展过程，初期波及肾小球的部分毛细血管袢，后期可累及全部毛细血管袢。肾小球细胞外基质积聚与肾小球硬化密切相关。如果在小动脉和细小动脉内均可见纤维内膜增厚，这可能是渐进性引起节段性硬化或全小球硬化的开始，应引起注意。

总观之，有纤维化多伴有血瘀证。慢性肾脏疾病有瘀血阻络的占98%，因此有纤维化或硬化的患者多伴有血液淤滞。这也就是器官纤维化或硬化，中医均用活血化瘀药治疗的原因之一。至于能否完全清除纤维组织尚需进一步研究，但临床患者有缓解症状，延长寿命的结果，这是事实，这也是不容忽视的。

肿瘤与血瘀证：以肺癌为例，Ⅲ期肺癌，有血瘀证的比例占32.26%，Ⅳ期肺癌患者血瘀证占67.74%，晚期患者中普遍存在血瘀证。说明有血瘀证的患者随着肿瘤的进展而增加。患者凝血机制异常，血小板增多，抗凝血功能减弱，使血液处于高凝状态。恶性肿瘤患者常继发血小板增多，包绕癌细胞在内的微血栓会使癌细胞难以被化学药物、免疫活性细胞所杀灭，最终可导致转移的形成。因此在肿瘤的治疗中采用活血化瘀法也是必然的，当然应如何应用活血化瘀药，以及其治疗效果也正在研究。

综合以上，从中医的角度来看，各类疾病发展到某个阶段均有些共同的规律。首先清除病因，中医的病因更复杂一些，除了西医那些生物、化学等病因外，更重视环境的变化（风寒暑湿燥火等），而情绪的变化（喜怒忧思悲恐惊）。实际上这些对中枢的功能状态影响很大。对调节整体功能平衡的重要性在于，情绪稳定对防老抗衰、预防疾病、治疗疾病、恢复健康等均可有促进作用。整体功能平衡方面前面已提到，在治疗上，活血化瘀和祛湿的治疗，似乎在各种病均为不可缺少的方法，具有清除瘀滞，疏通运输，保证新陈代谢的作用。正如本章开始提到，“从上面各方用药来看，不论是急性的、慢性的，纤维化，癌症，难治证，其用药均是常用药、常用的配法，几千年不变，为什么能治好病?”，因为这些方面均是维持生命的基本条件，有这些基本条件，细胞可保持新陈代谢，生命可继续，小病可治愈，难治病也可延长生命。因此可延续至今不被淘汰。从目前的水平来看，这些当然不够，也应该还能够提高，这就是中西医结合将来研究的问题。

第九节　中西药结合问题

有人在数据库检索2000—2005年文献，仅就有关“冠心病”和“中西医结合”题目检索，有中西药配伍治疗冠心病的临床报道，就有237篇，用中西药配伍治疗的共有13093例。可见用中西药配伍治疗的已经具有广泛的临床应用基础。

一、西药治疗的特点

西药多为化学单体，组成成分明确，作用靶点专一而针对性强。例如针对具体的致病因子、受体，抑制或兴奋某些酶、基因等靶点给药。其起效快，机制比较清楚，疗效评价容易而明确。临床短时间的治疗效果很好。但对于慢性病，长期应用副作用很大[5]。

例如，采用β肾上腺素受体阻滞药治疗心绞痛、高血压，如果药物是脂溶性的，则对中枢有影响，如是水溶性的，可经肾脏排出，但若堆积，则对肾功能也有影响。重度时可引起血压降低，神经系统受抑郁，睡眠紊乱，对消化等也有影响。β肾上腺素受体激动药治疗喘息患者，用量过多或时间过久可产生耐药性，对内源性肾上腺素能神经递质也产生耐受性，使支气管痉挛加重，增加死亡率。

再如，环磷酰胺为一种免疫抑制剂，多用于器官移植后为保持器官的正常功能，减少免疫功能的破坏而使用。但免疫长期受抑制也影响机体的抵抗力，容易引起多种感染性疾病，例如抑制骨髓造血功能，对肝功能、消化和泌尿系统功能均有不同的伤害而出现功能紊乱，也都是致命性的。

临床已证实，雌激素替代治疗可以明显改善产后精神障碍、绝经后妇女的认知功能；对于老年性痴呆病、缺血性脑损伤等都有治疗作用。但长期使用雌激素易引发乳腺、子宫或卵巢肿瘤，其应用受到一定限制。当然，其他激素的作用，其优点及缺点均有报道，此地不多述。

二、中医治疗特点

1. 中药的复方——多层次、多系统、多点的全面治疗

特别对中枢的调节很重要。它可调节神经递质含量，调节神经可塑性，调节基因的表达，因此调解或改变中枢的功能状态。中枢的功能状态对正常人可预防疾病，对患者可消除寒证、热证的功能背景，其结果对热证可缓解疾病的进展，对慢性病可调动机体的自衡力，提高抗病能力。

2. 复方治疗可提供维持生命的基本条件

中医治病的主要内容可以概括为五大方面：

（1）清除病因。

（2）调节恢复功能平衡：寒凉和温热药可调节机体神经-内分泌-免疫功能的平衡，其结果是调节中枢兴奋和抑制的平衡，调动自身的调节平衡能力。

（3）活血化瘀药清除淤滞：疏通循环运输通路保证运输营养物、气体、代谢产物、药物、传递神经、激素等信息，维持组织细胞的正常新陈代谢过程。

（4）调节水盐代谢：疏通组织液通道，连接循环功能保证或提高细胞的代谢能力或恢复细胞功能，为单体药创造一个平衡的内环境，使其发挥作用。

（5）消化系统功能：脾胃功能的恢复是一切疾病治疗时、治疗后能恢复机体能量供应的基本条件。

通过对使用复方统计可以看出，不论什么病，如果围绕这几个核心来治疗，均有一定的疗效，说明中医对这几方面的调节抓住了疾病的核心问题，它可缓解临床症状，可不同程度的恢复或缓解病理变化，这在部分疾病可达到痊愈；部分疾病获得稳定，有利进一步治疗；对严重患者可延长生命，提高生存质量。

3. 对特殊病变（如硬化，癌症）治疗

西药效果好，对早期较轻的可以根治，单体药副作用大，有时不得不停药。中药复方可消除副作用，调节内环境平衡，清除淤滞，协助单体药的治疗，可延长疗效或生命。

由此可见，中药的优势在于其多活性成分发挥作用，调动机体自身的抗病能力，达到多效性和整体的调节作用，具有反弹小、副作用少的特点。并且，通过多层次、多点、多系统的整合作用而获得更满意的

疗效。但是，疾病有多种类型，对于早期的病，病因简单或比较弱，患者机体抵抗力比较强，通过整体的调节以及针对病因或早期的病理变化是可以完全治愈，这也是事实。而对于病因较强，局部病变较重，只缓解整体症状而局部的病变并不减也达不到治疗目的，因此中医的治疗有优点也有其不足之处。

总之，西药单体用药也应该区分寒热性药选择应用，西药的作用快速而定位明确，疗效明显，但也带来可怕的副作用和疾病。中药复方治疗可减少副作用，但也有因局部作用弱而达不到应有的疗效，所以中西药结合应用是很好的选择。中、西医结合的治疗，中药全面调整恢复整体新陈代谢的正常内环境，西药单体在病变区发挥重点治疗作用，这就是“点”与“面”结合的治疗方法。

参考文献

1. 李才. 器官纤维化基础与临床. 北京：人民卫生出版社，2003.
2. 冯利. 简明中西医结合肿瘤病学. 北京：科学技术文献出版社，2008.
3. 王朝勋，郑洪新，王继伟，等. 怒伤肝与神经-内分泌-免疫系统失调探析. 辽宁中医杂志，24（5）：205-207.
4. 嵇波，陈家旭，鲁兆麟，等. 逍遥散对人体神经内分泌免疫系统的影响. 北京中医药大学学报，2003，26（6）：68-71.
5. 孙定人. 药物不良反应. 北京：人民卫生出版社，2003：456.

第十六章　疾病的预防与功能状态

预防医学在中、西医研究中均是很重要的课题，早期的传染病的预防取得很大成绩，但也存在很多问题，随着非传染性疾病的增多，疾病的预防问题也进入一个新阶段。中、西医的预防思想和方法各有特点，因此取长补短的结合是最好的发展方向。

第一节　预防医学的发展

一、世界预防医学的总趋势

19世纪下半叶到20世纪上半叶，传染病是人类重要死亡的病因，医学家均重点进行病原体的发现、预防方法以及抗菌药物的筛选和特种措施的研究，已取得重大成就。由于免疫学的发展，许多烈性传染病以及多数传染病得到控制，如天花，麻疹，百日咳，脊髓灰质炎等发病率大幅下降。传染病的死亡率已由过去的首位降到第八位。1980年，世界卫生组织宣告人类已消灭了天花。尽管如此，由于多种因素的影响传染病和寄生虫病的威胁仍然存在。抗生素的发现，在人类传染性疾病的防治中起很大作用，但是也因过多使用抗生素类药物，使人体对药物产生了耐药性，结果使耐药的致病菌株越来越多；其次，人类对抗生素的依赖和抗肿瘤药物的使用，使人体免疫功能日益下降，抗感染能力下降，更容易引起多种感染性疾病。近20年来，新的传染病不断出现，新增加了30多种传染病，如艾滋病、军团菌病、莱姆病、埃博拉出血热、拉沙热，O_{139}型霍乱、致病性大肠杆菌O_{137}；H7引起的出血性肠炎、疯牛病、病毒性肝炎（丙型、丁型、戊型、庚型）等等。这些新传染病的肆虐多少与上述原因有关系。

世界卫生组织（WHO）发表的危害人群健康最严重的48种疾病中，传染病和寄生虫病占40种，占患者总数的85%。全世界每年死于传染病还有1700万人（其中大量是患有疫苗可预防传染病儿童）。近年来，一些已被控制的传染病又呈复燃之势。1991—1994年，O_1型霍乱在南美流行，患者在100万以上；新出现的O_{139}型霍乱在南亚流行，患者超过10万。1994年，肺鼠疫又在印度出现。1993年WHO发出警告，结核病在世界已处于紧急状态。1995年全球死于结核病的人数达300万；我国每年新增结核患者60万，死亡20万，这些患者主要是青壮年。因为病原体不断变异，旧的抗体对新的抗原无效。因此，传染病的防治仍是长期而艰难的工作。

二、现代的预防医学

今后的预防医学应向多方面发展，应该是防治结合，并考虑多方面影响，如环境、年龄、心理、精神和行为因素等对健康的影响，这些都是今后应开展和预防的工作。除去传染病，非传染性疾病的防治也很重要。据统计，心脑血管病、糖尿病、肿瘤等慢性病的死亡率占全世界所有死亡原因的 1/4 以上；我国高血压、脑卒中、冠心病、肿瘤、糖尿病等非传染性疾病所造成的死亡，目前已占全部死亡的 70%以上。地方病、职业病、慢性职业中毒等也不断增加。

随着社会现代化和人口结构的变化，人口老龄化是全球性问题，2000 年我国进入标准型老年社会，60 岁以上老人占人口总数的 10%，绝对数达 1.3 亿。随着社会现代化和人口结构的老龄化，心脑血管病、肿瘤、代谢性疾病等对人类健康的威胁日益加剧，任务更加繁重，所以预防医学的范围也应随之变化[1-2]。

三、中医的预防医学

中医在防治传染病上也有贡献，世界上最早的预防接种是在中国，用来预防天花；种痘法在中国普及后，俄国来中国学习种痘，并将此术传到北欧和土耳其。18 世纪，英国人学得中国种痘法，并传入英国。80 年后，英国医生，贞纳发明了牛痘接种术。后来传到菲律宾，由菲律宾传回中国，很快传遍了整个中国。此后牛痘接种迅速在全世界普及，最终使天花病绝迹。中国人痘接种术对牛痘接种术的启发、产生和影响是不容忽视的。中国对其他的传染病的工作贡献不大。在非传染性疾病的预防中，却具有中医的特色。中医认为人体的外环境变化，运动、饮食、精神等对人均有影响，并有独特的论述和预防的方法。因为中医认为人体的阴阳平衡是保证身体健康的重要因素，只有阴平阳秘、精神乃治，所以，对阴阳的影响的因素是十分关注的。

外界环境是多变的，而且对人体的影响很大，中医很注意环境变化对人体的影响，因此也有一套中医的理论。

1. 四季对阴阳寒热的影响

中医的“天人合一”的理论，就是重视自然环境对人的影响。四季时的阴阳、寒热变化，都会直接影响人的生命活动。中医总结出春养肝、夏养心、长夏养脾、秋养肺、冬养肾的五脏调养法，以及春夏养阳，秋冬养阴的经验，对于四季养生都有着重要意义。

2. 昼夜的节律

昼夜对人体的阴阳也有影响，提出早晨阳气初生，日中阳气至盛，日西阳气渐衰，夜半阴尽阳生，所以概括之，即旦慧、昼安、夕加、夜甚。所以，夜间人的死亡率很高。养生学家对饮食的要求是早晨宜饱，夜暮宜少。这种论述也符合现在的生活规律，也应该参考此理论适当调整饮食的规律。

3. 动静结合

十八世纪，法国哲学家伏尔泰提出：“生命在于运动”。近代，美国哈佛大学和马里兰大学两位教授又提出：“生命在于静养”。中医古代也有主张静的，庄子认为“静”可以长生。道家意守丹田的养生方法，实是“静中有动”达到运行气血、和调阴阳的目的。《素问・宣明五气篇》说：“久视伤血，久卧伤气，久坐伤肉，久立伤骨，久行伤筋”。此谓五劳所伤。《素问・上古天真论篇》说：“起居有常，不妄劳作，故能形与神俱，而尽终其天年”。所以要保持身体健康，必须做到有张有弛，动静平衡是适度的养生之法。

4. 精神对人体影响

人的情志过于剧烈，如紧张、愤怒等，均可引起机体多种功能紊乱而导致疾病。《素问・阴阳应象大论篇》也说："怒伤肝"，"喜伤心"，"思伤脾"，"忧伤肺"，"恐伤肾"。因此人体应保持心态平衡，情绪稳定。

5. 重视正气，预防为主

调节人体功能，提高正气是重要的措施。中医在《素问・刺法论》中提到"正气存内，邪不可干，邪之所凑，其气必虚"的论述。成为两千年来指导中医学从基础到临床，从养生到预防，从药物到针灸的名言。

阴阳平衡是健康长寿、预防疾病的重要因素。《素问・生气通天论篇》指出："阴平阳秘，精神乃治；阴阳离决，精气乃绝。"《素问・阴阳应象大论篇》说："阴胜则阳病，阳性则阴病；阳胜则热，阴性则寒"。《素问・调经论篇》又说："阳虚生外寒，阴虚生内热；阳盛则外热，阴盛则内寒"。所以阴阳保持着动态平衡，才能保证人体正常的生命活动。如何提高正气、增强抗病能力？它涉及生活的方方面面。从摄生观点来看，主张通过顺时调养、饮食调养、精神调养、药物调养、针灸调养和运动调养等摄生措施，以上的各个方面均保持适度、平衡，才能保养和维护正气、强壮体质，从而预防疾病的发生。

6. 疾病的预防

中医对疾病发生发展的各个阶段均提出预防措施。

（1）治未病

中医预防学的一系列保健方法，如清心养性、节欲保精、顺应四时、因地制宜、饮食清淡、安定居处、导引吐纳、婚育优生等，构成了中医对正常人预防学的基础理论。有这些基础，保持健康即可不生病，也就是预防疾病。

（2）防止传变

疾病发生后，均有发展过程。大抵初病在皮毛，渐次入肌肉、筋脉、骨髓等。伤寒论中有六经辨证，其传变规律是从太阳传变至厥阴；温病则有卫、气、营、血辨证，由卫分向血分而逐步深入，这些是中医对疾病发展过程的论述。为了防止疾病发展，《素问・玉机真藏论》说："邪风之至，疾如风雨，故善治者治皮毛，其次治肌肤，其次治筋脉，其次治六腑，其次治五脏"。叶天士在论述温病的治疗时指出：在卫分汗之可也，到气分才可清气。病邪刚入营分，还要积极设法透热转气，使邪由里出表。这种阻止疾病传变的方法谓之截断法，在预防学上具有重要意义。掌握这些疾病传变的规律即可预防，即治未病。也就是在七十七难中提出，"所谓治未病者，见肝之病，则知肝当传之于脾，故先实其脾气，无令得受肝之邪，故曰治未病焉"。所以中医根据疾病发展的规律来提前治疗以预防之。

（3）病后防止复发

《素问・热论》说："热病当病热少愈，食肉则复，多食则遗，此其禁也"。此外也注意因祛邪务尽、防劳动复发、防饮食复发、防房事复发等。例如防劳动复发，中医认为，不应过于劳累，累可影响病后元气恢复及脏腑功能的协调；过于安逸，则会造成气血周流不畅，正气难以鼓动；病后初愈者应视情适度劳作，保持精神恬愉[3-6]。

因此在疾病的发生，发展及病后均应注意饮食、活动、情绪、性生活控制适度以及重视环境的变化带来的影响。所以中医对疾病发展过程的预防论述有其独到之处。

第二节　体质因素引起疾病的预防

人体是有个体差异的，它不仅仅是在生长、发育过程中，年龄、外形的区别，更重要的是整体功能、代谢、对外界刺激的反应性等方面均有个体差异性。这种差异是先天遗传的，由基因决定的。但是在出生以后，由于内外环境变化的影响是有一定程度的变化，在一定时间内影响整体的功能水平和反应性，当然与其发病的病因类型，治疗的方法均有重要关系。人类虽然每个人均不完全相同，但在人类群体中可分为几种类型。中医根据自身的理论，把人类分为几种类型，称为体质。中医对体质的论述较早，在近些年来有很多研究，证明体制的不同对发病，治病、防病均有很大差别，从中医的治疗来看，掌握这种差别对疾病的预防很有重要意义。

一、中医体质理论

《黄帝内经》里，就对体质分型进行了深入的探讨。它运用阴阳五行学说，结合人的肤色、体形、禀性、态度以及对自然界变化的适应能力等方面的特征，归纳出木、火、土、金、水五种不同的体质类型。还根据人体，体质的阴阳盛衰，把人分为太阴之人、少阴之人、太阳之人、少阳之人、阴阳和平之人五种类型等。后来张景岳从禀赋的阴阳、脏气的强弱盛衰、饮食的好恶、用药的宜忌、气血的虚衰等方面，将体质划分为阴脏、阳脏、平和脏 3 型。清代医学家章楠，根据阴阳量的盛、旺、虚、弱为分类方法，将体质分为阳旺阴虚、阴阳俱盛、阴盛阳虚、阴阳两虚 4 种类型。近代医学家陆晋生，依据病邪的从化规律，以寒，热，湿为标准，将体质划分为湿热、燥热、寒湿、寒燥等 4 种类型。清末医学家金子久，根据个体的形态特征、肤色及嗜好等方面的差异，将虚弱性体质划分为阳虚、阴虚两型。

目前临床对体质类型的划分，根据对王琦、匡调元、何裕民等 10 位专家论著中对体质分类的表述，常见的类型主要有 14 个类型。其中，频率达 5 次以上的有正常质、阴虚质、阳虚质、阳盛质、气虚质、气滞血瘀质、瘀血质、痰湿质、湿热质[7]。

《素问・调经论》曰：“阳虚则外寒，阴虚则内热，阳盛则外热，阴盛则内寒。”因此寒热也反映阴阳的性质。此外，气属阳，气虚则阳虚，气盛则热；血属阴，阴虚生内热是为虚热；从“湿胜则阳微”，所以痰湿属微寒；瘀血质是血行不畅，可因气虚血瘀，也可因气滞血瘀，所以，上述各型可概括为正常型、阳热型、阴寒型。而阳热型，可包括阳盛质、阴虚质、气郁质、湿热质、瘀血质（气滞血瘀）。阴寒型，包括阴盛质、阳虚质、气虚质、痰湿质、瘀血质（气虚血瘀）。

在人类群体中的体质差异是来自遗传，并受内外环境的影响而有一定变化。因为遗传的因素，个体的体质对某些病因刺激有易感性。正如《医理辑要・锦囊觉后篇》中论述“要知易风为病者，表气素虚易寒为病者，阳气衰弱易热为病者，阴气素衰易伤食者，脾胃必亏易劳伤者，中气必损”。指出不良体质决定了对一些致病因素的易感性，也就是说，具有这种体质特点的人有一定的发病趋势，是发病的内在影响因素[8]。

在临床的调查中，也看到有些疾病的发生与患者的体质有关，因此可以考虑用中药对当时体质的调节而预防疾病。

二、阳抗体质人易发病

急性白血病（Acute Leukemia ，AL）是指造血细胞分化停滞、增殖失控，细胞发育停留在幼稚阶段，在骨髓内恶性增殖并浸润其他组织器官而造成的疾病。主要临床表现为感染、贫血、出血、白细胞浸润等症状和体征。急性白血病（AL）患者男性多于女性，男：女为1125～1154：1。日本、英国、美国的AL患者也都是男性多于女性。AL患者的父母体质中至少一方性格明显急暴者占57.69%（60/104），现代医学认为，AL为多基因遗传倾向性疾病。

张洪钧报道了[9]104例患者，其中急性非淋巴细胞白血病74例，急性淋巴细胞白血病30例。发病年龄5～77岁，18岁以下28例，60岁以上8例，19～45岁46例。他观察了发病与体质的关系。更证实发病者多具有遗传性的体质。

参考《灵枢·阴阳二十五人》等多篇文章，可将体质按阴阳和五行分类，有阳型人，表现为精力充沛、好动、情绪易亢奋，怕热；易得热性疾病等，阴型人，表现为沉静冷漠，独处而多猜忌，不好动，怕冷等。火型人好动，性格外向，少忧虑但怒则发，易得上焦热证。木型人，形体瘦，肤色苍，机敏善变，中气不足，有痰饮水湿，易震颤，过敏等。此外，对水型人、金型人、土型人，均有描述，此地不多介绍。复合型人：泛指兼有上述两种以上的为复型。

根据上述，对急性白血病患者进行调查，结果如表16-1，表16-2。

表16-1　急性白血病患者发病前的生命特征

分类	总数	精力充沛	性成熟延迟	少忧虑	易足心热	易牙痛	体弱	多病
急性白血病	104	46	38	31	36	41	6	29
对照	208	21	4	45	51	50	79	139

表16-2　急性白血病患者的体质特征

分类	总数	阳性	阴性	阴阳复合	火型	木火型	木型	土型	金型	水型	五行复合
急性白血病	104	90	0	14	34	26	13	0	0	0	31
对照	208	91	21	96	31	41	29	10	6	3	188

当然，体质是内在的因素，不等于每个阳亢体质的均患白血病。疾病的诱发必须有某些外因的刺激，如射线、化学药物、特异病毒（成人急性T淋巴细胞白血病病毒），或社会因素等刺激，且与人机体当时的功能状态密切相关。从遗传学角度来看，那些阳热型体质的患者发病的概率较高。因此对那些性情急暴、易急、易怒的人，适当注意生活规律，调节饮食，减少刺激，必要时用药物调节，促使寒热恢复平衡，可能有一定的预防作用。

三、阴虚质人易发病

阴虚证是临床常见的病证。临床多表现为午后面色潮红、心烦易怒、性情急躁、多喜冷饮、不耐热、手足心热、舌红少苔、脉细数等。多种热性病可以有阴虚证的阶段或阴虚为主的表现。当然阴虚体质人可能更易出现虚热证。阴虚体质人正常时，可能有上述的某些表现，如心率略快，急躁，怕热等。

中医的现代研究证明，虚热证是属于中枢的单胺类递质增多，交感神经，垂体肾上腺皮质以及内分泌系统功能增强，甲状腺素释放增多，代谢加强，免疫功能降低的综合表现。王娜娜[10]在江苏调查了2043人的体质，有181例为阴虚体质。其中患高血压者17例，占阴虚体质的9.4%，胃溃疡患者9例，占4.9%，肝病（脂肪肝、酒精肝、肝硬化等）患者9例，占4.9%，糖尿病患者2例，占1.1%。其中高血压、胃溃疡、肝病占的比例比较高。

阴虚体质的早期干预将有效地调整机体的阴阳平衡，防止病因对机体的伤害，阻止疾病的形成。首先应保持良好的生活习惯，注重精神调剂。饮食上应选清淡食品，无肥腻厚味、燥烈，辛辣之品。适宜的运动有利增强体质。必要时可以借助于药物和药膳进一步纠正阴虚体质。如百合固金汤可用于一般的阴虚证，心阴虚者宜服天王补心丸，肾阴虚者宜服六味地黄丸，肝阴虚者宜服一贯煎等，滋阴清热调节平衡，起到无病早防，既病防变的作用，但也不能长期服用，应根据症状适当选用。

从以上的阳热交感型的人来看，均有内在的交感神经、肾上腺系统、内分泌系统功能不同程度的增强表现，这些人在没有任何疾病发生之前即应考虑进行整体功能的调节，从养生学注意调整，必要时借助药物的治疗，促使功能恢复平衡可预防某类恶性疾病的发生。所以，早期对体质偏移的干预，有阻断疾病发生、发展，起一定预防疾病的作用。这就是预防疾病的新意义，在临床工作中可适当运用。

四、阳虚质人易发病

阳虚与虚寒证的实验研究结果很类似，阳虚可能比虚寒证更严重一些。阳虚也是交感神经肾上腺皮质系统、内分泌系统以及免疫系统功能降低的状态。

因甲状腺功能不足，组织的能量代谢水平下降，红细胞ATP含量降低，血清蛋白结合碘（PBI）降低，产热量低下，因此有畏寒肢冷症状。同时肾上腺皮质功能降低，肾素-血管紧张素-醛固酮系统功能降低。免疫功能降低表现在胸腺萎缩，免疫细胞量少，所以免疫功能减退，易患感染。此外，阳虚患者微循环较差，血流速度缓慢，血管袢数目和管袢长度减小，红细胞沉降率（血沉）较快。肾的尿浓缩功能减退，因此尿渗透压水平降低，尿量增多。近20年的现代研究证实，阳虚患者具有一定遗传特性，其内在实质变化是多方面的，说明阳虚是整体功能降低的综合表现[11]。

阳虚证的临床症状以下述多见、形体白胖，肌肉松软，平素畏寒，手足不温，喜热饮食，精神不振，睡眠偏多，口唇色淡，易出汗，大便溏薄，小便清长，舌淡胖边有齿痕、脉象沉迟。因不耐寒邪，易感湿邪，发病多为寒证，或易从寒化，易患痰饮、肿胀、泄泻、阳痿等病证。在这样功能背景下容易引起很多疾病。

李杰等[12]在2043例被调查者中，阳虚质人占11.9%。在这些体质中以胃溃疡、骨质疏松症、支气管哮喘的发病为多见，而糖尿病、癌症等疾病较少。

刘善元报道的50例溃疡病中，虚寒性占78%。属于脾胃虚寒型的患者，大脑皮质抑制过程较强，副交感神经兴奋占优势，脾虚证是胃溃疡病患者的共同表现。

支气管哮喘的发病与阳虚体质有一定倾向性，主要在于支气管哮喘是平滑肌收缩，使支气官腔变窄，气流不畅而出现喘息。如病程延长，反复发作，支气管腔内发生细胞增生就更为狭窄，加之炎症细胞浸润，发生炎症反应，则更易使支气管哮喘发作。哮喘患者中，有三分之一的患者在其直系亲属中均有哮喘病史，说明该病与遗传因素有一定的关系。

综上所述，阳虚体质也是人群中常见的体质之一，它具有整体功能低下，副交感神经系统和5-HT功能增强的功能背景，所以该本质的人群对某些病有易感性。从预防疾病的观点出发，对于有阳虚表现的患者早期予以养生方法或温热性的中药调整，可能有预防或减少胃溃疡、支气管哮喘等类疾病的发生概率。

第三节 年龄变化引起疾病的预防

人体随年龄的增长有三个转折期，青春期、更年期、老年期。而妇女在月经周期中也有功能状态的转变。在这些个时期也是处于整体能提高或降低的功能状态，容易诱发某些疾病。从预防疾病的角度出发，如事前给以某些调整可能有预防疾病的作用。

一、青春期

青春期是垂体-性腺系统功能提高，生殖功能开始发育并将成熟的阶段，同时有甲状腺系统、肾上腺皮质系统以及其他内分泌免疫功能均提高，对刺激的反应也很强烈。儿童的精神病多易发生在此期。因此在有早期失眠或其他症状出现时，用中医的寒凉性滋阴的中药复方调理，可能缓解对过激的反应，有可能预防这类疾病的发生。当然，这种治疗需有确切的诊断、药量的治疗适当，不能影响青春期的正常发育。

二、月经前期

黄体期交感神经的去甲肾上腺素（NE）释放增多，垂体-甲状腺功能提高，故代谢快，孕激素释放增多使体温偏高。此时是反应敏感时期，因此在黄体期容易发生亢进性疾病，如经前综合征等。因此，用适当的中药复方调节月经周期黄体期的异常对预防经前综合征，是个有效的防治方法，并可防止精神异常的症状或某类疾病的发生。

三、更年期

此时期是性腺自正常向衰退以至闭经的转换时期。女性更年期，因卵巢的卵泡数减少，性激素降低，对垂体及丘脑下部的负反馈减弱。同时交感神经系统也兴奋，垂体的促激素释放量增加，因此甲状腺素、肾上腺皮质素水平也提高，FSH、LH释放增加，同时ACTH、TSH也增多，而抑制作用较强的β-内啡肽降低。因此，更年期是处于阳热-交感型的功能背景，功能水平提高，对内外环境的刺激比较敏感。此期容易引起亢进性的或较强反应性的疾病，如更年期症候群或精神病等。

治疗方面，中西医均有多种药物治疗，效果很好。西药是针对性激素减少以及中枢神经递质的紊乱进行调节，效果很快，但性激素用量过久也有许多副作用。

中医多诊断为为肝肾阴虚、肝郁气滞、心肾不交、心肝火旺，肾虚血瘀等证。中医药治疗特点有调节整体功能平衡的作用，有调节性激素和脑内神经递质的作用。使患者热证程度减弱，降低反应性可防治疾病。

四、老年期

此期交感神经-肾上腺系统功能有些人降低，也有不变者或者反而有些升高的，与个体差异有关。较多的老人垂体-甲状腺系统功能下降，代谢偏低，因此老年人体温偏低。尿内 17-OHCS 也降低。垂体-性腺系统功能下降，则 FSH，LH 明显上升。因此，老年人各系统的功能水平变化不一致。从总的趋势来看，大部分老年人都因代谢降低，怕冷喜暖，对外环境温度低下，适应能力差。当然也有个体差异，如表现为高血压，糖尿病等代谢偏高，则畏寒症状不明显。因此，老年人根据个体功能状态适宜的调整，对于功能低下的老人适当用温补药调整，提高抵抗力，采用适当的养生方法，保持健康也可预防很多疾病。

第四节　外环境变化引起疾病的预防

外环境变化对人体影响很大，其变化最快，有时最强，使人无法预防，如突然的情绪刺激。如强力的气候变化因适应缓慢而发病，因此在日常生活中适当的提高机体的抵抗力、适应能力是很必要的，中医的养生方法很有帮助。

一、季节变化

季节变化包括温度、湿度、气压、风等，这些变化对人体均有很大影响。此地仅就温度的影响进行讨论。

1. 温度对人体影响

在低温情况下，机体为了保持体温衡定，必须保持产热和散热的平衡。环境温度降低时机体通过调节可以恢复。如第四章中提到，正常动物自高温放入低温环境时，肛温初期下降，以后即逐渐恢复。此因冷刺激后，由于产热加快使体温迅速恢复，这是机体的自身调节能力。同时也看到冷刺激后，尿内儿茶酚胺，肾上腺素（A）、去甲肾上腺素（NE）、多巴胺（DA），均升高。其中 NE 一直处于高水平，可持续 3 个月也不减少。因此，冷刺激一次即提高了 NE 的基础分泌量，提高了交感神经的兴奋性，则提高了机体的适应能力。

温热刺激也使整体机体提高，主要靠交感神经系统的调节完成的。所以，温度变化对人体影响很大。一年四季中温度经常变化，人体必须随时适应温度变化才能生存。人们对四季的温度变化中，体内的功能有哪些变化进行了观测。其各项指标变化概括见表 16-3[13-16]。

表 16-3　人体内各指标的季节变化

项目	春	夏	秋	冬
血压		↓		↑
心率		↑		↓
肾上腺素（μmol/L）	9.1±3.3	7.5±2.7↓	10.4±2.0	9.5±5.0↑

续表

项目	春	夏	秋	冬
去甲肾上腺素（μg/L）	61.6±19.5	47.5±18.9	46.0±10.6	58.7±15.7
加压反射		↓		↑
TSH		↓		↑
甲状腺素		↑		↓
碘		↑（甲状腺内）		↓（甲状腺内）
基础代谢率		↑		↓
肝氧消耗量		↑		↓
尿17-羟皮质类固醇		↓		↑
肾小球滤过率		↑		↓
肾素活性		↑		↓
醛固酮		↑		↓
抗利尿激素		↑		↓
睾酮		↓		↑

总观之，在夏秋季时，尿内NE的含量比其他季节略低，冬季升高。垂体甲状腺系统活动在夏季加强，如长时间处于高温时，甲状腺功能反而下降，释放减少。尽管如此，夏季体内调控的产热虽然不高，而外环境的温度高，体温和代谢水平仍高于冬季。夏季，环境温度高的刺激使基础代谢升高，必须大量散热，以避免体温过高，因此夏季交感神经中枢受抑制，多数内分泌系统功能降低。肾上腺皮质素的含量也偏低，冬季上升。肾素、抗利尿激素、醛固酮的含量在夏季增多，故排尿量减少。

2. 随季节变化的调节

春秋两季是功能转换时期，春季是自高功能向低功能转化，此时环境的温度回升，机体对刺激的反应比较强，容易出现较强的反应，如高烧性的风热性感冒、急性传染病等热证。秋季是自功能偏低向功能提高性转化，在初秋时交感等中枢尚处于抑制状态，对刺激的反应缓慢，因此出现风寒型感冒，怕冷，流涕，咳嗽不断，是各种慢性病复发的好机会。

因为冷刺激的部位不同，所以对心率、血压的影响也不同，如冷刺激（4℃）手指2min可使心率快血压高，刺激面部则心率下降，血压不高，说明迷走神经也兴奋。全身受冷刺激后则副交感神经兴奋比交感神经兴奋快，能早几个小时出现[17]。因此寒证患者，在交感功能减弱，副交感功能增强的状态下，受冷后，交感反应慢血压反而下降，代谢降低，产热功能缓慢，体温恢复缓慢，因而易出现风寒性感冒症状。因此，正常人体或人体功能偏低者或偏高者，在春秋交替时期容易发病。

（1）季节性感冒的预防

近几年来临床的报道，关于慢性支气管炎、慢性肝炎、慢性肾炎等，常因春秋季感冒的发作使原有病情恶化，因此，防止感冒也是治疗慢性病的重要方面。1992年，吴沛田等选用黄芪、白术、防风、陈皮、连翘、茯苓、羌活复方，在每年的10月到次年的5月，对有慢性肾炎而又经常感冒的患者服用中药。经治疗后有75%的患者不再患感冒，因而预防了感冒，也防止了肾炎的进一步发展。1981年，沈自尹用益气温肾方（党参、黄芪、仙灵脾、黄精、枸杞子、牡蛎、陈皮等）治疗慢性支气管炎患者防止了上呼吸道感染的反复发作。这些均说明在秋季时用温阳药，调整功能状态，使患者的功能水平和反应性提高，增强对刺激的调节能力，因而提高了对环境变化的适应能力，也防止了感冒的发生和慢性病的恶化。

（2）哮喘的预防

哮喘是一种以多种细胞（嗜酸性粒细胞，肥大细胞等）和细胞组分参与的慢性气道炎症，导致气道阻塞和气道反应性增高，因而出现喘息，胸闷，咳嗽等症状。哮喘患者多怕冷，四肢不温，易自汗，易感冒，对春秋季节忽冷忽热的气候多易发作。中医诊断多为阳虚证，也有诊断为肺虚、脾虚、肾虚、肺虚。因肺、脾、肾气虚，则血运不畅而成瘀，故哮证常伴血瘀证。

中医的治疗，对阳虚证多用小青龙汤（小青龙汤：麻黄、干姜、细辛、桂枝、白芍、半夏、五味子、甘草组成）治疗。该方用于解表散寒，温化寒饮，止咳平喘。或者针对其他证的治疗。在春或秋季节，针对当时的功能状态预先用中药调节，有预防哮喘复发的作用。

因此，慢性患者，随季节变化而经常容易发作的患者，在夏末时服用温补药，提高整体功能水平，恢复功能反应性，在受冷空气刺激后，能提高反应性和适应能力，可防止秋季的风寒性感冒，也防止慢性病的发展。对于那些处于虚热状态的人，时逢春季，可选用滋阴清热类药，降低功能反应性，以预防高热性病或风热性感冒。因此，随季节变化用中药调整机体的寒热平衡，这是具有中医特色的，因人而异的预防感冒的方法。

二、情绪对人体的影响

西医有关情绪活动对人体功能的影响有很多研究，在中枢内主要与边缘系统的功能有关。过激的情绪活动与交感神经兴奋增强、5-HT 系统的功能改变有关，这些传入的冲动广泛的投射到边缘系统和下丘脑。经下丘脑传出信息并通过脊髓的自主神经系统，特别是经交感神经系统传出，引起一系列与情绪有关的动作和内脏功能的变化。这些在前面已经讨论。

中医认为怒伤肝，因为肝主疏泄，所以影响了疏泄功能，因而产生系列症状。在动物实验已证明，愤怒的状态下是交感神经系统功能增强的状态，特别是愤怒引起整体的血管收缩，使很多器官缺血、缺氧，其中受影响较大的如胃肠道、肾、肝等。以肝为例，如果长时间的愤怒，血管长时间的收缩，使肝组织摄氧量也显著减少，影响肝细胞的功能，持续缺血缺氧可导致部分肝细胞水肿、坏死。同样，也可引起胃溃疡，肾排尿减少的尿毒症等。

因此中医常诊断为怒伤肝、肝脾不和、肝郁气滞、痰火湿滞、阴阳失调等证。中医的治疗有其特点，肝郁气滞型多选用柴胡疏肝散，四逆散等；痰火湿型，选龙胆泻肝汤、当归龙荟丸等；气阴两虚型，常用归脾汤等；阴阳失调型，以右归丸、左归丸等方治疗。这些有的是寒凉性药，有降低交感神经和肾上腺皮质系统功能的作用，调节整体的寒热平衡，一般效果很好[19-20]。情绪激动对原有高血压等功能亢进性疾病很容易引起脑出血，脑血栓等疾病。因此，在精神紧张或情绪激动等状态之后，适当的用中药调理中枢的功能平衡，可预防因过度刺激引来的疾病。

第五节　养生学

养生一词最早见于《庄子》内篇。所谓养生，即保养、调养、补养之意；所谓生，就是生命、生存、生长之意。养生就是保养生命，又称为摄生、道生、养性、保生等等。目前发展为养生学，它既有古老传承的方法，又有新的思路和科技结合的新技术配合活动。目前它已具备完整的促进健康、预防疾病的理论和丰富的实践经验。同时它是多层次、多方面的，具有整体性的又富有生活习性的调整方法。因此是人们延年益寿的不可缺少和不可忽略的养生之道。

中医养生学有多种学术流派和多种养生方法。从学术流派来看，道家、儒家、医家均从不同角度阐述了养生理论和方法。在中医理论指导下，历代养生家和医家，结合各自实践经验，吸收各学派之精华，提出了一系列养生原则。其养生之道在顺应、养性、动形、静神、温补、培元、调气、药饵、食养等方面各有所长。以下简单介绍几个方面：

一、顺应

是指顺应四时自然规律变化而养生。在《灵枢·本神》指出："智者之养生也，必顺四时而适寒暑……如是则僻邪不至，长生久视"，说明顺应自然界阴阳消长的重要性。朱丹溪亦指出："善摄养者……各自珍摄，以保天和"（《格致余论》）。

二、养性（形神兼养）——修养道德、调摄精神

《素问·上古天真论》云："恬淡虚无，真气从之，精神内守，病安从来。是以志闲而少欲……所以能年皆度百岁。"神养，包括精神心理调养、情趣爱好调养和道德品质调养等方面。

三、动静结合

国外科学家提出"生命在于运动"，也有的提出"生命在于静养"。中国古代庄子认为"静"可以长生。《后汉书·华佗传》提的养生之道："年且百岁而犹有壮容"，他创立的"五禽戏"也广为流传。其实只有动静结合才是养生长寿的关键。祖国医学认为："动以养身，静以养心，动中有静，静中有动，动静结合的观点"才是养心强身、延年益寿的最有效的方法。

四、培元

固本培元的提法是认为护肾保元与调养脾胃相结合，以后天促先天。主要是节制性生活，所以提出养元节欲。欲求健康长寿，宜从慎起居、节房事做起。后世医家多宗《内经》之旨，主张节欲养元。

五、食养

是指饮食有节、药膳调养。孙思邈的弟子孟诜的著作《食疗本草》是我国和世界现存最早的一部食疗专著，并提出"药补不如食补"，"是药三分毒"等观点。

六、药物养生

当机体有隐形的或明显的疾病时必须借助药物调节阴阳平衡、补益脏腑、调和气血，或借以平和性药物养生、轻身延年，来达到延缓衰老的目的。

七、术养

是以上养生之术以外的一种非食非药的养生方法，例如按摩、推拿、针灸、沐浴、熨烫、磁吸、器物刺激等疗法进行养生[21-23]。

中医认为，只有阴阳平衡的才是健康的，所以有阴阳平衡健康观，养生的目标就是求得身心阴阳的平衡。只有阴阳失衡，身体才会生病。只要某种养生方法能使阴阳再次恢复原来的平衡，疾病自然就会减轻，稳定或消失。

第六节　中医术养的特点

除中药外，中医的其他治疗方法也有调节功能平衡作用。因刺激强弱不同，反应不同，其效果起双向调节作用。强的刺激有镇压、抑制作用。弱的刺激有提高兴奋作用以调节平衡。近些年来对针灸、按摩、推拿等已有很多研究，已证明其治疗作用的科学性。

一、针灸的治疗

针灸对呼吸系统，心血管，消化，神经系统，免疫，血液系统疾病均有双向调节作用。

1. 对心率的调节

针刺效果与患者的功能状态有关。若针前心率在 51～75 次分之间，针刺内关穴后无明显改变，若心率低于 51 次/分，则针后心率明显增快，而心率高于 75 次/分者，针刺后心率明显减慢。

2. 对消化系统调节

如针刺手三里、足三里等穴，原来胃肠道运动亢进的，用强的刺激起抑制作用，缓解肠道痉挛，而对紧张力低下者、蠕动功能不足者用弱的刺激（平补平泻法），对肠道起兴奋作用，可增强肠蠕动。

3. 对神经系统的调节

针灸可以调节并增强大脑皮质的兴奋和抑制作用，使恢复中枢功能平衡。例如对下关、神门、阴陵泉等穴，用重刺激多引起大脑皮质运动区抑制，轻刺激则半数引起兴奋，而半数引起抑制，但对健康人影响较小。针灸对某些患者在与“证”相关的穴位上刺激后，既能降低交感神经兴奋性，也能抑制已升高的副交感神经兴奋性。

4. 对细胞免疫调节

针刺对白细胞的总数和分类计数以及吞噬能力均可起到双向调节。对细胞计数高的或能力高者，可使是数量，对计数低者，能力低者，可提高其数量和功能。这种影响作用与针刺的穴位，应用的手法以及针刺的时间有关。用中低强度的捻转手法刺激有补的作用（提高兴奋）而用高强度的刺激则有抑制作用[24]。

二、推拿

推拿的双向调节作用，决定于控制推拿手法的方向、力度、频率，特定的治疗部位或穴位，来改变机体的亢进或虚弱状态。从神经生理学观点看，缓和、轻微的连续刺激，有兴奋机体周围神经的作用，但对中枢神经却起抑制作用。急速、较重且时间较短的刺激可以兴奋中枢神经而抑制周围神经[25]，因此根据病情来决定推拿的方向、轻、重、缓、急，以促进疗效。

三、气功

气功对自主神经平衡有一定影响，吴人照报道[26]了 50 例妇女，更年期综合征患者，随机分为气功组和药物对照组。治疗方法方面，气功组用桩功；结合保健功法：静功，桩功，动功等结合法，均观察 1 个月的疗程。测量植物神经平衡指数，计算平衡指数 Y 值，进行评判。结果见表 16-4。

表 16-4　两组患者治疗 1 个月前后的 Y 值（X±SD）

	治疗前	治疗后	*P*
气功 1 组	+0.988±0.967（n=7）	−0.125±0.604（n=6）	<0.05
气功 2 组	−0.766±0.482（n=10）	−0.364±0.549（n=10）	<0.05
对照 1 组	+0.755±0.586（n=8）	+0.708±0.735（n=7）	>0.05
对照 2 组	−0.891±0.373（n=10）	−0.848±0.268（n=8）	>0.05

患者练气功治疗后，交感神经功能活动偏亢组正值下降，得以缓解。副交感神经功能活动强者，Y 值更负，经气功治疗后从−0.766 提高到−0.364，说明其交感功能有所提高。提示，气功对自主神经功能具有双向调节作用。对照组经气功治疗后使偏亢者，降低一些；对低下者提高一些。因此气功对正常与患者的自主神经平衡状态均有不同程度的调整。

以上看来，在疾病状态下，无论是药物、针刺、气功还是推拿，都是刺激，这种刺激效果与当时的功能状态有关。当功能增强时这些刺激有镇压、抑制、削弱的作用。当功能降低时，这些刺激有提高、兴奋、增强作用，都能为症状的缓解、治疗和恢复平衡起一定调节作用。因此药物也是刺激，有强有弱。药物不是中性，不是营养品，不宜连年累月的服用，而应该适可而止，随时调整强弱才能有效，否则难免副作用。

四、养生与康复结合

养生本身可保持健康，延年益寿，对于身体虚弱、久病尚未恢复或亚健康状态的人们，养生是提高体力，恢复健康是很有效的方法，所以养生与康复是中医传统医学与当代医药学共同发挥的优势。中医上述的养生方法加上现代医学的有效器械能进一步提高疗效，所以说中西医结合养生学及康复医学作为一门新兴的学科，它继承中医学传统优势的方法，结合现代西医学最新科学手段，自然有很大的优势并能发挥出较大的效用。

对于亚健康的研究和防治，养生学和康复的结合就是很好的实例。如慢性疲劳综合征，它不是简单的心理情绪的变化，而是心理、生理、病理的综合反映，介于健康和疾病之间的临界状态。从西医学的观点来看，器官病理变化并不很严重，而功能系统的紊乱就显得突出。它主要是由于长期疲劳，导致人体功能紊乱，进而可导致器质性改变的功能和病理变化过程。从中医学的病因病机学来看，它显然是一个由心理因素（七情不畅，肝郁气滞等）耗伤气血阴阳的过程。这样的患者通过中医养生与康复学中的导引，应用气功、推拿、食疗，西医康复医学中的修补术、功能锻炼方法等的治疗，定能取得疗效，是治疗亚健康状态的一种新的治疗方法[27]。

第七节　中药及中医的预防特色

针对病原体、遗传、免疫等因素西医已开展了多种多样的预防措施，中医在许多方面不如西医做得深入，但也有其特色。也应该介绍和推广。

一、正常人体养生

中医有一种阴阳平衡的健康观点，认为阴阳平衡的人就是最健康的人。养生的目标就是求得身心阴阳的平衡而不生病。人体只有阴阳失衡才会生病，因为阳盛则热，容易出现热证，而阴胜则寒，出现寒证。因此过盛或不足均可诱发疾病，只有阴阳平衡才是健康的表现。在生活中通过各种方法，如运动、饮食调节，药物调节，情绪的调控，必要时通过推拿，气功，针灸等调理，能使阴阳经常保持平衡，则无病防病，有病可防止发展或治愈新生。所以疾病从正常人开始防治，这就是治未病的道理。

二、不同时期调节功能平衡预防疾病

通过调节功能平衡失调来预防疾病，这是中医的特点。

1. 体质的调节

体质的差异是先天遗传形成的，虽然受外环境的影响而有变动，但总的趋势是不变的。因此对那些仍保持或因疾病而出现的特殊体质进行适当调整可能预防某些疾病，如白血病、高血压等。

2. 随年龄增加的调节，预防功能平衡失调

随年龄的发展，不同时期，神经-内分泌-免疫功能有一定变化，如人体在青春期、月经前期、更年期功能过高，在特殊因素刺激下而出现过激反应引发疾病，如青春期精神病、经前综合征、更年期精神病等也是在各时期容易发生的疾病。注意随时用药调整也可避免疾病的发生。

3. 外环境变化预防功能平衡失调

外环境对人体的影响是一生都离不开的，其中有多种因素影响也有致病的因素。最大的影响因素是气候的变化带来的影响。在各时期预防疾病西医也有很多方法。中医用药物调节整体功能平衡，保持阴阳平衡的方法防病，这就是中医的特点。中药是个复合药成分，能提高各层次各系统的功能，调动机体本身的抵抗能力，即使停药也能保持一定防御功能。如前面提到寒证患者在春秋季节容易感冒而引起旧病复发。用中药来调节功能水平和功能反应性的方法来提高或降低整体功能反应性，防止感冒。

中医用中药在不同时期调节整体功能使其恢复平衡，或改变当时的功能状态来适应环境的变化，以此预防疾病的发生和发展，这是中医的特点，是现代医学应该研究的方向。

参考文献

1. 梁润英，张方毅，马鸿祥，等．浅析中西医对预防医学的认识．中医学报，2009，24（6）：106-107.
2. 熊光练，欧阳宁惠，周妮．新世纪预防医学发展方向的浅议．医学与哲学，2003，24（2）：4-7.
3. 张大宁．论中医学的预防医学．天津中医药，2003，20（3）：43-45.
4. 孙达武．生命在于平衡．中医药导报，2007，13（11）：11-12.
5. 邵金花．吸收中医预防医学精华促进现代预防医学发展．江苏预防医学，2006，17（1）：75-77.
6. 朱光，朱作峰，毛开颜．中医预防学的形成与特色．中国中医基础医学杂志，2001．7（7）：1-3.
7. 边海云，陈利国．中医体质学说理论研究回顾．江苏中医药，2006，27（9）：74-77.
8. 王琦．9种基本中医体质类型的分类及其诊断表述依据．北京中医药大学学报，2005，28（4）：1-7.
9. 张洪钧，尚雪利，孙颖立，等．急性白血病易患体质研究及病因病机探讨．北京中医药大学学报，2005，28（4）：46-50.
10. 王娜娜，吴承玉．阴虚体质与病、证的相关性研究．南京中医药大学学报，2008，24（1）：4-5.
11. 李东涛，田济远，王守海．阳虚的内在实质研究回顾与展望．现代中西医结合杂志，2000，9（13）：1213-1215.
12. 李杰，吴承玉，骆文斌，等．阳虚体质与疾病的相关性研究．辽宁中医杂志，2008，36（8）：1161-1163.
13. Leduc J. Catecholamine production and release in exposure and acclimation to cold. Acta Physiologica Scandinavica Supplementum，1961，183（1）：1-101.
14. Frisancho RA. Human adaptation. ST. Louis Toronto：C. V. Mosby comp. 1979.
15. Assenmacher I. Environmental Endocrinology. Springer-Verlay，Berlin，Heidelberge，New York，1978，p. 115.
16. Hedlund WJ. Biological rhythms and endocrine function plenum press N. Y. and London 1975.
17. Frisancho A R. Human adaption：a functional interpretation. Adaptacion Humana，1979.
18. 吴日明，朱田风，陈泽梅，等．中西医结合治疗哮喘急性发作42例临床观察．上海中医药杂志，2004，38（9）：9-10.
19. 王朝勋，郑洪新，王继伟，等．怒伤肝与神经-内分泌-免疫系统失调探析．辽宁中医杂志，1997，24（5）：205-206.
20. 严灿，徐志伟，吴丽丽，等．加味四逆散抗慢性心理应激损伤的机理研究—下丘脑促肾上腺皮质激素释放激素及环核普酸系统的影响．广州中医药大学学报，2004，（6）：466-469.
21. 郭岚，王平．中华传统养生九大学术流派探析．中国中医基础医学杂志，2013，19（6）：699-701.
22. 李广平．传统养生文化与现代科技创新．管理观察，2013（36）：1.
23. 李绪霞．养生学与中医理论浅析．光明中医，2009，24（3）：523-524.
24. 张雯，李灼华．论针灸的双向调整作用．黑龙江中医药，1999，（5）：50-51.
25. 廖正烈，王爱杰．推拿法与双向调节作用．辽宁中医杂志，1998，25（2）：80-81.
26. 吴人照，褚建平，章辰芳，等．气功治疗50例妇女更年期综合征的临床研究．上海中医药杂志，1996，（2）：26-28.
27. 袁嘉丽，李庆生．中西医结合养生学及康复医学在21世纪学科建设与发展中的思考．中医药学报，2003，31（2）：1-2.

第六篇　共性、特性概观

本篇提纲

第十七章　中西医的共性和特性的简单概括

中西医的共性和特性是个大问题，不是简单几句能够说明的。以往有许多科研工作或文章的评述，均讨论得很详细。后来的文章也的确在前人的论述上，研究、证实并发展了许多观点。在理论的发展、临床的诊断、治疗方法、药物的成分、组方、用法等方面，均有很大改进和发展，这些都是肯定的。本章只是从寒热证研究所受到的启发，联想到几个问题，如果只是单方面研究，那就各说各有理。如果能找出它们的共性，只是说法不同或者还有一致性，那就再多做些研究、磨合、解释、共用、相通等工作，以此减少矛盾，对增加结合、共同研究更有推动力。

由于接触知识面的局限性，对中西医的共性和特性问题上，这里只能有限地提出几点以供参考。

第一节　人体的整体观与局部研究对医学发展的影响

一、古典的医学发展

古典的医学对人体的生理功能，疾病的发生、发展和最后死亡的认知，均是从外观的感性认识开始的。发病时的症状，患者的感受最早而容易被发现、观察，也是容易掌握的一般规律。古代的中国、埃及、印度、巴比伦和希腊等文明古国的医学也是先从经验医学开始发展到总结经验、建立起理论的这个过程，当然各国的哲学思想不同，有各自理论的特色。中国先秦时期有许多以阴阳、五行学说（金、木、水、火、土）为主导的哲学派别。在《灵枢·岁露论》提到“人与天地相参也，与日月相应也。”也就是天人合一学说，说明人体受自然界的变化而变化。古希腊医学也有相同的基础理论，例如四元素学说（四元素指空气、火、土、水）。也有天人合一学说，它称为“微观世界”和“宏观世界”。前者代表人，而后者代表宇宙，说明人是“宏观”宇宙的“微观”缩影。古印度哲学中同样有五元素学说，认为“五元素”是构成包括人体在内的自然界万物的最基本的物质。

哲学是种指导思想，中医受哲学思想的影响，特别是儒家思想的影响不敢进行人体解剖（人体发肤受之父母，不敢毁伤），但也很想知道人体内部结构，只好夜间偷盗尸体私自解剖、了解初步的内脏的结构和形态。因此只有五脏的概括描述，但是没能发展为解剖学。两千多年来中医学在阴阳五行学说及其衍生的实用理论的指导下获得了长足发展。中医是从外在的表现了解人体的生理变化，疾病的发生、发展，变化规律，病情的恶化，死亡等系列的表观规律。同时也根据脉搏，包块的触摸感受、皮肤颜色、舌苔等了解体内的物质变化。这就形成了中医的宏观的观察，并用整体分析和微观探测的方法来认识疾病发生和发展规律的理论。

在诊断和治疗理论，中医对于疾病的诊断包括四诊、六经辩证、脏腑辨证、八纲辩证等。四诊就是“望、闻、问、切”。八纲就是对于表、里、寒、热、虚、实、阴、阳 8 种疾病类型的辨别和确认。这些都是遵循阴阳五行学说推导和归类得出的。

希腊医学同样采用其“四特质”（冷、热、干、湿）和“四体液”理论对于疾病进行诊断和分类。在四体液中，血液的性质属热和湿；黄胆汁属热和干；黑胆汁属于冷和干；而黏液则属于冷和湿。冷、热、干、湿的个别偏盛产生 4 种疾病；而四体液的偏盛则产生另外 4 种复合疾病，所以，类似于中医的“八纲辨证”，希腊医学同样包括 8 个类型的疾病。

两种医学的主要治疗原则都是矫正平衡失调，也是反其道而行之。在中医就是“寒者热之，热者寒之；虚者补之，实者泻之”。希腊医学同样主张：“必须使过热的胃冷却下来，而为受到寒冷侵袭的胃加热，也需要湿润已经变干燥的胃，或者反之”。

以上结果说明，在早期世界各医学均是从外在表现来认识疾病的发生发展，以及治疗方法和效果。但是由于各自的思想文化不同，后来向不同的方向发展。

中医以阴阳五行学说为指导思想，因此主张天人合一，调节整体功能平衡和使功能统一的论点。欧洲传统的唯物主义哲学特别是其原子论和元素论，注重粒子、实体、组合、可分解性，在近代形成机械论观点和还原论思维，这种观点和思维方式渗透到医学中形成西医学的还原论思维方式。从而，解剖学的发展为两方医学的各自发展拉开了不一样的序幕。

二、解剖学的发展

古代西方医学的解剖学发展得较早，从古埃及的赫罗菲卢斯（Herophilus，公元前 335—280 年）就进行了 600 多次人的尸体解剖。这点和埃及早期的木乃伊的制作过程时必须将内脏取出才能制作的社会背景有关。古罗马帝国的御医盖仑（Claudius Galeen，公元 129—210 年）发展了这一工作，他用猿猴，狗，狒狒、狮等不同动物进行了解剖。盖仑更是把解剖学和生理学应用于医疗实践的第一人。从而开启了西方医学的科学化历程。盖仑死后的千余年间欧洲大陆进入文化的“黑暗时代”，他的学术成果停滞达 1300 余年。公元四世纪时，被重新发现和编辑，一直到 13 世纪末期，外科和解剖学教授维萨留斯（Andreas Vesalius，1514—1564 年）发展了盖仑的解剖内容，证明了大脑是神经中枢部位。英国医生威廉·哈维（William Harvey，1657—1978 年）证明了体循环和肺循环构成的“封闭式血液循环”的观点。这些都奠定了西医的实验科学基础，也就进一步开展了对机体的各点深入的直观的研究[1-2]。

西医的局部深入研究，的确解决了许多对人体之谜，了解了外在变化的内部机制，为疾病的治疗、预防提供了有力的研究方向和设想。

中医学的整体观察，多次试验观察和积累，这种发展看起来只是数量的积累，并没有质量的变化，始终停留在“经验医学”的范围内。但是，其外在的整体观察，可以发现人体的内在规律，而这些是用实验方法找不到的规律，这就是整体观察的不可忽略的特点。

三、双向发展的意义

中医从外在观察功能的变化积累许多经验，如：正常人在各种条件下的外在表现；各种病因刺激后表现的症状，疾病的发生，发展，恶化，恢复，痊愈的外在表现；在皮肤任一点刺激后，远近处皮肤，内脏对刺激的反应等。因此总结出简单的八纲辨证、脏腑辨证等就可对所有的病进行诊断。用口尝的草药口服治疗，也证明只要草药能使整体阴阳、寒热平衡，脾胃、肾、膀胱等功能恢复平衡即可维持生命。在皮肤刺激一点可治远处的和内脏的疾病，这是经验的总结，有些部位与解剖的部位关系不大，但有治疗效果。这些经验成果能流传几千年，说明它具有有效性、可靠性，才不被淘汰。但它致命的缺点是不知体内的形态、功能各种变化。因为说不清上述功能产生的原因和治疗有效的机制。因此不易进一步发展。

西医的生理、解剖的发展刚好弥补中医的缺憾。西医的发展对医学的贡献是很大的。无论是对正常人体的研究，还是临床上的外科、产科、急救等研究的深入，均对解开人体内部之谜有作用，所以非常重要。但是也应提到的是西医从一点深入，从系统、器官、细胞、分子的深入，治疗上也从单体、靶点开始探讨，总想找到某一靶点，解决问题。而“单刀直入”可能很困难。目前两类医学都在改变，中医向现代研究发展，西医向整体、多靶点发展，因此结合是正确的出路，可以互相弥补。

第二节　宏观认识对医学发展的贡献

中医的外在宏观观察和治疗的发展方向，为医学带来很多启发，值得介绍。人体受病因刺激后，产生一系列反应，反应可归纳为功能反应和病理反应。这些反应有无规律，很值得研究。

一、针灸的启示

针刺皮肤一点能治疗远处内脏痛或功能紊乱等疾病，人们早期可能是无意中发现，刺激一点可缓解某处的疼痛，经过多次反复验证而确定了这个点的治疗效果。通过多处的探索，反复的试验、观察、总结，找出了经络点的分布及规律，并形成学说。这种学说，如果不是通过整体的观察和反复试验是不能发现的。刺激后内部运行的通路是确切的，所以成为几千年来经久不衰的治疗方法，也是内部有通路的外在表现。医学的这种发现，用单点的研究是不容易发现的。所以西医发展了 200 多年，对这种整体的内外关系一无所知。但是，单点局部深入的研究方法可以找出其内部运行通路和治病的机制，这就是西医的特点。因此针灸应用了几千年，也只是经验的重复，并不知道在体内引起变化的原理，西医的研究在确认它，发展了它。

近几十年的针灸原理研究，对针灸的机制有很多认识。目前对经络的解释有很多学说，如神经-体液调节假说，皮质-内脏相关说，体表与内脏自主性联系，脊髓脑干神经网络学说等，有十多种，多与神经的反射有关。

这些结论是西医研究的强项，是西医

的优点。西医对神经的研究很早，解剖学、生理学、生化学等无所不研究，但是没有发现针刺皮肤一点而通过神经、网络治疗远处疾病的作用并在体外可以形成一系列连线，这就是局部深入、单体研究的弱点。所以，只有宏观的和局部的结合才是完整的。

二、机体反应与刺激性质的关系

在针灸原理研究中林真[3]发现了一个基本现象。在经穴治疗作用上，不只是用针灸，还可以在有关经穴上施以灸、按摩、药物、磁疗、电刺激等，均可达到同样的治疗效果，均可有镇痛、安神、止咳、止喘等治疗作用。他们用磁疗法治疗哮喘。磁疗中可将磁片贴敷在皮肤上起治疗作用，也可将磁片在穴位上旋转，或用磁疗机发出的脉动磁场作用于有关经穴的浅表部位，也能产生与针灸治疗同样的疗效。作者用此法观察了211例，显效128例，有效78例，无效5例。在有效的206例中，194例5min内即可见效，其余5～30min见效。如果用不含磁片的空白转盘刺激则不起作用。以上说明穴位上受各种刺激均可引起同样的治疗反应，而与刺激的性质无关。说明多种刺激，只要能引起受刺激部位感受，传入体内的反应区，均可产生近似的规律性的反应，这些刺激的反应可能是治病的，也可是引起发病的原因，这些可能与刺激性质或强度有关。

由此联想到，中医对疾病的诊断，也考虑病因，如环境的变化，七情的影响，而对于病因的性质，例如是什么样的细菌、病毒、真菌等，并不了解，但仍然可以辨证。因为人体对这些病原体的刺激反应有着共同的外在表现，而中医根据外在表现的共同规律进行诊断、治疗、调整，所以能治疗各种病因引起、各个系统类似反应的疾病。因此可以认为，人体对病因刺激后有共同的或近似的功能反应规律。所以，中医根据外在表现（症状）就可治疗西医的各种病，不论它的病因或病理变化如何，均可按中医辩证法治疗。

同样西医对各种疾病的病理变化的研究也证明，各种病因引起的各器官炎症，在炎症发展后的各段病理变化，如纤维化、硬化、癌症等，均有类似的规律性的病理表现。说明在病因刺激后，其病理变化及发展也有共同的规律。

因此，在病因刺激后，机体反应的外在表现和内部的病理变化似有共同的或近似的变化规律。所以，中医在不了解人体内部的结构功能的状态下，从外在表现根据六经辨证、八纲辨证、卫气营血等即可对所有的疾病做出诊断。再根据诊断，用调节平衡的原则，加以多种成分的天然药进行病因清除，调节整体平衡，疏通血液、水盐代谢通路，促进消化吸收，增加营养提供能量，即可治疗所有的疾病，达到恢复、缓解或延长生命的目的。当然，治疗到什么结果算是痊愈，这有不同看法，此处也不便多讨论。但是用这些方法能治疗不同器官系统的疾病，有的病能治愈，有的病能缓解，这是事实，说明疾病的确有些共同的规律存在。掌握这些基本规律，才是治病的基本方针。

从以上结果可以看出，当病因刺激后，机体的外在表现，以及体内的病理变化是反应的结果，但是这些变化在体内是经过复杂的过程完成的。它是经过整体的各系统、各级水平（器官，细胞，分子等）的复杂变化，同时在神经、内分泌、免疫系统以及其他方面发生整体变化后而出现的症状。因此只了解外在变化不够，应该研究体内发生发展过程的机制是非常必要的。当然这种整体规律的变化用单点的研究是不容易发现的。

三、人类群体的宏观类型——神经型

人类是个大群体，每个人均有特点，因此看起来人人不同。但是有的科学家也注意到，虽然是人人不同，但从总体的人群来说还是有类似的人群，因此神经型的研究也就很早就开始了。古代世界许多国家的科学家对人体的类型已有观察，延续了很多年，均有详细的对神经型的描述。

中、西医均有神经型之说。西医对人类的分型也早有提出，希波克拉把人类分为胆汁质、多血质、黏液质、忧郁质。而巴甫洛夫，则分为兴奋型、活泼型、安静型、抑制型。后来 Eppinger 用刺激后人体内部功能的反应形式来判断神经型，故分为交感型、副交感型。中医分型最早分为太阳、少阳、阴阳平和、太阴、少阴五型。目前根据中西医结合的观点可以概括为三个方面，正常人类的神经型可分为阳热-交感型、平和型、阴寒-副交感型三种类型。这种分型既反映人体外在的行为表现，也反映人体内在的功能反应性。

人类神经型的差别来自于先天遗传，以及出生后受内外环境变化的影响，构成了外在表现的不同类型。这点中、西医的观点是一致的。

正常人体的三种不同神经型反应三类不同的功能状态，也就是中枢的功能状态。三类功能状态与人体的神经、内分泌、免疫系统的功能水平及反应性有关：

1. 阳热-交感型：神经-内分泌-免疫水平在正常范围的上限波动，受刺激后反应迅速而强。易产生过激反应。

2. 平和型：功能水平和反应性是在正常范围内上下波动。

3. 阴寒-副交感型：整体神经-内分泌-免疫水平偏低，在正常范围下限波动。受刺激后反应缓慢或与正常相反。对环境变化适应缓慢，如果功能水平过低者，对刺激不适应，容易发病。因此中枢功能状态是经常波动的，在特殊的内外环境变化的影响下或药物的作用等均可改变各型的功能状态，可出现异常反应，也是引发疾病的内在因素。

从外在的整体变化才能了解整体的变化规律，又可提供内在的变化机制的研究方向，以进一步掌握内在规律的机制。然而单纯从一点深入的研究方法，总结不出整体的变化规律。因此，总体外的变化要研究，内在机制的研究也不可忽略，这就是中西医结合的优点，两者的结合才是最好的医学。

第三节　人体功能平衡

一、中西医对人体功能平衡的论述

1. 中医的阴阳平衡学说

人体功能需保持平衡，这是中医、西医理论的共性。中医用阴阳学说来解释。阴阳是代表人体功能的两个方面，“阳”是代表热的、兴奋的、提高的、快速的一面；“阴”是代表寒的、抑制的、降低的、缓慢的一面。两个方面不是静止的，是互动的，互相影响的，并有一定规律。①阴阳的对立统一：如《素问·阴阳应象大论》提到

“阴胜则阳病，阳胜则阴病”，说明阴阳的胜负、失调即可导致疾病发生，所以是对立的又是统一的。②阴阳的依存互根：《类经图翼·阴阳体象》指出“阴无阳不生，阳无阴不成”是双方互为存在的条件。③阴阳的相互消长：张景岳提到“扶阳抑阴、补阴抑阳”。说明阴阳的一方减弱，则另一方增强，所以是互相影响。④阴阳的相互转化：《素问·六元正纪大论》“重阴必阳，重阳必阴”及“寒极生热，热极生寒”，即阴与阳、寒与热均可互相转换。⑤阴阳相对平衡：《素问·生气通天论》指出“阴平阳秘，精神乃治，阴阳离决，精气乃绝”。只有阴阳平衡才能维持正常的生命。

所以，阴阳学说的基本理论是对立统一，依存互根，相互消长，相互转化，阴阳相对平衡。

2. 西医的论述

西医在整体功能平衡的研究上是有很多实验结果和论述的。总体来说人体功能的平衡是受神经-内分泌-免疫系统的整体调节。在实验研究中也发现神经、内分泌等调解过程中与阴阳的规律有相似之处。中枢神经的调节主要表现在兴奋和抑制两方面。中枢的兴奋和抑制功能是对立的又是统一的，正如脑内 NE，5-HT 神经递质之间的关系。兴奋时中枢交感神经兴奋，NE 递质增多。抑制时，NE 减少，5-HT、副交感神经活动增强。一类神经递质增多，另一类的递质减少，正符合“此消彼长”的关系。两类神经递质不能缺少一方，所以符合“阴阳互根”的关系。疾病的发展过程中，交感神经和副交感神经的功能是互相转化的。发病初期，交感神经、肾上腺皮质系统功能增强，随疾病的发展，交感减弱，副交感加强，如果交感神经功能很强，整体功能很高，再接受过强的刺激反而转化为抑制，正如临床的休克的出现。因此这与阴阳的“互相转化”的理论也很相似。而在正常状态下，神经、内分泌、免疫系统的功能是保持平衡。因此从神经、内分泌、免疫系统的功能对整体功能保持平衡，以及其变化的理论，也很符合阴阳学说对于变化规律的阐述。

阴阳并不代表某种具体物质，在《灵枢·阴阳系日月》也提到“且夫阴阳者，有名而无形。”已明确指出阴阳并不代表某种特定的物质，而是从具体事物与现象中抽象出来的表示事物的关系，事物之间的联系和变化规律。在人体上总结出这种关系，是在广大的人群中，对正常状态、疾病状态、疾病的发展过程、药物治疗引起的反应和发展、疾病的终结等过程的总观察结果，最后得出这些全过程的综合表述的理论，也就是人体的阴阳学说内容。这一过程是符合人体的功能变化，而这种理论通过对阴寒、阳热为基础的观察，更反映人体的功能变化规律。

因此可以认为中医的阴阳学说论述了人类整体外在表现的功能变化的规律性，而西医的神经、内分泌、免疫系统的整体调节功能及其规律性的研究是验证、充实、发展了中医的阴阳理论。因此在人体的整体功能调节上中医与西医是有共性的。

二、中枢功能状态

阴阳如何使整体功能保持平衡，没有人研究。从西医的中枢功能状态的研究以及对整体功能的反应性，似乎反映了一些阴阳调节的机制。西医认为机体对刺激发生整体的反应的能力取决于中枢的神经细胞集合体和其调控的内分泌、免疫功能对刺激的反应能力。所以，总体的反应或应答能力取决于中枢的功能状态（中枢的反应能力）。功能状态应包括两个方面，即功能水平（机体当时的能力水平）和功能反应性（对刺激的反应能力或强度）。两者呈正相关，也就是高水平产生强的反应，低水平的反应较弱或缓慢。

根据人体的神经型，正常人中枢处于阳热-交感型时，它的中枢功能状态是提高的，功能水平在正常范围的上限。受刺激后反应迅速而强，适应性强，提高抗病的能力。但过强而快的的反应可诱发疾病，发病多见急性发热性疾病。而平和型时功能水平和反应性在正常范围内波动。阴寒-副交感型时中枢功能水平偏低，在正常范围下限。受刺激后反应缓慢或相反，易引发疾病。

中医也注意人体质的不同对发病也有不同的症状。体质不同也属于神经内分泌等功能水平的差异，如阴虚体质者有内热，功能水平偏高，受病因刺激后容易热化，发生热证或风热性感冒。而阳虚体质有内寒，神经-内分泌功能水平偏低，受刺激后容易寒化，出现寒证或风寒性感冒等。

三、中枢的功能状态的可变性

人体的功能经常在变化，由于生活、防御、环境变化等需要，有时提高，有时降低，最后均能恢复到平衡。这种变化主要是中枢的功能状态在改变而引起的。人体受内外环境的影响，中枢的总体的兴奋和抑制之间经常变化，这种变化，除了前面提到的交感和副交感神经和神经递质之外，近些年来的研究表明也有更多的功能参与。结果是使中枢功能更不稳定，更容易受影响，也就是中枢功能状态的可变性。

1. 神经的可塑性

中枢神经系统不是不变的，在形态结构和功能活动上有可修饰性，包括突触可塑性、突触再生、神经的发生、神经网络重组和功能脑区转移等。此外还有对生化的改变，包括神经递质、调质及其受体等的改变。所以神经元可以增多，突触增多，受体增多，神经活动增强加快，则中枢神经的兴奋性也提高。当然由于某些原因也可使可塑性减弱，使兴奋减弱、抑制增强。因此，中枢神经可塑性的增强或减弱，可影响突触长时程增强（LTP）和长时程抑制（LTD）的功能，因此可提高或降低中枢兴奋性，而改变中枢的功能状态。

2. 药物的影响

中药的研究已有很多报道，中药有调节中枢功能状态的作用。用麻黄碱喂动物能提高其学习记忆能力。其作用机制与麻黄碱促进或参与神经元重塑的蛋白分子生长相关蛋白-43（GAP-43）和突触素（SYP）的表达有关[4]，说明中药可提高神经的可塑性。人参皂苷（Rg1）也有提高神经可塑性的功能。有许多补气药也有提高大脑的认知和记忆功能。所以，用中药调节人体功能状态有预防疾病的作用（季节性调节预防感冒），其中的作用之一与调节神经的可塑性有关。

四、中枢的自身调节平衡能力

西医对人体的自身调节平衡能力有很多讨论，它是借神经、内分泌、免疫的调节机制，来调控整体功能，保持平衡。中枢神经系统有兴奋和抑制性的神经元相互制衡。在内分泌系统中血液与垂体之间也有反馈性的调节，免疫细胞之间也有促进和抑制功能的细胞同时存在。基因的功能也有上调和下调的机制。因此机体的自身调节平衡能力应该包括各系统、器官、组织、细胞、分子、基因等不同层次所组成的自身调节平衡能力，共同调控局部或邻近的平衡状态，也调节了整体的功能平衡。因此机体内有自身调节平衡的能力，这一点是中、西医观点的共性之一。

西医这些研究正好解释了中医阴阳平衡学说中提到的阴阳之间的运动规律。特别是阴阳互相消长的理论，即一方面增强则另一方面减弱。如果阳盛则阴减弱，而去掉影响阳盛的因素则阴可恢复。阴阳又可互相转化，如《素问》提到“重阴必阳，重阳必阴”。这种特性很像人体内的自身的调节平衡的能力。

在治疗中调动机体的自衡力，是个有利于协助药物治疗的方法，这是个发展方向。这也是中西医结合的重要结晶。西医的研究证明刺激迷走神经释放乙酰胆碱有抑制炎症因子的作用。在炎症疾病中是交感神经兴奋、迷走功能降低的状态，如果此时提高迷走神经的功能，可使乙酰胆碱释放增多，有助于消除炎症。这也就是调动自身调节能力的治疗方法之一。

中医在治疗热证时常用寒凉性药物，它降低交感功能，同时也提高了副交感功能，调动了人体自身调节平衡的能力，因而协助消炎，清除热证。同样在寒证患者，用温热药有提高交感功能而降低副交感功能作用，因而提高了人体自身的抵抗力。所以中医的寒凉性和温热性药，除了有其他的治疗作用外，还是调动人体自身平衡力的有效药物，这点应该引起西医界的重视。

第四节　寒证、热证的功能背景与西医研究比较

一、热证的功能背景与急性应激反应

对疾病的诊断中医、西医各有不同。西医的诊断包括病因、病位、病理变化。中医的诊断包括病因、病位、功能平衡失调状态（阴阳、寒热、气血、虚实）等，所以有共性也有特性。中医的辨证基本根据外在表现，总体可概括为寒证和热证。热证时人体处于阳热-交感状态，寒证是在阴寒-副交感状态下产生的病态反应。两类证型在体内有不同的功能背景。根据中医的现代研究，中医的热证，特别是实热证，与西医的急性应激反应近似。而寒证的功能背景与西医的慢性应激反应也有相似之处。

1. 热证功能背景

根据中西结合的现代研究证明，热证时交感-肾上腺皮质和髓质系统功能增强。如交感系统过度强烈兴奋，对体内血管持续收缩，血管内皮损伤释放内皮素，激发致炎因子释放，引起局部炎症反应，血小板数目增多、血液黏滞度增加，使免疫功能下降，影响精神状态，如出现燥动、抽搐等。能量消耗增多，肌肉瘦弱出现疲乏无力等等，前面已经提过。因此在热证时即使病毒或细菌已被杀灭，而病因引起的热证的功能背景是不会立即或完全消除的，甚而还在进行。因此清除热证功能背景才能阻止或防止疾病的发展或恶化。

2. 西医的急性应激反应

西医研究证明各种内外因刺激［社会，行为，生物（微生物，毒素），物理，化学，机械性刺激等］后引起的应激反应，也是神经-内分泌-免疫网络功能的整体变化。如神经系统，蓝斑-交感-肾上腺髓质系统和下丘脑-垂体-肾上腺皮质系统（HPA）强烈兴奋，引起中枢兴奋、警觉、紧张、焦虑等情绪反应。交感神经系统功能提高，引起循环系统功能提高。也引起其他激素升高，如促肾上腺皮质激素、胰

高血糖素、生长激素、甲状腺素等，使代谢增加。肾素、醛固酮与抗利尿激素的分泌增多，使尿量排出减少。这些过强的反应往往引起潜在的或外显的疾病表现。因此急性应激反应与中医热证的神经、内分泌变化是一致的。

二、寒证功能背景与慢性应激反应

1. 寒证功能背景

寒证时交感神经功能降低，副交感功能增强，内分泌功能降低，如甲状腺素、肾上腺皮质素等均降低。可出现心肌收缩力降低、外周血管扩张、血压下降。寒证时间过久或严重，可使免疫功能降低；抑制性腺轴，导致性腺萎缩、性功能减退等；抑制下丘脑-垂体-甲状腺轴使代谢降低。寒证时 5-HT 增多，引起胃肠功能紊乱，也易引起精神的改变，如出现抑郁症、自杀倾向等。

2. 西医的慢性应激反应

一般时间较长或反复的应激也引起神经、内分泌、免疫系统功能改变。慢性应激状态时，垂体-肾上腺皮质系统持续激活，特别是可选择性损伤海马功能和下丘脑等功能，则造成各种神经功能的障碍，如出现焦虑、抑郁症等。慢性应激时，免疫功能降低，生长激素降低，影响生长发育；性腺系统受抑制，出现月经失调等；抑制下丘脑-垂体-甲状腺轴，代谢水平降低。所以，西医的慢性应激对中枢和内脏功能均有影响，与中医寒证的体内变化结果也颇为近似。

以上说明在寒证、热证时，体内的功能变化与急性、慢性应激反应的变化是有共性的。

西医的应激实验来自动物的较多，集中关注内在的功能变化，如皮质、海马、垂体、内脏功能和血管的变化等。没有关注整体人群中受急性、慢性应激后的整体共性的变化，因此也得不出整体的热证或寒证这一类的综合诊断。但是这些研究正好弥补了中医对寒证、热证体内变化机制了解的不足。因此这些结果也是中西医的共性。

3. 功能状态的临床意义

急性应激刺激使整体交感神经、肾上腺皮质系统、内分泌等功能提高。对于阳热-交感型，如果正处于向上波动的功能状态时期，其反应就更加强烈，其结果可能刚好忍受，也可能有强烈的反应发生疾病。而对于处于阴寒-副交感的个体，此时处于功能波动的向下状态，对此急性应激刺激反应不强，也许刚好弥补其不足。但也可因功能过分低下，引起更强的异常反应而引起更强的疾病反应。因此治疗时单纯去掉病因并不全面，应该同时调节人体功能状态使之恢复平衡，避免一些异常反应，才能达到治病防病的目的。这种思路是中医治疗的原则，必须调节阴阳、寒热、气血恢复平衡。所以在中药的复方中，总是有温热性的温阳补气类药或者寒凉性的清热解毒类药，就是调节阴寒、阳热的平衡，以及气血虚实的平衡，这是调节整体功能平衡的重要意义所在。这些是中医的优点，也应该是中医、西医的共性，西医在治疗用药时，除了清除病因外，也应考虑调节患者的功能状态使其恢复和保持平衡。

三、发热与功能状态

疾病的发热形式可见高热，也可见低热，所以不同的病因引起的发热形式、持续时间、伴随的症状，均有多种表现。西医有很多论著和治疗方法此处不多谈。中医把发热的病症归类为实热证、虚热证、真寒假热证，均有发热症状，但其临床的发热与症状有矛盾的，因此其诊断、治疗、用药等，就不相同。这种发热中西医是有不同的观点。

有关真寒假热证近些年来临床的诊断和治疗较多，临床的主要症状为发热，但其他症状有热证也有寒证。中医对症状的分析更细一些，真寒假热证的症状不像是单纯的热证，因为可伴有腹泻、便溏、畏寒、自汗、神疲乏力等某些症状，这些与中医的寒证有关。因此这类患者属于交感和副交感神经紊乱状态，或寒热紊乱状态。事实上，有些中医大夫也很难一下确定，因此在诊断方法上，宏观与微观结合就很重要。

根据以往的研究已知，实热证多见儿茶酚胺增多，副交感神经受抑制，5-HT系统功能降低；虚热证时甲状腺功能增强，儿茶酚胺也增多；寒证时儿茶酚胺减少，副交感功能增强，5-HT增多；真寒假热证时儿茶酚胺变化不大，而5-HT增多，胆碱酯酶增强也比较多见。如果能选择简单的方法，例如测量尿内或血内NE，胆碱酯酶活性，5-HT，T_3含量，或其他指标，就能对进行寒证、热证患者诊断，再根据其检测数值的程度来确定寒热的虚、实、真寒假热等，会有助于医生，特别是西医的明确诊断功能状态。这样对功能状态诊断科学化、临床化，同时开辟一个新的方便的诊断方法。

西医对中枢内神经递质影响发热的现象，早已进行研究而且非常透彻，但是得不出真寒寒假热的诊断，也不用温热药来治疗退热。中医通过整体观察，反复测试及经验积累能得出真寒假热的判断并施治，这是中医的优势。当然，只知其诊断和治疗结果，不知其内在机制，不能发展理论。

温热性药的研究证明它可提高脑内（特别是下丘脑）NE的含量，并降低脑干的5-HT神经元递质合成，使5-HT释放减少，因而调节了脑内神经递质的平衡，则真寒假热证得以治疗。当然就形成真寒假热证的机制而言，单胺类递质只是其中的一个方面，或许还有更复杂的机制参与，这些均有待于进一步的研究。

所以因中枢功能状态的不同，产生寒、热证不同的功能背景，而引起真假不同的热证。这些背景对体内功能的影响，在中西医是共性，但诊断不同也就影响了治疗的方法和疗效。因此在正常人内或有病的患者，调节中枢功能状态可预防和治疗疾病，这点应该引起重视。

第五节　证的传变

在哲学上五行学说是用来认识宇宙的事物。在医学上，借用学说对事物属性的五行分类方法和“生克乘侮”的变化规律，来解释人体生理、病理现象以指导临床的诊断与治疗。将五脏分归为五类（金、木、水、火、土），并说明各脏之间的相生相克等的关系。说明各脏腑之间是互相影响的。有关五行学说的理论、研究和解释，在此不作赘述，强调的是，它提出各器官之间或脏腑之间的功能互有影响，这在中西医临床均有报道，而且是个值得注意和研究的问题。

一、证的纵向传变

功能状态随疾病发展而变化，与功能

和病理变化共同传变。在寒热研究的第三章内已提到，概括如下：证的传变是从热证→虚热证→虚证或平和（痊愈）→虚寒证→寒证→厥阴→死亡。用现代研究的结果可以解释为，急性病早期交感神经、内分泌、免疫系统功能增强，副交感功能减弱→交感功能渐弱，副交感、5-HT系统功能略强，能量消耗，免疫功能降低→交感功能更低，免疫功能更低，代谢水平低，副交感、5-HT增强→整体功能低下，免疫功能更低，整体功能衰竭→死亡。当然还伴有其他指标的变化。

中医的有形之物的诊断：痰饮水湿→血瘀证→癥瘕集聚→包块→癌等。在近几十年的研究证明，中医证的病理变化与西医疾病的各阶段病理变化基本一致，有相似的总体变化规律。

所以，疾病发生发展后不同阶段均有功能和病理变化，这点中、西医的观点和结果是一致的。

二、交感神经系统在生理和疾病发展过程中的作用

阴阳学说在中医整个思想体系很重要。《类经·阴阳应象》曰“阴阳不和，则有胜自亏，故皆能为病”。治病须遵循“必求其本”的原则，“本”即“阴阳”。疾病的治疗，采取“热者寒之”“寒者热之”，或补其不足，以使阴阳恢复平衡。《伤寒论》中治疗阳明腑实证，用大小承气汤，即是用寒凉药物泻热通便，热盛则邪热。少阴病的姜附剂，是用温热药物回阳救逆，即阳虚则须回阳，养阳以救逆。所以在阳证时要泻热，而阴证时要回阳救逆，要保护阳。中医把阳看作对外抗御的动力。所以要一直保持阳的存在和动力，才有生命力[5]。

西医中没有具体的物质能代表阴阳。但是在中医的阴阳、寒热的理论研究启发下，人体交感神经系统的功能重要性以及交感和副交感之间的平衡关系也是值得注意的。交感神经上行支可提高皮质的兴奋，影响边缘系统，调解下丘脑及内分泌系统，免疫功能，向下调节内脏的功能，交感功能降低影响整体功能。因此在维持正常的功能平衡方面，保护交感的功能，保持交感和副交感的功能平衡，应该是很重要的。

在早期的热证或急性炎症的发病中，交感神经的作用显示出启动作用。热证是个整体的变化，单独交感神经或肾上腺皮质系统的作用是完不成的。热证涉及内分泌系统、免疫系统、代谢系统、消化系统，还有水盐代谢与肾素-血管紧张素-醛固酮等功能，因此是个整体的变化，但它们均与交感的启动作用有关。因此热证的形成与交感神经的兴奋增强启动其他系统功能有重要的关联。中医的治疗时重点在用镇阳药，以清热平阳。

热证发展的过程是个消耗的过程，使体内能量减少，热证时消化功能降低，食欲差进食少，能量补充不足，功能降低，则交感功能慢慢降低，副交感的作用慢慢提高，整体功能是下降的，也影响整体功能的恢复。这时的治疗，中医主要用温阳的扶阳药，有提高阳气的作用。

因此，交感神经系统的功能，在保证正常人体的抗病能力很重要。在疾病的发展过程中，交感功能过强可引起疾病加重，功能不足又难以阻止疾病的发展，所以应该保护交感神经系统的功能，调节交感功能保持正常平衡状态是非常重要的。尽管交感神经很重要，也不能说中医的阳就是指交感神经的功能，因为中医阴阳的概念很广，其意义也颇深远，此处只能说交感神经的功能在某种程度上起着提高阳热功能的作用，而在交感功能低下时，多引起阴寒的状态。

因此，在治疗时不要轻易切断某些神经，如不能为治顽固性牙痛而轻易进行三叉神经切断术，或为治疗某些局部的疾病

首选交感神经切断术等。切除固然解决当时的症状，但其后患是很多的，神经不仅仅是局部作用，还有反射作用或参与其他功能，应该注意保护。

三、脏腑的传变

证候，除了向平行的方向发展外，各脏腑之间也有传变关系。如三焦传变，提出“上焦病不治，则传中焦，胃与脾也；中焦病不治，即传下焦，肝与肾也”。

西医也有多器官同病的综合征（传变），如心肾综合征（CRS），是指心脏或肾脏中某一个器官功能急性或慢性损害后导致另一个器官功能受损害的症状。胆心综合征、肝肾综合征等也如此。由此看来，发病后，内脏之间有影响，并可传变，这是中、西医的共性。

从脏腑的传变规律来看，早期多影响脾胃，晚期多传及肾。由于肾是个神经支配很丰富的脏器，有高级神经中枢的直接的调控，如下丘脑室旁核是调整交感神经传出的中枢部位。因此，多种病，如急性传染病，各个器官的急性炎症，以及各种使交感神经兴奋的疾病，均可通过中枢的兴奋性传出信号可使肾交感神经兴奋，使血管收缩引起肾的反应。

交感神经低级中枢、整个椎间盘周边的神经支配以交感神经为主。痛觉神经纤维也是通过交感神经通路到达腰椎间盘的。各种因素引起交感神经兴奋，也引起腰部的交感神经兴奋，自然也引起肾的交感神经兴奋，带来肾的功能改变。因此，中医的热证很容易影响肾的排泄功能。慢性肾衰竭时，交感神经兴奋性突然提高是加速肾功能恶化及心血管并发症的一个主要因素。

在中医对肾的诊断主要根据症状，如有腰酸腿痛，疲乏无力，尿短赤，尿痛，月经紊乱，阳痿早泄等症状，再结合寒热、气血进行辨证。早期就有肾气虚，时间长可出现脾肾阴虚、肾阳虚等证。早期用中药调节可很快恢复。

近些年来，人们对肾病的发病引起注意。从世界的流行情况报道，美国终末期肾病（ESRD）发病率最高，西欧各国，以及日本肾病的患者数量每年均增加。我国也有增长的趋势，但发病率和患病率都明显低于美国、欧洲和日本。

引起肾病的发生有多种原因，如高血压、糖尿病、炎症等，也有因各脏器的发病，通过神经反射性，或某些因子的作用而引起的，这些因素往往容易忽略而使肾病发展，导致晚期才发现。因此在某些全身性病后要注意对肾的影响及恢复情况。中医的辩证，中药的早期调节也许是减少发病的原因之一，值得深入调查，研究和重视。

第六节　诊断

一、病、证结合的诊断

疾病的发生发展过程均有功能变化和病理变化，在中西医均是一致的。中医侧重在功能的诊断，根据外在表现，用四诊的方法确诊，形成各种辨证。西医根据病因、病理变化等诊断为病。单独的诊断均不全面，病、证结合的诊断才是正确的方向。

1. 病-证的纵向发展

疾病是受神经、内分泌、免疫系统的综合调控，受内外环境变化的影响因而经常改变功能状态，从强到弱，同时影响多个器官系统，所以，功能和病理变化均可出现纵向传变。

功能自热证向寒证发展，同时神经-内分泌的功能，如交感神经功能也随证的变化从强向弱而改变。因而，随证的纵向传变而有不同的辨证，则治疗方法也随证而变。中医各个脏腑的证，早期如为热证而治疗不当，均可向寒证发展。因此，清热药可在早期各脏的热证应用，而温阳散寒的药均可在各种脏腑的寒证中应用，这可能就是异病同治的证型的基础。

同样，疾病的病理变化也随疾病的发展而纵向发展，如炎症，可向渗出、坏死、增生等发展，随后可有纤维组织增多，纤维化、硬化，甚者癌变等发展。因此，在肺、肝、肾等脏腑，均可在不同的时期出现上述的某个阶段的病理改变。所以，西医的治疗可根据不同阶段，选用不同的单体或靶点药治疗，也可在不同器官的相似的病理变化阶段用同类的药治疗，这也许是西医的异病同治的病理基础。

2. 病-证的横向发展

同一种证可出现在不同的脏腑，如湿热证可有肺湿热，肾湿热证，肝湿热证。这是因为热证是个整体的功能变化，如果水湿在不同的脏器淤积，就可出现湿热证，因此均可用清热祛湿的中药复方治疗。

西医的疾病诊断包括病理变化也有横向发展，如炎症，可出现在肺炎、阑尾炎、肾炎、脑炎等，而纤维化可出现在肺纤维化，肝纤维化，肾纤维化等。所以病理变化也有横向发展。

这种整体功能和病理变化的横向和纵向发展的特性是中西医的共性。

二、同病异治，异病同治

由于上述的纵向和横向发展的特性，为中西医结合治疗找到共同的方法。

1. 异病同治

异病同治的基础是证同治亦同，证是决定治疗的关键。例如肝胆湿热证，病位在肝胆，病性为湿热，病机为肝胆湿热；其他的肺湿热、肾湿热，均可用祛湿热的方药治疗，并获得同样或较好的疗效。

再如，六味地黄丸可治疗内、外、妇、儿、男、五官等20多个科别的435种疾病，效果很好。这是因为它们有一个共同的肾阴虚证基础，而六味地黄汤主要是治疗阴虚证的。所以“证同”是决定选择同一方药的基本条件。

2. 西医也有报道

西医的病理诊断，主要有炎症、增生、纤维化、硬化、癌变等。这些病理变化可出现在任何组织，出现在疾病发展的某个阶段，可出现类似的病理变化。如果炎症疾病，无论是肺炎、肾炎、肠炎等，抗生素总是首选药以清除病因。此外像器官的纤维化病，因其形成、结构等病理过程近似，在阻止其发展的药物也近似，如己酮可可碱等，在肝纤维化、肺纤维化、肾纤维化均可应用。这也类似异病同治。

三、同病异治的临床应用

1. 中医的同病异治

同病异治是指同一病证，可因人、因时、因地的不同，或由于病情的发展，病型的差异，治疗时采取不同的治法。根据现代研究，同病异治与人体功能状态有关，对同一种刺激有不同的反应。有热证的患者应该用寒凉清热药治疗，而寒证患者因功能低下、反应缓慢，治疗上用温经散寒药提高整体功能。所以，患者可能全是冠心病，但选用的药方应根据当时的功能状态而定。

2. 西医也有同病异治

西医的疾病诊断注重患者共同的病理基础，当然也考虑年龄、性别的差异。一般来说对诊断的病用同类的药治疗。但对于同一种病理变化的疾病，也多选择不同的靶点药在不同的器官上应用。所以，对同样的纤维化选用不同的靶点药物治疗，效果也很好。

综合以上，辨病是西医的特点，辨证是中医的诊断方法，当前能把辨病和辨证结合起来，说明中医和西医均看出对方的优点和自己的不足。无论是同病异治或是异病同治，两种治法均符合辨病与辨证相结合的治疗原则，也是中西医的共性。

第七节　治法的共性和特性

西医重点在清除病因，清除病理变化，调节器官恢复功能。中医的治疗在于清除病因，调节阴阳平衡（阴阳、寒热、气血等的整体平衡），清除水湿、血瘀等证。因此中、西医的治疗有共性也有特性。

一、清除病因

中西医均以清除病因为主，中医的病因更多些，外因包括风、寒等环境的变化，内因包括情绪等的变化，其治疗也有特点。

二、调节整体功能状态平衡

此为中医治疗的重点。中医的调节整体功能平衡重点在调节阴阳、寒热、气血平衡，这些在前面已经谈过，其中调节功能平衡的药可通过调动自身平衡能力而加强治疗作用，这一点很重要，可辅助治疗。

中药治疗由病原体侵入引起的热证，常用清热解毒类寒凉性中药。寒凉性中药有杀菌抑菌和抑制病毒作用，效果不如西药强，而针对性也不精确。但是寒凉性药能使交感神经功能降低，提高副交感神经释放乙酰胆碱，它有杀菌和消炎作用。也促使免疫功能恢复平衡有助于清除病原体，这是中药综合清除病因的特点。

在热证发展过程中，各个阶段也有其调整的特点。早期以热证为主，重点清热解毒，清除热证功能背景；中期在热证时合并有湿证，以清热祛湿为主，来祛除水湿的瘀积等；晚期以虚证、寒证为主，用温热药提高整体功能，提高免疫功能，促进血液循环。所以各阶段的调节重点不同，但都是在调节寒、热使恢复平衡。

西医用单体药，清除病原体效果较好，整体功能平衡要靠自身恢复。但是抗病原体的药对病理变化影响也不大。有时为清除炎症的病理变化要用糖皮质激素，它有抗炎作用，改善微循环，抑制免疫应答反应，抗休克作用等。而副作用和并发症也很大——形成医源性皮质醇增多症，同时易发生颅内压增高、无菌性骨坏死等病。

因此单体与中药复方结合应用，既清除局部病变的影响，又调节整体功能恢复平衡，其疗效要好于单一治疗方法且更快见效。

三、病理变化治疗的中医特点

1. 血瘀证

中医认为所有的包块、瘀积均需清除，使血液流通，这是根本的治疗方针。在各种有病理变化的慢性疾病中多有血液瘀滞，诊断为血瘀证。各脏的瘀血症状有各自的特点。如心血瘀证、肝血瘀证、脾胃血瘀证、肾血瘀证，具有各脏腑的特殊症状，同时伴有血瘀症状。当然有血瘀证者均加用活血化瘀药。从病理变化来看，如炎症、纤维化、硬化等，似乎与血瘀没有直接关系。

但是，这类患者通过病理检查发现，急性炎症反应时，组织有损伤或局部缺血、缺氧，血小板黏附、集聚而形成血栓。肝内血液循环障碍和生态系统紊乱是肝硬化的重要病理特征。慢性肾病的整个病程中，兼有不同程度的瘀血阻络的占98%，有纤维化或硬化的患者多伴有血液瘀滞。癌症患者以肺癌为例，Ⅲ期的肺癌，有血瘀证患者的比例占32.26%，Ⅳ期肺癌患者中血瘀证占67.74%，晚期患者中，普遍的存在血瘀证。

从以上可见，中医在各种有病理变化的患者中，诊断有血瘀证的患者比较多，随病理发展而加重。因此，对慢性患者多加用活血化瘀药清除瘀滞。因为在组织病理变化周围有小血栓形成，均影响微循环，影响组织细胞的新陈代谢。用药清理周围瘀滞，使血液容易交换，水液流通，恢复组织的新陈代谢，自然促进病变的恢复。当然它在整个疗效中起多少作用，是主要作用还是辅助作用都需要进一步研究。

但是中医对有病理变化并有血瘀症状者均用活血化瘀药，结果均很有效。因此，证明此方法还是值得采用和保留的。深入研究定有回答，这是中医的特点，也是优点。

西医在病理治疗中也应考虑加活血化瘀药，对炎症器官周围的血液瘀滞进行清理，其结果可能对单体药容易接近病灶提高效用，可起辅助治疗的作用。从这点看来，在中医和西医均在有血瘀症状出现时，考虑清除小血栓，使组织间隙液通畅，也是促进疗效的好方法。

2. 水湿证

溶解瘀滞的血液，溶解纤维蛋白或胶原蛋白，这些都是局部的反应。但是溶解后的小分子不被运走，仍然沉积原地，炎症不易消退。这就需要有水盐的运输以及通畅的血液循环来消除沉积，所以中医强调补气祛湿的治疗。在复方统计中，祛湿药在各方都有，可见其对治疗的重要性。西医对水盐的调节也很重视。在急诊中输液，调节离子平衡，观察尿量，必要时利尿药也是常用。但在门诊治疗中，除非有水肿，一般不轻易用利尿药，防止带来副作用，这是对的。但是在炎症的消炎过程中，溶解产物必须尽快吸收，并排除才能继续吸收，因此加快水盐代谢并促进排尿，是消除炎症的不可缺少的环节。机体的各种功能活动均不是单一的，是各环节的总体配合完成的，所以加快运输、促进排泄也是很重要的一环，至于用什么药，排到什么程度，将因患者而异，中西医各有特点。

中医之所以在治疗中注意活血、祛湿，是遵循反复试验的经验总结，也是整体观察的结果。西医在治疗消炎类疾病中，也应注意如何促进溶解物的吸收和排出，以促进消炎作用。

四、调整脾胃功能

调节脾胃功能，以保证能量供应，是维持生命和恢复生命的必需措施。这些在中、西医均很受重视并有很多方法，此处不多讨论。

中医在不了解病因中是什么病原体（病毒，细菌）、脏腑上有什么病理变化的情况下，用几千年传下来的固有药方可以治好现代研究很明确而用现代的医学方法还治不好的疾病。说明中医掌握了疾病发生过程中和治疗方法中一些基本的共同的规律。而这些方法是维持生命的基本条件，并且在多方面是优于西医的，毕竟中医学有几千年的发展历史，它的方法和药物在实践中不断的重复而仍有较好的效果。这也是它能流传几千年经久不衰的重要原因之一。

第八节　药物的共性和特性

一、药效的研究

1. 中药尝百草的经验是后世敢用毒性药的精神支柱

中药作用是经人口尝百草，经几千年的重复尝试所得的结果，药物是天然的成分，其总体成分是固定的，略有差别。在未经选择的总体人群中反复实验所得、能流传至今的应该是宝贵的经验总结。所以，在人体的疗效是肯定的。现代医学根据已获得的经验发展的许多有效成分，应该是在此积累多年经验的基础上所发展的。

例如，三氧化二砷治疗急性白血病，此药是有毒的，西医不敢用。在古代文献中，用砷剂治疗的证据不少，如《集玄方》中用雄黄（含二硫化二砷）、白矾外用治疗“腹胁痞块”，《外治秘要》用雄黄丸（雄黄、巴豆、蜈蚣等）治疗“腹大如水状者”，《千金翼方》用太一神明丸（雄黄、附子、杏仁等）治疗“腹中癥瘕积聚等”。说明古代方中用含砷化合物的药治病，已总结一些经验并取得某种程度的疗效。1973年以来，张亭栋等参考《本草纲目》记载，也从民间中医用砒霜、轻粉、蟾酥等中药治疗淋巴结核的验方中得到启发，通过动物实验，筛去蟾酥等药，留下单味药砒霜，其中主要成分为 As_2O_3，就直接用纯净的 As_2O_3 在临床治疗白血病，获得较好效果。

安宫牛黄丸源于清代瘟病学家吴鞠通的《瘟病条辨》，该药是中医治疗高热症的“瘟病三宝”之一。安宫牛黄丸具有清热解毒、镇惊开窍的功效。因方中含有朱砂、雄黄等，因此药物的应用引起很多质疑，临床不敢轻易应用。但是目前在临床急诊中，高烧不退、抗生素无效患者仍用安宫牛黄丸，退热作用很好。如刘海若在英国时因头部受外伤后高热不退，回国后用包括安宫牛黄丸在内的方案治疗，结果成功退热。

之所以敢用重金属药物治疗危重的患者，是基于多年来的经验总结的结果，科学研究也证明可以用某种药治疗某种病。中医的理论和用药原则以及药物的组成，如能正确地应用它，是能够继续用于医治当代患者的，是值得在这些经验的基础上研究、开发、探究其原理的。只停留在治疗有效是不够的，有关的研究已有许多报道。总之，不要轻易否定古传的复方，不要只相信西医的实验研究而抛弃几千年的经验总结。中医有缺点，也可能还有更多优点，只是还没有发现和认识透彻。

2. 西药单体是动物实验结果的总结

西医的药物以动物实验为主，一般要求动物的各种条件一致，这样才能反映药物的作用。例如，动物是在温度、日照、性别、月龄、饮食、生活环境均一致的条件下，进行药物试验。这种研究方法是对的，否则无法确定药物的基本效能，只有在一定条件下重复性才好，显著性差异才更有意义。当然在用到临床之前也有人体观察，多在有选择性的人体上进行观察。这些观察与中药复方的观察的结果相比就显得不足。所以西药在一定的条件下确定其作用后，还应该在不设条件下不同的功能状态下的动物上进行研究，以确定其作用的普遍性。

二、中西医药物的特性

1. 中药天然药物

每一味中药均含有几十种成分，即使是两味的小复方也含有几十种成分。所以均可作用在多个系统，多个层次，多个点。

复方药进入血液内可以合成新的原来药内不曾含有的成分，起治疗作用。有些中药对神经系统有调节作用，如调解中枢兴奋性和抑制性神经递质，增强神经的可塑性，调节神经的基因表达，因此可改变中枢的功能状态，改变反应性，对正常人可影响其发病时的症状表现，对病因刺激引起发病患者又有调节其恢复平衡的作用。这就是以复方为主的药可同时作用于疾病网络中的多个点，使各靶点的作用产生协同效应，使总效应大于各单个效应之和，又可减少不良反应，这就是复方的优点。

2. 西药单体药物

西药的研究有一种观点认为，药物作用的靶点越少越专一，特异性就越高，而不良反应越少。因此西药以单体为主。

许多疾病的发生、发展往往涉及多种病因、多种基因，也影响多个组织或细胞。较多系统功能均在改变，只靠单一靶点药可能缓解靶点的症状，要平衡整体的失调状态似乎是不可能的，所以单体用药量大，时间长，副作用也就明显增多。

3. 单体的优缺点

疾病发生时，机体并不是各点均表现出异常，有的部位突出，症状明显，有的虽然有明显变化但不为人感知而被忽略。复方药每个成分的量并不多，能使整体症状得到缓解，对局部明显的症状可能强度不够，而单体药的局部作用就显出其疗效。例如阻断某一受体，或促进某一种酶作用的治疗。其起作用点明确，速度快，疗效明显。但长期应用出现副作用是不可避免的。此外人体的功能是连锁性的，一点的增强或减弱会影响另一点或另一类的功能增强或减弱，因而容易引起平衡失调，或出现其他的疾病。

例如，β肾上腺素受体是交感神经释放NE递质的受体，它分布的范围很广，许多脏器均有分布。β受体阻滞药用于高血压，使心率减慢、外周血管舒张而使血压下降。但对其他方面也使功能水平降低，常见的副作用有头晕，疲乏，眩晕，精神抑郁，此外有呼吸困难，喉痉挛，视物障碍，耳鸣，听力丧失等症状。说明，除了使血压降低达到治疗目的外，还带来其他系统的疾病。

钙离子通道阻滞药：在神经冲动的传递上，递质的释放、细胞膜受体的功能等无处不受钙离子通道的影响。为治疗高血压或心率加快而阻断钙离子通道，也带来许多副作用。如，低血压，水肿，心肌梗死，头晕，头痛，紧张，消化紊乱，关节强直，发热，出冷汗等。

最好的方法是复方与单体结合应用，突出两类药的优点，收效最高。

第九节　预防疾病的共性和特性

西医因为科学的发展，发现了各种病原体，因此，只要病原体不进入人体或进入后的病原体能被迅速消灭，即可达到预防疾病的目的。同时也因科学的发展，对各种细菌、病毒，抗原、抗体的研究，以及免疫学的研究深入，形成了广泛的疾病预防措施和建立了许多方法，的确在传染病的预防上有很大贡献。但是，随着时代的发展，人们生活的提高，社会关系的变化，使得一些非传染性疾病增多，因此疾病的预防问题也向新的方向转变。除了预防传染病外，也提倡增加运动以提高抵抗力，调节饮食，协调工作和休息，避免疲劳等预防非传染性疾病。

中医发现了天花的接种方法来预防发病，这一点与西医是有共性的。后来，由于社会、思想局限等因素没有更多的发展。对于预防疾病，中医有它自己的理论。中医认为阴阳平衡的人就是最健康的人，养生的目标就是求得身心阴阳的平衡。只有阴阳失衡，身体才会生病。只要某种养生方法能使阴阳再次恢复原来的平衡，疾病自然就会减轻、稳定或消失。所以中医在健身、饮食、药物调理等方面有许多研究，其目的是通过这些使恢复阴阳平衡。中医的养生法是有中国的特色的，并有很好的促健康、防疾病的作用。

中医的养生学是阐述促进健康、预防疾病，以达到延年益寿、提高生命质量的理论和方法的学说。具有完整的理论体系和丰富的实践经验。养生是多层次、多方面的，具有整体性的和生活性的调整手段。养生理论，提出了一系列养生原则，其养生之道在于：①顺应，即，天人相应，顺应四时和顺应自然规律变化而养生；②养性：包括修养道德、调摄精神的修养；③运动：运动增强体力，要动静结合，运动适度；④食养：饮食要有节度，要有选择；⑤药膳调养：日常用饮食来调养，必要时用药物养生以平衡阴阳的失调；⑥术养：是很普遍而重要的方法，利用按摩、推拿、针灸、器物刺激等疗法进行治疗，有防病、养生，对慢性患者、老年人很有好处。方法很多各有所长，已广泛应用。

人体结构和功能都是一样的，无论什么人在什么地方研究，用什么方法在研究，它都是客观地反映人体的真实情况，只不过是看问题的方法不同，角度不同，得出的结论不完全相同，这时就需要沟通。

中医的宏观看人体的生理、病理，疾病的发生、发展、治疗、转归是客观存在的外在显现。用中药治疗结果也是客观存在的实验结果。它是经过几千年，无任何条件的选择，天然组合的无数病例中，反复试验的经验总结，说明它的诊断、治疗，用药的可靠性、真实性，这些是不容置疑的。事实上近些年来从中药的研究中，在原来经验的基础上发现很多有效成分，是原来未曾想到的成分，今天将其应用到临床治疗，效果非常好，这不能不说是经过无数人的尝试、尊重祖传经验所获得的成果。

西医只有几百年的历史，但它应用方法先进，参与的人多，思路广不受语言、经验的限制，因发展得很快，影响的范围广，成为世界医学的重要组成部分。它的局部深入的研究阐明很多生理过程、病理变化，也发展出疾病的发生、发展、转归的理论。这些正好说明中医宏观机制的内涵，不可忽视。

近些年来的中西医结合研究也深知两种医学的不足。中医虽然累计千年的经验，治好多种疑难病，但说不清其机制的话，很难说服西医，也很难深入发展。西医虽然方法很先进，但往往是只深入一点不及其余。所以在临床常见的情形是，一个病症，患者找西医看病，共找了六七个科室，得到七八种病的诊断，服用的药品也很多，结果并未治愈。最后到中医就诊，只给一种辨证，服用 6 剂中药即可全部症状消退或好转。这就是综合诊断的优点和局部深入诊断的不足。然而，两种医学各有所长，所以，综合观察和局部深入的医学应该成为中国医学的整体。

中西医应如何结合也有很多争论，到底是西医依附中医还是中医依附西医各有论点。实际上，人体有自身的规律，人生病而接受治疗，诊断、用药都完成一种目的，即恢复健康。因此它们必然有共性，同时也有各自的特性。所以中医和西医不要互相排斥，能看到对方的优点和自己的不足就很容易结合和发展。

从本书中的讨论可以看到，中医、西医间有许多共性，这些共性是中国医学的基础，各自的特性是中国医学的补充和发展。只有把共性扩大，不断补充，就能成为一个完整的中国医学，也就是很好的结合。

中医和西医是两个伟大的工程，此处对其共性和特性的讨论也只是个皮毛。作者想借此机会提出一些问题进行讨论，起抛砖引玉的作用，希望能激起有兴趣的专家、学者们共同开发，去探讨更多的共性和特性，对中国医学的产生和发展起一定促进作用。

参考文献

1. 王台. 古典医学理论的建立、贡献和归宿. 中国中西医结合杂志，2013，33（1）：11-19.
2. 祝世讷. 中西医学早期差异的历史考察. 医学与哲学，2000，21（8）：47-49.
3. 林真. 试析乙酰胆碱醋酶活性传变与针灸作用及经络现象的关系. 中国针灸，1996，16（1）：43-45.
4. 李石志，肖农，张晓萍，等. 麻黄碱对脑缺氧缺血后新生大鼠神经可塑性影响的研究. 中国中药杂志，2007，32（16）：1684-1687.
5. 陆原，李强，刘凌云. 重视和发展中医之阴阳学说. 光明中医，2002，（4）：4-5.

后　　记

对人体的认识有通过外在观察所进行的总结，有从内部研究所做出的机制梳理。能够从多方面观察和研究，是医学发展的幸事。

中医从外观上着手了解体内的生理，对疾病的发生、发展、转归过程进行研究，这种研究方法，发现了很多与解剖看起来不完全一致的现象。例如针灸的治疗，针刺一点引起远端的功能改变而治疗疾病，至今用实验方法对有些通路探究得比较明确，有些还是找不到确切的通路和规律；但是，其治病的疗效是肯定的。这是整体观察中不可忽略的发现，也就是它的特性。此外，中医用同样的复方就可治疗西医不同系统、不同病名的疾病而且效果很好，这也提示人体内还有许多共性值得探讨。

宏观的观察和局部的研究也各有优缺点。宏观的研究结果疗效很显著，但是将此经验的结果延续两千年不变、不进一步发展，治疗结果说不清原因、机制，因而对外说服力不强。西医研究的局部很精细、明确，当病因刺激后，人体是在神经-内分泌-免疫系统以及其他方面的整体调节异常，使人体各系统、各个水平（器官，细胞，分子等）均有改变，最终出现功能紊乱和病理变化而发病。尽管局部如此清晰，但它不易总结出整体的或人群之间规律。对人体的研究就是既要有宏观的认识和概括，又要深入了解体内机制，才是个完整的医学。如果只想深入一点即可解决全身问题是不太容易的。

从以上各章的讨论可以看出，无论是疾病的病因、发病、发展和转归，中、西医两类医学均有相似的观点，这是它们的共性；但又有各自的认识、解释，诊断和治疗，这是特性。同时，它们能治好同一种病或证，这是可喜的共性。正因如此，两医学才有结合的必要性和可能性。

在治疗上中医有其特性。中医临床可见，小病治好，大病减轻或治愈，癌症延长生命的基本疗效。从中医用多成分的复方治疗，它的治疗概括为清除病因、调节平衡、清除瘀滞、调理脏腑功能等。而重点在调节人体阴阳、寒热、气血、水湿的平衡，以满足组织细胞生存的必要条件，维持生命。这也许就是中医的药不多，方法不多，既不了解生理、解剖，又不了解内部器官结构而能治疗百病的基本原理。

中药是天然药物，中药药效也是无数的中医药学专家经过亲口尝试而确定的。很多有毒性物质能够作为药物应用至今，不能不说是广泛尝试的结果。如砷、汞一类物质，再如蜘蛛、蜈蚣等，没有临床的反复尝试应用，并获得疗效，可能至今谁也不敢用。这些都是宏观的研究、广泛的实践、经验的总结而获得的结论。相信，用现代的科学方法研究古老的流传至今的复方和药物，会有很多收获，能发现很多新药物。而且古老的药方是可靠的，是经过无数人体尝试，通过无特定条件下的实践、检验的结果而确定的。当然，新药的用量、用药方法仍需大量的研究。

对中医，应珍惜它的经验、它的方法，它的方、药、配伍，这些均可能蕴藏着宝贵的价值，值得更深入的挖掘和探讨，是新医学发展的潜在能源。

寒、热证只是中医理论的一小部分，它与西医的共性已经可以列出许多。可能与西医具有共性的中医的理论还有很多，如：急性的传染病与温病、三阳证、卫气营血证，各种慢性病与三阴证等。从更多的理论找出其共性和特性，并研究其特性，充实其共性，将使“中国医学”更加充实和完整。

发现中医、西医的共性和特性是个伟大的工程，从功能上做到整体与微观的结合，诊断上辨证与辨病的结合，治疗上点面结合，形成一个完美的中国医学体系是个美好的远景。相信会有更多的医学家参与、研究和发展这个美好远景的工程。

梁月华　教授
北京大学医学部　基础医学院
中西医结合研究室
2015年12月3日